REVUE ÉLÉMENTAIRE

DE

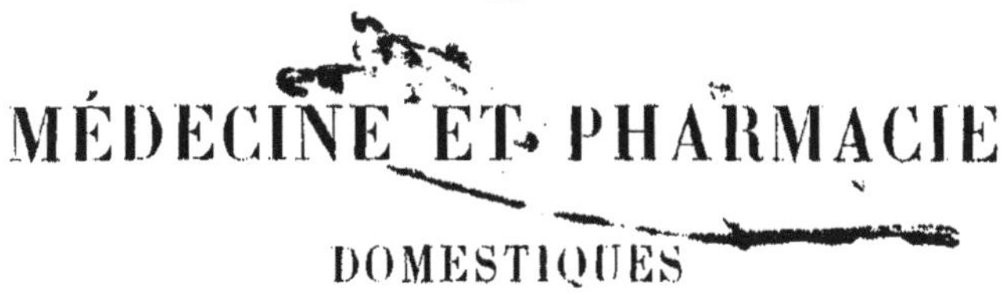

MÉDECINE ET PHARMACIE

DOMESTIQUES

PARIS. — IMP. SIMON RAÇON ET COMP., RUE D'ERFURTH, 1

REVUE ÉLÉMENTAIRE

DE

MÉDECINE ET PHARMACIE

DOMESTIQUES

AINSI QUE

DES SCIENCES ACCESSOIRES ET USUELLES

MISES A LA PORTÉE DE TOUT LE MONDE

PAR

F. V. RASPAIL

Patet omnibus veritas.
SENEC., ep. 33.
La vérité est accessible à
tout le monde.

———

TOME SECOND

———

PARIS

CHEZ L'ÉDITEUR DES OUVRAGES DE M. RASPAIL

14, RUE DU TEMPLE, PRÈS L'HÔTEL DE VILLE

———

1847-1848

1re Livraison. **REVUE ÉLÉMENTAIRE** 15 Juin 1848.

DE

MÉDECINE ET PHARMACIE

DOMESTIQUES,

AINSI QUE

DES SCIENCES ACCESSOIRES ET USUELLES,

MISES A LA PORTÉE DE TOUT LE MONDE.

§ Ier. — CLINIQUE DE LA NOUVELLE MÉTHODE,

OU

ÉTUDE PRATIQUE ET COMPARÉE DES CAS DE MALADIE LES PLUS DIGNES D'INTÉRÊT QUI SE PRÉSENTENT CHAQUE JOUR A NOTRE OBSERVATION.

(Voyez tom. I , livr. 12e, pag. 369.)

BLESSURE GRAVE ET COMPLIQUÉE, A LA PREMIÈRE PHALANGE DU DOIGT ANNULAIRE DE LA MAIN DROITE.

Au mois d'avril 1848, madame Vauclin, propriétaire au petit Montrouge, rue de la Rochefoucault, 49, près la Chaussée du Maine, cherchait à poser un écriteau près de la boutique du boucher, son voisin ; le tabouret glisse, le pied lui manque, et elle se trouve accrochée, par le doigt annulaire de la main droite, à un grand clou à crochet qui servait à suspendre la viande. Le clou, traversant la surface palmaire de la première phalange de l'annulaire, s'était logé entre la bague en fer qu'elle portait au doigt, et exerçait ainsi sur toute la périphérie du doigt une compression telle, que les chairs en étaient écrasées, la circulation supprimée, les vaisseaux broyés, et l'os lui-même sur le point de céder à un aussi grand effort ; madame Vauclin, en effet, restait suspendue au croc. Pour l'en débarrasser, il fallut scier la bague de fer ; ce qui fut suivi d'une abondante hémorragie, à la suite de laquelle le doigt exsangue avait perdu toute espèce de sensibilité.

C'est dans cet état qu'elle accourut me consulter ; elle tombait à chaque instant en défaillance, en proie à une crainte violente sur l'issue que pouvait avoir un pareil mal.

Toute la portion musculaire de la surface palmaire était littéralement tranchée et déchirée jusqu'à l'os. La surface dorsale du doigt était meurtrie, et comme écrasée. Le doigt était frappé de la plus complète insensibilité, et l'application de l'eau sédative sur les surfaces non intéressées dans la blessure, le fit bleuir, le rendit livide, en remettant en circulation, dans les capillaires, un sang coagulé qui n'était plus alimenté et renouvelé par l'afflux des artères. Je pansai la plaie avec la pommade ; et, crainte de tendance à la gangrène, j'enveloppai la portion supérieure du doigt avec des compresses imbibées d'alcool camphré, et la main avec des compresses d'eau sédative. Ce n'est qu'au bout de deux heures que la malade commença à éprouver dans le bout du doigt un petit fourmillement. J'eus bien soin de recommander à la malade de suivre ce traitement à la lettre, et de n'avoir recours à aucun autre, lui déclarant que la moindre infraction de sa part à cette prescription serait dans le cas de nécessiter des mesures graves et peut-être l'amputation du doigt. Dès le quatrième jour, le doigt commençait à se mouvoir de lui-même ; ce traitement avait dissipé toute espèce de douleur ; la plaie avait l'aspect de toutes les plaies pansées par la méthode camphrée : point de suppuration, coloration vermeille et commencement de cicatrisation. Un ou deux jours après, la main enflait par la stase du sang, qui ne pouvait plus suivre son cours habituel dans toute la substance du doigt malade ; puis l'induration des chairs, que nécessite toujours le travail de la cicatrisation, exerçait une compression toujours croissante sur les artérioles qui avaient survécu à l'oblitération de l'artère principale du doigt. Les applications d'eau sédative rétablirent la circulation dans les régions tuméfiées ; et l'application de l'alcool camphré continua à préserver les régions environnantes de la plaie de toute tendance à l'érysipèle.

Pendant tout ce temps, la malade n'a pas éprouvé un instant de fièvre.

Cependant le caquetage des commères du quartier, et peut-être un peu aussi l'action plus intéressée de quelques particuliers que vous devinez tous, tout cela ne laissait pas que de jeter la malade, déjà assez impressionnable d'elle-même, dans quelque perplexité sur l'avenir de son doigt, qui allait à merveille ; et il lui prenait assez souvent une démangeaison d'aller consulter quelque médecin pour en obtenir un horoscope.

Ayant fait une imprudence nouvelle qui avait porté sur la cicatrice, il lui survint une enflure à la main.

Oh ! alors elle ne résista pas à la tentation de s'adresser à la *vraie médecine*, et elle tomba juste entre les mains d'un chirurgien-major, qui lui dit que, si elle n'allait pas vite consulter un médecin, la gangrène pouvait se mettre à son doigt ; (ce monsieur ne sait pas encore que, par le traitement camphré, la gangrène est impossible.) La malade effrayée eut recours au docteur Duhamel, rue du Marché-Saint-Honoré, 37, qui lui conseilla de suivre le traitement Raspail, et de continuer à faire prendre quelques bains locaux au bras. L'enflure disparut au bout de quatre jours, et aujourd'hui la guérison est complète.

1° *Observations critiques.*

L'ancienne médecine aurait commencé par saigner la malade, la faire mettre au lit, lui ordonner la diète, ce qui aurait ajouté une maladie générale à une maladie locale. Elle aurait pansé le doigt avec des cataplasmes, ce qui aurait rendu la plaie baveuse et le doigt enflé. Une suppuration abondante s'établissant, la fièvre se serait emparée de la malade ; de là diète plus sévère et julep selon la formule. L'oblitération des artères principales qui alimentent la circulation dans le doigt, devenant complète à la suite de la blessure et du travail envahissant de la suppuration, toute la portion supérieure du doigt aurait bleui, puis noirci, et aurait marché ainsi rapidement vers la sphacèle et la gangrène. Dès ce moment, la médecine aurait eu recours, ou bien à l'emploi des remèdes mercuriels, ou bien à la désarticulation métacarpienne du doigt malade, dernier parti qui aurait du moins sauvé la main, tandis que l'emploi des pommades mercurielles, gangrène artificielle, aurait successivement scrofulisé de proche en proche et le doigt et la main elle-même.

Dans l'un et dans l'autre cas, l'emploi des cataplasmes, en favorisant le travail de la suppuration, détermine presque toujours des fusées purulentes qui filent entre les aponévroses et les gaînes des muscles et des tendons, qui rongent tout sur leur passage, chairs et os, transforment tout en pus, ce qui donne la fièvre, déterminent des abcès, et font irradier le mal par les mêmes dichotomies que la circulation fait irradier la vie. Tous événements qui nécessitent des coups de bistouri, des solutions de continuité, des nouvelles plaies traitées comme les premières, et devenant des foyers de ravages ultérieurs. Cercle vicieux d'opérations, de décompositions et de ravages, qui font souvent qu'après l'amputation successive des phalanges du doigt, vient l'amputation de la main, puis celle du bras, et quelquefois la mort la plus inattendue.

De ce que j'avance là, les annales et cliniques des hôpitaux renferment des milliers d'exemples.

2° Théorie du pansement à suivre en pareil cas.

Cette blessure se compliquait d'une large solution de continuité et d'écrasement sur le reste des surfaces voisines. Il suffit du concours de ces deux circonstances, pour supprimer la circulation dans les régions supérieures à l'accident. Or, avant tout, il faut songer à rétablir la circulation qui alimentait les parties saines, et à transformer les plus petites artérioles en artères principales, et les plus petites veinules en veines, en facilitant le passage de l'ancien torrent afférent et déférent par les vaisseaux de

petit calibre. Mais, jusqu'à ce jour, rien n'avait pu réaliser cette idée ; l'*eau sédative* seule a donné la solution du problème, en prévenant les coagulations capables d'obstruer les petits vaisseaux, en dissolvant les caillots déjà formés, et les remettant en circulation, et surtout en imprimant aux parois des vaisseaux une élasticité qui se prête à la dilatation : c'est une chose qui paraît toujours prodigieuse aux partisans de bonne foi de la vieille médecine, que de voir avec quelle ponctualité l'*eau sédative* opère, en pareil cas, pour rétablir la circulation interceptée.

Le deuxième effet à obtenir, pour marcher vers la guérison, c'est d'opérer le rapprochement, la greffe, la soudure des chairs lacérées, afin de rétablir la continuité des surfaces et le jeu musculaire de la région. La méthode ancienne se plaisait à voir suppurer ; elle regardait d'un air de satisfaction couler les flots de pus, produit destructeur de la décomposition des chairs. Cependant il arrivait un moment où la bonne vieille épiait d'un œil assez inquiet les caractères de la purulence ; et, dès que la plaie devenait baveuse, que le pus se liquéfiait et donnait des signes odorants d'une décomposition équivoque, alors l'alarme se mettait dans le camp ; alors on appelait à son secours la réserve de la saignée, de la diète, du quinquina, etc. Cet imbroglio prenait l'air d'une savante tactique, tant l'embarras du médecin avait l'air d'une profonde méditation ! Or, il était évident qu'au bout du compte et avec tous ces habiles moyens, la médecine ne faisait qu'ajouter encore à la gravité du mal, qu'agrandir la blessure, qu'augmenter l'étendue de la solution de continuité, et que propager, par les bienfaits de l'art, les ravages occasionnés par un accident aveugle.

La nouvelle méthode professe, et le simple bon sens est de son avis, que l'on ne saurait trop tôt rapprocher des parois désunies, et s'opposer à la décomposition des chairs et du sang en pus destructeur, sous l'influence de l'air et de l'eau.

Elle emploie donc un corps gras, au lieu d'un cataplasme, un vernis au lieu d'un menstrue, un agent imperméable à l'air et à l'eau, ces deux aliments de la putréfaction. Elle ajoute à ce corps gras un antiputride ; et, dès ce moment, la plaie est embaumée et soustraite au développement de la purulence et surtout de la gangrène. Mais comme, quelque soin que l'on prenne de maintenir le pansement en place et de le renouveler souvent, cependant, par le fait seul de ce renouvellement, et si peu que la plaie reste en contact immédiat avec l'air ambiant, il ne peut manquer de se former une quantité proportionnelle de pus que l'orifice béant des veinules serait dans le cas d'aspirer et de verser dans le torrent de la circulation ; pour arrêter l'invasion au passage, on a recours à l'alcool camphré appliqué en compresse sur les surfaces voisines de la plaie.

A l'aide de ces deux moyens combinés, la grangrène est impossible : et, dans toute notre longue pratique, il ne s'est pas présenté un seul cas qui ait pu faire la moindre exception à la règle générale.

Pas de pus, pas de fièvre ; puisque la fièvre n'émane que de l'acidité que développerait la purulence, et qui s'infiltrerait dans le sang. Le malade n'éprouve ni douleur ni faiblesse ; il vaque à ses affaires, comme s'il n'avait pas été blessé.

Au moindre accès fébrile, compresse d'eau sédative sur les surfaces brûlantes. A la moindre manifestation des effets de la purulence de mauvaise nature, applications de compresses d'alcool camphré qui cernent les progrès du mal et en paralysent ensuite le développement.

Enfin, l'action du régime hygiénique à l'intérieur vient compléter le bienfait de l'action locale ; et le temps achève le reste, proportionnellement à l'importance de la solution de continuité.

Puisse cette leçon profiter à ces nombreuses victimes de nos effroyables discordes civiles, qui languissent aujourd'hui, je ne dirai pas dans nos hôpitaux, là on serait sourd à ma voix, mais dans les maisons de particuliers. Qu'on les panse de cette manière, de grâce ; et la tombe en dévorera moins ; et la patrie aura d'autant moins de larmes à verser sur les lugubres résultats de ces fratricides journées.

Qu'on s'imagine bien que le vice des pansements est plus mortel que les balles ; et que le bistouri irrationnel du chirurgien tue plus de blessés que la baïonnette du combattant.

———————

TEIGNE DE LA TÊTE (*Porrigo favus*).

1° Le docteur Doucet, médecin à Loudun, notre ami, et l'un des propagateurs les plus éclairés de notre méthode, nous écrit à la date du 1er juillet :

« Votre système seul, mais rigoureusement observé, a triomphé, en quatre mois, de l'horrible teigne dont je vous ai si souvent parlé, et des malencontreux traitements mercuriels, arsenicaux et cantharidés (Vous vous souvenez, le *Moloë vesicatorius* du citoyen D……..).

« La figure, le front, les sourcils, les oreilles, tout cela est parfaitement normal ; le cuir chevelu est bien aussi, les cheveux sont repoussés ; mais, chaque matin, l'on trouve, non plus attachées à la peau du crâne, mais éparses dans les cheveux, une assez énorme quantité de petites pellicules jaunâtres, semblables à des lentes, et tout vient échouer contre ce dernier reste de la plus tenace des affections cutanées... Que dois-je faire pour parachever cette cure ? Doit-on avoir recours aux plaques ? Que doit produire l'iodure et la garance ? »

2° La fille d'un garde général des forêts de l'Orléanais, âgée de quatorze ans, nous fut amenée, vers le mois d'octobre 1847, atteinte d'un *porrigo favus* (teigne) des mieux caractérisés, mais qui ne paraissait pas avoir subi aucun de ces traitements minéraux, lesquels ne semblent guérir d'une maladie qu'en lui en substituant une autre. Cette maladie paraissait avoir une date assez ancienne. Aucun membre de la famille n'en avait jamais été atteint, et nul ne l'avait contractée dans ses rapports avec la jeune fille. Le cuir chevelu ne formait qu'une seule croûte alvéolée comme un gâteau d'abeille, mais à alvéoles pulvérulentes et farineuses et peu profondes, et du diamètre de 5 millimètres environ.

C'est un fait d'observation assez constant que le visage des teigneux contracte à la longue des caractères indicateurs de cette maladie opiniâtre. Le front se rembrunit et se ride, les yeux s'enfoncent dans l'orbite, le nez s'aplatit, la peau devient terne, et la physionomie a quelque chose de triste et de souffreteux. Le malade a la conscience de la répugnance qu'il inspire et des sacrifices que l'on fait pour le soigner : pauvre lépreux, qui aimerait-il qui pût le payer de retour? car comment aimer l'âme, sans le passe-port du physique? Comment s'attacher à ce qu'on ne peut toucher sans en être infecté? Enfant, la mère elle-même finit par repousser ses caresses ; seul au milieu de tous, nul ne lui sourit, nul ne l'appelle, chacun le fuit : objet d'horreur à tous, il le devient à lui-même, et tout cela se grave sur les traits par l'habitude de souffrir.

La pauvre fille dont je parle, appartenant à des parents aisés, fut placée en pension, dès le mois d'octobre, chez des artisans de Paris, afin qu'elle fût à proximité de nous, pendant toute la durée du traitement. Je ne cessais de recommander à ses logeurs de traiter leur pensionnaire avec tous les égards dus à une

telle infortune, ce que leur imposait la nature de leurs engagements, à défaut de charité; on me le promettait, mais on tint peu parole. Car pour se débarrasser de la présence de cette infortunée, et tirer de son infortune un second profit, on avait soin, dès que le pansement était fini, de l'envoyer dans les rues vendre des allumettes ou autres bagatelles en apitoyant les passants; et la fille du garde général, crainte de tomber en des mains pires encore, se soumettait à ce métier, sans en parler ni à ses parents ni à moi. Quand sa mère se rendit à Paris, vers la fin du traitement, sa fille ne put garder plus longtemps un secret qui l'étouffait : et la mère vint, en poussant des cris de désespoir, me faire part d'une pareille infamie ; tous mes malades en étaient attendris.

La guérison était si près d'être complète, que j'engageai cette pauvre mère à ramener son enfant, en continuant un traitement de précaution.

A. *Histoire et caractères de la maladie.*

La teigne commence par plaques qui, en irradiant, finissent par se rapprocher et n'en faire ensuite plus qu'une seule de tout le cuir chevelu, qu'elles ne dépassent pas; car son siége est dans le bulbe capillaire, dont une cause animée et souterraine transforme le développement en une cupule régulière et arrondie: toutes ces petites cupules, en se rapprochant, finissent par devenir hexagonales, ce qui donne à la croûte l'aspect d'un rayon d'abeilles (*favus*) qui aurait traîné dans la fange et se serait desséché au soleil.

La teigne est donc une maladie entomogène du bulbe du poil. Un observateur académique, un peu plus excentrique que les autres, a cru voir la cause de la teigne dans le développement d'une moisissure nouvelle, dont il nous a donné une colossale description. Ce n'est là qu'un puéril anachronisme : la moisissure est un parasite végétal, bien loin d'être la cause de la maladie ; elle vient là, comme sur tous les tissus humides qui fermentent et se décomposent, comme elle vient sur la viande morte, sur le sang qui pourrit, sur le pain qui moisit, sur la confiture qui tourne, sur le lait qui aigrit. Les cupules du *favus* se forment de toute pièce avant l'apparition de la moindre moisissure ; et il faut qu'elles soient bien vieilles pour que la moisissure commence à y buissonner. Mais c'est trop nous arrêter à de pareilles idées. La cause animée du *favus* façonne le bulbe du poil en une cupule, comme le simple puceron façonne soit la feuille linéaire du *pin* en une large et grosse écaille, soit une cellule du pétiole du peuplier en une espèce de noisette, etc.

B. *Critique des traitements anciens contre la teigne.*

Attaquer la teigne par les cataplasmes ou les fomentations émollientes, ce serait alimenter le mal au lieu de l'éteindre.

On serait loin d'arriver jusqu'à son foyer, si l'on substituait à ces cataplasmes des applications de plantes énergiques et vénéneuses ; la cause du mal est trop bien cuirassée, par l'épaisse croûte qu'elle détermine, pour redouter l'invasion du principe actif de ces plantes jusqu'à ses souterrains secrets.

L'emploi des sels désorganisateurs et des préparations mercurielles et arsenicales détruirait à la vérité et les effets et la cause ; mais les bases inanimées substituant leurs ravages à ceux de la cause animée, transformeraient cette maladie locale en une infection générale, susceptible de se traduire par une foule incalculable d'affections internes et externes, chroniques ou aiguës, incurables et souvent mortelles.

En voyant cette maladie cutanée se borner au cuir chevelu, les praticiens pensèrent que le meilleur moyen de la guérir, ce serait d'enlever couche par couche le vieux cuir chevelu ainsi infecté, et de favoriser la substitution d'un cuir chevelu vierge de cette infection et de nouvelle date. Pour cela faire, ils commençaient par raser la tête, et ensuite ils appliquaient sur tout le crâne un emplâtre de poix de Bourgogne pétrie avec différents ingrédients, et revêtue d'une calotte de vessie de porc. Tous les quatre à cinq jours, ils arrachaient violemment cette calotte, sauf à emporter l'épiderme, et ils épilaient les poils de manière à arracher le bulbe tout entier. Faites-vous une idée de la souffrance du malade soumis à un pareil traitement ! la question judiciaire n'en avait pas de pires et de plus raffinées, je crois ; et pourtant, pendant longtemps le mal n'a pas eu de remède plus efficace et moins nuisible à la santé générale.

Ce moyen est violent et fort long ; mais du moins, à la guérison, on était quitte du mal et du remède par la même occasion.

C. *Traitement de la teigne par la nouvelle méthode.*

Trois fois par jour, on arrose pendant dix minutes le cuir chevelu avec de l'eau sédative, en ayant soin de protéger les yeux avec un bandeau suffisamment serré ; au début, on peut employer l'eau sédative assez forte. On a soin de couvrir chaque fois le crâne d'une vessie de porc mouillée et appliquée, avec les doigts, autour de la tête, pour que le principe actif de l'eau sédative ne s'évapore pas.

Cela fait, et quand la cuisson devient insupportable, on recouvre le cuir chevelu d'une couche épaisse de pommade camphrée, maintenue avec des plumasseaux de charpie, et ensuite par une vessie de porc mouillée, dont on applique les bords contre la peau, sur le pourtour du cuir chevelu. Toutes les fois qu'on veut recommencer les applications d'eau sédative, on a soin de laver la tête à l'eau de goudron, afin de décrasser le cuir chevelu.

Lorsque la peau commence à être entamée et que les douleurs deviennent trop vives, on remplace les applications d'eau sédative par celles d'une infusion de racines de garance (une poignée de racines broyées par litre d'eau); et dès que les entamures de la peau paraissent cicatrisées, on prend la moitié supérieure d'une vessie, on la mouille, on l'applique par les bords sur le pourtour de la tête; et par le col de la vessie qui sert de goulot, on verse de l'alcool camphré à 44° B. On lie alors le goulot, et l'on ne détache la vessie qu'au bout d'un quart d'heure, à moins que la constriction éprouvée ne soit trop forte.

Cela fait, on panse à la pommade camphrée, et l'on recommence ce traitement jusqu'à ce que toutes les traces du mal soient disparues. On remarque, jusqu'à complète gnérison, des points sanguinolents épars sur le cuir chevelu.

A la suite de cette médication, la chevelure repousse plus belle qu'auparavant; nous expliquerons ce fait en nous occupant de l'organe du tact et de la formation des poils, dans le *Cours d'anatomie*.

On prend chaque jour, pendant la durée du traitement, la tisane sudorifique suivante :

 Eau................ 1 litre.
 Salsepareille.......... une poignée.
 Iodure de potassium.. 25 centigrammes.
 Garance en poudre... 1 gramme.

Et l'on suit en tout point le régime hygiénique du système, avec aloès et lavements.

On a soin de jeter au feu la charpie à chaque pansement, et d'envoyer tous les 8 jours au blanchissage et au nettoyage les vêtements, après les avoir soumis à des émanations soufrées.

Lorsque cette maladie a été soumise préalablement à l'emploi des remèdes mercuriels ou arsenicaux, il est bon d'appliquer trois fois par jour, sur le cuir chevelu, des bandes minces de cuivre rosette, traversées par des bandes minces de zinc mouillées d'eau salée.

Enfin à une certaine époque, et quand il ne reste plus que les derniers symptômes du mal, si ces symptômes se montrent trop opiniâtres, on emploie alors l'eau de Goulard (*solution d'acétate de plomb*), qu'on étend avec le pinceau sur le cuir chevelu et qu'on y laisse sécher dix minutes. Mais nous ne saurions trop recommander de précautions aux personnes qui font usage de cette préparation ; car, inoffensive à l'extérieur, elle est, même en faible quantité, désastreuse comme tous les sels de plomb, à l'intétérieur, à cause de l'affinité qu'a le plomb pour les tissus gommeux ou albumineux, qu'il décompose en se combinant avec eux. Chacun connaît les effets terribles que ces sels produisent. sur les intestins, chez les peintres en bâtiments et chez les malheureux ouvriers qui travaillent à la fabrication de la céruse, par les cas si fréquents de *colique saturnine* ou *colique des peintres*.

Quand on se sert de l'eau de Goulard, il faut donc le faire à l'aide d'un pinceau; et l'on doit avoir la précaution d'enfermer le vase sous clef. Dès qu'on n'en a plus besoin, on doit jeter le tout dans les latrines, ou à une certaine profondeur dans la terre. Après s'en être servi, on doit avoir l'attention chaque fois de se laver les mains au savon.

Les journaux de médecine parlent, avec un certain intérêt de curiosité, de balles qui se seraient allongées, étirées, contournées, au lieu de s'aplatir, en arrivant au but; ils expliquent ces effets variés par leur passage à travers les divers corps qui forment les devantures de boutique. Cependant jusqu'à présent on n'en avait pas trouvé de telles. Nous croyons pouvoir donner l'explication du fait. Ces balles proviennent des assaillants ; elles avaient été moulées en cônes aigus, afin de donner au tir plus de justesse. Quinze jours avant les événements de juin, Arago en avait fait faire l'essai à Vincennes. On conçoit facilement que de telles balles passent plus facilement à travers des interstices étroits, et se prêtent mieux que les balles sphériques à l'action de la filière, et que, si elles frappent sur une surface plane, leur aplatissement doit affecter d'autres formes que celui de la balle sphérique. Ceux qui seraient curieux de reproduire ces effets nouveaux n'auraient qu'à employer à la cible des balles moulées de cette manière.

§ II. — FORMULES DE MÉDICAMENTS NOUVEAUX.

EMPLOI DES AIMANTS ARTIFICIELS CONTRE CERTAINES MALADIES DE LA PEAU.

Nous retirons tous les jours les plus grands avantages de l'emploi des piles galvaniques appliquées, en plaques minces, sur la peau, lorsqu'il s'agit d'attirer, d'éliminer et de décomposer les sels mercuriels ou arsenicaux, dont la médecine se sert pour empoisonner les maladies. Mais il est des cas de maladies cutanées héréditaires qui résistent à ce moyen ; je viens même d'avoir sous les yeux une circonstance assez curieuse des effets de ces piles, dans un cas d'une maladie cutanée des plus opiniâtres, car elle est congéniale.

Une jeune ouvrière des environs de Paris, jeune fille d'une conduite exemplaire, s'est présentée à moi, il y a deux ans, pour se faire traiter d'un *eczema* qui avait son siége sous les aisselles, sur le sein, derrière les oreilles et sur les bras ; cette maladie, elle la tient de ses parents. Par tous les moyens exposés dans ma méthode, et définitivement par les plaques, je suis venu à bout de modifier grandement, et d'effacer une grande partie de l'étendue du mal. Mais ayant voulu appliquer les plaques de cuivre et zinc sur le lobe de l'oreille, l'action éliminatrice de cette pile a été si énergique, que le lobe en a été rongé par une large échancrure. Ce fait est unique dans ma pratique, car les plaques ne laissent jamais trace de leur action sur la peau.

La peau de cette jeune personne semblerait presque, si j'osais m'exprimer ainsi, pétrie avec une base métallique ; en sorte qu'il suffirait de lui soustraire cette base pour la désorganiser, comme par l'élimination de l'un de ses éléments essentiels.

Cette particularité a porté mon attention sur une face de la question que je n'avais pas encore envisagée sous ce rapport.

De même que notre peau est dans le cas de transsuder le mercure et l'arsenic, par une espèce d'efflorescence organisée qui constitue une maladie de la peau, de même on conçoit qu'il peut exister des organisations spéciales qui, douées d'une absorption exhubérante pour toute autre base, telle que le cuivre ou le fer, en transsudent ensuite le trop-plein avec les caractères variés d'une efflorescence cutanée. Supposons que cette base privilégiée soit le fer ; il est évident alors que l'application d'un acier aimanté, promené ou séjournant sur telle ou telle surface du corps, en attirerait les parcelles atomiques au dehors, avec une force d'action qui ne laisserait pas à la base le temps de séjourner à la surface cutanée, et d'en modifier le tissu ; et c'est peut-être dans des cas semblables que les bagues aimantées, dont la superstition a si étrangement abusé, ont pu produire quelques effets favorables. Dès que je serai en liberté, je commencerai par soumettre cette idée à la sanction de l'expérience, avec d'autant moins de scrupule, que ce moyen, on le voit d'avance, est souverainement inoffensif.

APPEL A L'HUMANITÉ CONTRE L'ENTÊTEMENT FRATRICIDE DE LA CHIRURGIE.

6 juillet 1848.

La patrie éplorée a bien des morts à regretter et bien des blessures à panser. Dieu soigne les morts et couronne leur dévouement sublime , sans acception de parti et d'opinion ; quiconque meurt pour son opinion, aux yeux de Dieu est digne de miséricorde ; car Dieu a su mourir pour la sienne et se dévouer à la torture et au mépris, afin de lui rester fidèle.

Mais les blessés, les pauvres blessés, plus à plaindre souvent que les morts, oh ! mes concitoyens, soyez Dieu pour eux ; ne prenez que le signalement de leurs plaies, et n'y versez que le baume de la cicatrisation et celui de la consolation. Tous ceux qui existent encore sont curables ; comment se fait-il pourtant qu'il en meurt tant? Parce que vous vous en remettez de tous les soins, à la routinière et implacable médecine, qui sait bien ce qui sauve, et qui préfère ce qui nuit, parce que ce qui nuit est du parti des vainqueurs, et que ce qui sauverait est dans les rangs des proscrits et des claquemurés dans le donjon de Vincennes.

Mes concitoyens, en fait de pansement, rangez-vous du côté des proscrits ; pansez les blessés par la méthode que le proscrit vous a transmise. Je vous en réponds sur ma tête : vous les mettrez à l'abri de la fièvre, de la gangrène et de tous les autres désastres que la fièvre et la gangrène traînent à leur suite ; vous sauverez tous vos malades promptement, à peu de frais et sans souffrance. Mais, voyez-le donc, votre médecine ne sait même pas arrêter la fièvre traumatique ; elle en sait moins sur ce point que le dernier des malades que nous avons eu l'occasion de traiter.

Après les blessés, tournez vos regards vers les survivants, les vaincus vos frères, que la prévention entasse comme des troupeaux de moutons dans des caveaux infects, où les mieux portants succombent. Ces vaincus sont vos frères ; un jour vainqueurs, ils vous ont pardonné ; rendez-leur pardon pour pardon : sans quoi Dieu vous punirait à sa manière. Car prenez garde au typhus et à ses miasmes, qui ne sont jamais plus nuisibles qu'à une certaine distance du foyer de la contagion. C'est horrible à voir que ces tombeaux d'hommes, vivant privés d'air, de lumière et de nourriture !

---

§ III. — COURS ÉLÉMENTAIRE D'ANATOMIE
ET DE PHYSIOLOGIE ANIMALE COMPARÉE.

(*Suite.* Voyez tom. I, livr. 12°, page 375.)

4° SENS : ORGANE DU GOUT ; LA LANGUE.

165. ÉTYMOLOGIE. *Langue* vient du latin *lingua ;* ce mot se prend indistinctement pour l'organe, ou pour l'ensemble des sons que l'organe lingual de telle ou telle espèce de peuple est en état d'articuler ; on dit, dans ce dernier sens, la *langue française*, la *langue allemande ;* mais on ne dirait pas la *langue* de Pierre ou de Paul ; on se servirait, dans ce dernier cas, du mot *langage*, qui cependant peut prendre à son tour un sens aussi étendu que le mot de *lan-*

gue; car on dit le *langage français.*
Seulement cette dernière locution conserve encore quelque chose de plus restreint que celui de *langue.* La *langue,* c'est la philosophie du *langage;* c'est le langage ramené à des principes qui en font une science. Le *langage,* sans la *langue,* est un *patois.*

166. Le radical latin de *lingua,* c'est *lig,* qui exprimait l'action de lécher. De là vient le verbe *ligurire, ligurio,* déguster avec sensualité, en se passant la langue sur les lèvres; ce que le peuple de Paris désigne par le mot *lécher,* et le gourmand de ce genre par le mot *lécheur* ou *licheur.* Le mot de *lichefrite,* ou poêle à frire, dérive de cette racine-là, parce que la pauvre cuisinière, n'ayant pas le droit de toucher au contenu, se contentait de *licher* la surface du contenant la friture.

167. Langue en grec se dit, dans les deux sens ci-dessus, *glosse, glotte* ou *glossa,* terme imitatif, comme celui de *glou glou* en français. De *glosse,* langue, vient *glossaire,* ou dictionnaire des mots d'une langue; *polyglotte,* ouvrage contenant plusieurs traductions du même texte en regard les unes des autres, *bible polyglotte; glossopètre,* pierre en forme de langue, nom qu'on donne à la dent de requin fossile; *buglosse* (langue de bœuf), plante dont les feuilles ont la forme d'une langue; *cynoglosse* (langue de chien), autre plante de ce genre; *ophioglosse* (langue de serpent), fougère d'une certaine espèce.

Le *glossaire* ou *vocabulaire* ne renferme que les mots d'une langue, avec leur simple signification. Le *lexique* (du mot grec *lego,* je parle) renferme des acceptions de langage et des tournures de phrase. Le *dictionnaire* ajoute à tout cela des définitions. Un dictionnaire est une collection de traités, sur toute chose, distribués par lettres alphabétiques, quelle que soit l'étendue de ces traités.

168. DÉFINITION. La *langue* est à la fois l'organe du goût, l'instrument de la parole, c'est-à-dire l'instrument qui sert à articuler les sons qui sortent de la trachée-artère; enfin elle est un instrument accessoire du travail de la mastication.

L'organe du goût perçoit les saveurs, et distingue les liquides par leurs qualités sapides. Je dis les liquides; car les solides n'ont pas de goût, tant qu'ils n'ont pas un liquide pour véhicule; de même que nul corps n'est odorant, s'il est fixe et non susceptible de se volatiliser.

Les sons articulés par le jeu de la langue se nomment *sons linguaux,* et leurs signes écrits *lettres linguales,* telles que les simples, *d, t, s, l, n,* et les doubles, *x* qui équivaut à *c s,* et *z* qui équivaut à *d s.*

La langue, comme instrument de mastication, sert à nettoyer les dents et les parois buccales, à ramener l'aliment sous les molaires, jusqu'à ce qu'il soit assez broyé pour se prêter à l'acte de la déglutition.

169. DESCRIPTION ANATOMIQUE. La langue est un organe entièrement musculaire quant à sa charpente, mais sous la surface inférieure duquel viennent déboucher les canaux excréteurs des glandes salivaires, qui fournissent le levain au bol alimentaire, et sur la surface supérieure duquel viennent s'épanouir les innombrables papilles nerveuses des deux systèmes de rameaux nerveux que l'on devrait nommer nerfs *gueustiques,* du grec *gueno,* goûter, ou nerfs *sapides,* du latin *sapor,* saveur.

170. Nous n'avons à nous occuper ici de la langue que comme organe du goût, c'est-à-dire que comme la surface où viennent se distribuer les papilles nerveuses; renvoyant à une autre série de faits ce que nous avons à dire de sa structure musculaire intime, et des nerfs qui président à ses mouvements spontanés d'expansion et de contraction, de flexion et de torsion qui lui sont pro-

pres, et des muscles étrangers à sa substance et qui déterminent ses déplacements ; en d'autres termes, nous devons considérer ici la *langue*, non comme instrument de mastication et de langage, mais simplement comme organe du goût.

171. Les physiologistes se sont donné beaucoup de peine, pour déterminer expérimentalement sur quelle région spéciale de la langue réside la faculté de percevoir les saveurs ; et, chose digne d'être remarquée, l'expérience, dirigée chaque fois d'après le même programme, a donné chaque fois des résultats diamétralement opposés. L'expérience, du reste, n'était pas fort compliquée ; elle consistait uniquement à déposer une goutte d'un liquide sapide sur telle ou telle portion distincte de la langue, du voile du palais, de la voûte palatine elle-même, et de remarquer si la surface humectée en percevait la sapidité. En procédant ainsi, les uns trouvèrent le siége du goût sur le plat de la langue, les autres sur le pourtour antérieur, d'autres sur les bords de la *base* ou *racine* de la langue, d'autres sur les parois palatines, d'autres enfin sur les piliers du voile du palais ; et l'on aurait pu, en observant de cette manière, placer le siége de l'organe du goût dans des régions plus extraordinaires.

Mais tant de contradictions entre les résultats obtenus par des expérimentateurs également capables établissent déjà suffisamment qu'il manquait un élément à la position du problème, et que la question devait être moins simple à examiner qu'on ne l'avait cru d'abord : il fallait donc la reprendre sans idée préconçue, sans programme tracé d'avance, et en se laissant guider pour ainsi dire en aveugle par l'enchaînement des faits observés. C'est en procédant de la sorte que je suis arrivé à déterminer, non-seulement le siége, mais encore le mécanisme de la fonction du goût.

172. Déposez une goutte d'eau fortement sucrée sur quelque région de la langue que vous voudrez, mais en ayant la précaution de tenir cette portion exactement isolée et sans aucun contact immédiat avec l'une quelconque des parois buccales ou palatines, et vous aurez beau attendre pour que la sensation se développe ; vous n'obtiendrez pas la moindre perception de la saveur sucrée. Il en sera de même de toutes les régions du voile du palais ou de la voûte palatine, tant qu'il ne s'établira, entre elles et la langue, aucune communication, soit par le véhicule du liquide, soit par un contact immédiat.

173. Tenez la langue plongée dans un verre rempli d'eau sucrée, vous n'en percevrez nullement la saveur, tant que la langue ne touchera pas aux bords du vase.

174. Mais à l'instant où la langue ainsi humectée touchera soit les parois du palais, soit les lèvres, soit les dents, soit la barbe même, soit enfin le corps le plus étranger à notre organisation, à cet instant, dis-je, la saveur sera perçue avec son caractère spécial. Or, cette expérience n'indiquera la présence d'un organe du goût sur aucune autre région de la bouche.

175. La langue est donc le siége immédiat de l'organe du goût ; mais pour que la sensation s'effectue, il faut que la langue soit en contact avec un corps qui lui est étranger, et qui forme avec elle, pour ainsi dire, le couple d'une pile galvanique.

176. En poursuivant l'expérience sur ces données, nous arriverons à reconnaître que la faculté de percevoir les saveurs réside dans la portion la plus restreinte des parois linguales, et en dernière analyse dans l'une quelconque des papilles nerveuses, rameaux terminaux et superficiels des innombrables embranchements des deux *nerfs gueustiques*.

177. Chacune de ces papilles est, à

elle seule, un organe complet du sens du goût, et est en état de percevoir une saveur aussi exactement que toutes les autres, dès qu'elle entrera en communication avec un corps étranger qui établisse un circuit galvanique, d'où émane l'élimination de la qualité sapide d'un liquide. Nous avons déjà fait observer plus d'une fois, dans le cours d'anatomie, qu'en dernière analyse tout organe des sens se réduit à une extrémité papillaire d'un rameau nerveux. (Tome I, liv. 5e, pag. 157.)

178. L'anatomie démontre que deux paires de nerfs du cerveau envoient deux rameaux chacune dans la substance de la langue : la cinquième et la neuvième paire. L'un de ces couples nerveux sert à animer les mouvements musculaires de la langue, et l'autre vient s'épanouir en papilles du goût spécialement sur la surface supérieure de la langue.

179. Les papilles du goût percent la surface de la langue, comme nous verrons plus tard les papilles du tact percer la surface de la peau externe ou interne de notre corps; elles viennent pointer au dehors, à travers les interstices des cellules épidermiques, sous forme de tout autant de mamelons plus ou moins cornés, et qui, chez certains animaux, notamment chez le chat, rendent la surface de la langue aussi rugueuse qu'une râpe ; ces animaux vous écorcheraient en vous léchant, emblème des flatteurs et des traîtres.

180. La membrane épidermique que traversent ces innombrables papilles organes du goût paraît, quand on vient à bout de l'isoler, comme un crible et une dentelle percée de myriades de trous ; par chacun de ces trous pointait une papille. A l'aide de l'ébullition, on détache très-proprement cette membrane sur la langue de bœuf.

181. De tout ce que nous venons de dire, il est facile de conclure qu'on pourrait perdre une assez grande portion de la langue, sans perdre même en partie la faculté de percevoir les saveurs. Il suffirait, en effet, que la portion conservée fût munie de quelques-unes de ces papilles terminales du nerf qui préside au goût, et que cette portion contractât l'habitude par hasard de se mettre en contact avec un point quelconque des surfaces buccales ; et c'est ainsi que l'on peut expliquer sans difficulté les cas miraculeux où bien des muets, par amputation de la langue, ont recouvré tout à coup la faculté de percevoir les saveurs.

182. On en a vu même, alors, recouvrer la parole, et se servir du moignon écourté de leur langue pour articuler distinctement les sons linguaux.

Aulu-Gelle (*Nuits attiques*, liv. 5, ch. 9) rapporte, d'après Hérodote, que le fils de Crésus, muet de naissance, voyant son père sur le point d'être frappé par l'ennemi, recouvra la parole et s'écria : *Sauvez le roi!*

Tulpius (liv. 1, ch. 41 *de ses Obs.*) parle d'un jeune homme à qui des pirates barbaresques avaient coupé la langue, et qui, après trois ans de mutisme complet, reprit la parole dans un accès de frayeur.

Roland de Belebat, chirurgien à Saumur, dans un petit vol. in-16, paru en 1630 et intitulé *Aglossostomographie*, fait mention d'un certain Pierre Durand de la paroisse de Saint-Georges, près Montaigu en bas Poitou, qui, à l'âge de huit à neuf ans, avait perdu la langue à la suite d'une petite vérole, et qui recouvra la parole ensuite. Ce fait a été cité par Riolan (*Anthropographie*, liv. 4, ch. 8.), Bartholin (*Anat.*, liv. 3, p. 553), Blasius (*Commentaires sur l'anat. de Veslingius*, p. 151), Bayle, au mot *Cerisanthès*, Winslow, Verdier, Lecat.

Saulquin, médecin à Nantes (*Journal de méd. chir.*, etc., de Roux, t. 20, p. 348, 1764), donne l'historique de cas semblables, à l'occasion d'une certaine

Marie Grolard, de Nantes, qui, ayant perdu la langue par la petite vérole, reprit la parole, au bout de trois ans, dans un accès de colère.

Bernard de Jussieu (*Mémoires de l'acad. des sc.*, 1718) avait déjà décrit fort au long un cas semblable, chez une fille portugaise qui était née privée entièrement de la langue, et qui cependant s'acquittait de toutes les fonctions dévolues à cet organe, percevait les saveurs, et parlait distinctement ; cette fille était au service du comte d'Ericeira, qui, à cette occasion, ne craignit pas de se rendre coupable du distique latin suivant :

Non mirum elinguis mulier quod verba loquatur;
Mirum, cum linguâ, quod taceat mulier.

Si je prends la liberté de traduire cette boutade, je prie le beau sexe de croire que ce n'est que pour en faire justice :

Qu'une femme sans langue ait repris la parole,
  Qu'a de si merveilleux ce cas?
  Ce qui me semblerait plus drôle,
C'est qu'avec une langue, elle ne parlât pas.

Je rentre dans mon sujet au plus vite.

183. Ainsi que tous nos autres organes des sens, l'organe du goût est double, et émane de deux nerfs parallèles, mais distincts ; aussi notre langue, qui semble former une unité, se compose évidemment de deux portions soudées côte à côte sur la région de la ligne médiane ; chacune de ces portions est un organe distinct, émanant d'un des deux nerfs *gueustiques* ou *sapides*. Ces deux portions se dédoublent chez les serpents, et forment comme deux langues vermiculaires, avec lesquelles ces reptiles attirent, en les leurrant, soit les insectes, soit les oiseaux amateurs de vers de terre, dont ces deux langues vibrantes imitent le scintillement et le grouillement.

184. Chez les poissons, la langue est fort peu organe accessoire de la mastication, et encore moins organe de phonation. Le milieu dans lequel ils vivent supplée à ces deux fonctions accessoires.

185. Chez les insectes coléoptères et certains autres, la langue n'est également qu'organe du goût, l'insecte étant essentiellement aphone, faute d'appareil respiratoire pulmonaire, et ses palpes et mandibules lui servant admirablement de moyens accessoires pour introduire les aliments dans l'œsophage. Les palpes mandibulaires de l'émeraudine sont armées d'une brosse, pour ramasser et introduire dans la bouche la poussière pollinique des anthères des roses, au sein desquelles on rencontre cet insecte, d'un vert émeraude, comme enchatonné, tant il est âpre à la curée.

186. En résumé, soit donnée une simple papille terminale de chaque nerf *sapide* ou *gueustique*, et la fonction du goût s'exercera avec une intensité proportionnelle à son calibre, pourvu qu'un corps étranger vienne mettre en communication directe les deux papilles parallèles et rétablir le circuit des deux courants.

(*La suite au numéro prochain.*)

---

§ IV. — COURS ÉLÉMENTAIRE DE CHIMIE INORGANIQUE

APPLIQUÉE A L'AGRICULTURE, AUX ARTS ET A L'INDUSTRIE.

(*Suite.* — Voyez tom. I, livr. 12e, pag. 380.)

Magnétisme.

100. Certains minerais de fer, que les anciens nommaient *magnes*, et que l'on désigne en français sous le nom de *pierres d'aimant*, conservent une propriété que tous les autres offrent à l'instant de leur extraction même, propriété

que les physiciens ont nommée *magnétisme* ou *propriété magnétique*.

1° La pierre d'aimant attire à elle toutes les parcelles de fer qui se trouvent à distance, ou est attirée par une masse de fer plus puissante qu'elle. On remarque, dans le premier cas, que toutes les parcelles de fer se rangent les unes à la suite des autres, bout à bout, en sorte qu'il se forme autant de séries indéfinies de ces parcelles de limaille que la surface de l'aimant peut se couvrir de parcelles, chacune de ces premières parcelles adhérentes devenant le premier chaînon d'attraction d'une série. Le nickel et le bismuth sont attirés pareillement, mais avec une puissance moindre, par la *pierre d'aimant*.

2° On remarque, en outre, que ces séries de parcelles se disposent sur des lignes parallèles entre elles et avec le méridien, les séries d'un côté se dirigeant vers le midi, et celles du côté opposé, vers le nord, autant que la configuration de la pierre d'aimant ne s'oppose pas à la régularité de cette disposition même.

3° Si l'on suspend à un fil cette pierre d'aimant, on la voit reprendre toujours la même direction, de telle sorte que l'une de ses extrémités est tournée toujours vers le nord, et l'autre toujours vers le sud; dès qu'on l'abandonne à elle-même, le côté sud fuit le nord, et le côté nord fuit le sud.

4° On n'a qu'à approcher une barre de fer de l'une de ses extrémités, pour l'entraîner, comme par enchantement, loin de sa direction ordinaire, et faire tourner la pierre sur elle-même, si on fait tourner la barre de fer autour d'elle.

5° Cette pierre d'aimant peut communiquer sa propriété au fer écroui, mais surtout à l'acier. On n'a pour cela qu'à passer et repasser plusieurs fois dans la même direction l'aimant sur la tige d'acier, et l'acier devient *aimanté;* il devient un *aimant artificiel.* En sorte que, si l'on se sert à cet égard d'une aiguille d'acier et qu'on la suspende ensuite par le milieu à un fil, on voit aussitôt l'un des bouts se tourner invariablement vers le nord, et l'autre vers le sud : on nomme l'une de ces extrémités *pôle nord,* et l'autre *pôle sud* de l'aiguille aimantée. Ce petit appareil se nomme *boussole.*

6° Les pôles de nom contraire de ces aiguilles aimantées s'attirent, et les pôles de même nom se repoussent.

101. L'esprit humain est, sur certains points, si paresseux, que l'application de la *boussole* à la navigation est une invention moderne, et qui date à peine du commencement du quinzième siècle, tandis que les propriétés de l'aimant sont connues de toute antiquité. On se demande aujourd'hui comment il se fait que les navigateurs qui n'avaient pour se guider la nuit sur mer que la position des étoiles, et qui, dans les temps d'orage ou quand le ciel était couvert, étaient forcés de laisser aller la barque à l'aventure, que ces navigateurs, dis-je, n'aient pas eu recours à l'aimant, pour s'orienter en tous les temps et à chaque instant de la journée. C'était pourtant bien simple, se dit-on ; c'est ce qu'on dit après toute découverte ; car rien n'est simple à concevoir comme ce qui est découvert ; et rien n'est difficile et long à découvrir comme ce qui est simple ; cela est difficile comme le hasard, ce père capricieux de toutes les découvertes.

102. C'est pourtant à cette petite aiguille suspendue à un fil ou sur un pivot, que nous sommes redevables de la découverte du Nouveau-Monde ; car c'est par ses indications invariables que le navigateur a pu orienter sa route à chaque instant du jour et de la nuit, en connaissant invariablement par là le nord et le sud.

103. L'objet spécial de ce cours ne

nous permet pas d'entrer dans les détails de la fabrication de la boussole et dans la description des appareils d'aimantation, ce qui concernera le cours de physique; nous ne devons avoir à étudier ici que la nature intime de cette propriété et les analogies de ces phénomènes avec les phénomènes déjà connus. Le *magnétisme* est-il une loi de la nature ou une propriété particulière à certains corps? est-ce un ordre de faits à part ou une simple disposition de certains corps à se prêter à un ordre de faits déjà connus? Le *magnétisme*, enfin, pour trancher le mot, le *magnétisme*, ainsi que nous l'avons déjà démontré à l'égard de l'électricité, ne serait-ce que le calorique exerçant son action sur des appareils d'une structure particulière? C'est ce que nous allons démontrer encore cette fois avec succès.

104. Pour attirer l'aiguille aimantée, et la faire dévier dans un sens ou dans un autre, il n'est besoin que d'en approcher un corps quelconque fortement chauffé : de l'argent, de l'or, du bois incandescent. Mais afin d'écarter toute idée d'aimantation dans l'expérience, j'ai reproduit les phénomènes de l'aiguille aimantée, en me servant de corps non susceptibles d'être influencés et transformés par leur contact avec l'aimant.

J'ai pris deux épingles de laiton, que j'ai introduites, chacune par la pointe, dans l'un des bouts d'un tuyau de paille de 15 centimètres de long; j'ai suspendu cette paille par le milieu, au moyen d'un étrier en papier, à un fil de cocon (*), sous une cloche de verre. Quand l'aiguille de paille s'est trouvée parfaitement au repos, j'ai approché doucement, de la tête de l'une de ces deux épingles, une tige, soit de charbon incandescent,

soit de fer rougi au feu. Aussitôt, l'extrémité de cette aiguille s'est rapprochée de la tige incandescente, qui l'attirait à elle, comme un morceau de fer aurait attiré l'extrémité d'une aiguille d'acier aimanté. En éloignant peu à peu la tige incandescente, la tête de l'aiguille a continué à suivre ce mouvement, et j'ai pu lui faire faire ainsi le tour de la cloche, par une attraction exercée à la distance d'un centimètre, et cela tant que la tige attractive a conservé son incandescence.

105. Or, on sait que le laiton n'est pas susceptible d'être influencé par l'aimant; ce phénomène ne pouvait donc être un cas particulier du magnétisme, l'effet d'une influence magnétique quelconque de la tige de fer; du reste, à la place de la tige incandescente de fer, je me servais avec un égal succès d'une tige de charbon incandescent.

106. Donc ce phénomène d'attraction ne saurait être attribué qu'à l'action du calorique.

107. Le calorique, avons-nous dit (22), forme autour d'un corps une atmosphère; mais le calorique tend à se communiquer aux corps ambiants, jusqu'à ce que tous ces corps aient une atmosphère égale, et qu'ils se soient mis ainsi en équilibre les uns avec les autres. D'un autre côté, il est évident que cet échange de calorique ne saurait s'effectuer sans que ces corps s'attirent réciproquement; en sorte que le corps libre se rapprochera nécessairement du corps fixe; et c'est là ce qui fait, dans le cas qui nous occupe, que la tige incandescente attirait et faisait voyager l'aiguille suspendue à un fil de cocon.

108. Si l'on procédait par l'expérience inverse, c'est-à-dire qu'on fît rougir la tête d'épingle ou bien la tête d'une tige de laiton suspendue au moyen d'un étrier en feuille métallique, et qu'on en approchât une tige de fer ou d'ar-

(*) On se sert d'un fil de cocon, parce que n'ayant subi aucune torsion, il n'oppose aucune résistance aux mouvements de l'aiguille.

gent refroidie, on pourrait imprimer à cette aiguille le même mouvement que dans le premier cas.

Il en serait de même si l'on se servait d'une tige de glaçon au lieu d'une tige incandescente, la tête d'épingle suivrait la tige de glace, comme elle suivrait la tige incandescente ; dans ce cas-ci, parce que la tige de glace lui soutirerait du calorique, tandis que, dans le premier cas, c'était la tête d'épingle qui en soutirait et s'en enveloppait, et que, quand deux corps se mettent ainsi en communication, c'est le corps fixe qui semble attirer le corps libre.

109. Le *magnétisme* n'est donc qu'un mode d'agir du calorique sur des corps d'une structure spéciale, qui deviennent par ce seul fait d'une immense sensibilité à cette sorte d'influence.

110. Mais d'où émane ce calorique, qui agit avec une puissance si peu visible, et pourtant si régulière, sur l'aimant naturel ou artificiel, et qui le force à tenir ses pôles dans le sens du méridien ?

111. Ce dernier mot nous met sur la voie de la solution du problème. Dans ce sens-là, le monde doit avoir un courant de calorique qui traverse les corps, et certains corps avec plus de régularité et de spontanéité que certains autres. Or, en réfléchissant un instant sur la manière dont la chaleur du soleil se distribue à notre globe, on ne tarde pas à reconnaître qu'il faut nécessairement qu'un courant s'établisse dans le sens du méridien.

112. La zone torride est celle où les rayons du soleil dardent avec le plus de puissance, où la température s'élève à un plus haut degré ; mais le calorique tend, avons-nous dit, à se mettre en équilibre, à se distribuer entre les corps qui en ont moins. Or, dans quel sens la distribution du calorique de l'équateur peut-elle avoir lieu, si ce n'est dans la direction des zones tempérées et polaires,

zones qui en reçoivent de moins en moins ? Entourez en effet d'un cercle de feu un globe de verre rempli d'eau, dans laquelle nagent des corpuscules en suspension, et vous verrez aussitôt des courants s'établir dans cette eau vers les pôles, le courant prenant sa direction vers le pôle le plus distant du cercle de feu ; ces courants se dessineront à vos yeux par la présence des corpuscules qu'ils entraînent.

113. Il existe donc un courant de calorique incessant et rapide comme la foudre, qui, dès le principe des choses, s'est établi de l'équateur aux pôles, à travers la terre et les airs. Mais une fois arrivé aux pôles, qui sont l'extrémité du monde, que devient ce courant ? Nécessairement il remonte dans l'atmosphère, afin de retourner pour ainsi dire sur ses pas ; c'est ce que vous observerez du reste dans le globe de verre dont nous venons de parler ; et comme les régions supérieures de l'atmosphère sont aussi froides sous l'équateur que dans les régions hyperboréennes, il arrivera que le courant aérien et de retour se rendra au *pôle sud* d'où, faute de pouvoir aller ailleurs, il sera bien forcé de redescendre, afin de compléter son cercle et de venir se réchauffer à l'équateur. Or c'est vers le pôle nord du globe que ce courant a pris sa direction primitivement, à cause de l'inclinaison de l'axe de la terre sur son orbite.

114. Il y a des corps meilleurs conducteurs que d'autres pour le calorique artificiel de nos cheminées, ainsi que pour le calorique de l'électricité ou du choc. Il doit y en avoir aussi qui, par le fait de leur structure, se prêtent mieux au passage du *calorique équatorial* ou *magnétique*, qui lui sont plus perméables, qui sont enfin meilleurs conducteurs du fluide magnétique, pour me servir des expressions de l'école.

115. Admettons un de ces corps taillé en forme d'aiguille et suspendu sur un

pivot ou à un fil, il est évident que cette aiguille se rangera tout à coup dans le sens du courant, lequel, à part quelques déviations déterminées par le relief ou la nature géologique du sol, doit se diriger vers le septentrion. Placez en effet un tuyau pivotant dans un courant d'eau, le tuyau prendra toujours irrévocablement le sens du courant, quelque effort que vous fassiez pour l'en détourner. Il en sera de même de cet ensemble de petits tuyaux métalliques dont se compose une tige de fer étirée sous le marteau, dans le sens de sa longueur.

116. Un courant ne va jamais en ligne droite, soit qu'il se heurte contre un obstacle, soit qu'il marche parallèlement à d'autres courants émanés de la même origine ; car ces courants, parallèles par direction, ne sauraient l'être par volume et par intensité, l'un étant animé d'une plus grande vitesse ou plus volumineux que l'autre ; donc ils dévieront de mille manières de la méridienne, par des sinuosités qui les y ramènent après les en avoir détournés. En outre, la densité de certaines zones du sol géologique pourra bien aussi fléchir à droite ou à gauche, en haut ou en bas, la ligne de la direction de tel ou tel courant ; effets locaux qui se traduiront par la déviation à droite ou à gauche de l'*aiguille aimantée*, déviation qu'on désigne sous le nom de *déclinaison ;* ou bien par la déviation en bas, déviation que l'on nomme *inclinaison*.

117. Mais plus on approchera du *pôle nord* de la terre, et plus le *pôle nord* de l'aiguille aimantée devra se redresser et le *pôle sud* s'abaisser vers le sol, car plus le courant magnétique tendra là à s'élever dans l'atmosphère. En sorte que si, par impossible, on observait le fait sous le pôle nord même du monde, ensuite dans les couches les plus élevées de l'atmosphère, on verrait l'aiguille prendre la verticale sous le pôle, son *pôle nord* en haut, et puis peu à peu, en décrivant

un arc de cercle de 90°, reprendre tout à fait en haut l'horizontale, de sorte que là son *pôle nord* deviendrait *pôle sud*, et *vice versâ*.

Or c'est un fait d'observation que le pôle sud de l'*aiguille aimantée* s'incline d'autant plus vers la terre que l'on se rapproche le plus du pôle nord du globe, et que c'est le contraire en s'approchant des régions australes. Tout dans l'observation s'accorde donc parfaitement bien avec la théorie, et s'explique, pour ainsi dire, mécaniquement, en ce qui concerne la direction, l'inclinaison et la déclinaison de l'aiguille aimantée.

118. Il nous reste à expliquer comment il se fait que deux pôles de même nom se repoussent, et que deux pôles de nom contraire semblent s'attirer.

Une aiguille n'est aimantée que lorsque le *courant équatorial* est parvenu à la traverser dans le sens de sa longueur. Or placez deux de ces aiguilles dans le voisinage l'une de l'autre, et, par la pensée, suivez la direction du courant qui les traverse l'une et l'autre, et vous verrez facilement que le courant qui sort du pôle nord de l'une pour entrer par le pôle sud de l'autre doit nécessairement tendre à réunir ces deux pôles de nom contraire l'un à l'autre, et que les deux pôles de même nom doivent se fuir par la raison des contraires.

119. Une fois la théorie saisie dans la simplicité de son mécanisme, il sera facile d'expliquer, sans beaucoup de détours, tous les phénomènes du magnétisme, tels que l'influence des orages, de la chaleur, des aurores boréales, des tremblements de terre, de tout changement brusque de la température atmosphérique, sur les oscillations de l'aiguille aimantée ; ces phénomènes, en effet, déterminent des contre-courants accidentés qui doivent faire dévier, proportionnellement à leur intensité et à leur durée, la direction du *courant équatorial*.

(*La suite au numéro prochain.*)

§ V. — THÉORIE ATOMIQUE DES NOMBRES ET DES GRANDEURS,

ou

ESQUISSE DE MATHÉMATIQUES COMPARÉES,

(*Suite.* — Voy. tom. I, livr. 12e, pag. 382.)

Idée générale du cercle.

52. Si, à l'aide d'un instrument tranchant, vous coupiez l'*atome* en deux, de manière à comprendre, dans la section, les *deux* points cardinaux de l'*atome*, les bords de chaque moitié formeraient un cercle parfait, dont tous les *points* ou *atomes* seraient également distants d'un *point* ou *atome* central ; en sorte qu'entre chacun de ces *points* limites et l'*atome central*, on pourrait loger une série linéaire d'un égal *nombre* d'atomes (21), ou une ligne droite d'une égale longueur. Cette ligne droite se nomme *rayon ;* deux rayons ajoutés bout à bout forment le *diamètre*, c'est-à-dire, une ligne droite qui passe par le centre et aboutit par ses deux bouts à la circonférence. Si les deux rayons ne s'ajoutent pas bout à bout, ils forment un *angle* à leur point de jonction, c'est-à-dire, au centre du cercle.

53. Le cercle a autant de rayons que de points ou atomes de la circonférence ; il a autant de diamètres que de doubles rayons ou que de rayons ajoutés bout à bout.

54. Nous nommerons *cercle polaire* le cercle dont nous venons de parler, et qui passe par les deux pôles ; des deux autres cercles qui passent par les deux autres paires de points cardinaux de l'atome (31), nous nommerons l'un, *cercle zénithal*, et l'autre *cercle équatorial*. Ces trois grands cercles enfin, qui se coupent à angle droit, nous les nommerons *cercles cardinaux*, parce qu'ils passent chacun par une paire de *points cardinaux* de l'atome (30).

55. Ces considérations préliminaires une fois conçues, nous allons en déduire la définition rigoureuse du cercle. Les esprits façonnés aux démonstrations linéaires de l'école trouveront qu'ici nous retombons dans l'ornière de la méthode scolastique et dans un cercle vicieux ; mais s'ils réfléchissent à notre manière d'envisager la nature, en rapportant toutes les sciences à l'unité, ils comprendront que le cercle de nos inductions n'est pas le *cercle vicieux*, mais le cercle naturel lui-même, dont les deux bouts sont partout sur la circonférence, et sont chacun circonférence à leur tour, et ainsi de suite, jusqu'à cet infini, qui recule sans cesse devant qui avance, jusqu'au point que l'on pourrait considérer comme le principe et la fin. L'infini est, pour ainsi dire, le *clivage* indéfini du fini (*).

Définition du cercle.

56. Le *cercle, ligne circulaire, courbe circulaire* ou *circonférence du cercle*, est une ligne (21) ou série d'atomes, dont les points de contact atomiques ont lieu à la même distance du pôle, mais toujours dans le sens du cercle polaire de l'atome précédent, ou atome primitif.

57. Divisons le cercle polaire en 360 atomes, divisions ou degrés. Si la distance du contact et du pôle est d'un de ces degrés, le cercle se composera évi-

(*) En termes de minéralogie, le mot *clivage* s'applique à la division mécanique d'un cristal. Chacune de ces divisions, obtenue à coups de marteau, se trouve en général reproduire la forme cristalline du tout.

demment de 360 atomes, dont le dernier viendra rejoindre le premier, de manière que le point de contact des deux soit à un degré du pôle du dernier. Si la distance du contact au pôle est d'un demi-degré, le nombre des atomes du cercle sera de 360 multiplié par deux, ce qui égale 720 atomes. Si la distance est de un tiers de degré, le nombre des atomes composant la circonférence du cercle sera de $360 \times 3 = 1,080$ (*). Si la distance est de un dixième de degré, le nombre des atomes composant la circonférence du cercle sera de $360 \times 10 = 3,600$ atomes ; enfin, si la distance était d'un millionième du degré, le nombre des atomes composant la circonférence du cercle ou la *courbe circulaire* serait de $360 \times 1,000,000 = 360,000,000$ d'atomes, et ainsi de suite à l'infini.

(*La suite au prochain numéro.*)

(*) Le signe $\times$ est le signe abbréviatif du mot *multiplié par* ; et le signe $=$ est celui du mot *égale.*

§ VI. — PHYSIOLOGIE VÉGÉTALE.

La physionomie et le personnel d'une flore varient en raison du sol et du climat ; or, comme rien ne diffère plus de notre sol et notre climat, que le climat et le sol du plateau crayeux de la Normandie, il s'ensuit que la flore de la Normandie présente une foule de particularités que nous rencontrons fort rarement aux environs de Paris. Je reviendrai sur la structure géologique du sol ; je me bornerai aujourd'hui à quelques-unes des particularités botaniques qui m'ont le plus frappé, dans mes excursions à la Chapelle, près de Dieppe, et dans la vallée creusée par la rivière d'Arques et la Béthune. Mais la singularité du fait m'amène à parler, en premier lieu, d'une monstruosité qui aurait dû prendre rang la dernière par sa date ; car je viens de la recevoir au donjon de Vincennes, le 3 juillet 1848, de la part de mon excellent et invariable ami, M. Nell de Bréauté.

1° MONSTRUOSITÉ, PAR DÉVELOPPEMENT FOLIACÉ, D'UNE TIGE DE VIPÉRINE (*Echium vulgare* Lin.).

Je me suis occupé assez longuement, dans mon *Nouveau système de physiologie végétale*, tom. I, pag. 452, des tiges qui se développent d'une manière anomale en s'aplatissant. Olaus Borrichius (*) avait observé le même phénomène sur des tiges de la *renoncule des champs*, sur une *julienne*, sur un *hydrocotyle*. Bartholin avait cité à l'appui une tige de camomille qui était aplatie et avait la largeur de deux travers de doigt ; puis une tige de géranium large de deux doigts et sillonnée de quinze grosses fibres ; enfin des phénomènes analogues observés sur le *lis martagon* et l'*hémérocallis*. Wormius a rencontré de pareilles anomalies sur la linaire.

Pour moi, j'en ai trouvé de telles chez les asperges et autres plantes, qui pouvaient rivaliser de largeur avec toutes celles que citent les auteurs précédents ; mais jamais il ne m'était arrivé de rencontrer ce phénomène développé en d'aussi grandes proportions que sur l'échantillon que M. Nell de Bréauté vient de m'expédier dans ma retraite. On croirait avoir sous les yeux la plante exotique la plus extraordinaire ; et, sans la présence des fleurs, il aurait été bien difficile d'en déterminer l'espèce

(*) Actes de Copenhague, ann. 1671-1672, obs. 63 ; ann. 1673, obs. 53.

Cette tige aplatie de vipérine a 77 centimètres de long, 16 centimètres de large dans toute la longueur, et l'épaisseur d'une simple feuille de maïs ; elle est sillonnée, comme une feuille de cardon, de grosses côtes à sa base, côtes qui prennent plus haut le calibre des nervures de la feuille de maïs. La couleur en est d'un vert-pomme. Le sommet finit carrément, et comme si on l'avait coupé aux ciseaux perpendiculairement à sa longueur. Sa surface se couvre de feuilles linéaires hérissées de poils blancs, et qui, malgré le désordre qu'a dû jeter la déformation de la tige dans leur disposition, n'en offrent pas moins les traces évidentes de leur disposition normale en spirale autour des tiges ordinaires de vipérine. Ces feuilles se pressent en touffes à la base de la tige ; elles diminuent progressivement de largeur et de longueur de la base au sommet, en sorte que, sur les bords du sommet, elles forment comme des coussinets de simples poils. A la base, elles ont 12 centimètres de long sur 5 à 6 millimètres de large ; et au sommet elles finissent par atteindre à peine 1 centimètre de long.

A la hauteur de 55 centimètres, on voit déjà apparaître, sur les bords de l'expansion foliacée, mais non sur le plat, des fleurs assez rares, comme cela a lieu sur les tiges aplaties normalement du *Cactus opuntia*. Mais, sur les bords coupés carrément du sommet, la floraison se presse, s'amoncelle en coussinets, qui lui donnent l'aspect des sommités du *Celosia cristata*, ou de certaines expansions lichénoïdes.

La base ou point d'insertion de cette tige monstrueuse a été détachée de la souche qui sort de terre ; elle est ligneuse, revêtue d'une écorce qui s'en détache par dessiccation et exfoliation : mais on remarque dans sa substance des traces de parasitisme qui expliquent fort bien la cause de cette monstruosité ; ainsi que tant d'autres développements anormaux de nature végétale, cette tige monstrueuse de vipérine est le produit du travail souterrain d'un insecte, qui en a modelé ainsi le développement, en exerçant son action autour du bourgeon qui en était la matrice ; et cette explication une fois aperçue, il n'est pas plus étonnant de voir la tige si humble, si grêle, si tendre, si herbacée, si sordidement poudreuse de la vipérine ordinaire, s'élancer dans les airs avec des formes si insolites, un aspect si propret, et des proportions si gigantesques ; cela, dis-je, n'est pas plus capable de nous étonner que de voir la feuille de l'orme se développer en une grosse vessie sous l'influence d'un simple puceron qui la façonne ainsi en la suçant.

En adoptant la nomenclature de notre Histoire naturelle de la santé et de la maladie, nous désignerons cette monstruosité ou maladie végétale par la phrase suivante : *entomogénose tigellale folioliforme et celosiforme de la vipérine* (Echium vulgare L.). En d'autres termes : développement anomal et morbide, produit par le parasitisme d'un insecte, dont la succion a imprimé, à la tige de la vipérine, la forme d'une large et haute expansion foliacée, et, à son inflorescence, l'apparence des sommités du *Celosia cristata*.

2° Habitation en apparence insolite du *Parnassia palustris* L. Parnassie des marais.

Le nom spécifique de cette plante indique suffisamment qu'elle ne vient que dans des lieux marécageux, dans des prairies spongieuses. Cependant, d'un autre côté, son nom générique modifierait un peu cette généralité ; car, si notre plante était celle dont parle Dioscoride, il paraîtrait qu'elle se serait plue à habiter, avec les Muses, sur les coteaux de l'Hélicon et du Parnasse. Or on dirait que cette plante, qui végète aux environs de Paris dans la fange des marais de nos bois, s'est souvenue, à Lachapelle, de son habitation jadis plus près des Dieux et des Muses ; car on la trouve fréquemment sur le versant Est des coteaux stériles, que recouvre un gazon épais parsemé de quelques genets épineux. Elle aurait ainsi changé brusquement sa manière de vivre, sans que sa forme en ait en rien souffert, de sorte que ses racines, qui chez nous ne peuvent vivre que dans l'eau, auraient pu pousser, à Lachapelle, dans le sol sec et aride d'un coteau.

L'anomalie n'est qu'apparente, et une simple observation va ramener le phénomène exceptionnel dans les conditions de la règle générale.

En effet, les coteaux crayeux de la Normandie ne sont nullement comparables aux coteaux secs et arides des terrains siliceux ; il y règne une humidité constante, qui se traduit par des infiltrations souterraines, dont les gouttes, arrivant, par les mille et mille failles de la craie, jusqu'à des artères communes, finissent par former des torrents qui dégorgent dans la vallée. Les plateaux de la Normandie ont beau être frappés de sécheresse, le versant des coteaux n'en est pas moins imprégné d'une humidité qui lui imprime le caractère végétatif d'un marais des hauteurs. Le Parnasse, toujours vert, jouit sans doute de la même propriété, et là, comme à Lachapelle, la parnassie doit se trouver aussi à son aise que dans les bas-fonds de notre bois de Meudon.

Aussi observe-t-on en Normandie que la parnassie, si fréquente sur le versant des coteaux, ne se rencontre jamais sur les plateaux ou les points culminants des coteaux eux-mêmes.

Notre observation serait incomplète, pour la plupart de nos lecteurs, si nous ne la faisions suivre du signalement de la plante.

Cette plante, ainsi que les plantes à bulbes, n'a qu'une tige, et sa tige n'a qu'une feuille sessile au-dessus du sol ; il en part trois ou quatre en spirale de la racine, larges d'à peine un centimètre. La tige a de 5 à 12 centimètres de haut · la fleur a 1 centimètre de diamètre, elle est d'un blanc virginal.

Son calice est composé de cinq sépales verts ; sa corolle, de cinq pétales blancs, marqués sur la page supérieure de cinq sillons en général simples, qui font relief sur la page inférieure. Chaque pétale porte à sa base un autre pétale qui, vers le milieu de sa longueur, se divise en neuf à quinze filaments terminés par une petite sphère verte, transparente, dure, qui est une anthère avortée, et qui craque quand on l'écrase ; système qui rapproche déjà la fleur de la parnassie de celle du millepertuis (*Hippericum*). Dans l'ordre alterne avec ces pétales doubles se rangent cinq étamines à anthères blanches comme leur filament, et qui ne mûrissent et ne revêtent la couleur jaune que successivement et longtemps après l'épanouissement de la fleur ; elles restent appliquées sur le pistil jusqu'à ce qu'elles aient atteint l'âge nubile, et qu'elles aient rempli le devoir de l'hyménée ; elles s'en écartent alors comme des mâles inutiles : de là vient qu'on rencontre toujours dans la fleur une étamine plus longue que les autres. Les grains de pollen sont sphériques, blancs par réflexion et verts par réfraction.

Le stigmate est sessile ; le fruit est supère, pentagone, à cinq loges, à placentas centraux auxquels sont souvent attachées de nombreuses petites graines ; ces placentas peuvent se dédoubler, et, en se rapprochant du péricarpe, paraître pariétaux.

En vertu des principes de nomenclature et de classification que nous avons exposés dans le *Nouveau Système de physiologie végétale*, la formule du *Parnassia palustris* sera donc :

Spiral 1 — *quin* A — 2 *quin* O — *quin*E — *quin*AIRE;

et sa place serait parmi les Rutacées.

3° On rencontre fréquemment sur le bord des chemins, qu'on nomme rues dans ces hameaux de masures ou d'herbages, le *Bromus giganteus*, si rare dans nos environs.

Les champs labourables ont pour chiendent les chaumes traçants en grains de chapelet, qui caractérisent la variété *precatoria* de l'*Avena sterilis*. Ces chaumes sont formés d'entre-nœuds qui se sont développés en grosseur plutôt qu'en longueur, et se sont arrondis en forme de gros grains de chapelet d'ivoire gris ; ils sont la peste des moissons, et c'est surtout en Normandie qu'on peut juger de l'exactitude du vers de Virgile :

Infelix lolium et steriles dominantur avenæ.

« Dans nos champs foulés aux pieds par les vainqueurs, le blé cède la place à l'ivraie maudite et à l'avoine stérile. »

Dans nos champs des environs de Paris, de ces deux fléaux des moissons nous ne connaissons bien que le premier ; l'*avoine à chapelets* ne se plaisant que dans la craie.

4° La *Gentiana amarella* Smith, est très-commune sur les bords arides des chemins exposés au soleil, sur le versant des coteaux couronnés de hêtres. La plante ne dépasse pas 10 centimètres de hauteur. Son calice varie de cinq à six divisions. La corolle monopétale est à cinq à six divisions violettes ; cinq étamines s'insèrent à la base de la corolle. Du fond de chaque division de la corolle part une rangée de poils moins colorés, et presque aussi longs que la division. Deux stigmates réfléchis ; fruit uniloculaire à deux placentas opposés. Tige simple (car la plante ne porte rameau qu'à la racine, qui est ligneuse et pivotante), poussant de une à cinq fleurs longues de 3 centimètres, le calice ayant un centimètre de long. Feuilles caulinaires opposées, sessiles, oblongues, ployées, longues de un centimètre et demi.

Formule d'après le *Nouveau Syst. de physiol. végétale* :

$$\text{Bin } \text{I} - \text{bin } \text{IN} - \left\{ \begin{array}{c} \textit{quin } \text{A} \\ \text{2 } \textit{tern } \text{A} \end{array} \right\} - \left\{ \begin{array}{c} \textit{quin } \text{O} \\ \textit{bin } \text{O} \end{array} \right\} -$$

$$- \left\{ \begin{array}{c} \textit{quin } \text{U} \\ \textit{bin } \text{U} \end{array} \right\} - \text{bin}\textsc{aire}.$$

(*La suite au numéro prochain.*)

§ VII. — MORALE COMPARÉE (*).

I. Étymologies.

1. Le mot *morale* n'est en réalité que le féminin de l'adjectif *moral;* il vient de *mœurs*, qui n'a pas de singulier. *Mœurs* vient du latin *mores*, dont le singulier *mos*, *moris*, ne signifie qu'une habitude, une manière de faire, un usage particulier. Les *mœurs* d'un individu ne seraient, d'après cette étymologie, que l'ensemble des habitudes ou des manières d'agir de cet individu.

(*) Nous disons *morale comparée* dans le sens de *physiologie* ou *anatomie comparée*. (Voy. tom. 1er de la *Revue*, pag. 60.)

2. Remarquez les rapports étymologiques de *mos*, fraction de mœurs, et de *mas*, *maris*, mâle, individu considéré sous le rapport de sa virilité et de son sexe. Dans le latin, les lettres A et O, en se substituant, suffisent pour transformer l'idée d'un mot en une idée contraire. Ainsi *Avis* et *Ovis; Avis* signifie OISEAU, ou A vivant ; et *Ovis* une BREBIS, ou un O vivant ; c'est-à-dire, dans le premier cas, un individu qui, en volant, prend en général la forme d'un A (exemple : l'*hirondelle*), et un individu qui, vu de loin, a la forme d'un O (comme les moutons, *oves*).

3. Les langues, dans leur principe, étaient fort simples en radicaux, et avaient besoin, par conséquent, à chaque instant de périphases. La tendance à l'abréviation, que les Grecs appelaient *ellipse*, a fait autant de dérivés de ces périphrases.

On n'entend par *mœurs* que les rapports habituels de sexe, que les propensions d'un sexe pour un autre : c'est dans ce sens qu'on dit que tel individu a des *mœurs bonnes ou mauvaises*, des *mœurs pures ou dépravées*. En latin, le mot *mores* ne viendrait-il pas de *mos* ou *modus* (manière de se conduire) *maris* (du mâle), ou *cum mare* (avec le mâle); d'où, par ellipse ou suppression de syllabes, on aurait fait *mo* (ma) *ris = moris ?*

II. Définitions.

4. Le mot *morale*, adjectif substantivé, a deux sens distincts, selon le substantif sous-entendu. Il signifie ou *(principe de conduite) morale*, ou *(science) morale*.

5. La *morale*, dans le sens de conduite, est la connaissance qu'on a acquise des habitudes morales d'un individu, de ses penchants divers, de manière à pouvoir généraliser ces habitudes sous tout autant de principes, en vertu desquels on soit en état de prévoir la manière dont, dans telle ou telle circonstance, un tel individu sera porté à se conduire. Dans ce sens, on se sert de préférence du mot de *moralité : La moralité de cet homme est sans reproche; nous avons la plus grande confiance dans sa moralité;* c'est à-dire : son passé, à cet égard, nous est un sûr garant de son avenir.

6. La *morale*, dans le sens de *science*, est l'étude des lois de la nature, qui règlent les rapports des hommes entre eux; rapports d'affaires comme rapports de mœurs; rapports de l'homme avec ses semblables et avec lui-même dans l'intérêt de ses semblables.

7. La morale suppose une société. Dans la solitude complète, l'individu a des habitudes et non des mœurs ; il n'a plus ni droits à réclamer, ni devoirs à remplir ; toute sa morale se réduit à la prudence, à l'exercice normal de ses fonctions, à la conservation de sa santé ; il est dans une position la plus exceptionnelle qu'on puisse supposer; il est malheureux, s'il aime ; il vit, s'il n'a besoin que de se nourrir, et si la nature l'a créé, dans toute la plénitude du mot, *égoïste;* il a des *habitudes* et non des *mœurs*, des *manières d'agir* et non de se *conduire*, des *usages* et non une *conduite*.

8. Mais si l'individu ainsi isolé de ses semblables est animé de l'esprit de sociabilité, sa solitude est la plus affreuse des tortures ; c'est la privation de son soleil et de sa lumière ; elle lui étiole le corps et l'esprit ; il y perd ses forces corporelles et intellectuelles ; car il les retourne contre lui-même ; il les dépense sans profit ; faute d'aliment, ses passions se dévorent elles-mêmes.

9. La *morale* suppose donc la *sociabilité*, et la *sociabilité* n'existe qu'entre individus semblables , c'est-à-dire de la même espèce, ou, en d'autres termes, ayant la même conformation, et partant les mêmes besoins et les mêmes moyens de les satisfaire. Ce serait tomber dans les aberrations de l'immoralité, que de transporter la sociabilité entre espèces différentes.

10. La *sociabilité* ou la tendance à vivre dans la société de la même espèce découle de la tendance qu'a l'espèce vers la vie de famille, et du besoin que deux sexes éprouvent d'élever en commun les enfants qu'ils ont eu en commun. Ce sentiment de sociabilité est durable ou éphémère, selon que l'est à son tour le rapprochement des sexes. Il est durable chez l'homme. le singe, la co-

lombe, le pigeon, les oiseaux de basse-cour, etc.; il passe avec le *rut*, chez les bestiaux, chez le chien, etc. Chez ces dernières espèces, le mâle ne contribue en rien à l'éducation des enfants; la mère seule est chargée d'accomplir ce devoir imposé par la nature. Chez les espèces pour qui la sociabilité est en permanence, le mâle assiste la femelle dans tous les soins de la maternité; ils veillent d'un commun accord à la conservation et au développement du fruit de leurs amours communs; ils se partagent les soins du ménage, et couvent à tour de rôle l'œuf que l'un a fécondé et que l'autre a pondu, et qui est appelé à propager et à continuer la race d'où il émane.

11. De la *sociabilité* émane le *mariage*, et du *mariage* émane la *société*. Il est contradictoire, en effet, dans les termes que la famille s'arrête à elle-même, vu que les enfants doivent chercher à s'unir au même titre que leurs pères, sexe à sexe, et que, si la société se bornait à la famille, la race s'éteindrait dans le cas où la famille n'aurait eu des enfants que d'un seul sexe. Les familles s'allient donc de proche en proche, comme les individus; elles couvent en commun les enfants issus d'une même origine; elles se protégent mutuellement, comme le font les individus; les liens du sang font une seule famille de toutes ces familles, qui découlent de la même souche; leurs rapports d'origine et de similitude, de conformation, de goûts, de besoins et de mœurs constituent la race, qui, en se modifiant sous l'influence du climat et du sol, en se subdivisant peu à peu, et en irradiant autour de la souche commune, forme autant de divisions et de subdivisions de races qu'il s'établit de différences tranchées entre chaque compartiment. Les similitudes constituent la *patrie*; les différences forment les *variétés*, les *peuples*. Plus ces différences se multiplient,

et plus la sociabilité s'affaiblit et s'efface; en sorte que deux peuples placés aux extrémités de cette irradiation émanée de la même souche, frères par leur origine, peuvent devenir aussi acharnés à la perte l'un de l'autre que le seraient deux races de l'origine la plus disparate. Dans ce cas, l'homme est pire pour l'homme que le tigre et le chacal.

12. Les similitudes de conformation et de goûts, émanant du climat et du sol, il est évident que le mot *patrie* comprend sous une idée commune, et ces similitudes, et ce climat, et ce sol; ce qui a fait dire avec justesse à un illustre conventionnel, exilé de son beau pays de France, qu'on *n'emportait pas sa patrie à la semelle de ses souliers*. La *patrie*, c'est le sol qui nous nourrit, la lumière qui nous éclaire, la chaleur qui nous développe, et la société qui émane des mêmes générations que nous et qui vit dans les mêmes conditions que nous. Les liens de la patrie sont si forts, que l'impérieux besoin de vivre est seul en état de les rompre. La guerre civile n'y est possible que là où il n'y a plus de place au soleil pour tout le monde.

13. Chaque espèce vivante a donc une *patrie* d'où elle émane, comme l'enfant émane de sa mère, et dont elle est l'empreinte, le produit, et pour ainsi dire l'image et la reproduction.

14. Notre orgueil humain se révoltera peut-être à nous entendre appliquer à tous les animaux les idées de patrie, de société et de sociabilité, que nous reconnaissons à l'homme, et soutenir que les animaux sentent, pensent et se passionnent comme l'homme; car le roi des animaux aime à se croire, ainsi que tous les rois du monde, d'une autre pâte que ses sujets. Nous allons détruire une aussi sotte illusion, et inviter l'orgueil humain à ne pas se donner des chimères pour base. Nous allons nous occuper d'une question trop longtemps controversée, parce qu'elle a été trop longtemps mal posée.

III. De l'ame des bêtes.

15. Les animaux ont-ils une âme, comme nous en avons une?

Pourquoi pas, puisqu'ils ont des yeux pour voir comme nous, des oreilles pour entendre comme nous, et tous nos autres organes pour sentir et exécuter des volontés comme nous !

Mais les animaux ont-ils une âme semblable à la nôtre?

Non, certes, puisqu'ils n'ont ni les yeux, ni les oreilles, ni les organes des autres sens semblables aux nôtres; que, par leurs besoins et leurs mœurs, ils diffèrent autant de nous que par leur conformation générale.

Sont-ils susceptibles de rémunération et de punition selon leurs œuvres comme nous?

Ici-bas cela ne fait aucun doute ; car vous les caressez, quand vous êtes contents de leurs services ; et vous ne les manquez pas, quand vous avez sujet de vous en plaindre. Le charretier ne châtie-t-il pas ses chevaux aussi rudement que Louis XI châtiait ses victimes à face humaine, et que les partis vainqueurs châtient aujourd'hui les partis vaincus ?

Mais là-haut, me direz-vous, seront-ils punis et récompensés comme nous? Ici, mes pauvres enfants, à qui l'on se plaît à promettre des férules ou des croix, pour prix des actions qui émanent de votre conscience; ici, mes enfants, dont Croque-mitaine est le meilleur maître d'école, permettez-moi de vous poser une question à mon tour.

Si l'on vous disait que, dans un coin ignoré de la terre, il est un homme qui, à tous les instants de la vie, éprouve un sensible plaisir à écouter les cris plaintifs de certains de ses enfants, qu'il rôtit sur un gril, pour les punir de quelques fautes qu'il aurait pu les empêcher de commettre ; et que, d'un autre côté, pour récompenser ceux de ses enfants qui n'ont fait ni bien ni mal, il se dis-

pense de les faire griller, et les place à sa droite les bras croisés, et occupés à le contempler et à le remercier ; vous vous écrieriez que cet homme est un monstre, et un niais, et non un être fait à l'image de Dieu.

Vous admettez donc par là que Dieu ne peut pas ressembler à ce monstre ; et s'il lui ressemblait, il n'est pas un de nous qui ne fût en droit de se croire meilleur que Dieu; ce qui est pourtant un blasphème. Donc ce qu'on nous dit de la justice de Dieu n'est qu'une image et une allégorie : sa justice ne saurait être une cruauté, sa bonté ne saurait être une niaiserie ; et s'il en était autrement, les animaux devraient s'estimer bien plus heureux que les hommes, de n'avoir pas une âme comme la nôtre, qui les exposerait à des châtiments si peu proportionnés à leurs aberrations momentanées.

La religion du Christ, qui est la religion des hautes intelligences et des bons cœurs, ne saurait échapper à la loi du progrès, et ne pas se mettre au niveau de toutes les autres branches de nos connaissances; il faut enfin, pour qu'elle conserve son sceptre, qu'elle brise ces restes du fétichisme oriental et dogmatique, dont le fanatisme a entaché ses pures et belles doctrines morales.

Il ne faut plus qu'elle prête à ce Dieu que nous adorons, sans prétendre le connaître, un caractère tel que nul honnête homme voulût en être pourvu ici-bas ; en sorte que, d'après les règles immuables de la justice éternelle, il n'est pas un de nous qui n'eût le droit de se croire meilleur qu'un pareil Dieu; ce qui, je le répète, implique non pas seulement un blasphème, mais une contradiction dans les termes, puisque ce qui honore les plus sages, c'est de se considérer comme étant faits à l'image de Dieu.

Écartons donc de la discussion la question de ce qui nous attend au delà de la mort, question que nous traiterons du reste un peu plus tard, d'une manière plus spéciale; et n'envisageons notre thèse qu'au point de vue de la vie actuelle.

16. Avoir une âme, c'est percevoir des sensations, se faire des idées des choses extérieures, transformer ces idées en jugements et traduire ces jugements en volontés.

Or, qui pourrait nier que l'animal perçoive des sensations, quand on lui voit donner les mêmes signes de sensibilité aux mêmes causes qui nous trouvent nous-mêmes sensibles? Qu'il ait des idées transformables en jugements, qui se traduisent en volontés, quand on le voit rechercher et trouver la nourriture qui convient le mieux à ses organes, repousser l'ennemi qui s'avance pour la lui ravir, convoiter ce qui peut le satisfaire, aimer jusqu'au délire, et être jaloux jusqu'à la fureur? Avoir tous nos organes des sens, sans avoir une âme, c'est aussi contradictoire dans les termes que de digérer sans estomac, et de respirer sans appareil respiratoire.

A quoi notre œil transmet-il ses images? Au cerveau, n'est-ce pas, qui est le siége des perceptions? Or, la perception, c'est l'âme. Mais l'œil de l'animal est exactement conformé, et il fonctionne comme le nôtre; son nerf optique s'insère, comme le nôtre, sur le cerveau, pour lui transmettre l'image de l'objet qu'il a fixé; tout est identique, dans tout ce que nous pouvons étudier le scalpel à la main; l'analogie se soutient rigoureusement jusqu'au point inabordable à nos sens, et accessible seulement à l'appréciation de notre intelligence! et, une fois arrivés là, il nous plaît d'établir une différence, de voir une âme d'un côté et néant de l'autre! Mais si l'âme seule perçoit, partout où nous surprenons des perceptions, il doit exister une âme; ce qui perçoit, est animé; car ces deux membres de phrase sont synonymes l'un de l'autre.

17. Direz-vous que l'animal exécute des mouvements qui n'émanent pas de la sensation; que l'homme se meut spontanément, tandis que l'animal n'est qu'un *automate?* Mais les mouvements d'un *automate* émanent d'un ressort qui les anime; ce ressort c'est l'âme de ses mouvements; l'animal a donc un ressort qui anime ses mouvements; mais ce ressort n'agit qu'en vertu d'une perception, puisqu'il n'agit qu'à la suite de la rencontre d'un objet dont les sens transmettent l'image; mais ce ressort est impalpable, invisible, insaisissable, tout aussi bien chez l'homme que chez les animaux; nous l'avons appelé *âme* chez l'homme, pourquoi lui donner un nom différent chez les animaux?

18. Comment savez-vous que votre semblable a une âme comme vous? Parce que, placé dans les mêmes circonstances que vous, il agit comme vous, il sent comme vous, il se meut comme vous. Pourquoi donc refuserez-vous une âme à l'animal qui, dans les mêmes circonstances que votre semblable, sent, se meut et agit comme lui?

Vous me direz : c'est parce que mon semblable me fait connaître par son langage qu'il sent comme moi. Mais ceci est une pétition de principe, puisque le langage lui-même n'est qu'un mouvement. Au reste, si c'est la parole seule que vous invoquez en témoignage, vous n'auriez aucun droit d'admettre que l'Allemand, le Chinois, le Samoëïde, etc., ont une âme comme vous, dès l'instant qu'il vous est impossible de les comprendre ; et le sourd et muet de naissance ne devait pas avoir d'âme, à l'époque où la science ne lui avait pas encore créé un langage à part? Vous répondrez que si vous ne les comprenez pas à leur langage, vous voyez du moins qu'ils se comprennent entre eux. Mais vous devez voir aussi que les animaux de la même espèce se comprennent parfaitement entre eux, et comprennent même les volontés de notre espèce. Qui n'a vu le coq appeler autour de lui ses poules, par un cri qu'elles comprennent toutes, comme le signal d'une découverte alimentaire, et qui les fait toutes accourir au butin? Les petits poussins n'accourent-ils pas autour de la poule, toutes les fois qu'elle glousse? Le chant des oiseaux n'est-il pas un chant d'amour, un appel à l'hyménée? Le chien ne se rend-il pas à la voix de son maître, ou à certains sons du cor? Le cheval ne comprend-il pas les termes du commandement et la valeur du moindre signe?

19. Vous rejetterez-vous enfin sur ce que les animaux ne nous ressemblent pas? L'âme tiendra donc alors uniquement à la ressemblance? Mais la ressemblance n'est qu'une modification insaisissable de la forme. Quoi ! vous refuserez à l'identité de la conformation, une valeur que vous accorderiez à une modification insaisissable et impossible à décrire? L'animal a tous vos organes, et il serait dépourvu d'une âme intelligente, par cela seul que tel de ses organes serait d'un autre calibre, d'une autre couleur et d'une autre dimension que les vôtres! Mais alors pourquoi le nègre aurait-il une âme dont vous vous enorgueillisez, vous qui êtes de la race des blancs? car il y a tel orang-outang qui a plus de rapport de ressemblance avec le blanc que le nègre ne saurait en avoir.

20. Vous voyez que la logique déloge, de barricade en barricade, cette prétention de caste, aussi folle que toutes les prétentions de ce genre, aussi intraitable que toutes les questions de propriétés et de titres, et que, ramenant la question sur le terrain des grandes analogies de la nature, elle nous conduit à admettre que tout ce qui sent perçoit, que tout ce qui perçoit juge, que tout ce qui est doué de jugement agit en vertu d'une volonté : *perceptions, idées, jugements, volontés,* attributs inséparables d'une cause que nous appelons âme et intelligence.

21. Doit-on conclure de là que toutes les espèces ont la même âme? Non, puisqu'elles n'ont pas toutes la même manière de sentir, de percevoir et de vouloir, vu qu'elles n'ont pas toutes les mêmes besoins à satisfaire et les mêmes fonctions à exécuter ; en un mot, que leurs organes ne sont pas également conformés. Non, puisque tous les hommes n'ont pas la même âme, c'est-à-dire la même manière de comprendre, de sentir, de vouloir ; que, sous ce rapport, le Caffre et le Hottentot sont aussi distants de l'homme du Nord, que le orang-outang est distant du Hottentot lui-même.

22. S'ensuit-il de là que toutes les espèces animales vont pouvoir être considérées comme liées par les mêmes rapports de confraternité? Énoncer une pareille proportion, c'est la réfuter suffisamment. Émanées toutes de la même loi, par des combinaisons de circonstances variables à l'infini, elles sont appelées à fonctionner d'une manière variable à l'infini selon les espèces, mais profitable et réalisable seulement dans la même espèce. La promiscuité est une chimère aussi impie entre les diverses espèces qu'entre les individus de la même espèce ; car la promiscuité n'est que la diversion anormale de la fonction vers un objet qui ne saurait la satisfaire et l'amener à destination. Détourner une fonction de son objet, c'est la rendre stérile ; et la nature ordonne à tout d'être fécond, aux fonctions comme aux individus eux-mêmes.

23. Les animaux ont donc une âme comme l'homme, et des mœurs variables selon la conformation de l'espèce. Chaque espèce a des droits et des devoirs à remplir envers les individus de la même espèce, des liens de confraternité qui émanent de la grande loi qui lui ordonne de croître et de se multiplier.

La société se forme d'elle-même, et en vertu des lois de la conformation spécifique ; une bonne constitution politique ne doit être que l'expression de ce code naturel ; en tout autres termes, elle ne saurait être qu'une éphémère usurpation.

Ces préliminaires établis, nous donnerons, dans une série d'articles suivants, des observations de mœurs chez les animaux, de manière à mettre en relief et en action les principes que nous venons de développer.

(*La suite au numéro prochain.*)

§ VIII. — CORRESPONDANCE.

Citoyen Raspail,

Deux jours avant votre rentrée au donjon de Vincennes, une jeune fille de vingt ans, malade, depuis quatorze jours, de la fièvre typhoïde (*fièvre vermineuse*), et dont l'état ne laissait plus à sa mère l'espoir de la sauver, avait été traitée par M. C****, médecin à Montrouge, qui, à sa première visite, déclara que la fièvre typhoïde était complète. De suite il ordonna la diète, de l'eau sucrée, une autre tisane, et deux pilules toutes les deux heures ; je vous envoie l'échantillon des drogues. Au bout de quatorze jours, il n'ordonna plus que des demi-pilules ; l'eau sucrée ne pouvait plus passer. La mère disait au médecin : « Ma fille a mal au ventre, elle souffre de la poitrine.

— Qu'est-ce que cela me fait à moi ? répondait le médecin, est-ce que cela me regarde ? donnez-lui toujours les pilules.

— Mais, monsieur, pensez-vous sauver ma fille ?

— Je n'en réponds pas, » disait le médecin.

Puis il dit encore, en examinant de plus près : « Vous voyez les boutons qu'elle a sur les reins ; ne vous en alarmez pas, c'est la maladie. »

Nous entendions depuis quelques jours les sanglots de la mère pleurant déjà la perte de cette fille ; et les personnes du voisinage qui voyaient la malade la condamnaient à ne pas en revenir.

Nous demandâmes nous-même à la mère comment allait sa fille. Elle nous répondit les larmes aux yeux : « Il n'y a plus d'espoir, je vais la perdre. » Et puis suivit ce dialogue :

« Mais puisque le médecin n'ordonne plus rien, si vous appliquiez maintenant la méthode du citoyen Raspail.

— Oh ! madame, cela n'y fait rien du tout ; je lui en ai mis sur le front, et rien n'y fait.

— Cela ne suffit pas seulement, il faut autre chose. Tenez, croyez-moi ; je ne conseille cette méthode qu'à ceux qui veulent sauver leur malade. »

Et cela dit, nous montrons l'article de la maladie sur le *Manuel* ; on l'étudie, on l'accepte, et l'on commence.

La famille se met à l'œuvre ; on verse de l'eau sédative sur le crâne, on en entoure le cou et les poignets ; on en lotionne les reins. On frictionne tout le corps à la pommade camphrée. Cataplasme vermifuge sur le ventre, et, pour boisson, de temps en temps, un verre d'eau salée. Une heure après, le mal de tête est dissipé ; la malade dormit pour la première fois depuis sa maladie ; à son réveil elle prit un petit bouillon. Le lendemain on vint nous dire que la malade avait rendu, en excréments, trois cuvettes de sang caillé et corrompu, et c'est à ce moment qu'elle se sentit soulagée. A sept heures, le médecin vint comme d'habitude : « Cela sent l'eau sédative, dit-il en entrant. L'eau sédative, c'est comme un chien enragé qui est dans un jardin, et qu'on doit chasser plus loin.

— Mais, monsieur, ceci lui fait du bien.

— Si vous lui mettez de l'eau sédative, mettez-lui-en au moins aux pieds.

— Ma fille a rendu trois cuvettes de sang.

— Du sang ! » dit le médecin avec exclamation.

Enfin il finit par dire : « Continuez les pilules. »

Il part, avec la satisfaction qu'on avait encore foi en ses pilules.

La mère revint chez nous, nous rapporter la conversation du médecin. Nous lui conseillâmes de ne point mettre l'eau sédative aux pieds, crainte de faire remonter le sang au cœur.

Après tous ces changements, madame Michaut, mon épouse, alla chez vous, citoyen, demander vos bons conseils, et, en même temps, vous raconter ce vrai miracle. Et, d'après vos avis, elle revint chez la malade lui administrer du calomélas, qui lui fit rendre des excréments de matières blanches, semblables à des vers blancs coupés par morceaux.

Le lendemain, le médecin ne vint point le matin, comme d'habitude ; il ne vint que le soir.

« Eh bien, dit-il, avez-vous mis l'eau sédative aux pieds ?

— Non, monsieur, on me l'a bien défendu !

— M. Raspail est donc venu ici ?

— Non, c'est une dame qui habite sur le carré, et qui étudie sa méthode ; elle va dire à M. Raspail la position de ma fille, et prendre son avis. »

Le médecin se trouvant seul avec la malade, lui fit cette même question, et obtint la même réponse. Enfin, il lui demanda si elle avait encore mal au ventre ; la malade lui répondit non. Le médecin jeta alors, avec colère, le cataplasme que nous venions de mettre sur le ventre, en disant qu'il était trop épais. La mère, qui était présente, lui dit :

« Ce n'est toujours pas vous qui l'avez ordonné, puisque vous n'ordonnez rien.

— Comme ça, vous continuez la méthode ?

— Oui, monsieur, puisque ma fille va mieux.

— Si votre fille était morte, vous diriez : C'est C*** qui l'a tuée ?

— Oui, monsieur.

— Et maintenant qu'elle est sauvée, à Raspail toute la gloire ?

— Oui, monsieur, car c'est lui qui l'a sauvée.

— Enfin, j'ai peut-être été un peu brusque. Comme on dit : Il est brusque ; mais il est bon médecin. »

Lorsque nous entreprîmes de la traiter, la malade avait les mains crispées sur la poitrine, et souffrait horriblement. La mère croyait que sa fille allait mourir.

« Combien y a-t-il de temps que vous lui avez donné à manger ? lui dis-je.

— Il y a huit jours.

— Donnez-lui vite un bouillon. »

On lui donna une tasse de bouillon ; la malade en but une et deux fois, et reprit du calme.

Maintenant elle ne paraît pas avoir été malade ; car elle a mangé aussitôt après avoir été soumise à votre méthode de traitement. Si elle a été faible quelque temps, c'est par l'effet de la diète.

Si quelqu'un doutait de ce que nous venons de rapporter, il n'a qu'à demander, dans la *rue de la Tombe-Issoire*, la mère qui a vu ressusciter sa fille, et qui bénit tous les jours son sauveur, la méthode Raspail.

Montrouge, le 9 juillet 1848.

Salut et fraternité.

Femme MICHAUT.

Pour confirmer mon récit, suit la signature du père de la malade.

HIRN.

---

§ IX. — CAUSERIES ET ANECDOTES DE MÉDECINE.

Causer, aujourd'hui, c'est pleurer ; l'anecdote est une oraison funèbre ; la balle a remplacé le médecin. Oh ! que la philosophie vienne vite tenir lieu de la bonne et douce médecine ! Nous marchons donc encore dans des ténèbres bien épaisses, pour que les frères ne s'y reconnaissent plus ! Que la lumière se fasse, afin que nous revenions de nos erreurs.

LE CHLOROFORME, BELLE DÉCOUVERTE : MAIS IL TUE COMME L'ÉTHER.

La *Gazette médicale* du 7 au 10 juin 1848, après avoir fait le plus pompeux éloge de l'éthérisation, page 462, glisse tout bas, page 463, la nouvelle suivante :

« Les journaux politiques, dit-elle, contiennent le récit d'un accident déplorable arrivé dernièrement à Desvres

(Pas-de-Calais). Un médecin de Boulogne, voulant opérer une jeune fille d'une tumeur à la cuisse, fit respirer du chloroforme répandu sur un linge. L'insensibilité se produisit rapidement; l'opération dura deux minutes à peine. Lorsqu'on enleva l'appareil de la bouche de la jeune fille, on s'aperçut qu'elle était morte. La justice a ordonné l'autopsie. »

La justice est bonne à protéger : elle intervient quand on n'a plus besoin d'elle. Oh! alors, elle s'en donne à cœur joie. Ne l'appelez pas à prévenir, ce n'est pas son affaire. Pour intervenir, il lui faut un crime, ou tout au moins une imprudence; tout le reste ne la regarde pas encore. Et puis comme elle aura trouvé à l'autopsie, dans le cas ci-dessus, grand'chose de plus que le fait avoué !

DONJON DE VINCENNES.

(*Suite.* — Voy. tom. I, 12ᵉ liv., p. 387.)

5 juillet 1848.

Dans mes moments de récréation, et quand ma tâche est terminée, ne pouvant causer avec personne, je me mets à causer avec mes vieux murs; je les interroge; je cherche le mot de l'énigme qui est gravée ici sur chaque pierre; je lui dis : *Qui as-tu vu? Qui t'a parlé comme moi? Qui t'a imprégné de ces larmes, dont tu sembles avoir conservé l'humidité que je sens sous les doigts?* Est-ce un courtisan, un penseur, un de ces jansénistes, ces bons républicains du catholicisme? Est-ce un pauvre prolétaire sans parents, sans amis ici-bas, et oublié ici de tout le monde? Est-ce Beaufort, est-ce Mirabeau ? Et quelquefois ces murs, silencieux comme des geôliers, semblent daigner me répondre. Je vis alors avec la grande famille des persécutés, grandes et nobles âmes de tous les siècles, frères de toutes les époques par la pensée et par la souffrance, grands devanciers des progrès de l'humanité.

Je veux vous transmettre, mes pauvres malades, tout ce que je puis recueillir ici des mystères de l'histoire vengeresse; oh! dites bien à tous ceux qui vous entourent combien il est hideux de se venger.

Je vous ai décrit assez succinctement la distribution d'un étage : une grande salle cubique, ayant une tourelle à chaque angle pour les cachots ; une fenêtre au nord près la tourelle Nord-ouest; une fenêtre à l'ouest et au sud, de chaque côté de la tourelle Sud-ouest; les deux fenêtres Est n'éclairant qu'un corridor, qui conduit, du grand escalier taillé dans la tourelle Sud-est, vers la tourelle Nord-est. Les trois tourelles, sans escalier, sont divisées par des étages de la hauteur de la salle; postérieurement pour les tourelles Sud, on a divisé ces étages en deux; le voisinage de l'escalier a permis à droite et à gauche cette multiplication des tombeaux; en sorte que la capsule de coquelicot de chaque étage est partagée en deux chambres, l'une à plancher, et l'autre voûtée. Les chambres du sud ont des cheminées; comme toute prison est l'inverse de la vie en liberté, on a jugé que les cachots nord devaient se passer de cheminées; et vienne l'hiver, je me demande comment je pourrai m'y réchauffer. Je ne sais pas si c'est une épigramme à mon adresse ou à celle du donjon; mais une charmante dame, que j'aime comme une sœur, m'a apporté, il y a huit jours, une chancelière brodée de sa main; mes geôliers n'ont sans doute pas compris la plaisanterie, puisqu'ils l'ont laissée passer. On me dit que Barbès a en ce temps-ci quatre couvertures à son lit. Passons à autre chose.

Entre ces quatre cachots, à chaque étage, il en existe un autre qu'on a creusé dans l'épaisseur du mur nord; et je m'en souviendrai longtemps pour l'avoir habité dix jours sans bouger : un cachot creusé dans un mur de dix pieds d'épaisseur! il a sept pieds de long sur cinq de large, et quinze pieds de haut; il est voûté par quatre arêtes, qui partent des angles en s'appuyant sur tout autant de *culs-de-lampe* bizarres, et aboutissent à une clef de voûte parsemée, je crois, de croix en relief. L'un de ces *culs-de-lampe* est orné de sept feuilles percées de trois trous chacune et partant de la même souche, emmanchées sur un large pétiole en forme d'un cou; on dirait l'hydre aux sept têtes dessinée par un gamin. La fenêtre de ce cachot est une meurtrière. Ayez chaud, et promenez-vous ensuite, si vous le pouvez, dans un pareil réduit! j'y ai passé trois nuits, sur une paillasse de deux doigts d'épaisseur et plus dure que le pavé, sans couverture et sans draps, en compagnie d'un large baquet pour les immondices, d'une cruche d'eau, sans table et sans chaise. Mais ai-je droit de m'en plaindre aujourd'hui? Bien des pauvres prisonniers actuels prendraient cela pour un paradis de prison.

Le grande salle du rez-de-chaussée était autrefois la *salle de la question*, où l'interrogateur parlait la langue des menottes, des tortures, du chevalet, des souliers de fer, de l'ingurgitation, etc. Il y a longtemps que cette salle avait perdu sa hideuse destination; elle vient d'en reprendre une partie, par l'effet du hasard : ses moyens actuels de torture sont le méphitisme et le sommeil sur le pavé. Deux cents prisonniers grouillent et s'asphyxient aujourd'hui dans la *salle de la question* du moyen âge. Heureusement ils y sont bien nourris, et on leur a donné des paillasses; mais l'air pur, qui le leur rendra, même avec du chlore? Je rougis de me plaindre à mon deuxième étage, en reportant mes regards à deux étages plus bas.

On voit encore dans les salles des premier et deuxième étage, adossées contre le mur, une série de cinq baraques cubiques, formant cinq alcôves de six pieds carrés. On les avait construites pour y placer les lits de cinq cardinaux et tout autant d'évêques que Napoléon avait mis à Vincennes, comme coupables du délit d'avoir entravé ses négociations avec le saint-père. Napoléon avait séparé et placé au secret le vicaire général Dastros, depuis archevêque de Toulouse, inculpé d'un délit analogue; quant à son aumônier, l'abbé Boulogne, évêque de Troyes, il lui donna pour cachot la tourelle nord-ouest du premier étage, où est enfermé aujourd'hui Barbès. Les auteurs de l'*Histoire du donjon de Vincennes*, 1845, prétendent que M. l'abbé Boulogne s'amusait à couvrir les murs de son cachot de versets de l'Écriture; je l'avais cru sur leur parole. Mais Millin (*Antiquités nationales*) m'a mis sur la voie de me détromper

Du temps des querelles sur la bulle *unigenitus*, au sujet desquelles le cardinal de Fleury délivra peut-être deux mille lettres de cachet, on avait enfermé ici, comme janséniste, un curé de Ronchères; ce brave stoïcien chrétien prit goût à sa prison et s'y laissa oublier; il s'occupait à instruire les six enfants les plus pauvres du village; et, dans ses moments de récréation, il s'amusait à peindre à la détrempe, sur les murs du cachot, des arabesques, des draperies, des cadres, dans lesquels il inscrivait ensuite, en lettres majuscules, des versets du Vieux et du Nouveau Testament, pour l'édification des prisonniers qui hériteraient de sa cellule. Quand son travail était terminé, il demandait la faveur d'être changé de cachot, afin d'en faire autant dans sa nouvelle demeure. De Latude a beaucoup connu ce brave ecclésiastique, et il a profité même, à leur insu, du concours de ses élèves, pour opérer son évasion. Plusieurs cachots ont conservé ces bariolages; j'ai eu l'occasion d'en visiter un qui porte le n° 28, et qui ressemble beaucoup à la cellule que Millin a fait graver, comme ayant été habitée par Mirabeau. (*Antiquités nationales*, tom. ii, pag. 35.) Sur chaque coin de la cheminée, on voit le nom de *Jehova*, écrit en hébreu; sur le devant le verset *miserere mei Deus;* dans une draperie, les deux lettres L. C. en chiffre, avec ce vers au-dessous, écrit en lettres dites *gothiques* :

De tous les prisonniers il sut être le père.

Cela est dans l'ordre des choses possibles, à l'égard des geôliers du donjon; mais cela ne se rapporte certainement pas au lieutenant Rougemont, que le prévôt de Beaumont appelait *Rouge-Montagne*, et que Mirabeau seul sut quelquefois mettre à la raison.

On se souvint un jour de ce bon prêtre, au bout de trente-deux ans, et on le mit en liberté. Triste bienfait! Sans parents, sans amis dans le monde, il regretta la prison où il s'était fait des amis; l'air de la liberté lui parut plus lourd que celui de la captivité, et il mourut d'ennui un an et demi après sa sortie; la prison était pour lui sa patrie; on n'emporte pas plus celle-là que l'autre à la semelle de ses souliers.

C'est donc ce bon janséniste qui a couvert les murs de la plupart des cellules avec des dessins et des versets de l'Écriture ; ses couleurs, qui ne sont pas riches, car il était obligé de les composer lui-même, conservent encore la fraîcheur du souvenir.

A propos de dessins, je viens de faire une petite découverte archéologique ; je pourrais en composer un assez long mémoire, digne de figurer dans les *Mémoires académiques*, ce cimetière des Innocents ; j'aime mieux vous la confier pour ce qu'elle vaut.

Dans ses *Antiquités nationales*, tom. I, Millin a fait figurer les détails de l'ancienne porte Saint-Antoine qu'on avait claquemurée, en construisant la Bastille, laquelle a eu le même fondateur que notre donjon, Charles V. On remarquait sur cette porte saint Antoine de Padoue, ayant à ses côtés le roi et la reine : Charles VI, l'imbécile, et son épouse, la messaline, la Frédégonde, la Brunehault, *Isabeau de Bavière* ; joli couple de trôneurs (*) ! Au-dessous du roi on voyait le dauphin Louis ayant un dauphin sur la tête ; un dauphin si l'on veut, car il ressemble à tout autre chose en fait de poisson ; puis le roi Jean II, enfant, ayant sur sa tête une figure, au sujet de laquelle Millin s'exprime ainsi : « La figure n⁰ 5 est un bamboche qu'il est difficile d'expliquer. »

Eh bien, dans ce bamboche, j'ai reconnu un des quatre évangélistes, que Charles V a fait sculpter sur les quatre pans de mur de nos grandes salles du donjon : un bon vieillard accroupi, et déroulant de ses deux mains une large bande de papier (**), qui est son évangile. Ce saint est évidemment saint Jean l'évangéliste, patron du roi Jean II, mais à qui le canon du 14 juillet a enlevé une main et son aigle. Saint Jean un bamboche ! Les saints en pierre sont de leur nature exposés aux insultes autant de l'archéologie que de l'artillerie.

(*La suite au numéro prochain.*)

(*) Nous suivons ici l'explication de Millin, qui a figuré les statues de la porte Saint-Antoine, et les a décrites, tome I, page 30, de ses *Antiquités nationales*. Mais nous sommes convaincu que Millin a tort contre l'opinion générale, qui attribue ces statues à Charles V, fondateur de la Bastille. L'opinion de Millin se fonde sur ce que le massif qui a bouché la porte Saint-Antoine de la Bastille n'existait pas sous Charles V. Que fait le massif à ce qui est au-dessus de la porte? Est-qu'on orne de statues une porte qu'on bouche?

Le roi et la reine représentés sur la porte Saint-Antoine peuvent donc bien être Charles V et Jeanne de Bourbon, son épouse. La sculpture de ce morceau a la plus grande analogie avec les sculptures de notre donjon ; le saint Jean l'évangéliste de la Bastille rappelle tout à fait les évangélistes des salles du donjon ; et le dauphin, qui a plutôt l'air d'un brochet à écailles de truite, est en tout semblable par la forme, sauf la différence de position, avec les dauphins figurés au donjon. En effet, on n'aura qu'à confronter la figure gravée par Millin avec la *clef de voûte* particielle, à droite en entrant, de la salle du deuxième étage de notre prison ; cette clef représente deux dauphins parallèles, ou plutôt courbés tête contre tête et queue contre queue, mordant la garde d'une épée qui passe derrière un écusson représentant un sujet que le badigeonnage a rendu indéchiffrable ; ces deux poissons sont aplatis comme des poissons fossiles ; mais évidemment les deux sculptures sont du même artiste. La couronne du roi et de la reine était veuve de fleurs de lis, en signe de deuil de la captivité du roi Jean : c'était une couronne intérimaire aux yeux de Charles V, ce fils dévoué et respectueux. La figure de saint Jean l'évangéliste de la salle du deuxième étage de notre donjon porte une couronne semblable.

(**) On sait que les livres des anciens se composaient d'une bande de parchemin ou de papyrus que l'on roulait autour d'un cylindre de bois ; d'où vient volume, *volumen* en latin, de *volvere*, rouler. Les évangélistes de notre donjon et celui de la Bastille tiennent un de ces volumes déroulés, et leurs attributs en ont un autre semblable entre les pattes ; en outre, leurs attributs sont tous ailés, comme les décrit le prophète.

ERRATA DE LA 12ᵉ LIVRAISON,

Tom. I ; 15 mai 1848.

Page 388, 2ᵉ colonne, ligne 46, à chaque angle, *ajoutez* : trois arêtes.

— 388, 2ᵉ colonne, ligne 47, trois arêtes, *lisez* : cinq arêtes.

2ᵉ Livraison. REVUE ÉLÉMENTAIRE 15 Juillet 1848.

DE

MÉDECINE ET PHARMACIE

DOMESTIQUES,

AINSI QUE

DES SCIENCES ACCESSOIRES ET USUELLES,

MISES A LA PORTÉE DE TOUT LE MONDE

§ Iᵉʳ. — CLINIQUE DE LA NOUVELLE MÉTHODE,

OU

ÉTUDE PRATIQUE ET COMPARÉE DES CAS DE MALADIE LES PLUS DIGNES D'INTÉRÊT
QUI SE PRÉSENTENT CHAQUE JOUR A NOTRE OBSERVATION.

(Voyez tom. II, livr. 1ʳᵉ, pag. 1.)

BRAS A COUPER D'APRÈS L'ANCIENNE MÉ-
THODE; BRAS CONSERVÉ PAR LA NOU-
VELLE.

Charles Baudin, demeurant rue de l'Egout-Saint-Germain, nº 9, se sentit blessé, comme par une espèce de foulure, à l'articulation du poignet, dans le courant de septembre 1846; de là un engourdissement accompagné de vives douleurs.

Force lui fut d'aller consulter un médecin; il se décida pour l'hospice de la Charité. M. Velpeau lui dit qu'il ne pouvait pas le traiter, sans qu'il rentrât à l'hospice; ce à quoi n'ayant pas voulu consentir, Baudin garda son mal sans plus consulter personne.

Pourtant, sur l'avis de plusieurs personnes, il consentit, le 10 septembre 1847, à recourir aux soins du docteur Lebègue, de Châtillon, qui lui ordonna l'application d'un vésicatoire sur l'endroit de la douleur. Mais, au bout d'une dizaine de jours, voyant que le vésicatoire n'avait produit aucun effet favorable, il retourna auprès du docteur, qui, cette fois, lui posa un séton lequel entrait par les muscles abducteurs du pouce et allait aboutir à deux centimètres au delà du poignet.

Le séton donna la fièvre et fit enfler l'avant-bras et la main. Le 27 septembre les souffrances du malade étaient intolérables, il accourut auprès du docteur, qui lui conseilla de prendre patience encore une quinzaine, vu qu'à cette époque il serait complétement guéri. Mais le pauvre Baudin n'eut pas la patience d'attendre la quinzaine : au bout de huit jours toute sa patience était à bout. Le 6 octobre il s'adressa à M. le docteur Chassaigne. Cette fois, application de dix sangsues pendant quatre jours sur le poignet, ensuite cataplasmes de farine de graines de lin renouvelés quatre fois par jour. Au bout de quatre jours le malade sembla un peu soulagé par l'effet de la soustraction du sang. Mais l'enflure reprit de plus belle, dès qu'on cessa d'appliquer des sangsues; le docteur conseilla de continuer les cataplasmes, ce qui n'empêcha nullement le mal de continuer à faire des progrès inquiétants.

Le médecin avoua alors à Baudin que le mal était très-grave et commençait à prendre des caractères alarmants, qu'il désirait en conséquence se faire assister par le docteur Allier, avant d'adopter un autre traitement.

La consultation ayant eu lieu, les deux docteurs prescrivirent le traitement suivant :

1° A prendre matin et soir, une demi-cuillerée d'un sirop composé de

Sirop simple..........	500 grammes.
Extrait thébaïque......	15 grammes.
Iodure de mercure.....	2 grammes.

2° Frictionner soir et matin tout le bras avec un mélange de

Onguent napolitain.....	15 grammes.
Onguent populeum.....	15 grammes.

3° Appliquer cataplasme de fécule de pommes de terre renouvelé quatre fois par jour.

Ce traitement, continué dix jours, n'amena aucun soulagement, bien au contraire. C'est alors que les docteurs avouèrent au malade qu'ils ne voyaient plus d'autre ressource, pour couper court à ces souffrances, que dans l'amputation du bras. Cependant, avant d'en venir à cette extrémité, ils lui conseillèrent d'aller consulter M. Lenoir à l'hospice Necker. Mais heureusement, là, comme à l'hospice de la Charité, on n'a voulu l'entreprendre qu'à condition d'entrer dans l'hospice, et de devenir ainsi l'homme lige du chirurgien, et la propriété, en cas d'insuccès, de l'autopsie.

C'est en désespoir de cause que, le 5 novembre 1847, Charles Baudin vint nous consulter, sur les instances du chauf-feur de notre imprimerie actuelle Schneider, rue d'Erfurth, n° 1. L'avant-bras et la main avaient pris un développement monstrueux par induration; les doigts, quatre fois plus gros qu'à l'ordinaire, semblaient avoir raccourci de moitié. Nul mouvement musculaire ne se faisait plus sentir, depuis le coude jusqu'au bout des doigts. Les deux plaies du séton, fortement tuméfiées et sanguinolentes, répandaient déjà une odeur fétide; la santé générale commençait même à se ressentir du désordre local.

J'ordonnai aussitôt la suppression des cataplasmes. Application, pendant dix minutes, de compresses imbibées d'alcool camphré sur l'avant-bras et sur les parties de la main et du poignet non entamées par le séton. Plumasseaux enduits de pommade camphrée sur les deux plaies constamment. Aloès et lavements d'après le régime camphré. Eau sédative sur les régions brûlantes.

Baudin revint, le 12 novembre, dans un état d'amélioration des plus satisfaisants, la fièvre avait cessé; les douleurs pouvaient être considérées comme ayant disparu, tant elles étaient diminuées. L'avant-bras était désenflé, et l'enflure commençait à disparaître sur les doigts; il s'était formé seulement, sur les plaies des sétons, un abcès, siége de douleurs assez vives; j'y appliquai des plaques de sparadrap, afin de faire aboutir. Plus tard, un violent érysipèle se déclara sur le bras, par suite d'une imprudence du malade, qui avait par trop négligé d'employer, pour les cataplasmes salins, des linges de lessive. L'érysipèle fut borné d'abord et disparut ensuite par les applications constantes de compresses imbibées d'alcool camphré; et, depuis lors, la guérison a continué à faire des progrès marquants. Dès le mois de mars 1848 l'enflure avait disparu, les plaies s'étaient cicatrisées; mais le bras n'était pas encore aussi fort que l'autre, ce qui ne pourra être que l'œuvre du temps.

Observations sur ce cas.

Évidemment, si l'origine de cette maladie ne doit pas remonter à une foulure, on doit la reconnaître dans l'introduction de quelque corps étranger à la hauteur du poignet.

L'application des sangsues peut soulager un peu la douleur en diminuant la *pléthore* (trop-plein des vaisseaux sanguins); mais, dans la première hypothèse, ce moyen est impropre à faire rentrer dans le torrent de la circulation la synovie extravasée entre les ligaments capsulaires de l'articulation; et, dans le second cas, cette application des sangsues ne saurait attirer au dehors et extraire le corps étranger. Le plus souvent même elle contribue à fixer davantage dans son siége la cause inerte de tant de douleurs.

L'application de l'eau sédative sur le siége du mal remet en circulation les extravasations quelconques, et diminue d'autant la douleur émanée de ce trop-plein. Dans le cas de l'introduction fortuite d'un corps étranger dans les tissus, l'action de l'eau sédative paralyse les effets de sa présence par le même mécanisme ; mais, en outre, en attendrissant les tissus ambiants, elle tend à amener au dehors le corps étranger dont les chairs sont labourées.

Au lieu de ce moyen, quand l'enflure s'ensuivit, la médecine ancienne ne vit, selon son habitude, d'autre ressource que le *séton* ; on sait que le *séton*, c'est une mèche de coton, dont on larde, de part en part, une couche musculaire, afin de favoriser la suppuration des régions traversées, en tenant béant le conduit ainsi pratiqué. Si le séton était sûr d'intéresser la région occupée par le corps étranger, on comprendrait qu'à la rigueur ce serait un moyen d'amener au dehors, par le cours de la suppuration, le corps étranger cause de tant de désordres, et même de ménager un débouché à l'ex-

travasation de la synovie occasionnée par le froissement d'une foulure. Mais dans le cas contraire, et quand le séton est pratiqué en aveugle, à quoi peut-il servir, si ce n'est à ajouter, soit une plaie à une foulure, soit une désorganisation sur une plus large échelle à la désorganisation souterraine du corps étranger? Et quand le séton atteint et traverse des ligaments, des tendons, le périoste des os, et tous les appareils enfin qui s'accumulent sur une articulation, calculez par la pensée tous les corollaires de souffrance qui sont dans le cas d'émaner d'une aussi intempestive solution de continuité : purulence, c'est-à-dire désorganisation progressive des chairs ; affaiblissement de la force musculaire par l'érosion des tendons ; engourdissement de l'articulation par la dégénérescence des ligaments et l'afflux de la synovie dans la capsule articulaire, puis, à la longue, carie des os par l'action corrosive du pus ; intumescence des organes ambiants par suite de l'obstruction des vaisseaux capillaires ; fièvre locale et générale par l'infusion dans le torrent circulatoire de l'acidité du pus ; conséquences désastreuses devenant la cause de plus désastreuses conséquences ; cercle vicieux et continu de désordres qui, émanés du point le plus extrême de la périphérie, sont capables de frapper tôt ou tard au cœur les constitutions les plus robustes.

Dès que le médecin se trouve au milieu de ces perplexités du fait de son art, que le mal se joue de toutes ses ressources et empire par tous les moyens employés pour le calmer, oh ! alors, il avoue son impuissance ; et, comme le malade, il demande des conseils à tous, car, ne sachant plus que faire rationnellement, il se jette dans les bras des tentatives empiriques, c'est-à-dire dont l'action échappe à l'appréciation du raisonnement ; c'est un combattant qui, désespérant des moyens conciliateurs, a besoin d'en venir à des moyens de violence et aux énergiques expédients, enfin, à une stratégie de désespoir : *vaincre ou mourir ;* mourir ! je parle du malade, en tout ou en partie, bien entendu. C'est alors qu'on a recours aux préparations mercurielles, employées tant à l'intérieur qu'à l'extérieur. A l'extérieur, le mercure semble d'abord produire un soulagement dans la douleur et dans la fièvre; car, en désorganisant le pus, il tarit la source de la principale des souffrances. Mais son action désorganisatrice ne s'arrête pas au pus, elle atteint tout ce qu'elle peut rencontrer, chair, ligaments, tendons, os, et torrent circulatoire ; grande victoire obtenue au prix d'immenses ravages, d'incalculables et souvent d'irréparables ravages, plus ou moins prompts à se révéler. Tel un combattant qui engagerait le sort de la patrie dans une bataille, dans l'unique espoir de pouvoir dire : « Mais, du moins, le champ de bataille m'est resté. »

Heureusement que cette fois les préparations mercurielles n'ont pas été employées longtemps, grâce à l'impatience du souffrant ; car, avec la puissance d'absorption que communique l'enflure à tout organe, je ne saurais dire ce qu'il en serait advenu de ce bras tuméfié.

Au reste, ce n'est que sur la fin du traitement, et quand tout marchait vers une guérison certaine, que Baudin m'a fait connaître cette fâcheuse circonstance, et il a eu tort; la guérison aurait été obtenue d'une manière plus rapide par l'application fréquente des plaques de cuivre et zinc.

Les compresses imbibées d'alcool camphré ont d'abord cerné la propagation des ravages du mercure, et l'enflure du bras a préservé les parties saines de la contagion ; l'alcool camphré, par sa propriété coagulatrice, ayant arrêté cet agent désorganisateur dans les régions qui allaient s'en débarrasser, en guérissant, par le travail de l'exsudation, au moyen duquel les tissus turgescents désenflent.

Baudin aurait été guéri en huit jours des douleurs de sa foulure par l'eau sétive ; les sangsues et les cataplasmes, enfin le séton, ont compliqué ce mal de mille maux différents. Dans un hospice, on n'aurait pas hésité à pratiquer l'amputation du bras à l'époque des plus vives souffrances ; et si cette opération avait suivi l'emploi des remèdes mercuriels, elle n'aurait peut-être fait que favoriser l'infection générale ; la santé serait tombée dans le délabrement d'une constitution dite scrofuleuse, et le malade eût marché peu à peu, par le marasme mercuriel, vers la mort à domicile.

Médication à employer dans un pareil cas.

Une blessure mal soignée ou un séton établi sur le trajet d'une articulation, produit l'intumescence et l'induration des deux membres articulés, en interceptant le passage de la circulation par la compression exercée sur les vaisseaux de gros et petits calibres; de là infiltration des tissus, puis dégénérescence de la plaie, menace de gangrène, ou au moins d'érysipèle.

Enlevez le séton, appliquez aussitôt plumasseaux de charpie enduits de pommade camphrée sur les plaies, après avoir nettoyé le trajet fistuleux avec de l'huile camphrée. Appliquez constamment des compresses imbibées d'alcool camphré sur toutes les surfaces tuméfiées, en ayant soin d'enfermer le membre dans un sac ou vessie, soit en caoutchouc soit en mousseline fortement empesée, pour prévenir l'évaporation de l'alcool camphré ; sur-le-champ toute douleur se calmera.

De temps à autre on passera un peu d'eau sédative sur la tuméfaction; on y appliquera même pendant dix minutes des compresses imbibées de cette eau, non-seulement afin d'éteindre la fièvre et de contribuer au désenflement en mettant en circulation le sang coagulé, mais encore afin d'attendrir la peau et la rendre plus perméable ensuite à l'absorption de l'alcool camphré, de manière à ce que l'action de l'alcool camphré soit dans le cas d'atteindre les couches les plus profondes des tissus affectés.

Quand l'action de l'alcool camphré aura gercé, desséché, divisé en larges écailles les couches superficielles, il sera bon de le remplacer pendant quelque temps par des compresses constantes imbibées de pommade camphrée, dont on interrompra de temps en temps l'application, par des cataplasmes salins arrosés d'eau sédative pendant dix minutes.

Dans le cas où le mercure aurait été préalablement employé, application trois fois par jour, pendant une heure, des plaques de cuivre et zinc ou piles galvaniques; tisane de salsepareille indurée; bains locaux sédatifs dans des vases en zinc.

Enfin, dans tous les cas, aloès, lavements et régime hygiénique de la méthode.

SOIF GALLE.

(Voy. tom. I, 3ᵉ livraison, page 87.)

Le 21 juillet, le père du jeune Toupry est venu aux consultations de la rue Culture-Sainte-Catherine pour amener un autre malade. Il était accompagné de son enfant radicalement guéri de son extraordinaire indisposition depuis quatre mois. On se rappelle que cet enfant buvait par jour jusqu'à quatorze litres d'eau et urinait en conséquence. Cette maladie durait depuis cinq ans, et avait résisté à tous les traitements de la médecine ancienne. Dès le premier mois de notre traitement vermifuge, août 1847, l'enfant ne buvait plus que deux à trois litres par jour, amélioration qui continua progressivement; dès le mois de février la guérison était complète, et la santé se maintient florissante depuis lors.

---

§ II. — FORMULES DE MÉDICAMENTS NOUVEAUX.

BAINS ANTIMERCURIELS.

Contre les maladies externes ou internes qui ont pour cause l'emploi des remèdes mercuriels, cette peste de l'ancienne médecine, il sera utile de prendre les bains sédatifs dans des baignoires étamées en zinc, ou bien dans des baignoires en zinc, contre les parois desquelles on pourra appliquer une lame de cuivre rouge. Que si on n'a à sa disposition qu'une baignoire en cuivre, on versera dans le bain sédatif quatre grammes de sulfate de zinc.

Enfin, si on a sous la main une lame de cuivre et une lame de zinc, on les tiendra superposées, soit contre le dos, soit contre les cuisses, tout le temps qu'on restera dans le bain. Dans une baignoire en bois on jouira ainsi des mêmes avantages curatifs que dans une baignoire en cuivre étamée au zinc.

COMPRESSES POUR LES PAUPIÈRES, LES LÈVRES ET LES PARTIES DU VISAGE SUR LESQUELLES LES COMPRESSES EN TOILE SONT TROP LOURDES OU TIENNENT DIFFICILEMENT.

Chacun a pu reconnaître l'inconvénient des compresses de toile appliquées sur les parties du visage qui obéissent à des mouvements musculaires fréquents.

Je les remplace avec avantage par des bandes de papier joseph ou papier sans colle très-fin, que j'humecte, selon les indications de la maladie, avec de l'alcool camphré, de l'eau sédative, de l'huile camphrée, ou du cérat camphré. Ces compresses adhèrent aux surfaces, aussi bien humectées que desséchées. On les imbibe de nouveau, dans ce dernier cas et sans les déplacer, avec un pinceau trempé dans le liquide prescrit, et on renouvelle ce pansement sur place et sans déplacement, jusqu'à guérison complète. C'est surtout dans les maladies des paupières qu'on peut apprécier l'avantage de cette petite innovation.

MOYEN HÉMOSTATIQUE (*) CONTRE LES COUPURES ET LES SOLUTIONS RÉCENTES DE CONTINUITÉ.

Soit une coupure intéressant une assez grande surface et pénétrant à une

(*) Du grec *haima*, sang, et *istemi*, j'arrête.

certaine profondeur, on laisse couler un instant le sang, on lave à grande eau, on essuie, et à l'instant on couvre la solution de continuité d'une épaisse traînée de poudre de camphre, que l'on maintient en place avec une bande de papier joseph humectée et appliquée sur les chairs tout autour de l'entaille. Aussitôt le sang s'arrête, les bords de la plaie se ressoudent, et au bout de deux à trois heures au plus la cicatrisation est parfaite. Voilà pourquoi on n'a jamais vu d'hémorragie se produire à la suite d'une opération chirurgicale, lorsqu'on a soin de panser la plaie d'après notre méthode, après avoir recouvert la solution de continuité d'une large traînée de poudre de camphre, et cela quelque mouvement que fasse l'opéré.

Ce moyen doit donc être employé contre toute espèce d'hémorragie.

------

§ III. — COURS ÉLÉMENTAIRE D'ANATOMIE

ET DE PHYSIOLOGIE HUMAINE ET COMPARÉE.

(*Suite.* — Voy. tom. II, liv. 1ʳᵉ, pag. 9.)

5ᵉ SENS : ORGANE DU TACT OU DU TOUCHER.

187. ÉTYMOLOGIE. *Tact* vient du latin *tactus*, organe du tact, qui lui-même vient du verbe *tangere*, *tango*, *tactum*; *tangere*, toucher quelque chose; *toucher* est la corruption du verbe *tangere*, dont on a fait successivement *tancher*, puis *taucher*, et enfin *toucher*.

A proprement parler, *toucher* (*tangere*), c'est seulement mettre en contact un corps avec un autre; *ces deux objets se touchent; l'un touche l'autre; ma maison touche la sienne.* Le *tact* est la perception de l'action de toucher. On dit dans ce sens : *Il a un tact délicat; il a du tact;* on ne dirait pas : *il a du toucher.*

Les *qualités tactiles* des corps sont

des qualités que le tact seul est en état d'apprécier.

Une *chose tangible* (de *tangibilis*) est une chose accessible au toucher; les gaz ne sont pas tangibles, et cependant leur température et leur action est appréciable au toucher; c'est que le mot tangible ici n'indique que la possibilité d'être appréhendé et palpé.

Appréhender, c'est saisir avec la main; *saisir*, c'est enserrer; *palper*, c'est chercher à reconnaître un corps en y appliquant souvent la paume de la main, c'est en étudier la forme et la surface, en les soumettant à l'appréciation des organes du tact répandus sur la surface palmaire de la main.

188. DÉFINITION. Le *tact*, ou *organe du toucher*, est le sens destiné à nous faire apprécier les qualités de surface

des corps, lesquelles qualités ne sont accessibles ni à la vue, ni à l'odorat, ni à l'ouïe, ni au goût. Les quatre autres sens ne sont qu'une transformation, qu'une modification de l'organe du tact.

189. Le *tact* n'est pas, comme les autres sens, limité à une papille nerveuse, à une région spéciale du corps. Il est répandu sur toutes les surfaces de notre corps, surfaces internes ou externes, même les surfaces des autres sens ; car le globe de notre œil est doué de la faculté d'apprécier les qualités des corps qui sont mis en contact avec ses surfaces. Le tact se révèle dans les couches les plus profondes des muscles qu'on met à découvert, des os que l'on brise, de la substance elle-même du cerveau qu'un accident entame sur le vivant. Trouvez-moi une portion vivante du corps qui ne soit pas sensible au toucher.

Trouvez aussi une portion du corps où n'aboutisse pas une papille terminale d'un rameau nerveux.

190. Or, le sens du *tact* est tout entier dans chacune de ces papilles terminales.

191. Description. Tout cordon nerveux qui part du cerveau ou de la moelle épinière se ramifie indéfiniment, comme un tronc d'arbre, jusqu'à ce qu'enfin les extrémités de ses rameaux soient arrivées à la surface de nos organes externes ou internes. Cette extrémité s'arrête à la forme du bourgeon qui l'a engendrée elle-même, à la forme d'une papille. Mais, comme toutes les autres papilles, issues à telle profondeur que ce soit de nos organes, continuent à germer, à s'épanouir, à éclore et à donner naissance à un nouveau rameau nerveux, il s'ensuit que notre peau, que nos muqueuses et nos séreuses (*voy.* pag. 213, tom. I) finissent par être exactement pavées de papilles terminales, organes du tact et germes terminaux des dichotomies nerveuses ; d'où il arrive qu'il n'est pas le plus petit point de nos surfaces qui ne soit sensible au toucher, parce qu'il n'est pas un point que ne traverse une papille. Figurez-vous un végétal dont les rameaux, se divisant et se serrant de plus en plus, viennent se feutrer à la périphérie ; recouvrez-le d'une toile des plus fines, vous aurez là l'image la plus vraie de la structure de la peau pavée de papilles terminales, de bourgeons charnus placés à l'extrémité des innombrables ramifications des nerfs.

192. Il doit paraître évident que ces papilles, que nous appelons terminales, ne naissent pas seulement à la superficie de la peau, mais que c'est là seulement que ces bourgeons nerveux cessent de se développer ; car tout rameau nerveux, ainsi que tout rameau végétal, a commencé par se former dans une papille semblable. Mais comme le développement de rameaux nerveux est en raison du développement de l'individu lui-même, et que par conséquent, les ramifications nerveuses se multiplient tous les jours avec le progrès de l'âge, il s'ensuit qu'à une certaine profondeur soit de la peau, soit de la chair, le scalpel doit souvent mettre à nu, sur le trajet d'un rameau nerveux, des gemmes semblables ; les anatomistes, dont l'œil plus scrutateur que d'ordinaire en a surpris de semblables, au lieu d'en deviner l'analogie, leur ont imposé un nom nouveau, en leur prêtant une origine nouvelle et inconnue dans la science. Ils ont fait ainsi ce que ne ferait pas dans sa partie le plus simple jardinier, qui se garderait bien d'établir une différence entre la gemme terminale des rameaux et les gemmes qu'il rencontre çà et là sur le trajet des branches. Car, nous le répétons, tout rameau nerveux, ainsi que toute branche végétale, a commencé par être un germe dans une gemme, qui est l'œuf dont il est forcé de rompre la coquille, afin de s'échapper dans les airs.

193. Et c'est ainsi qu'on parvient à s'expliquer, comme d'une manière mé-

canique, les réparations des pertes de substance de notre corps, la réformation des entamures de la peau. La peau, en effet, n'étant formée que par l'agglomération, pour ainsi dire, des papilles terminales des rameaux nerveux, et de semblables papilles, comme des gemmes ou bourgeons, sommeillant sur tout le trajet des rameaux nerveux, il est évident que les pertes de substance, les solutions de continuité, les entamures des chairs ou de la peau seront réparées, comme par le procédé de l'élagage et de la taille des arbres, de manière, cependant, que les surfaces non entamées auront toujours le pas d'ancienneté sur les surfaces réparées, et qu'on remarquera presque toujours entre elles une différence de développement.

194. C'est par les fonctions de ces gemmes ou bourgeons, de ces papilles nerveuses, enfin, que la sensibilité animale se rencontre à toutes les profondeurs de notre corps, et que la souffrance nous donne l'éveil sur les dangers qui menacent la plus mince partie de nous-mêmes.

195. Une fois arrivés à la superficie de la peau, ces papilles ne restent pas toujours stationnaires; car nous les voyons se développer en dents, en écailles, en pilosités, en duvet, en plumes, en poils, en cheveux, en cornes même, qui ne sont que des poils simples ou ramifiés d'une plus grande dimension. Toutes les parties externes du corps des animaux, à l'exception des surfaces palmaires et plantaires, dont nous nous occuperons plus bas, sont susceptibles de se couvrir de ces sortes de transformations cornées de la papille terminale du rameau nerveux.

Nous n'avons pas à traiter ici spécialement de l'anatomie et de la structure de chacun de ces développements nerveux, cela nous éloignerait trop de notre sujet; il nous suffira d'en avoir indiqué l'origine commune; et nous ne nous arrêterons qu'à démontrer, par des exemples, que ces transformations peuvent avoir lieu, chez le même individu, de la manière en apparence la plus anormale, et sont susceptibles de la reproduction la plus inattendue.

196. 3e DENTITION. Les dents se reproduisent une fois chez les enfants; le germe de la seconde dentition sommeillait dans le germe de la première. Van Helmont (*) a vu un vieillard de soixante-trois ans et une vieille femme, chez qui les dents repoussèrent avec les douleurs de la première dentition. Le docteur G. Podrana (**) a observé le même fait chez un vieillard de quatre-vingts ans. Il rapporte qu'une religieuse du couvent de Sainte-Zaccharie, à Venise, nommée Dapel, ayant fait ses premières dents du huitième au douzième mois, et sa seconde dentition d'une manière encore plus facile, perdit toutes ses dents à l'âge de quarante-cinq ans. Mais à l'âge de quatre-vingt-dix ans (en 1839), elle commença à éprouver un prurit aux gencives qui rougirent fortement; elle fut prise d'une forte salivation et d'une diarrhée fatigante, à la suite de laquelle parurent les germes de nouvelles dents. On a rencontré des dents et cheveux, adhérents à un tissu propre, dans les ovaires des plus jeunes vierges (***).

197. DUVET TRANSFORMÉ EN POIL. Le petit duvet qui recouvre le corps de l'homme se transforme en longs poils chez les hommes qui vont habituellement nus. Si on tenait les petits animaux habillés dès leur naissance, leurs poils resteraient à la consistance primitive de duvet. Ce seraient alors des poils

(*) *Arcana Paracelsi*, pag. 740. *opera omnia.*

(**) *Giornale per servire ai progressi*, 1835, ibid., 1841.

(***) *Mém. de Gottingue*, tom. VIII. — Haller (*Élém. de physiologie*). — *Encyclopédie* (Jeux de la nature. — *Hist. de l'Académie des sciences.* — Matthiew Baillie (*Phil. trans.*, tom. LXXIX, pag. 291-301, 1792). — Année littéraire, 1763, pag. 113.

étiolés. Le petit duvet du visage se transforme, chez certaines femmes d'une constitution virile, en poils de la moustache et même de la barbe ; ce qui a donné lieu dernièrement à un *quiproquo* judiciaire assez humiliant pour une pauvre femme, qu'on prenait, un jour qu'elle ne s'était pas rasée, pour un homme déguisé, tant elle avait la barbe forte.

198. POILS TRANSFORMÉS EN CORNES. Thomas Bartholin (*) rapporte qu'on a vu en 1675, à Copenhague, une femme qui portait au front deux cornes recourbées assez semblables à celles du bouc.

Olivier Jacobœus (**) parle 'd'une femme de cinquante ans à qui il poussa, au-dessus de la paupière gauche. un petit tubercule de la grosseur d'un pois, qui, peu à peu, devint une corne tournée en spirale, dirigée en bas, et n'ayant d'autre mouvement que celui que lui communiquaient les muscles du front.

Mézeray (***) raconte que, vers 1599, le marquis de Lavardin, chassant dans la forêt du Maine, se trouva fort scandalisé de rencontrer, près d'une charbonnerie, un paysan qui ne lui ôtait pas son bonnet. Ordre aussitôt de mettre la main au collet de cet homme et de le lui amener, pour recevoir la correction que méritait une pareille irrévérence. Tout s'expliqua par la honte qu'avait ce brave homme de laisser voir une corne qui lui avait poussé au front, et qu'il prenait grand soin de cacher à tout le monde. Le fait parut si singulier, que les seigneurs eurent l'idée de conduire ce brave homme à la cour d'Henri IV, comme objet de curiosité. Ce bon roi, si populaire, dit-on, considérant cet homme comme une bête rare et curieuse, la donna en toute propriété à l'un de ses valets, pour le montrer de ville en ville, et *en tirer profit*, dit le *Journal de l'Estoile*. Mais le pauvre Trouillac

(*) *Actes de Copenhague*, an. 1674, 1675, obs. 67.
(**) *Ibid.*, an. 1677-1679.
(***) Tome x, p. 112 et 113.

(c'est le nom du paysan) fut si honteux de se voir la risée de tout le monde et d'être promené de foire en foire, qu'il en mourut de chagrin. Ce trait seul me ferait abhorrer Henri IV, si son siècle avait valu mieux que lui. Mais le public insulta Trouillac après sa mort, comme il en avait ri de son vivant ; et sur la tombe qu'on lui accorda dans le cimetière de Saint-Côme et Damien, qui existait au coin de la rue de la Harpe et de celle de l'École-de-Médecine, l'on grava l'épitaphe qui suit :

> Dans ce petit endroit à part,
> Gît un très-singulier cornard ;
> Car il l'était, sans avoir femme ;
> Passants, priez Dieu pour son âme !

Et le peuple riait, en lisant l'épitaphe de son semblable, qui fut le jouet des grands pendant sa vie, et la risée du peuple pendant sa vie et après sa mort.

199. On a vu les poils se transformer en cornes sur toute autre partie du corps. Le *Journal des Savants* (1er août 1672) rapporte le cas d'une corne qui avait repoussé deux fois en trois ans sous la jointure de la jambe droite, chez un montagnard de Florence, à la place d'une ulcération provenant d'un bouton galeux qu'il avait envenimé par le frottement. Nous savons aujourd'hui que la succion d'un simple ciron peut transformer en poil la plus petite cellule végétale ; et la gale provient du parasitisme d'un ciron. Le même journal ajoute qu'on a vu, dans les environs de Turin, un enfant qui vint au monde porteur de cinq cornes semblables à celles du bélier.

Schenkius a connu à Palerme une jeune fille, à qui il en poussa de semblables non-seulement à la tête, mais encore à toutes les jointures des mains et des pieds.

Il en poussa de semblables au dos d'Abenzoar, ce célèbre médecin arabe du moyen âge.

Destanove, chirurgien à Montpellier, en arracha, dans le dix-huitième siècle, une semblable de la joue d'une jeune fille. Rivière (pag. 576 de ses OEuvres, éd. de Genève, 1757) rapporte le cas d'une corne de trois travers de doigt de long survenue sur l'os zygomatique d'une vieille femme. Le docteur du Monceau, de Tournay (*), cite cinq cas de cornes de plusieurs pouces survenues à la partie inférieure et postérieure de la cuisse, chez des vieilles femmes, et dont chaque extirpation était suivie d'une plaie cancéreuse. Dans le cas qui lui est propre, la corne avait 9 pouces 4 lignes de long sur 3 pouces de diamètre à la base, et un pouce 8 lignes vers le sommet. Cette coïncidence de position, chez cinq femmes de la même ville, indique suffisamment une identité de cause productrice, qu'on arrivera peut-être un jour à déterminer. Au reste, tous ces organes repoussent, à mesure qu'on les coupe, comme des branches gourmandes que l'on taille très-près.

Voyez, pour un plus grand nombre de cas semblables, A. Georges Francus (*Tractatus philologico-medicus de Cornutis*); Etmuller (*De alim. mast. et deglutit.*, 1696, tom. I, c. 5); chev. Jaucourt (*Encyclop.*, art. CORNE); *Recueil périodique d'obs. méd.*, etc., de Vandermonde, 1756, t. IV, pag. 216; *Journal général de médecine* de Sédillot, 1812, t. XLIII, pag. 370; *Trans. philos.*, ann. 1678, n° 176, et 1685; *Éphémérides de la nature*, dec. 1, ann. 1. Obs. 30, et an. 4, pag. 239, obs. 180, etc., etc.

200. Enfin, un cas qui n'est qu'un des cas précédents sur une plus vaste échelle, c'est celui que rapporte le docteur Sloane, dans les *Transactions philosophiques*, n° 424, pag. 299, 1685, d'un Anglais qu'on nommait le *Porc-Épic*.

(*) *Journal de médecine*, etc., tom. XIV, 1761, pag. 145.

Pendant trente ans, il se fit voir en public pour de l'argent. Il était né de parents sains, et qui n'offraient rien d'analogue à cette infirmité, pas plus que les frères et sœurs de cet homme. Il naquit sain et bien constitué. Ce ne fut qu'au bout de cinq à six semaines qu'on aperçut sur tout son corps de petites excroissances, que l'on prit pour une des maladies cutanées auxquelles l'enfance est si sujette. Mais insensiblement ces excroissances prirent la forme de tout autant de soies, lesquelles acquirent bientôt la consistance cornée et les dimensions de piquants de hérisson, de six lignes de long et de deux ou trois de diamètre, et plantées perpendiculairement sur la peau du corps, à l'exception de la tête, de la paume de la main et de la plante des pieds. La peau paraissait noire; ces soies tombaient et se reproduisaient tous les automnes; cet homme muait alors comme les animaux. Il se maria et eut six enfants de son mariage, tant filles que garçons, qui héritèrent de la même infirmité.

Ce cas si singulier vient encore à l'appui de ce que nous exposerons plus bas, au sujet de la différence de structure qui existe entre les surfaces palmaires et plantaires d'un côté et les autres surfaces cutanées de l'autre.

201. EN RÉSUMÉ. Les papilles terminales et superficielles des rameaux nerfs ont une tendance à se transformer en poils, dont ces papilles sont les germes reproducteurs, autrement dit les *bulbes*; et, sous l'influence mécanique d'une cause sous-cutanée, ces poils peuvent prendre des développements insolites qui les rapprochent, par la forme et les dimensions, des organes analogues normaux chez d'autres espèces animales.

(*La suite au numéro prochain.*)

§ IV. — COURS ÉLÉMENTAIRE DE CHIMIE INORGANIQUE

APPLIQUÉE A L'AGRICULTURE, AUX ARTS ET A L'INDUSTRIE.

(*Suite.* — Voyez tom. II, livr. 1re, pag. 13.)

120. L'identité de la chaleur, de la lumière, de l'électricité et du magnétisme, ayant été établie, ainsi que le mécanisme de la distribution de la chaleur, dans les livraisons précédentes, rien ne sera plus facile que de tirer de ces principes la théorie de tous les grands phénomènes de la nature, dont nous chercherions vainement ailleurs une raisonnable explication. C'est ce que nous allons poursuivre dans les paragraphes suivants.

Mais avant de rien entreprendre à cet égard, il ne sera pas sans utilité de jeter un coup d'œil en arrière, et de chercher, dans les annales de la science, ce que nos devanciers ont pu dire d'analogue à ce que nous venons d'exposer sur ce point. La science est un édifice dont chaque génération fait une assise; et il n'est pas de vérité dont la découverte n'ait été préparée par des découvertes précédentes. L'ami du vrai éprouve un certain charme à restituer aux découvertes précédentes la part qui leur revient dans la découverte définitive; et cette part est quelquefois tellement enfouie dans les livres, que le travail d'érudition est souvent plus long et plus difficile que le travail de l'expérience; d'autant plus que les livres élémentaires, qui devraient être le répertoire de ces faits épars, n'étant, au contraire, élaborés que par un esprit de mercantilisme et de coterie, on y trouve plutôt les faits insignifiants signalés par les amis de l'auteur, que les grandes vues émises, soit par les étrangers, soit par les anciens, soit par les hommes modestes qui, pouvant être tout, ont préféré n'être rien, plutôt que de ressembler à ceux qui veulent être tant de choses.

Historique de la science sur le calorique.

121. Les idées fondamentales de notre système ont paru, pour la première fois, dans la 2e édition, 1838, de notre *Nouveau Système de Chimie organique*, tome III. Elles y forment toute la quatrième partie, depuis la page 705 jusqu'à la page 786.

Ces idées, si simples et d'une application si vaste, frappèrent MM. les membres et prétendants académiques. Mais la politique d'alors défendait à l'enseignement universitaire de les adopter, si ce n'est sous le couvert d'un nom moins hostile au système. Il y avait alors un service organisé de geais académiques, pour s'emparer de mes plumes, sans craindre d'être déplumés par ceux de leur société. A combien de ces sortes de mascarades n'ai-je pas fourni de mes plumes, depuis 1824, et surtout depuis 1830? Oh! combien de fois j'ai eu le plaisir de me relire et de me voir couronner sous le nom d'autrui! Du moins, me disais-je en me consolant, ce n'est pas pour me flatter qu'ils adoptent mes idées; donc mes idées doivent avoir le cachet de la vérité!

122. Mes idées sur la sphéricité des corps sous l'influence du calorique, eurent pour geai académique le pharmacien d'Evreux Boutigny, et pour parrain les Robiquet, les Arago, les Dumas, etc.; etc. La gloire de Boutigny a vécu cinq ou six ans sur ces bribes, pour venir se flamber au pistolet Beauvallon,

c'est en 1840 (*) qu'elle fit son entrée dans le monde savant et dans la carrière de la fortune. Que sa fortune lui soit légère, comme notre rancune ; et passons à un historique de meilleur aloi, au dépouillement des livres qu'on ne lit plus, et que nous n'avons nous-même relus qu'après la publication de nos idées. On y trouve çà et là des aperçus qui ont l'air de renfermer ces découvertes en germe, mais que les auteurs ont abandonné à l'état d'éclairs et de premiers jets d'imagination, dont l'enseignement n'a pas dû tenir compte.

823. Le premier auteur en date est certainement Hippocrate, qui, reproduisant les grandes idées de Démocrite, qu'il ne cite jamais cependant, avait dit : « Je pense que ce que nous appelons le calorique (*thermon*) est immortel, qu'il conçoit tout, qu'il voit et entend tout, qu'il connaît tout, le présent et l'avenir,... et que c'est là ce que les anciens ont désigné sous le nom d'*éther* (**). »

On voit par cette phrase, la seule qui nous soit restée du grand système de Démocrite, on voit que les anciens avaient pressenti l'identité de la chaleur et de cet éther qui enveloppe les mondes et les harmonise en les mettant en mouvement.

Pline commence son magnifique monument d'histoire naturelle par une sublime réminiscence de la doctrine de Démocrite sur l'immensité, l'éternité et l'intelligence du monde.

(*) Voyez *Comptes rendus de l'Académie des sciences*, n° du 9 mars 1840.

(**) Le livre dans lequel on trouve cette phrase est intitulé : *Sur les principes* ou *sur les chairs*. On s'étonnera sans doute de cette accolade entre le subtil et le charnel, entre l'objet de la philosophie et celui de la *digestion* ou de la boucherie. Ce *quiproquo* vient uniquement d'une variante du copiste. Hippocrate avait intitulé son livre : *Peri archôn*, sur les principes de choses. Un malheureux copiste a lu *Peri sarcôn*, supposant un *s*, et prenant la lettre *ch* (en grec χ) pour le *c* (en grec κ) ; à peu près comme un typographe qui intitulerait un *Traité sur les* POISONS, *Traité sur les* POISSONS.

Macquer (*Traité de chimie*) avait observé qu'un globule d'or, fondu au foyer d'une grande lentille, tournait rapidement sur lui-même, et que s'il portait ce foyer lumineux sur un petit tas de quelqu'ordure légère, celle-ci était à l'instant éparpillée. Macquer attribuait cet effet à l'impulsion de la lumière.

Euler (*Hist. de l'Acad. de Berlin*, 1746, pag. 42) signala le phénomène de la goutte d'eau tournant sur une lame de fer rouge.

Leidensfrot (*De aquæ communis qualitatibus*, publié à Duisburg en 1756) a vu la goutte d'eau tourner sur elle-même dans une cuiller de fer chauffée au rouge, puis rester, dit-il, immobile (c'est-à-dire, d'après nous, tourner si vite sur son axe, qu'elle en paraît immobile, comme le sabot dort aux yeux des enfants, quand on ne peut plus compter et distinguer ses tours. Les physiciens n'y voient souvent pas plus clair que les enfants). Klaproth répéta avec succès cette expérience (*Journal de physique*, 1802, p. 62), puis Rumfort (*Ann. de chimie et de physique*, tom. 36, pag, 5). Mais aux yeux de tous ces observateurs, ce phénomène était resté à l'état de fait isolé.

Mais s'il est un physicien qui ait touché de bien près la théorie générale que nous exposons dans ce cours de *chimie inorganique*, qui ait pour ainsi dire rôdé autour d'elle, c'est certainement Lavoisier, et, plus que lui encore peut-être, son collaborateur Seguin. Leurs idées ont passé inaperçues, d'abord parce qu'elles ne se trouvent que dans les *Mémoires posthumes* (1792) de cette illustre victime de nos discordes civiles ; ensuite, parce qu'étant restées à l'état d'idées isolées et théoriques, le siècle positif de l'empire qui ne s'arrêtait qu'aux faits observés, et qui avait pris pour les théories l'aversion qu'avait l'empereur pour l'idéologie, ce siècle, dis-je, ne dut y voir que des jeux d'imagination à pardonner à la gloire du grand homme. Ces mémoires, du reste, sont très-peu connus et très-peu lus, même par les chimistes.

« Considérant, dit-il (*Mém. posthumes*, 1792, tom. 1, pag. 148), le calorique comme une substance, on peut demander quelle est sa nature.

« Quelques physiciens pensent que c'est un être simple et répandu partout en grande quantité.

« D'autres croient que le calorique et la lumière ne sont qu'une seule et même substance, et que les sensations de chaleur et de clarté ne sont produites sur nous que par les diverses modifications de cette substance.

« Quelques autres physiciens pensent que le calorique est une substance composée. Scheele croyait que le calorique était une combinaison de phlogistique et d'air vital, et que la lumière était une combinaison de calorique combiné à un excès de phlogistique.

« Suivant M. Duluc, le calorique est composé de lumière et d'une base qui nous est inconnue.

« Nos instruments ne sont pas assez délicats pour déterminer la pesanteur du calorique... Nous devons considérer le calorique comme une substance simple, ou au moins comme une substance dont nous n'avons pu jusqu'à présent séparer les principes. Quant aux propriétés du calorique, on peut les réduire aux suivantes :

« Le calorique est un fluide qui s'interpose entre les molécules des corps, obéit à la loi de l'affinité et tend toujours à l'équilibre. (Les molécules du calorique se touchent-elles? La solution de ce problème présente de grandes difficultés.)

« En vertu de ces propriétés, il produit la dilatation, la liquéfaction et la vaporisation, et nous procure deux sensations que nous nommons *chaleur* et *froid*... Lorsque l'atmosphère de calorique des molécules d'un corps quelconque est complète, elles partagent avec le mercure (du thermomètre) le calori-

que communiqué (pag. 180). » L'auteur se jette ensuite dans les hypothèses de l'attraction newtonienne.

« L'espace, continue Lavoisier, que les molécules laissent entre elles, et qui est occupé par le calorique, n'est donc pas le même pour toutes les substances. La figure des molécules primitives des corps doit encore faire varier les dimensions de cet espace, puisqu'il est impossible que des sphères, des tétraèdres, des hexaèdres, des octaèdres, laissent entre eux des vides d'une même capacité. C'est dans ce sens qu'on doit entendre ce qu'a dit le docteur Crawfort, que les corps avaient différentes capacités pour recevoir le calorique... Si l'on rapproche, par une force égale quelconque, les molécules de plusieurs corps, la quantité de calorique qui en sortira sera différente, ainsi que l'ont fait observer Wilk, Vandermonde, Monge, Delaplace... On entend par *chaleur sensible, quantité spécifique de calorique*, l'impression que fait sur nos organes le passage du calorique qui se dégage des corps environnants. Le sentiment, ou plutôt la sensation du froid, est, au contraire, l'effet de la transmission du calorique contenu dans nos organes aux corps environnants. Dans le premier cas, nous recevons du calorique, dans le second nous en dépensons. »

Ce mémoire n'aboutit à aucune conclusion générale, et il est resté inachevé sur la table de la prison du grand homme.

Seguin, collaborateur de Lavoisier, semble souvent prendre sur ce point un essor plus grand que son maître ; on en juge ainsi quand on est imbu de notre système ; mais, en continuant la lecture, on ne tarde pas à se convaincre que l'analogie qu'on trouve à ses phrases, on la leur prête, à cause de la ressemblance de quelques-unes de leurs tournures. Par exemple, à la p. 182 du t. 1, on rencontre l'aperçu suivant : « Une molécule de glace est composée d'une molécule d'oxygène qui occupe le centre, et d'une plus grande quantité de molécules d'hydrogène qui forment couche autour d'elle, et qui, de même que la molécule d'oxygène, ont chacune une atmosphère de calorique qui leur est propre. »

D'après notre théorie, c'est tout le contraire qui arrive. Mais, enfin, nous venons de transcrire tous les aperçus de Lavoisier qui pourraient paraître avoir une certaine analogie avec les bases de notre système. On peut s'assurer que le génie de l'illustre chimiste était en travail dans ce moment, qu'il voyait devant lui un nouvel ordre de faits et d'idées, que, laissant là les faits d'observation, faute de laboratoire, il s'occupait, dans le silence de son cachot, à coordonner les résultats de ses expériences ; d'autant plus près de la nature qu'il s'était plus isolé des choses de ce monde, son imagination, libre des entraves académiques et des mesquines considérations du respect humain qui en entravaient l'essor, semblait voguer à pleines voiles sur l'océan des méditations solitaires, dans ces parages où les jours du philosophe sont réellement de vingt-quatre heures, dans l'espace de ces huit pieds carrés qui vous inondent des flots de la lumière éternelle, en vous séparant de la sombre lumière d'ici-bas. Sainte prison ! Combien le philosophe s'épure et grandit entre tes quatre murailles ! Si j'y ai trouvé, il y a dix ans, ce que Lavoisier n'a fait qu'y entrevoir, c'est que je n'allai alors que jusqu'aux pieds de l'autel de son sacrifice, et que le bourreau qui immola une aussi noble tête ne fit que suspendre son glaive sur la mienne, et me la laissa ensuite pour achever de réfléchir.

Lavoisier, j'écris ces lignes, le 14 juillet 1848, dans une nouvelle Bastille, moi une des premières victimes de la République que j'ai contribué à fonder en 1848, comme tu avais contribué à fonder celle de 1789, qui ne t'a décerné que la couronne du martyre. Lavoisier, les Fourcroy sont de toutes les révolutions ! La République seule en améliorera l'espèce et en éteindra le venin.

(*La suite au numéro prochain.*)

§ V. — THÉORIE ATOMIQUE DES NOMBRES ET DES GRANDEURS,

ou

ESQUISSE DE MATHÉMATIQUES COMPARÉES.

(*Suite.* — Voy. tom. II, livr. 1re, pag. 18.)

Égalité des rayons du cercle.

58. Pour que le volume d'une sphère ou la surface d'un cercle soient parfaitement remplis et ne présentent aucune lacune ou espace vide, il est nécessaire d'admettre ce que nous avons démontré pag. 260, liv. 8e du tom. 1er, à savoir que, de l'atome central ou point mathématique à la circonférence, les atomes vont en augmentant de diamètre dans la progression de $1:3:9:27:81$, et ainsi de suite à l'infini. En sorte que le volume de chaque rangée circulaire d'atomes ait trois fois le diamètre de la rangée précédente.

59. Si l'on supposait tous les atomes égaux, il y aurait des points de la circonférence où n'aboutirait aucune ligne ou série d'atomes qui partît directement du centre ; pour combler les lacunes, il faudrait avoir recours à des emboîtements d'angles rentrants.

60. Ces principes une fois admis, il

sera facile d'en déduire théoriquement l'égalité de tous les rayons d'un cercle, c'est-à-dire l'égalité de toutes les séries linéaires d'atomes qui partent du centre et aboutissent à la circonférence.

61. En effet, admettons que l'atome central du cercle soit entouré de six atomes, c'est-à-dire d'atomes de même diamètre que lui, et continuons d'entourer le cercle émané de cette combinaison de couches d'atomes qui croissent dans la progression 1 : 3 : 9 : 27; il est évident qu'un atome donné pris sur la circonférence sera placé à la même distance de l'atome central que tout autre atome pris sur la même ligne, puisque chacun de ces atomes sera séparé de l'atome central par autant de couches d'atomes semblables chacune à chacune, c'est-à-dire composées chacune d'atomes égaux entre eux ; et, d'un autre côté, que chaque série d'atomes partant du centre et aboutissant à la circonférence se composera d'une série linéaire d'un même nombre d'atomes grossissant en diamètre d'après la progression 1 : 3 : 9 : 27 : 81 ..

Or, ces séries linéaires d'atomes partant du centre et aboutissant à la circonférence se nomment *rayons du cercle;* donc tous les rayons d'un cercle sont égaux entre eux.

Égalité des diamètres d'un même cercle.

62. On nomme *diamètre* une ligne droite ou série linéaire d'atomes qui passe par le centre et touche la circonférence par ses deux extrémités. Evidemment, une pareille ligne est formée de deux rayons ajoutés bout à bout, et polairement (21), avec l'atome central. Mais tous les rayons étant égaux entre eux (61), donc tous les *diamètres* du cercle, ou lignes équivalant à deux rayons, sont égaux entre eux.

63. Il est évident que si l'on entourait l'atome central d'une première couche d'atomes plus nombreux que six, l'accroissement du diamètre des atomes des couches successives se faisant dans la même progression, l'égalité des rayons et des diamètres serait tout aussi facile à démontrer.

64. Donc tous les points de la circonférence sont à une égale distance du centre; en sorte que si l'on fait pivoter autour du centre un cordeau dont l'extrémité aboutira à un point de la circonférence, cette extrémité du cordeau passera par tous les autres points de la circonférence. Remplacez le cordeau par l'ouverture du compas, vous aurez le même résultat. L'espace compris entre les deux pointes du compas équivaut à un cordeau, lequel cordeau équivaut à un rayon. L'ouverture du compas, c'est un cordeau ou une ligne (21) dont on n'apprécie et l'on ne voit que les deux points extrêmes.

(*La suite au numéro prochain.*)

§ VI. — INDUSTRIE.

PROCÉDÉ POUR DISSOUDRE FACILEMENT LE COPAL ET EN OBTENIR UN BEAU VERNIS.

Bien des industriels me demandent un procédé pour dissoudre le copal complétement, et de manière à ne pas ternir la transparence du vernis ; car ils ont reconnu que l'alcool seul ne suffit pas pour obtenir ces résultats. Ce moyen a été publié, il y a déjà assez longtemps; mais il est resté la propriété secrète de quelques-uns, à qui le hasard a pu faire tomber le livre entre les mains.

Simon Morelet, docteur-médecin, a fait insérer, dans le *Recueil périodique de la Société de médecine* de Sédillot, tom. 10, pag. 294 et suiv. , un travail remarquable, mais ignoré des chimistes, sur le camphre, dans lequel se trouve l'expérience suivante :

« On opère avec une facilité incroyable la dissolution du copal dans l'alcool (à 40°) saturé de camphre (*). Cette opération se fait à froid : on concasse le copal; on le met dans un matras; on verse par-dessus de l'alcool saturé de camphre; on bouche le matras avec un vaisseau de remonte tubé exactement. On agite de temps en temps ; et l'on remarque que le camphre se précipite dans son état naturel, à mesure que le copal se dissout dans l'alcool. Lorsque la nou-velle dissolution est achevée, on filtre la liqueur, et on retrouve sur le filtre le camphre que l'on avait employé pour saturer l'alcool, avec une augmentation d'un dixième en poids, en sorte que ce camphre peut servir perpétuellement (*) à la même opération... Le vernis qu'on obtient ainsi est d'une transparence telle, que les couleurs qu'il doit protéger contre les influences de l'air sont réfléchies, sans être altérées par aucune teinte qui leur soit étrangère. »

(*) Pour la saturation du camphre, nous avons établi, dans l'*Histoire naturelle de la santé et de la maladie*, t. III, p. 171, 2° édit., que l'alcool à 44° Baumé dissout à froid, en volume, 92 de camphre pour 100 d'alcool.

(*) Perpétuellement n'est pas le mot, mais pendant fort longtemps. Car l'augmentation de poids vient d'une combinaison intime d'une portion de copal et de camphre.

§ VII. — CHIMIE VÉGÉTALE PNEUMATIQUE (*).

ABSORPTION DE L'ACIDE CARBONIQUE PAR L'HUILE.

Sous un tube gradué ou éprouvette pleine d'eau, j'ai introduit une couche d'huile d'œillette qui a été occuper la partie supérieure du tube, sans interposition d'air. Le tube était gradué en cent parties équivalant à un décilitre. La couche d'huile occupait quatre de ces divisions équivalant à quatre centimètres cubes.

D'un autre côté, dans un flacon de la capacité d'un litre, j'ai déposé une couche de carbonate de soude du commerce, ayant à peine un *centimètre d'épaisseur*, j'ai versé par-dessus de l'acide sulfurique étendu d'eau ; une fois que l'effervescence est devenue moins vive et que j'ai pu présumer que tout l'air atmosphérique contenu dans le flacon en avait été expulsé, j'ai adapté au flacon un tube recourbé, dont j'ai introduit l'extrémité libre sous l'éprouvette renversée, au haut duquel nous avons dit que s'était introduite l'huile. Avec ces précautions, j'ai tout lieu de croire que l'acide sulfurique n'aura nullement été entraîné par l'acide carbonique sous l'éprouvette graduée. L'acide carbonique a délogé peu à peu la couche d'huile, sans permettre à l'eau de la traverser avec lui; et, quand j'ai vu que la couche d'huile affleurait la première division de l'éprouvette graduée, j'ai arrêté le dégagement de gaz acide carbonique, en enlevant le tube recourbé. A cette hauteur, la couche d'huile reposait sur une colonne d'eau de six centimètres de hauteur, et était surmontée d'une colonne de gaz acide carbonique équivalant à cent centimètres cubes.

Après les oscillations ordinaires à un tel déplacement, il s'est trouvé que la couche d'huile avait monté de quatre divisions ; elle affleurait la division 4°.

Dès ce moment j'ai pris soin de noter, soir et matin et jour par jour, la quantité d'acide carbonique que cette couche d'huile absorbait.

L'expérience avait lieu en mars et avril, dans une salle basse et un peu humide. Le tableau suivant indiquera la marche journalière de l'expérience :

(*) Du grec *pneuma,* esprit, gaz, souffle : Étude de l'action des gaz sur les substances végétales

JOURS du MOIS.	THERMOM. CENTIGRADE.	ÉTAT du CIEL.	DIVISIONS QU'OCCUPE LA COUCHE D'HUILE.		OBSERVATIONS
			la nuit.	le jour.	
MARS.					
23. .	+7°. .	. . . . . .	6. .	8. . .	L'huile a absorbé ainsi son volume de gaz acide carbonique.
24 .	. 6°. .	Il neige. .	11. .	14. . .	A absorbé 3 la nuit et 3 le jour.
25. .	. 6°. .	Il neige. .	20. .	21,5. .	6 la nuit et 1,5 le jour.
26. .	. 6°. .	Il neige. .	26. .	. . . .	4,5 la nuit, rien le jour.
27. .	4°,5.	Il neige. .	30. .	. . . .	6 la nuit, rien le jour.
28. .	3°,5.	Il neige. .	34. .	. . . .	4 la nuit, rien le jour.
29 .	. 5°,5.	. . . . . .	38. .	. . . .	4 la nuit, rien le jour
30. .	. 7°. .	Dégel. . .	44. .	. . . .	6 la nuit, rien le jour.
31. .	. 7°. .	Id. . . .	46. .	. . . .	2 la nuit, rien le jour.
AVRIL.					
1. .	. 10°. .	Il fait chaud.	47. .	. . . .	1 la nuit, rien le jour.
2. .	. 9°. .	. . . . . .	48. .	Midi. 47. . .	Le soleil donnant sur l'appareil a fait descendre l'huile par suite de la dilatation du gaz.
3. .	. 10°. .	. . . . .	50. .	Midi. 49. . .	*Idem.*
4. .	. 10°. .	. . . . . .	54. .	Le soir. 54. . .	2 la nuit et 2 le jour.
5. .	. 8°. .	. . . . . .	55. .	56. . .	1 la nuit, 1 le jour.
6. .	. 9°. .	. . . . . .	57. .	58. . .	1 la nuit, 1 le jour.
7. .	. 10°. .	. . . . . .	58,5. .	60. . .	*Idem.*
8. .	. 9°. .	. . . . . .	61. .	62. . .	*Idem.*
9. .	. 7°. .	. . . . . .	64. .	65. . .	2 la nuit, 1 le jour.
10. .	. 8°. .	. . . . . .	66. .	. . . .	1 la nuit, rien le jour
11. .	. 12°. .	Temps magnifique.	68. .	70. . .	1 la nuit, 1 le jour.
12. .	. 15°. .	. . . . . .	73. .	75. . .	3 la nuit, 2 le jour.
13. .	. 15°. .	Beau temps.	80. .	. . . .	3 la nuit, rien le jour.
14. .	. 15°. .	. . . . . .	84. .	85. . .	4 la nuit, 1 le jour.
15. .	. 12°. .	. . . . . .	87. .	88.	2 la nuit, 1 le jour.
16. .	. 14°. .	Il a plu toute la nuit. Beau le matin.	90. .	. . . .	2 la nuit, rien le jour.
17. .	. 16°. .	Temps magnifique.	92. .	91. . .	1 la nuit, 1 le jour.
18. .	. 17°. .	Beau temps.	93. .	91. .	Voyez 2 avril.
19. .	. 14°. .	Temps frais.	94. .	00. . .	1 la nuit seulement.
20. .	. 16°. .	. . . . . .	00. .	00. . .	. . . .

N. B. La couche d'huile n'a plus bougé depuis cette époque, et j'ai terminé l'expérience le 3 mai 1839.

CONCLUSIONS A TIRER DE CETTE EXPÉRIENCE.

1° On le voit, il est resté dans l'éprouvette six divisions de gaz non absorbé, c'est-à-dire un volume et demi par rapport à l'huile, qui occupait en volume quatre divisions de l'éprouvette. En vingt-sept jours, l'huile d'œillette a donc pu absorber vingt-quatre fois son volume d'acide carbonique, sans changer elle-même de volume d'une manière sensible.

2° Les premiers jours, quoique la température fût très-basse, l'absorption était assez considérable, et elle a diminué progressivement, quoique la température se soit élevée jusqu'à celle de l'été. C'est que plus un liquide dissout et absorbe, moins il devient apte à dissoudre et à absorber; et que la faculté d'absorber et de dissoudre décroît à mesure que l'époque de la saturation approche.

3° L'absorption a toujours été plus forte la nuit que le jour, et il est arrivé un moment où l'absorption du jour a été si faible, qu'il a été impossible de la noter et qu'elle a été comme nulle. On pourrait objecter que la dilatation produite sur le gaz par le soleil a pu masquer la marche de l'absorption diurne, circonstance que nous avons notée les 2 et 18 avril. Mais cette dilatation cessant avec le soleil, l'affleurement de l'absorption diurne aurait repris sa hauteur; et cependant la couche d'huile est restée stationnaire du matin au soir, les jours où nous avons marqué son absorption comme nulle. Donc l'absorption diurne n'a pas été masquée et comme compensée par la dilatation.

4° De nouvelles expériences sont à reprendre, pour s'assurer si l'absorption du gaz acide carbonique par l'huile n'est pas indéfinie; le contraire serait démontré, si nous étions sûr que l'espace des six divisions restant dans l'expérience précédente était occupé par l'acide carbonique, et non par un autre gaz non absorbable, tel que l'azote d'une certaine quantité d'air atmosphérique, ce dont la petite quantité de ce gaz ne nous a pas permis de nous assurer.

5° Ce que nous avions principalement en vue de constater, dans la précédente série d'observations, c'est la transformation physique que subissait la couche d'huile, à mesure qu'elle absorbait de l'acide carbonique. Or, cette transformation était chaque jour de plus en plus patente.

En effet, la couche oléagineuse avait acquis la consistance et l'aspect d'une gelée; elle se divisait, à la surface de l'eau, en compartiments anguleux, comme le fait la gelée de confitures qui vient à la surface de l'eau se couvrir de moisissure. Cette gelée donnait au papier tournesol des signes évidents d'acidité, surtout au bout de quelques heures. L'huile avait blanchi de jour en jour, à mesure qu'elle absorbait une nouvelle quantité de gaz acide carbonique.

6° A l'analyse élémentaire, c'est-à-dire dans l'opération chimique qui a pour but d'isoler et de transformer en gaz les éléments dont se compose l'huile, il est évident que notre couche d'huile, après l'expérience, aurait fourni en acide carbonique des nombres bien supérieurs à ceux de l'huile pure; cette quantité d'huile, d'après les principes de l'école et pour quiconque n'aurait pas été averti de son origine, cette quantité d'huile aurait donc passé pour une substance grasse de nouvelle espèce.

7° Il serait intéressant de mettre la même huile au contact continu de l'hydrogène et de l'oxygène, de manière à voir si l'huile ne se transformerait pas d'elle-même en gomme, dès l'instant qu'elle aurait associé à l'hydrogène carboné qui forme sa base, assez d'oxygène

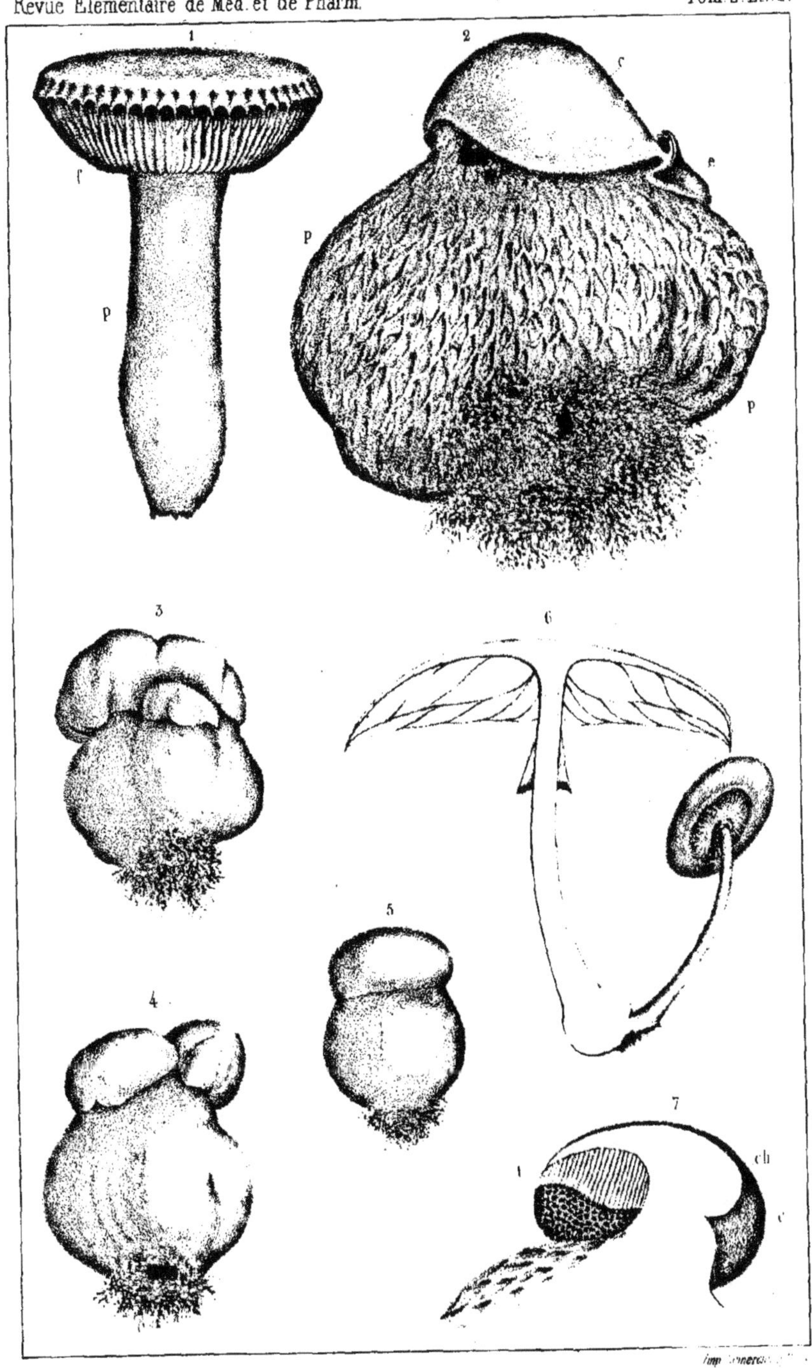

Champignons de la Normandie.

pour représenter deux quantités égales en poids d'acide carbonique et d'eau, ce qui constitue le sucre et la gomme, et de manière à avoir pour formule :

Carbone.	Hydrogène.	Oxygène.
50.	5,3.	44,7.

ce que donnent le sucre et la gomme, au lieu de ,

Carbone.	Hydrogène.	Oxygène.
77.	13.	10.

ce qu'on obtient par l'analyse élém taire de l'huile d'olive, par exemple.

§ VIII. — PHYSIOLOGIE VÉGÉTALE.

(*Suite.* — Voy. tom. II, livraison 1re, pag. 19.)

5° CHAMPIGNONS DES PLATEAUX CRAYEUX DE LA NORMANDIE.

Les champignons, avons-nous démontré ailleurs, étant des végétaux parasites des troncs ou racines mortes, et les parasites variant de forme, de couleur et de dimension, selon les essences d'arbres ou les espèces de plantes qui leur prêtent l'occasion de naître, il s'ensuit que le personnel de ces êtres équivoques varie avec l'aménagement des bois et des forêts.

Il n'y a donc rien d'étonnant que la cryptogamie de la Normandie offre un personnel différent de celle de la flore de Paris ; car le hêtre, essence privilégiée des terrains crayeux, peuple presque exclusivement les plantations de cette portion de la Normandie ; il borde les fossés des masures isolées dont se composent les hameaux et les villages de ces contrées, tandis que nous ne le rencontrons qu'exceptionnellement dans les bois de nos terrains silico-calcaires des environs de Paris. Aussi les champignons prennent-ils, en Normandie, des formes et un aspect qui déroutent le cryptogamiste le plus exercé ; et si Bulliard, qui s'attachait à l'aspect beaucoup plus qu'aux inductions physiologiques,

avait parcouru la Normandie, son travail à la main, il aurait été bien certainement tenté d'ajouter un nouveau volume à son œuvre ; nous affirmerons qu'il en aurait fait tout autant à mesure qu'il aurait visité des régions plus éloignées et des terrains exclusivement consacrés à l'aménagement d'une autre essence d'arbres.

L'esprit de collection poussait anciennement les naturalistes à la multiplication des espèces. L'esprit philosophique a de tout temps dirigé nos études vers la réduction de ces créations nominales.

La science ne consiste pas à accumuler des formes et des détails ; mais, au contraire, elle a pour but de donner la raison de tous ces détails en remontant vers la souche d'où ils émanent ; et en faisant converger la multiplicité qui découle du jeu des combinaisons, vers l'unité qui en est la cause et la loi universelle.

Or, les fongosités, n'en déplaise au dédain qu'elles inspirent, sont soumises à cette loi qui créa le monde ; elles sont des effets réguliers de cette grande cause ; un des mille jeux de ces innombrables combinaisons. Leur étude est, pour le philosophe, un sujet aussi sérieux de méditations que pourrait l'être un problème de mathématiques.

A l'occasion et à la suite des fongosités de la Normandie, je m'appliquerai à jeter les bases d'une méthode de recherches destinée à nous diriger vers ce but.

A. *Boletus edulo-multiformis*, variété du *Boletus edulis* (Bolet comestible, cep, ceps, gyrole, gyroule, etc.).

Le bolet comestible, peu goûté dans nos parages, où du reste il ne croît pas en groupes assez nombreux pour suffire à la consommation, est un des mets les plus recherchés par les amateurs, dans le Limousin, dans la Gascogne, etc. Dans le Limousin, on le prépare en remplaçant les tubes, qu'on enlève comme le foin des artichauts, par une *farce* qui communique à la chair du champignon un goût très-agréable.

Un bolet se distingue d'un agaric (*) en ce que les lamelles de l'agaric sont remplacées chez le bolet par des tubes perpendiculaires qui s'ouvrent en tout autant d'orifices, et représentent en miniature un rayon d'abeilles.

Le bolet comestible (*Boletus edulis*) est caractérisé par un pédicule un peu renflé, blanc ou fauve et gravé de réticulations; par un chapeau large, variant du jaune au rouge-brun ; par une chair épaisse, blanche, cotonneuse, et souvent lavée de jaune, mais, en général, légèrement vineuse sous la peau ; les tubes, en général blancs, virent au verdâtre en vieillissant. Ce champignon vient sur les pelouses, isolé, mais pourtant en grand nombre dans la même place.

On le trouve assez fréquemment, sous cette forme, sur les coteaux de la Normandie plantés en quinconce de hêtres de haute futaie. Les racines du hêtre se feutrant à la surface du sol, finissent par rendre toute autre végétation impossible, si ce n'est à un maigre gazon de mousse. C'est là que le bolet comestible prend les formes extraordinaires que je m'en vais décrire, et que mon fils a pris soin de dessiner, d'après mes croquis, sur la planche jointe à cette 2ᵉ livraison. En rencontrant cette forme si tranchée (fig. 2), et sans avoir eu occasion

(*) Voyez tom. I, 5ᵉ livraison, pag. 166.

de suivre les intermédiaires, un cryptogamiste ne manquerait pas de croire avoir fait une belle découverte en espèces, tant ces individus s'éloignent de tout ce que l'on connaît de ce genre.

En effet, le pédicule (*p*), blanc et fortement réticulé, acquiert un développement monstrueux en largeur; il a l'air d'une grosse boule irrégulière ; il semble former à lui seul la totalité du bolet; le chapeau (*c*), d'un rose pâle, n'a l'air que d'un accessoire. Ce chapeau est même double dans l'individu de la fig. 2. Seulement, le second (*e*) se chiffonne et se réduit à des proportions minimes. Ce bolet s'attache par un chevelu noirâtre aux radicelles du hêtre, qui se feutrent à fleur de terre. La chair, blanche et cotonneuse, est quelquefois frappée d'une décomposition précoce, qui fait qu'elle se marbre de taches transparentes comme de l'eau ; on trouve alors, à la base du pédicule, et même dans la chair du chapeau, des nodules de poussière jaune comme du soufre ; en cet état, il commence à sentir le cadavre, surtout à la suite des grandes pluies.

La fig. 7 offre une coupe longitudinale du chapeau de cet individu, pour montrer les rapports de la peau du chapeau (*c*) avec la chair *ch* et les tubes (*t*) qui couvrent la surface inférieure du chapeau.

La fig. 5 se rapporte au jeune âge d'un individu normal, et qui doit plus tard revêtir les formes du vrai bolet comestible. Ces individus viennent sur les lisières du bois, et là où le gazon pousse plus fourré et moins labouré par les racines des hêtres.

Les fig. 3 et 4 sont le jeune âge des individus qui tendent à acquérir un pédicule monstrueux, porteur de deux petits chapeaux conjugués à son sommet. Entre ces formes principales, il en est une foule d'autres, qui brodent ce type de la manière la plus variée et par les contours les plus bizarres.

Les bolets comestibles de forme ordinaire ne laissent pas, dans ces parages, que d'acquérir un pédicule toujours un peu plus tubéreux que ne le portent les figures que Bulliard a publiées pl. 60 et 494 de son grand ouvrage.

B. *Agaricus limbo-crispatus,* Nob. Agaric à bords crépus (fig. 1 de la planche annexée à cette 3° livraison).

Ce champignon, fort rare sous les bois de hêtre, est représenté ici de grandeur naturelle. Le chapeau (c) est rosé, les feuillets (f) sont couleur de briques et le pédicule (p) est blanc. Par son port et ses couleurs, il se rapproche de l'agaric phonosperme de Bulliard, pl. 590, mais il en diffère étrangement par les bords de son chapeau plissés en canons ou *en ruche,* comme la collerette du siècle de Henri IV. Il vient sur les pelouses découvertes, en octobre.

C. *Agaricus pellucido-lacteus,* Nob. Agaric blanc de lait (fig. 67 de la planche).

Cet agaric est d'un blanc de la plus belle cire, et diaphane comme les bougies stéariques ou de blanc de baleine. Il est représenté, sur la planche, de grandeur naturelle, à l'état d'une jeunesse moyenne et de parfait développement, mais coupé par le milieu longitudinalement, afin de mettre à découvert la forme et la disposition des feuillets, ainsi que l'épaisseur de la chair.

Cet agaric tient par un empatement à l'écorce des hêtres, il vient dans les crevasses; ses feuillets, dans sa jeunesse, sont recouverts d'une membrane blanche, lisérée de noir dans son pourtour intérieur, et qui retombe en collerette autour du pédicule, à l'époque du parfait développement; le pédicule est fistuleux. Toute la plante est recouverte d'un liquide gluant et visqueux qui s'attache à la main, quand on le transporte; de telle sorte qu'on peut ouvrir les doigts sans qu'il se détache pendant toute la route. Il se colle de lui-même en séchant au papier, et conserve sa blancheur d'ivoire à l'état même de parfaite dessiccation

C. *Agaricus squamosus,* Bulliard, pl. 266, variété *gignateus,* Nob.

Cet agaric, qui parvient à de grandes dimensions, croît communément, par groupes énormes, au pied des peupliers et des frênes, que baignent les nombreux ruisseaux qui inondent les chemins creux de la vallée d'Arques. Dans ces parages, il a tous les caractères que prête la fig. 543 à l'*agaricus annularius.* Mais je l'ai rencontré, sur les hauteurs crayeuses, entre les communes Saint-Aubin et l'Etable, implanté à fleur de terre, dans le creux de deux grosses racines d'un pommier qui bordait le talus de la route, avec des proportions énormes et des formes assez insolites. Le chapeau dépassait un pied (32 centimètres) de diamètre, ce qui lui donnait près d'un mètre de circonférence; son pédicule, à cause de son insertion sur une paroi verticale du tronc, s'arquait pour se prêter à la loi qui veut que le chapeau des fongosités soit toujours horizontal. Mais l'espace manquant au développement, le chapeau se recroquevillait en dessous, se fendillait, s'attachait au pédicule par les bords; et il avait pris plus d'extension en dehors que près du tronc de l'arbre, en sorte que le pédicule devenait forcément excentrique, en atteignant trois centimètres et demi de diamètre; il offrait, dans son intérieur, des cavernes tapissées de la matière cotonneuse du *blanc de champignon;* il conservait, en forme d'une collerette pendante au sommet, les traces de la membrane qui, dans le jeune âge, couvrait les feuillets. Ceux-ci, très-minces et fort peu larges, affectaient la couleur jaune-chamois de la chair; cette couleur déteint sur les doigts. La surface du chapeau, de la même couleur, est un peu pelucheuse ; mais le pédicule l'est tellement, qu'il en apparaît squameux.

Lorsque ce champignon croît sur la coupe horizontale d'une racine morte, il dépouille les caractères qu'il tenait, dans la première circonstance, de sa position exceptionnelle ; alors son pédicule est droit et central, son chapeau arrondi et régulier, et ses écailles disparaissent, dans les lieux humides, sous une couche visqueuses qui lui sert de vernis.

En modifiant, par la pensée, les formes accessoires que ce champignon emprunte à ses diverses habitations, on arrive à établir qu'il ne diffère pas autrement des espèces que Bulliard a figurées sous les noms d'*agaricus aureus*, pl. 92 ; *ochraceus*, pl. 362 et 530 ; *cyaneus* et *xylophyllus*, pl. 530 ; *helveolus* et *psammocephalus*, pl. 551 et 586 ; *annularius*, pl. 377, 540 et 543 ; *cretaceus*, pl. 374 ; *mucosus*, pl. 549 ; *ileopodius*, pl. 586 et 592 ; *ramentaceus*, pl. 595, etc. ; variétés de position, d'exposition et de parasitisme.

D. *Phallus impudicus*, Bull., pl. 182.
Morille impudique.

On trouve assez fréquemment, en septembre, cette forme impudique de fongosité sur la terre des petits taillis ; son tissu et les accidents de ses surfaces sont d'une telle délicatesse, qu'il n'est pas étonnant que la figure qu'en a publiée Bulliard paraisse si défectueuse, quand on la confronte avec la nature.

Ce champignon sort d'une volva qui a l'air d'une corolle à trois larges divisions, ou plutôt d'une bulbe munie d'une racine pivotante dans la terre. Sa racine atteint 9 à 10 centimètres de long, et 5 millimètres de diamètre à sa base, qui s'implante sur le centre d'une espèce de godet. La volva, ou bulbe colloriforme, a 8 centimètres de haut sur 6 centimètres de diamètre ; son épaisseur est for-

mée d'une pellicule blanche et opaque à l'intérieur, et d'une pellicule transparente aussi fine qu'une pelure d'oignon à l'extérieur ; le tissu intermédiaire a l'air d'une gélatine. La verge qui sort verticalement de ce fourreau est arquée, plus épaisse sur un flanc que sur l'autre, amincie vers les deux extrémités ; sa surface a l'air d'avoir été taillée dans une moelle de sureau ; elle est réticulée d'assez larges mailles. L'extrémité supérieure est terminée par une forme de gland de 5 centimètres de long, imperforé, couvert d'une glaire vert noirâtre, visqueuse, qui laisse voir en-dessous une réticulation à larges mailles irrégulières ; le bout est recouvert de la substance gélatineuse qu'il a soustraite à la volva, en la perforant pour se développer au dehors.

Dans le jeune âge, l'odeur de ce curieux champignon répand l'odeur d'une plante vireuse, et les fragments que l'on en détache ont une faible odeur de moutarde ; mais en vieillissant il répand une odeur de cadavre, capable de devenir nuisible dans un petit appartement. Cette odeur tue les petits oiseaux qu'on emprisonne sous une cloche de verre.

N. B. Nous ne nous arrêterons pas à toutes les petites particularités que nous a présentées le personnel de la cryptogamie, dans ces régions favorites de l'essence de hêtre. Il nous suffira d'avoir fait remarquer combien les différences de parasitisme et d'habitation sont dans le cas d'imprimer aux caractères de ces sortes de plantes, des variations capables d'induire en erreur sur leur spécialité. Nous consacrerons le prochain article à développer les bases physiologiques, et à donner le tableau d'une classification des agarics, que nous avons ébauchée dans notre *Nouveau système de physiologie végétale*, en 1836.

§ IX. — PHYSIOLOGIE HUMAINE.

(Voy. 11ᵉ livraison pag. 352.)

De tous les temps, le catholicisme s'est montré fort chatouilleux à l'endroit des discussions qui auraient eu pour objet d'étudier les rapports de la configuration du crâne et du cerveau avec l'intelligence. A ses yeux, c'est une insulte à la Divinité que de croire que Dieu, qui a donné tant d'attraits à la matière, lui ait départi la faculté de sentir et de penser; il aura pu, sans déroger à son essence, rendre la boue dont nous sommes pétris dépositaire des plus belles passions qui puissent rattacher l'homme à la vie, et la façonner à son image; mais non lui conférer le droit de percevoir et de juger. Le catholicisme veut à toute force que cette faculté soit le propre d'une substance qui ne serait pas matière, mais quelque chose d'invisible, d'impalpable, d'intangible, qui n'a aucun point de contact avec la matière, quoiqu'elle ne puisse se mettre en rapport avec le monde extérieur que par l'intermédiaire de cette matière organisée. A ses yeux, ce serait un crime irrémissible que d'admettre une autre opinion, sur ce point, que la sienne. Dans le temps, il brûlait le coupable d'une pareille hérésie; aujourd'hui il le démonétise, le fuit, l'exclut de ses agapes; et cependant il commence un peu à croire, en priant pour lui, que Dieu sera plus indulgent que ses pontifes envers le coupable, et nous pardonnera d'avoir étudié la question en toute liberté d'esprit.

Il y a bien longtemps que l'anatomie entrevoit le défaut de la cuirasse de cette doctrine de la dualité de notre *moi;* mais ce n'est que depuis qu'on ne brûle plus personne, que l'anatomiste a le cou-rage de sa conviction, et qu'il ose marcher vers la solution du problème, en ne prenant conseil que du fait et de l'analogie.

C'est cette libre allure de la pensée qui a fait considérer Gall et Lavater comme les créateurs des deux doctrines qui portent respectivement leurs noms; et leurs devanciers n'ont été perdus de vue que parce qu'en écrivant sous l'épée de la *Santa hermandad,* ils se sont montrés toujours un peu méticuleux dans l'exposé de leurs idées.

L'exemple suivant viendra à l'appui de notre opinion.

En décrivant les os du crâne, Vésale (pag. 166, éd. de Bâle, 1542 (*)) avait désigné l'os frontal, c'est-à-dire la réunion des deux os frontaux, sous le nom d'*os* de l'impudeur (*inverecundum*), et ensuite d'os siége du sens commun (*os sensus communis*); la réunion des deux os pariétaux sous le nom d'os du raisonnement et de la pensée (*os rationis seu cogitationis*); enfin l'occipital, sous

(*) En tête de cette édition, qui est la plus belle et la plus rare, est placé un portrait gravé sur bois qui représente Vésale démontrant la myologie de l'avant-bras, sur une femme posée comme une belle statue. A la vigueur du pinceau, au mouvement du dessin et même aux draperies, on ne saurait douter que cette planche n'ait été gravée d'après le portrait original de Titien, peintre et ami du jeune et savant anatomiste.

Mais le portrait à l'huile que Portal a légué à l'Académie de médecine, comme étant celui de Vésale peint par le Titien, n'a pas le moindre rapport de ressemblance avec celui des œuvres de Vésale. Portal a-t-il été gascon jusque dans son testament? ou bien a-t-il été dupe de quelque malade qui lui aura payé ses visites avec un portrait de famille du temps de Henri III? Ce qu'il y a de sûr, c'est que le portrait de l'Académie n'a jamais été celui d'un homme de génie. Nous en jugeons par la gravure qu'en ont publiée les auteurs de la collection Monthyon.

le nom d'os siége de la mémoire (*os memoriæ*).

Ces désignations sont jetées là dans une simple explication des planches, comme faisant partie d'une nomenclature.

Mais quand Vésale arrive à la description du cerveau, et que la nature de son sujet le force à s'occuper de l'âme et de l'intelligence, oh ! c'est ici que la sainte inquisition le préoccupe, et que l'adroit rédacteur prend de biais son sujet, crainte de se briser en l'abordant de face.

Il avoue là avoir emprunté les trois évaluations ci-dessus à Albert le Grand, à Thomas Scot; il s'élève contre l'impiété des doctrines qu'il avait, au commencement du livre, adoptées sans plus ample examen; et il ajoute ensuite, pag. 623:

« Je n'ai pas encore oublié qu'à l'époque où j'étudiais la philosophie au collége de Louvain, mon professeur, théologien de profession, et partant l'un des professeurs les plus portés à associer les opinions des philosophes avec les doctrines sacrées, nous expliquait les livres d'Aristote sur l'âme; et voici ce qu'il nous dictait : Le cerveau possède trois ventricules; l'un antérieur, l'autre moyen, et l'autre postérieur; ils tirent tous les trois ce nom de leur position, mais ils en empruntent un autre à la nature de leurs fonctions. Car le premier ou l'antérieur, qui est en face de l'os frontal, a été nommé le ventricule du *sens commun;* vu que c'est de lui qu'émanent les nerfs des cinq sens, et c'est à lui que ces nerfs rapportent les impressions des odeurs, des saveurs, du son et du tact; le principal usage de ce ventricule est donc de percevoir les objets des cinq sens, ensemble de fonctions que l'on nomme le *sens commun*. Ensuite ce ventricule transmet les impressions au second ou moyen ventricule, qui est chargé de les élaborer, en idées,

jugements et raisonnements. Aussi ce ventricule est-il regardé comme le siége de la pensée et du raisonnement. Le troisième ventricule est celui de la mémoire, où le second vient déposer les résultats de ses raisonnements et de ses pensées. Notre professeur nous mettait ensuite sous les yeux la figure de ces trois ventricules, et nous apprenait à embrasser, sur cette figure, non-seulement les fonctions intellectuelles des trois ventricules du cerveau, mais encore celles de toutes les portions de cet organe..... Mais pour juger combien une pareille évaluation des usages affectés aux ventricules du cerveau, en ce qui regarde ses rapports avec les fonctions de l'âme, est en état d'inspirer des sentiments d'impiété aux ignorants et aux esprits peu affermis dans les principes de notre très-sainte foi, il suffira de se rappeler que rien n'approche plus du cerveau de l'homme que le cerveau des quadrupèdes, à qui pourtant la théologie refuse l'usage de la raison, et surtout une âme raisonnable. »

On le voit, quand la théologie avait parlé, l'anatomie n'avait qu'à se taire, et à ne plus s'occuper de la localisation des fonctions de l'esprit.

Sous Napoléon, la théologie recommença de pareilles tentatives contre Gall; et, chose étonnante! la théologie eut bien moins de puissance sous la restauration; jamais la phrénologie n'avait pris un essor aussi grand que dans ce temps de résistance politique. Enfin, après la révolution de 1830, Broussais impatronisa cette branche d'études dans la faculté de médecine; et le jésuitisme autrichien, qui commence à prendre pied un peu partout, n'en a pas encore fait disparaître l'enseignement du cadre des études universitaires. Le but n'est certainement pas encore atteint; mais la voie est largement ouverte; c'est déjà la moitié de chemin de fait (*medium facti qui cœpit habet. Hor.*).

§ X. — CONTENTIEUX, MORALE ET JURISPRUDENCE.

RÉVISION DU PROCÈS LAFFARGE.

(Voy. tom. I, liv. 10e. pag. 327).

Le parti que j'avais pris, dans une de nos livraisons précédentes, n'est plus tenable; la justice est revenue à ses anciens errements, à ses prétentions à l'infaillibilité, à sa foi aveugle en la chose jugée, et à son axiome fondamental : « *tout condamné est coupable;* il peut obtenir grâce, mais jamais réhabilitation ; là se bornent toutes ses espérances. »

Cependant les fastes judiciaires sont gros de condamnations prononcées contre des innocents, et dont l'innocence n'a été reconnue que lorsqu'il n'était plus temps de la réhabiliter; la peine avait eu son exécution pleine et entière.

Oh ! que la terre recouvre de condamnés innocents ou excusables! Oh ! que la justice de Dieu doit peser lourdement sur la justice des hommes, quand un instant les hommes, qui ont jugé, ont l'occasion de rentrer dans le conseil de leur conscience !

Juges d'ici-bas, vous êtes faillibles comme nous, plus que nous, par cela seul que vous êtes moins responsables que nous, et que vous n'avez à rendre compte à personne de vos actes. Vous vous trompez, dans vos rapports journaliers avec les autres hommes; pourquoi ne vous tromperiez-vous pas dans vos rapports avec l'accusé?

Votre infaillibilité, direz-vous, est une fiction nécessaire à la bonne administration de la justice; car si nous convenions de nous être trompés envers un accusé, tous les autres prétendraient avoir le droit de dire que nous avons pu nous tromper sur leur compte; tout serait chaque jour remis ainsi en question après coup; avant le jugement, le jury et les juges hésiteraient à prononcer, faute de lumières suffisantes; et, crainte de punir un innocent, on s'exposerait ainsi à acquitter et à rendre à la société de bien grands coupables.

Cet argument, à qui la nécessité de protéger la société semble prêter quelque chose de plausible, ne tire réellement sa force que de la manière dont, depuis deux mille ans, on a eu la barbarie de comprendre la pénalité, en la basant sur la loi du talion ; et nous aurons de la peine à le réfuter aux yeux de certains esprits, tant que la peine de mort, qu'on n'a encore abolie qu'en politique, sera la *clef de voûte* de l'édifice social, et que la torture en sera la voussure.

Cependant, même dans cet état de choses, il serait encore facile de faire comprendre que la société n'aurait rien à craindre de l'hommage tardif que la démonstration posthume rendrait aux lois de la justice éternelle et de l'humanité. Car nul n'a jamais été déshonoré pour avouer et confesser une erreur ; avouer une erreur, c'est même quelquefois plus noble que de n'avoir pas erré; Fénélon ne parut jamais si respectable à ses ouailles que lorsque, montant dans sa chaire, qui était son tribunal, il vint confesser qu'il s'était trompé, et condamner son propre livre ; il aurait fait bien autre chose, s'il avait eu la conscience d'avoir commis un erreur, non dans la théorie, qui ne laisse pas de traces, mais dans la pratique de la vie et dans ses rapports de juge avec ses administrés ; je crois qu'alors Fénélon aurait imploré sa grâce à deux genoux, devant la victime de son erreur judiciaire, et il ne se serait relevé que plus grand de cette posture; le réhabilité eût repris aussitôt cette attitude pour lui pardonner ; et le Ciel aurait contemplé avec amour cette sainte lutte, entre le juge pleurant son erreur et le condamné consolant son juge.

Non, certes, non, la société n'aurait rien à craindre de cet hommage, si tardif qu'il fût, rendu à la justice et à la vérité; elle n'y verrait qu'une plus grande garantie, pour une autre fois, de scrupule et de conscience.

Mais le grand achoppement de toutes ces idées, que le plus simple bon sens indique, c'est cet échafaudage ruisselant de sang, que nos révolutions n'ont pas encore réduit en poudre; car nous n'avons encore eu que des révolutions d'antagonisme, et non de concorde et d'humanité. Il est bien difficile d'avouer une erreur, quand cette erreur a abouti à une action aussi cruelle, et que la réhabilitation ne saurait tomber que sur le tombeau de la victime; les morts pardonnent moins que les vivants; et c'est ce que le juge redoute; car il aime à dormir tranquille; or de pareils souvenirs sont de terribles bourreaux du sommeil.

Amis de l'humanité, amis du vrai, demandez donc à grands cris l'abolition de la peine de mort en tout, plus encore qu'en politique; car l'assassinat politique se fait souvent sur une plus large échelle qu'en toute autre occasion, et la main qui le commet est souvent l'instrument de passions plus froides et plus coupables. Supprimons donc cette tache de sang sur la robe de la nouvelle société; dès ce moment la justice se départira de son absurde fiction et de ses prétentions barbares à l'infaillibilité, et la porte de la prison pourra s'ouvrir d'abord devant l'innocence condamnée et flétrie, et plus tard devant la culpabilité améliorée et régénérée par nos nouvelles institutions.

Cette ère nouvelle ne peut pas tarder à luire; je la devance peut-être de quelques mois, en demandant réparation, réhabilitation ou révision, pour l'infortunée MARIE CAPPELLE. Je m'adresse aux hommes d'avenir, aux mères de famille, aux juristes dont l'avocasserie n'a pas desséché le cœur, aux juges issus de l'avénement de la République, aux journalistes de toutes les opinions, car toutes les opinions ont intérêt au triomphe de la justice; je vous prends tous, citoyens français, et vous, citoyens du monde, pour juges de cette révision. Je vais plaider devant vous, moi, prisonnier, pour une pauvre prisonnière. La prison que j'habite, et qui, avant nous, n'a presque jamais renfermé que des opprimés, portera peut-être bonheur à la cause que je vais défendre: J'écris dans la tourelle, où fut enfermée Marie de Gonzague, coupable d'avoir été la fiancée de Gaston, enfermée sur l'ordre de Marie de Médicis, mère de ce prince, laquelle ne fut pas poursuivie, pour avoir été complice de l'assassinat de Henri IV, son époux. Justice d'ici-bas, tu pardonnes tout aux belles-mères, et rien aux pauvres brus, pas même le malheur d'avoir eu de telles belles-mères!

On me dira de quel droit j'entreprends une pareille tâche, quand l'intéressée ne le sait pas elle-même, et quand elle ne demande pas la révision de son procès par les voies ordinaires.

L'infortunée! à qui le demanderait-elle, à part moi? aux yeux de la loi, n'est-elle pas interdite et même morte? où sont ses droits à faire valoir? Elle n'est plus de ce monde, et ce monde ne l'écoute plus. Ses tuteurs participent de son interdiction; les tuteurs des morts n'ont à soigner que des cercueils, ou à jeter quelques fleurs sur la tombe, et à enregistrer les larmes des passants; sur tout le reste, de par la justice, silence!

Que la malheureuse Marie Cappelle ne demande pas la révision de son procès! mais ne l'entendez-vous pas d'ici la réclamer aux dieux et aux hommes? vous ne lisez pas, comme moi, ces lettres brûlantes dont chaque lettre porte la trace d'une larme? Les écoles de Montpellier, à la première nouvelle des événements de février, allèrent réclamer la liberté de la captive sous ses fenêtres ; et vous savez que ce jour-là, la mise en liberté était de droit. Marie Cappelle a refusé ce bienfait : *Pas de grâce*, a-t-elle dit ; *justice !* et elle est restée dans les fers.

Depuis, elle m'a écrit la lettre que vous avez lue les larmes aux yeux, et que la *Revue* a publiée (p. 301, t. I.). Avant cette époque, sa lettre ne me serait pas parvenue ; l'impitoyable geôle l'eût dévorée en passant. Quand elle demandait justice, la procédure lui répondait à sa manière : *Justice vous a été rendue; si plus tard vous voulez une grâce, faites-vous oublier ;* c'est mot à mot. Pendant huit ans, ses lettres n'ont passé qu'à la condition qu'elle n'y parlât pas de son innocence, par respect pour la chose jugée ; l'entrée de sa prison a été constamment refusée à ceux de ses amis qui avaient la conscience de son innocence et de son bon droit.

Pour obtenir la faveur de la voir, sa famille devait s'engager à ne pas attirer l'attention publique sur ce procès ; et quand enfin il vint dans l'idée à cette pauvre condamnée de faire un appel à la conscience de l'homme dont le témoignage seul a entraîné sa condamnation, par une supplique imprimée que nous avons là sous les yeux, ce ne fut qu'après que la censure en eut si bien arrangé les phrases, que l'auteur avait l'air de se jeter aux pieds d'un homme, que nous avons mis nous, depuis cette époque, au pilori de l'histoire ; et, malgré ses intrigues, il y est encore. En lisant la brochure de Marie Cappelle, nous n'osions pas en croire nos yeux, tant l'auteur s'y montrait suppliante, elle qui a le droit de tant accuser ; c'est que la censure parlait pour elle, et transformait ses émotions en humiliations.

Enfin, de nouvelles lettres nous arrivent plus attendrissantes que toutes les autres ; elles nous confient de nouveau le soin de la défense (*). Cette mission est

(*) Qu'on en juge par la suivante :

LETTRE DE MARIE CAPPELLE, VEUVE LAFFARGE, AU CITOYEN RASPAIL

« J'espère et je crois en vous, monsieur, comme j'espère et je crois en la Providence. Vous représentez pour moi la science, la justice, la vérité. Ayez pitié de mon malheur ! Confiez ma cause à la conscience des hommes de savoir et aux sympathies militantes des hommes de cœur... Je suis innocente ! et je demande la vie, après une agonie de huit ans, soufferte debout... Je suis innocente ! et si je demande l'honneur, après huit ans de flétrissure, d'opprobre et de misère... Ayez pitié de mon malheur !

« Je regarde votre touchant plaidoyer de la *Revue élémentaire* comme la manifestation visible de la Providence ; je l'ai lu à genoux !... Des journaux démocrates de Montpellier, de Dôle, etc., l'ont reproduit en entier. Je lui dois de nouveaux amis ; et *mes amis de toujours* m'envoient leur part de reconnaissance pour l'unir à la mienne, et vous en faire la respectueuse offrande !

« J'ai écrit au ministre pour lui demander justice. — J'ai écrit à MM. Bac, Babaud-Laribière, etc., pour leur demander aide et protection. — Le ministre n'a pas répondu (*). — Mes vieux croyants sont prêts à partir pour Paris, et à unir leurs forces pour obtenir la révision du procès.

« Si le peuple français est vraiment libre, il n'oubliera pas les opprimés. Je prie Dieu pour la France, et je vous le demande en grâce, monsieur, priez la France pour moi !...

« Ma lettre vous sera remise par *l'un de vos frères selon l'esprit;* il est l'apôtre des mêmes principes dont vous êtes le martyr... Comme vous il s'est dévoué, comme vous il a souffert, comme vous il porte son génie dans son cœur, comme vous il a choisi pour devise : *Sacrifice et abnégation.* Il y a longtemps que j'ai l'honneur d'être l'obligée de M. Brives, longtemps que je le connais par *cœur,* longtemps que je le respecte et que je suis de *sa famille,* comme tous les malheureux. Il m'a promis de s'occuper de moi à Paris, et je lui ai donné votre nom pour qu'il s'inspire de vos conseils. Ne les lui refusez pas, monsieur, et daignez prendre dans sa main la poignée de main que ma reconnaissance vous envoie.

« MARIE CAPPELLE.

« En prison, ce 4 mai 1848. »

(*) Me Crémieux, ministre à cette époque, est dans de trop bons termes avec Orfila.

(Note du R.)

du nombre de celles devant lesquelles un *ami de l'humanité*, un honnète homme ne saurait jamais reculer. Nous remontons sur la brèche, aussi convaincu qu'il y a huit ans; puissions-nous transmettre à la justice de la République, la conviction qui ébranla à cette époque la justice de la royauté.

Je vais entreprendre de démontrer ma thèse, en divisant le sujet de la manière suivante :

1° Eût-on trouvé de l'arsenic dans le corps de Laffarge, il n'y aurait eu lieu à condamner personne, sur ce seul fait, pour crime d'empoisonnement ;

2° Mais l'analyse dirigée avec conscience n'a pas trouvé une parcelle d'arsenic dans le cadavre ; l'arsenic, qu'une analyse suspecte y a signalé, ne provenait que de l'impureté du réactif employé ;

3° Enfin, l'empoisonnement eût-il été rigoureusement constaté par la présence irrécusable du corps du délit, en bonne justice, la prévention aurait pu faire tomber ses soupçons sur toute autre personne que sur celle de Marie Cappelle ; et la procédure aurait dû se saisir de tous les suspects, au lieu de ne faire peser la préférence que sur une seule ;

4° Je ferai enfin justice de la valeur de ce qu'on pourrait appeler, dans ce procès, l'influence des preuves morales.

Lecteurs, lisez-moi jusqu'au bout sans prévention, car je n'en ai aucune ; sans indulgence car je prends la cause d'une femme ; restez froids, mais impartiaux. N'oubliez pas que la condamnation d'une accusée, qui proteste depuis si longtemps de son innocence, aurait tout le monde pour complice, si on lui refusait de nouveaux juges. Moi, je vais me laver de ma part de complicité. A force de plaider pour Calas, Voltaire finit par obtenir justice.

(*La suite au numéro prochain.*)

§ XI. — CAUSERIES ET ANECDOTES DE MÉDECINE.

Le général de Duvivier a succombé, le samedi 8 juillet, des suites d'une blessure au pied, qui avait si peu de gravité, que le cuir de la botte n'en avait pas même été traversé, et avait été simplement refoulé comme un doigt de gant dans la cavité produite par la contusion. Le général est mort de la fièvre cérébrale, victime non pas de nos discordes civiles, mais de l'inconcevable entêtement de notre chirurgie dans ses vieux errements (*).Puisse cette faute de l'école, tombant sur une tête illustre, ouvrir enfin les yeux sur le coupable aveuglement des médecins du jour, qui refusent, avec une obstination homicide, d'adopter un mode de pansement qui préserve infaillliblement une plaie de la gangrène et le malade de la fièvre traumatique.

Citoyens, repoussez ces barbares, et pansez vos blessés autrement que l'école ne vous le dira. Je vous le déclare : en adoptant notre mode de pansement, au début, je ne sache pas une plaie qui ne soit curable en peu de temps, si elle n'attaque pas, en le désorganisant, un organe essentiel à la vie.

Dornès, représentant du peuple, le général Damesme, viennent également de payer leur tribut à l'entêtement scolastique. De pareils insuccès, ajoutés à la foule de ceux dont les blessés moins connus ont été et seront encore victimes,

(*) D'après d'autres bruits, le général aurait été soumis à l'action du chloroforme, afin de calmer ses douleurs, et ce sommeil aurait été pour lui celui de la mort.

de pareils insuccès, dis-je, sont la honte des pansements adoptés dans nos hôpitaux.

ENCORE DES MORTS PAR LE CHLORO-FORME.

(Voy. tom. II, 1re livraison, pag. 29.)

Dans *la séance de l'Académie nationale de médecine du 4 juillet 1848*, M. Gorré, médecin de l'hôpital de Boulogne, lit un cas de mort causée par l'inhalation du chloroforme. Il s'agissait d'ouvrir un abcès de la cuisse chez une demoiselle de trente ans d'une bonne constitution, quoiqu'un peu chlorotique. Le cas, comme l'on voit, n'était pas bien grave, et la douleur provenant de l'opération ne devait avoir rien de terrible à redouter. On place sous le nez de la malade un mouchoir sur lequel on avait répandu quinze à vingt gouttes de chloroforme. Au bout de sept à huit inspirations, la malade s'écrie : « *J'étouffe! j'étouffe!* » Le visage pâlit, les traits s'altèrent, la respiration s'embarrasse, l'écume vient à la bouche. Tous les moyens employés pour rappeler la malade à la vie furent inutiles; elle était morte.

Sur ce fait déplorable, l'Académie a *jaboté* comme à son ordinaire, pour n'arriver à aucune conclusion pratique. M. Gorré est un indiscret qui pousse les scrupules trop loin ; dans nos hôpitaux on est un peu plus fidèle que lui à la loi du silence.

Dans la *séance du 14 juillet*, M. Robert, chirurgien de l'hôpital Beaujon, ajoute un nouveau fait de ce genre à la liste qui grossit chaque jour. Un homme de vingt-quatre ans est apporté à l'hôpital Beaujon, le 25 juin dernier, atteint à la cuisse gauche par une balle qui, traversant le membre d'avant en arrière à sa partie moyenne, avait brisé la diaphyse du fémur en éclats volumineux. Le 27, on procède à l'am-putation, et l'on soumet le blessé à l'inhalation du chloroforme. Au bout de trois à quatre minutes, mouvements convulsifs que l'on croit caractéristiques de la période d'excitation, résolution des membres. On opère ; au moment, de faire la désarticulation du fémur, l'opéré ayant commencé à se réveiller, on le soumet à une nouvelle inhalation de chloroforme ; mais au bout d'une demi-minute la respiration devient stertoreuse ; on suspend aussitôt l'inhalation ; le visage est pâle, les yeux convulsés en haut. On suspend l'opération pour ramener au plus tôt le malade à la vie ; mais, vains efforts, au bout de trois quarts d'heure, il fut bien constaté pour tous que le malade était mort.

A ce sujet, nouveau caquetage de l'Académie, et point de conclusions. Pauvres malades ! pauvres chirurgiens ! préférer un danger de mort à la souffrance de quelques minutes, qu'un peu d'eau sédative réduit à si peu d'intensité !

PRISONNIERS DE JUIN.

On lit dans l'*Estafette* et autres journaux de Paris, du 16 juillet :

« Une affection qui porte le nom d'angine et qui entraîne avec elle la suspension immédiate de la respiration, a été remarquée depuis quelque temps chez beaucoup d'individus détenus à la Conciergerie sous l'inculpation d'avoir participé aux émeutes de juin. L'on en a compté jusqu'à quarante. Hier est mort, à cinq heures du matin, un sieur A..., atteint de cette affection ; il a succombé malgré les soins empressés qui lui ont été prodigués pendant son séjour à l'infirmerie de la prison. »

Comment en serait-il autrement, avec un tel encombrement de prisonniers et une telle incurie de la part de l'administration municipale? A la Conciergerie, l'encombrement a été tel dans le principe, que les prisonniers, relégués dans la cour, ne pouvaient s'y tenir que debout, et étaient forcés, pour dormir, de s'adosser et de se servir d'arcs-boutants réciproques. Restez sains au milieu de ces courants d'air humides, et avec les privations que nécessitait une telle affluence, arrivant au dépourvu ! Dans les caves des Tuileries, les prisonniers étaient forcés de déposer leurs besoins sans se déplacer ; s'il survenait un décès, le cadavre séjournait au milieu des vivants jusqu'à sa sépulture, pendant vingt-quatre heures ; défense de respirer l'air aux soupiraux sous peine d'être couchés en joue.

Ici, dans le donjon, l'autorité militaire ne recevant pas d'ordres, les prisonniers, entassés par centaines au rez-de-chaussée, étaient condamnés à coucher par terre ; plus tard, on leur a distribué six paillasses pour quinze individus, et quelles paillasses ! L'air de ce bouge était devenu si infect, qu'en passant près de la porte seulement, on y gagnait le vertige. Et pourtant, grâce à l'humanité de la direction, de la cantine et des surveillants, on peut assurer que les prisonniers de Vincennes ont été les mieux traités ; car la nourriture a toujours été saine et abondante. Mais comment donner de l'air sans espace ? Le chlore et le vinaigre, sans air, ne sont qu'un asphyxiant de plus. Ajoutez à cela les peines morales, les inquiétudes sur la famille, cette pensée désespérante qu'à cent pas de là une pauvre femme pleure, un enfant dans les bras, la honte au front, sans pain, sans asile, repoussée de tout le monde comme la femme d'un proscrit ; puis la privation de toute nouvelle du dehors, le silence de deuil qui règne autour d'une prison militaire, ces menaces de mort, d'après la consigne, à la moindre apparition contre les barreaux, et vous penserez qu'il faut être doué d'une organisation de fer pour supporter longtemps les conséquences d'un pareil régime ; qu'il est terrible de

penser que tout cela se passe de frère à frère, de Français à Français, d'ami à ami ! O humanité ! où as-tu cherché un asile sur la terre, et qui pourra désormais te ramener parmi nous ?

La médecine, au bout d'une vingtaine de jours, a commencé à se préoccuper de ces misères, alors que les simples employés en avaient déjà tant allégé le poids par leurs soins multipliés, et en ne prenant conseil que de leur conscience. C'est que, pendant les vingt premiers jours qui ont suivi la victoire, la médecine officielle s'occupait plus d'intrigues et de dénonciations que d'hygiène publique, et que les chirurgiens avaient assez d'occupations spéciales dans le service des blessés. La médecine hygiénique nous arrive, alors qu'on n'a plus besoin de son tardif empressement. C'était pourtant là, pour se réhabiliter, une bien belle occasion dès les premiers jours ! Il est vrai que ce n'était une occasion ni d'avancement ni de lucre, mais d'un dévouement souvent périlleux. Le chirurgien se dévoue ; le médecin diagnostique et pronostique ; il arrive, quand tout est fini, à l'autopsie ; le médecin vit très-longtemps à l'aide de tant de prudence.

Aujourd'hui 16 juillet, nos prisonniers jouissent des bienfaits du grand air ; ils se promènent une heure sur la plate-forme de notre donjon, en face de ce magnifique paysage qui nous entoure. Pourquoi cet ordre n'est-il pas arrivé les premiers jours ?

DONJON DE VINCENNES.

(*Suite.* — Voy. tom. II, 1re livraison, page 30.)

23 juillet.

Dieu soit béni ; voilà deux mois que je n'étais sorti de ma tourelle, si ce n'est une heure chaque jour pour aller, dans la grande salle, braquer mon porte-vue, vers l'ouest, sur le petit ermitage qu'habite tout ce que j'ai de plus cher au monde, et qu'entoure de toutes parts tout ce qu'il y a eu au monde de plus ingrat pour moi. Mais cette maudite colline de la butte aux cailles est venue se mettre en travers de ma curiosité et de mes affections, comme le ferait un geôlier de l'ancienne roche ou un chacal de l'ancienne instruction.

Enfin aujourd'hui on m'annonce que j'aurai chaque jour une heure à me promener sur la plate-forme (*) : deux étages au-dessus de moi, et des étages de trente pieds chaque ; oh ! bien certainement, si Dieu s'y prête un peu pour abaisser cette maudite colline, je verrai le petit point de la carte parisienne que je cherche tant à voir depuis deux mois ; mais Dieu n'est plus du côté de ceux qui aiment. Me voilà là-haut d'où l'on voit tout si bas ! je plane sur un horizon de six lieues de diamètre ; je vole, en un clin d'œil, des tours de Notre-Dame à la lanterne du Panthéon, à la plate-forme de l'Observatoire, où Arago a fait dresser cette vaste calotte pour recevoir une lentille extraordinaire, vu qu'avec les ordinaires il n'y découvrait jamais rien, pas même une comète d'une queue de 30 degrés ; et du Panthéon à l'arc de triomphe de la barrière de l'Etoile, sur lequel je distingue et Napoléon, couronné de lauriers par la Victoire, et la Patrie, qui crie *en avant* contre l'ennemi du dehors ; histoire ancienne : les lauriers de la Victoire, aujourd'hui, sont de cyprès ; et la Patrie ne crie plus en avant que contre des barricades. Salut, histoire de mes vieux frères ! une larme me vient à l'œil et me trouble la vue ; je l'essuie en me détournant, pour compter, à Montreuil-aux-Pêches, combien chacun des murs qui guillochent ce versant produira de gros sous à son propriétaire.

Il me reste encore trois quarts d'heure à contempler ce magnifique, ce sublime panorama ; car il n'est que neuf heures un quart à l'horloge de la caserne sud du fort de Nogent. Qui me daguerréotypera ce bassin vu à vol d'oiseau, où les ba-

(*) Cette faveur est accordée, depuis quelques jours, à toutes les chambrées de prisonniers du donjon. La grande chambrée du rez-de-chaussée est montée au quatrième étage, où elle a enfin de l'air et du bon air, et de l'espace, et puis la promenade sur ce qu'ils appellent l'*impériale*.

taillons formidables n'ont l'air, au repos, que d'une traînée de poudre, et, en mouvement, que d'une file de fourmis ! Comme tout est petit, au pied de l'un de ces monuments que les architectes du quatorzième siècle savaient faire si grands ! Les architectes d'alors étaient jaloux des montagnes ; ils les défiaient en grandeur, en solidité et en durée. Tout cela est si beau à voir, si grandiose, que je disais à mon bon gendarme : Et votre loi appelle cela une prison ! une prison à la hauteur du ciel ! Et le bon gendarme semblait me dire, en signes, car le gendarme est muet de profession : Ce n'est pas même une caserne ! Hommes en liberté, et qui faites de la liberté un assez mauvais usage, vous payeriez, même fort cher, pour avoir à faire mon heure de cette prison.

C'est sur cette plate-forme qu'on peut avoir sous les yeux le plan du donjon, et juger de la régularité de sa symétrie et de la simplicité de son dessin. On y arrive par le petit escalier, qui tourne dans l'épaisseur du mur sud, et qui déborde là-haut par une tourelle. Les amateurs admiraient anciennement une guérite en pierre qui était attachée, comme une cage d'oiseau, aux flancs de cette tourelle, suspendue sur l'espace qu'elle semblait braver et menacer de son poids ; la faux du temps, aidée d'un architecte moderne, a décroché ce tour de force de l'architecture du moyen âge, et a coiffé la tourelle, à la moderne, avec des dalles soutenues par des barres de fer, en guise de poutres ; de tout l'ancien travail il ne reste que les quatre arêtes en ogives, réunies au chapiteau de la columelle de l'escalier. Ce tour de force n'existe donc plus que dans les vieilles gravures.

La plate-forme du donjon est garantie contre la pluie par un système de toiture, dont de larges dalles de pierre sont les ardoises. Sur les tourelles, les dalles, au nombre de quatorze, sont rayonnantes autour d'une dalle circulaire de 1 mètre de diamètre, qui leur sert de faîtière centrale, de laquelle partent, en tout autant de rayons, des faîtières prismatiques de pierre pour recouvrir les jointures des dalles ; la circonférence de ce cercle est occupée par un chemin de ronde ou gouttière de deux pieds de large, bordée d'un parapet dont les architectes modernes ont rasé les antiques créneaux.

Les dalles de la plate-forme de la tour proprement dite sont carrées, de quatre pieds de long sur trois pieds de large. Imaginez-vous une dalle centrale débordée par un carré composé de deux dalles de quatre pieds de côté; lequel est débordé par un carré de quatre dalles de côté; lequel est débordé par un carré de six dalles de côté; lequel est débordé par un carré de huit dalles de côté, et ainsi de suite, jusqu'à sept assises sur les flancs; les angles de la plate-forme étant échancrés, dès la quatrième, par l'arc correspondant du chemin de ronde circulaire des tourelles. Mais comme les dalles de chaque assise sont contiguës et non en recouvrement, cette disposition ne préserverait pas le donjon des infiltrations pluviales; on y a pourvu par des prismes de pierre de 10 centimètres de haut et de 22 centimètres de large à la base, qui s'appliquent en faîtières sur les jointures. Ceux qui voudront se représenter cette disposition sur le papier, verront que les quatre séries principales de ces faîtières partent à angle droit des côtés de la dalle centrale, et qu'il en part deux séries, à angle droit, de chaque angle d'une assise ou carré. C'est pour cela que l'angle des pierres angulaires de chaque assise est taillé en un dé de 32 centimètres, pour recevoir une de ces séries de chaque côté; en sorte qu'on croirait voir des emboîtements d'équerres qui diminuent de côtés, à mesure qu'on arrive vers les quatre angles de cette grande toiture, angles qui sont échancrés jusqu'à la quatrième assise, par les chemins de ronde de chaque tourelle, lesquels communiquent avec les quatre chemins de ronde de la plate-forme de la tour. Sur le centre de la plate-forme s'élève un paratonnerre, qui a dû faire terriblement son office dans la nuit du 23 juillet; ce qui n'a pas empêché le donjon de subir les commotions d'immenses détonations.

J'ai vu, en descendant de ces hauteurs, un de ces cachots si célèbres dans les historiens du donjon, cachots fermés par trois portes énormes, tournant à rebours l'une de l'autre, et s'appliquant, l'une contre l'autre, comme trois feuillets d'un livre sur les prisons. Ce cachot a déjà perdu une de ses portes, il n'en reste plus que deux; car nous sommes en progrès; le temps finira par pulvériser les deux autres : ne croyez à la liberté du monde, que du jour où le monde aura rasé toutes les bastilles et effacé tous les cachots; les cachots ne sont pas des faits exceptionnels, mais des principes; et les principes sont des forteresses qui tiennent longtemps, et ne se rendent qu'ensevelies sous leurs propres décombres.

Notre donjon est entouré d'un rempart quadrilatère, ayant une petite tourelle en cul-de-lampe à chaque angle de son unique étage, qui formait anciennement une galerie couverte adossée à ce mur d'enceinte; des créneaux le terminaient, ainsi que les tourelles.

L'architecture moderne a placé sous la galerie des baraques formant un rez-de-chaussée, un premier et un deuxième étage du côté de l'Est; constructions informes et attachées en parasites aux flancs de cet antique monument; elle a rasé les créneaux et couvert le tout d'un toit d'ardoises que le vent enlève, et qu'on remplace alors, faute de fonds au budget, par des toiles cirées. Ce mur d'enceinte n'a qu'une entrée qui est à l'Est et donne dans le fort; la porte est creusée en ogive entre deux tours; elle était séparée d'une autre poterne, par un fossé qui a disparu, ainsi que le pont-levis. Du côté de l'Ouest, qui donne sur le bois, on a construit souterrainement des casemates sur lesquelles sont braquées sept à huit pièces de canon, qui cachent leurs gueules dans des meurtrières, prêtes à balayer, avec la mitraille, tout ce qui n'arriverait pas de ce côté avec la consigne, et voudrait entrer dans le fort autrement que par la porte.

(La suite au numéro prochain.)

3ᵉ Livraison. REVUE ÉLÉMENTAIRE 15 Août 1848.

DE

MÉDECINE ET PHARMACIE

DOMESTIQUES,

AINSI QUE

DES SCIENCES ACCESSOIRES ET USUELLES,

MISES A LA PORTÉE DE TOUT LE MONDE.

§ Iᵉʳ. — CLINIQUE DE LA NOUVELLE MÉTHODE,

OU

ÉTUDE PRATIQUE ET COMPARÉE DES CAS DE MALADIE LES PLUS DIGNES D'INTÉRÊT QUI SE PRÉSENTENT CHAQUE JOUR A NOTRE OBSERVATION.

(Voyez tom. II, livr. 2ᵉ, pag. 33.)

TUMEUR SURVENUE SUR LES PAROIS ABDOMINALES AU-DESSOUS DU NOMBRIL; EMPLOI DU SÉTON ET DES POMMADES MERCURIELLES; DÉPÉRISSEMENT; GUÉRISON PAR LA NOUVELLE MÉTHODE.

Dans mon dernier voyage à Dieppe, un jeune médecin, partisan de la nouvelle méthode, me proposa de voir un de ses malades, qu'il traitait de concert avec une ancienne célébrité de la ville, et auquel, par conséquent, il ne se croyait le droit d'appliquer la nouvelle méthode que dans le cas où je parviendrais à y décider son confrère et le malade, qui, du reste, semblait déjà le désirer, en désespoir de cause.

Nous nous donnâmes donc rendez-vous au lit du malade. Ce brave souffrant, l'un des industriels les plus estimés de la ville, se trouvait alité, en proie à la fièvre, condamné à la diète, ayant presque continuellement la diarrhée.

On lui avait pratiqué un séton dans la paroi abdominale, pour combattre une tumeur survenue dans ces parages, tumeur dont la nature m'est inconnue, car le séton en avait pris la place et en continuait les effets morbides, après en avoir transformé la nature. Dans la poche que traversait le séton se formait et séjournait un pus assez fétide, que l'on aspirait de temps en temps avec une canule en caoutchouc.

Mon avis fut de supprimer en entier ce traitement et ce mode de pansement, et surtout jusqu'aux plus légères doses de toute préparation mercurielle; de remplacer le séton par de fréquentes injections à l'huile camphrée, après lesquelles on recouvrirait les plaies de plumasseaux de charpie enduits de pommade camphrée, en ayant soin d'humecter, de temps à autre, d'alcool camphré les parties environnantes de la tumeur.

Soir et matin lavements à la graine de lin, avec une pincée de sel gris de cuisine et gros comme une noisette de pommade camphrée. Aloès tous les quatre jours; nourriture forte et aromatique. Contre la fièvre de la digestion ou autre, lotions d'eau sédative, avec frictions à la pommade camphrée sur le dos et les reins.

Ce traitement ne tarda pas à être suivi d'une amélioration sensible, et en quelques jours la santé fut rétablie; la cicatrisation de la plaie s'opéra peu à peu, sans que le malade éprouvât le moindre malaise et fût le moins du monde privé de vaquer à ses affaires.

Observations sur ce cas.

Quelle était l'origine de cette tumeur survenue dans l'épaisseur de la peau de l'abdomen? Un corps étranger est dans le cas d'en déterminer une semblable en labourant les chairs; à la suite, il peut se former un abcès, cause progressive de la fièvre, et nécessitant dès lors l'emploi d'un coup de bistouri, pour donner issue au pus et couper court ainsi à la fièvre.

Cette tumeur pouvait avoir pour origine le parasitisme d'une cause animée, la présence même d'un ver intestinal égaré dans ces régions par émigration, à l'âge où sa consistance filiforme lui permet de passer partout et de traverser de part en part les tissus, sans laisser trace de la perforation.

Dans cette hypothèse, et selon l'espèce de parasite, le siége du mal aurait pu devenir, ou une induration, ou un abcès, c'est-à-dire, une poche remplie de pus, ou une poche hydatique, ou un kyste enfin. Il est évident que si, dès le principe, une médication appropriée était venue étouffer la cause animée, extirper ou paralyser la marche de la cause inerte de ce mal au début, tout se serait arrêté dès lors à la dimension d'une simple piqûre et d'un petit bouton. Or, une simple application d'une compresse imbibée d'alcool camphré est en état d'arrêter ainsi au début le progrès de si graves ravages : dans le premier des deux cas, en coagulant les liquides albumineux autour du corps étranger, ce qui émousse ses aspérités, et paralyse en conséquence ses moyens mécaniques de progression à travers les tissus; dans le second cas, en tuant et asphyxiant la cause animée, et en réduisant ainsi sa présence dans une région sous-cutanée, au rôle de simple corps étranger condamné à l'inaction et partant à l'impuissance.

Que si la nouvelle méthode ne survient que lorsque les effets de l'une ou de l'autre de ces deux causes se sont accumulés, que la tendance, soit au développement anormal et kystiforme, soit à la désorganisation purulente se sera déjà manifestée sur une large échelle, dans ces deux hypothèses, il importe d'ouvrir le dépôt pour le débarrasser, soit du pus, foyer incessant de fièvre, et cercle vicieux de désorganisation, soit du liquide albumineux qui alimente le développement indéfini du kyste. Mais immédiatement après cette opération manuelle, il faudra panser la plaie d'après la nouvelle méthode, qui seule est en état de prévenir la formation du pus de mauvaise nature, et d'opérer la cicatrisation, sans accidents, en peu de jours.

Mais la nature n'est pas toujours la seule coupable de pareils ravages dans le chef-d'œuvre de sa création; et la médecine n'arrive souvent que pour lui prêter en cela, même dès le début, aide et assistance, avec ses sétons, ses cataplasmes, et, en désespoir de cause, avec l'emploi de ses remèdes mercuriels.

Par les sétons, elle entretient la plaie béante et toujours en contact avec l'air extérieur : de là, purulence, fièvre et diarrhée. Par ses cataplasmes, destinés à diminuer et à délayer, pour ainsi dire, l'inflammation, elle imprime à la décomposition purulente une tendance à la putridité baveuse, et à la gangrène, si rapidement contagieuse ; et c'est aux premiers symptômes de pareils accidents que le médecin a enfin recours à l'emploi des remèdes mercuriels, en friction, autour des parois désorganisées. Le mercure, par suite de son affinité pour les tissus organiques, arrête à la vérité un instant, en le décomposant, les ravages du pus de mauvaise nature ; mais en même temps il désorganise les tissus sains, et pénètre à la longue dans tous les organes, charrié par le torrent de la circulation, tout autant que par l'aspiration des vaisseaux lymphatiques. De là, ravages sur ravages, maladies locales succédant à une maladie locale, altération progressive de la santé générale ; enfin vous aurez appris plus d'une fois, par les révélations de la *Revue*, sous quelles formes indéfiniment multiples le marasme et la mort même sont en état de découler de l'emploi d'un aussi homicide et aussi perfide ingrédient.

Heureux les malades que la méthode nouvelle surprend, et dont elle a le droit de s'emparer, au début de ce traitement empoisonneur ! car elle seule est capable de cerner ces ravages autour du siége du mal, d'aspirer le venin caché dans les mailles du tissu, d'en purger la plaie, et d'en préserver la santé générale, de prévenir enfin l'infection après avoir coupé court au travail de la désorganisation.

CROUP DES ENFANTS.

Mme Goguelin, marchande au marché Noir, et demeurant rue Lenoir, n° 2, voyant que son petit enfant, âgé de quatre ans, était pris d'un enrouement qui ne faisait qu'empirer, en dépit des soins qu'elle lui prodiguait, se décida, le 28 mai dernier, à recourir aux soins du docteur-médecin qui a hérité de la clientèle du citoyen docteur Recurt, aujour-

d'hui ministre de je ne sais plus quel département. Le docteur ordonne à l'instant une application de sangsues au cou, différents vomitifs, les sinapismes aux pieds, un vésicatoire au cou, un autre sur la poitrine ; il cautérise au nitrate d'argent le fond de la gorge.

Mais deux jours après, la maladie se jouant de toutes ces tentatives, le médecin déclara qu'il ne répondait plus de la vie de l'enfant, et qu'il ne lui restait plus d'espoir que dans la *trachéotomie* (*), opération qui consiste à pratiquer une ouverture extérieure sur la trachée-artère, au-dessous de l'endroit où se termine le bouchon croupal, afin de donner une issue artificielle à la respiration, pour remplacer celle qu'intercepte le bouchon issu des progrès de la maladie. Pour cela on n'avait plus qu'à avoir recours à l'office d'un chirurgien.

Par un hasard heureux, on ne trouva pas le chirurgien à domicile ; et une personne du voisinage indiqua au père, à titre officieux, M. Dupas, citoyen formé aux doctrines de notre méthode, et qui les applique chaque jour avec une intelligence couronnée de succès incontestés. M. Dupas se transporta en toute hâte auprès de l'enfant, qu'il trouva respirant à peine, le visage bleu et cyanosé, ayant le cou couvert de vésicatoires et la poitrine parsemée d'énormes cloques.

On retire à l'instant les vésicatoires, on entoure les poignets d'eau sédative, on en arrose le crâne ; on met au cou une cravate imbibée d'alcool camphré ;

(*) De deux mots grecs, *tracheia* (*arteria*), en latin *aspera arteria*, trachée-artère (tube par lequel l'air se rend aux poumons et en est chassé) ; et de *temno*, je coupe, je taille, je pratique une incision. *Tracheia* signifie rude (artère à surface accidentée par des cerceaux) ; car les anciens anatomistes donnaient le nom d'artères à tous les organes cylindriques qu'ils trouvaient vides sur le cadavre ; ce qui faisait qu'ils mettaient au nombre des vaisseaux sanguins artériels le tube respiratoire.

on étend sur la poitrine, entre les deux épaules et sur le ventre, un cataplasme vermifuge et salin; on administre un grain d'émétique qui ne produit aucun vomissement, tant la prostration des forces était grande; puis sirop de chicorée. Toutes les fois qu'on enlevait les compresses d'alcool ou d'eau sédative, on exerçait une friction légère avec la pommade camphrée autour du cou.

Un quart d'heure après la première application de l'eau sédative autour du cou, l'enfant commença à cracher des lambeaux de mucus blancs et coagulés comme du blanc d'œuf; il éprouva ensuite une abondante salivation; au bout de trois heures, mieux sensible; et le lendemain le petit malade était presque sur pied.

Une voisine ayant rencontré le médecin, lui fit part du résultat qui l'étonna, car il s'attendait à apprendre la mort de l'enfant; il monta pour s'assurer du fait par ses propres yeux, et conseilla de continuer l'usage de l'eau sédative, qui ne pouvait faire aucun mal, et était même en état de procurer un soulagement, par suite de l'irritation même qu'elle produisait sur la peau.

Quoi qu'il en soit, au bout de huit jours, l'enfant condamné à mort sur les conclusions de la doctrine de la Faculté, se portait à merveille, grâce aux soins éclairés de la nouvelle méthode.

Observations sur ce cas.

Le croup tire son nom de l'espèce de cri que pousse le malade, à mesure que le progrès du mal intercepte l'air à la fonction de la respiration; on l'appelle *cri croupal,* espèce d'aboiement caractéristique de cette affection. De là vient que les classificateurs des maladies ont donné à cette terrible affection les noms de *cynanche stridula,* étouffement qui produit un aboiement du chien; d'autres s'attachant au mécanisme plutôt qu'à l'un de ses effets, ont appelé cette ma-ladie *angina trachealis,* étouffement ayant son siége dans la trachée; et d'autres enfin *angina polyposa,* étouffement par suite de la formation d'un polype dans la trachée-artère; mauvaise dénomination, parce qu'elle est basée sur une fausse assimilation; le bouchon qui se forme dans la trachée-artère n'ayant aucun rapport d'organisation avec le polype proprement dit.

Le croup n'est pas tel dès le début de la maladie; il débute, comme un rhume, par une irritation à la gorge, accompagnée de quintes dont le timbre se modifie de jour en jour et se rapproche de plus en plus, pour ainsi dire, par la gamme chromatique, du cri croupal.

Le croup, à l'origine du mal, peut ne pas offrir le moindre caractère du croup; et si la médication en fait disparaître les premiers symptômes, on croit alors n'avoir guéri que d'un simple rhume.

Mais la cause du croup n'étant pas celle du rhume, étant, au contraire, mille fois plus active, plus vorace, plus productive de tissus parasites des muqueuses de la trachée-artère, si la médication, irrationnelle dans sa théorie, aveugle et anodine dans ses moyens d'attaque, ne parvient point à atteindre et à déloger de sa position la cause parasite de ce terrible mal, dès ce moment les tissus anormaux, émanés de cette œuvre de parasitisme, tendent, en se feutrant de plus en plus, à obstruer le canal respiratoire, à diminuer progressivement le volume d'air aspiré et expiré, à voiler les vibrations des cordes vocales, à altérer d'autant le timbre de la voix; et quand les cris viennent à cesser, c'est que la trachée-artère est totalement obstruée par un bouchon de mucosités coagulées et moulées sur ses parois, et que le malade se meurt asphyxié, si rien ne vient à expulser l'obstacle que le mal a interposé entre l'air extérieur et l'organe respiratoire. Dès ce moment, tous les symptômes du mal se confondent avec ceux de l'asphyxie : cyanose du visage, contorsions de la bouche et mouvements convulsifs de tout le corps, les yeux roulant convulsivement dans l'orbite, pouls s'affaiblissant de plus en plus et finissant par disparaître tout à fait : symptômes qui durent peu, tant la mort par asphyxie est prompte.

A l'autopsie, on trouve la trachée-artère obstruée par un long bouchon de tissus parasites, bouchon croupal peu adhérent, à la vérité, aux parois de la trachée, facile à s'en détacher, mais difficile à en être expulsé ; or la guérison ne saurait être obtenue qu'à la faveur de son expulsion. Car ce n'est pas avec des gaz, les seules substances auxquelles ces régions soient accessibles, qu'on parviendrait à dissoudre de tels tissus ; il faudrait pour cela le contact des liquides, dont l'introduction immédiate dans le canal respiratoire deviendrait aussi fatalement cause d'asphyxie, que la présence de ce bouchon ; que dis-je, cause d'asphyxie? cause occasionnelle de rupture et de déchirement des cellules du poumon.

Or, la médication ayant le double but d'annihiler, de tuer la cause organisatrice de ces terribles ravages, et d'en expulser les produits, je vous demande comment l'ancienne médecine avait-elle la prétention d'y arriver avec des juleps, l'application de sangsues, des vésicatoires autour du cou ou sur la poitrine, des sinapismes aux pieds, etc.?

La cause du mal étant une cause mécanique, animée ou non, les juleps passeront par l'œsophage sans l'atteindre, même par absorption ; et s'ils l'atteignaient, dans le cas où elle serait mécanique, les juleps ne feraient que l'alimenter au lieu de la contrarier.

L'application de sangsues autour du cou et sur la poitrine procurera sur le pouls une amélioration que le médecin prendra pour un signe de soulagement; la succion des sangsues, en désemplis-

sant les vaisseaux, semblera diminuer l'intensité de la fièvre ; mais la cause du mal, attachée à des tissus internes, s'accommodera d'un moyen qui tend à tenir ces tissus dans l'état qui convient à son parasitisme, si elle est animée, ou à son œuvre d'organisation anomale, si cette cause est inerte. Il y a plus, c'est que l'affaiblissement produit par l'appauvrissement du sang ajoutera à la puissance de la maladie elle même, et à la difficulté qu'éprouve déjà le malade pour se débarrasser de la cause immédiate de son étouffement. Ajoutez à cela le danger des hémorragies chez les enfants en bas âge, s'il arrive que la lancette de la sangsue vienne à atteindre, à travers les tissus si peu consistants à cet âge, une artère sous-cutanée. Que d'enfants sont morts exsangues par hémorragie, et sans que rien ait pu arrêter l'écoulement du sang, après l'application de deux ou trois sangsues au cou !

Les vésicatoires agiront d'une manière plus funeste que les sangsues; car ils agiront en sens contraire, en appelant le sang dans les régions d'où les sangsues avaient pour but de le soutirer. Ce moyen ajoutera une torture externe à une torture interne ; et la médication équivaudra à une deuxième maladie, dont le parasite sera le médecin.

Les sinapismes aux pieds opposeront un léger soulagement à une immense torture, et apporteront une goutte d'amélioration dans un océan de ravages : semblables à celui qui, dans une croissante inondation, s'amuserait à distraire, seau à seau, quelques litres d'eau au torrent qui afflue.

C'est en désespoir de cause que la médecine finissait par avoir recours à l'administration de l'émétique; attaquant ainsi mécaniquement une cause mécanique d'une mort imminente, et cherchant à expulser le bouchon obstructeur du tube respiratoire, par la pression que doit exercer de bas en haut, au passage

de l'œsophage, la matière du vomissement, contre le tube de la trachée-artère.

De toute la médication, ce moyen seul
est rationnel, et nous y avons recours
quand on en appelle à notre médication
à la période extrême ; mais en s'y prenant dès le début, il est facile de prévenir l'emploi de ce moyen, qui, du reste,
échoue en certains cas, surtout dans
celui où le petit malade a été soumis à
une diète prolongée, vu qu'alors il ne
saurait vomir que le liquide administré,
et que le liquide ne produirait pas la
pression destinée à chasser au dehors le
bouchon obturateur ; dans d'autres cas,
parce que l'estomac, affaibli par le traitement scolastique, se trouve inacces-
sible à la puissance de l'émétique ; car
les remèdes, comme les aliments, agissent avec d'autant moins d'énergie, que
les organes sont plus usés et plus dété-
riorés.

Enfin, quand le malade est sur le point
de succomber, le médecin a recours au
chirurgien pour pratiquer la *trachéotomie*, c'est-à-dire, l'ouverture artificielle
de la trachée-artère par une incision
pratiquée au-dessous du cartilage thy-
roïde , vulgairement *pomme d'Adam*.
Cette ouverture rétablit la respiration à
la vérité, en donnant accès à l'air extérieur au-dessous du bouchon croupal,
qui en interceptait l'aspiration ; mais elle
détermine la dessiccation et l'inflammation des parois des voies respiratoires,
vu que l'air n'y arrive plus imprégné
d'humidité, ce qui finit à son tour par devenir une cause de mort.

Théorie de la médication nouvelle.

Les symptômes, la marche et les produits de la maladie , tout invite à penser
que la cause en réside dans le parasitisme d'un être animé qui s'attache de
préférence sur les parois ou muqueuses
du tube trachéal. Cet être animé produirait des saburres et des embarras

gastriques, s'il se tenait attaché aux parois ou muqueuses de l'estomac ; sur les
parois ou muqueuses de la trachée-artère, il produit un feutre qui se moule
sur le tube en un bouchon croupal ; différence de siége qui amène à sa suite
toute la différence des résultats. Détruire et étouffer cette cause dès le principe, c'est couper d'un seul coup la racine de tant de mal. Plus tard, il ne suffit pas d'étouffer la cause, il faut encore
et surtout se débarrasser de ses produits.

Or une cause animée qui s'attache à
l'un de nos organes internes en communication avec le canal intestinal, peut
avoir son refuge dans toutes les dépen-
dances de ce canal même ; il est d'une
bonne et rationnelle médication de lui
interdire toute espèce de refuge, et de
couper toutes les issues par lesquelles
elle chercherait à échapper à l'action du
médicament.

On administrera donc un purgatif vermifuge, qui aura le double avantage et
d'attaquer le principe du mal, et de prévenir la constipation dont l'effet ajoute-
rait sa compression à l'état d'étouffement
qui afflige le malade.

Les applications de compresses imbibées d'alcool camphré autour du cou,
agiront par absorption et comme vermifuge par l'action du camphre, pour tuer
le parasite, et mécaniquement par l'action coagulatrice de l'alcool, pour diminuer le volume du bouchon muqueux et
croupal, et donner d'autant accès à l'introduction de l'air extérieur ; attaquant
ainsi en même temps la cause et diminuant ses effets. Si la cause succombe
à cette tentative, et que dès lors la médication ait tari la source des produits,
l'action continuée de l'alcool camphré
amoindrissant peu à peu le volume du
bouchon en le coagulant, le détachant,
du reste, de plus en plus des parois de
la trachée-artère, il suffira bientôt du
plus léger effort du malade pour le dé-

barrasser de ce corps étranger, et dès ce moment il sera radicalement guéri de la maladie principale, sauf à réparer les effets plus ou moins compliqués qu'elle aura produits sur la santé générale.

Au début de la maladie, ce médicament suffit pour couper court au progrès du mal.

Quant à la fièvre, nous avons, on le sait, pour la dissiper comme par enchantement, l'emploi de l'eau sédative, en lotions et en compresses sur le cœur, autour du cou et autour des poignets, et en affusion sur le crâne.

Ajoutez à ce traitement quelques cuillerées d'eau salée administrées de temps en temps, non-seulement comme vermifuge, mais encore comme dissolvant des mucosités, et même un ou deux centigrammes de calomélas en qualité de vermifuge ; et vous aurez ainsi dissipé souvent en quelques heures une maladie qui se montre rebelle à tout autre traitement.

Napoléon avait proposé un grand prix à quiconque trouverait un remède à ce terrible mal, dont la faculté ne put point préserver l'héritier adoptif de la couronne. Ce remède ne fut point trouvé, et les chercheurs perdirent patience.

Aujourd'hui la faculté se ruine en délations et en persécutions contre celui qui l'a trouvé et donné au public, sans en attendre la moindre récompense. La vérité est si simple par elle - même, qu'une fois qu'elle se révèle, elle n'a plus de prix vénal : sa pureté originelle reste ainsi sans tache et sans alliage terrestre. La récompense en eût fait une marchandise ; la persécution lui sert de creuset épurateur.

Résumé du traitement contre le croup.

Dès les premiers symptômes du rhume on donnera soir et matin, tous les deux jours, une cuillerée à café de sirop de chicorée. Tous les jours, soir et matin, on placera sur la langue de l'enfant, gros comme un pois de poudre de camphre, qu'on lui fera avaler au moyen d'une cuillerée d'eau salée (*une poignée de sel gris de cuisine (trente grammes) dans un litre d'eau*).

On entourera le cou d'un cataplasme salin, arrosé d'eau sédative, pendant une demi-heure, trois fois par jour ; on le remplacera par une cravate imbibée d'alcool camphré ; et dix minutes après, on exercera, principalement sur le cou, ensuite entre les deux épaules, et sur la poitrine, une douce friction à la pommade camphrée.

Si le mal résistait à un pareil traitement, on administrerait à l'enfant, pendant deux jours, un centigramme de calomélas dans un peu de bouillie ou dans de la confiture ; on peut augmenter la dose du calomélas, jusqu'à cinq centigrammes pendant deux jours, pour les enfants de deux ans et plus.

En tisane, infusion de bourrache sucrée.

Soir et matin, lavements à la graine de lin, avec une grosse pincée de sel gris de cuisine. Enfin, si le mal résistait encore, administrez un grain d'émétique, et continuez le reste du traitement.

Pour les enfants à la mamelle, au lieu de leur administrer le camphre en poudre, la nourrice prendra elle-même trois fois par jour du camphre, qui passera immédiatement dans le lait.

C'est à l'aide de cette médication que je n'ai, jusqu'à ce jour, trouvé aucun cas de croup rebelle, et que la guérison s'opère comme par enchantement, quand la médecine n'a pas ajouté les ravages de ses médications aux ravages de la maladie.

Digression sur la fatalité.

Si ce remède eût été en vogue sous l'empire, l'héritier adoptif de Napoléon ne serait pas mort.

Napoléon n'aurait pas eu besoin dès

lors d'épouser une archiduchesse autrichienne.

Il aurait conservé l'assistance et les inspirations de sa bonne Beauharnais, qu'on appelait sa *Notre-Dame des Victoires*, ou son *porte-bonheur*, et il ne se serait pas aliéné l'affection de l'empire.

Vainqueur des souverains coalisés, il aurait déposé le casque de Bellone pour celui de Minerve. Après avoir formé son grand peuple à la victoire, il l'aurait façonné aux habitudes de liberté, simplifiant les rouages de l'administration après avoir simplifié la tactique militaire. Ni Moscou ni Waterloo n'auraient pesé sur les destinées de la France, qui serait à présent de cinquante ans en avant sur l'avenir du monde.

Voyez de quoi dépendent les événements de l'histoire moderne ! de l'application d'une *goutte d'eau autour du cou d'un enfant*. C'est que les peuples ne sont encore que de grands enfants, qui, pour marcher, ont besoin de la lisière, qui tombent dès qu'elle casse, et restent par terre jusqu'à ce qu'une main vienne les remettre sur pieds. Mais les peuples commencent à grandir, et ils régleront bientôt leurs propres destinées, comme des majeurs se mettent à régler leur avoir.

Pour les guérir du croup qui les asphyxie, leur eau sédative, c'est l'instruction et la moralisation ; tout autre moyen, si violent qu'il soit, n'est propre qu'à ajouter à leur maladie séculaire une maladie pire encore.

CHOLÉRA.

Le choléra continue sa tournée en Europe ; on en signale des cas parfaitement caractérisés, à la date du 15 août, à Londres et à Paris ; mais on remarque en même temps que la maladie a diminué considérablement d'intensité depuis son apparition de 1832, et que ses ravages sont plus clair-semés dans les populations envahies.

Tout cela s'explique, non pas par un changement survenu dans les propriétés de cette entité morbide que l'on nomme le choléra, mais par le traitement rationnel, qu'en dépit de nos vieilles facultés, les populations ont adopté pour combattre la cause du mal, dès ses premiers symptômes.

L'intensité d'une maladie ne vient que de la multiplication, si je puis m'exprimer ainsi, de la cause qui l'enfante

Un exemple va rendre cette explication palpable.

Soit une maladie dite vermineuse, et qui ne soit encore produite que par le parasitisme d'un seul ver intestinal, le malade n'éprouvera qu'un malaise, souvent indéfinissable, qui pourra augmenter d'intensité à mesure que le ver augmentera en dimensions et en âge. Mais, à l'époque de son effrayante pullulation, la maladie semblera changer subitement de face, et ses symptômes deviendront d'autant plus alarmants, qu'une plus grande horde de ces vampires s'attachera aux surfaces intestinales. Si, à ce moment, on n'oppose à ce mal rapide et effrayant que des lochs, du laitage et des tisanes émollientes, dont les vers intestinaux ne se trouveront pas plus mal, la maladie vermineuse arrivera, par les épreintes, les coliques atroces, la constipation d'abord, et ensuite la dyssenterie, enfin, par la fièvre cérébrale, jusqu'à cette époque de décomposition putride des parois des intestins, qui caractérise la fièvre typhoïde ou putride. Si, au contraire, dès les premiers symptômes du mal, on oppose à ces ravages une médication propre à détruire la cause animée, et qui, sans nuire à la santé du malade, soit un poison pour le parasite qui le ronge, la gravité de ce fléau s'arrêtera aux dimensions d'un simple malaise, et disparaîtra dès le début. L'innocuité ou la gravité de la maladie ne dépend donc que de la manière rationnelle ou irrationnelle dont on attaque la cause ; c'est-à-dire, du mode de traitement qu'on oppose aux ravages du mal.

Eh bien, nous l'avons déjà suffisamment établi ailleurs : le choléra est une affection engendrée par des hordes imperceptibles de causes animées qui, portées par le caprice des vents de proche en proche, et avalées à l'aide de la respiration, s'attachent en vampires aux surfaces intestinales, en sucent le sang, en paralysent les fonctions digestives, et jettent dans la circulation la perturbation la plus effrayante et la plus rapide dont l'homme qui soigne les malades puisse jamais être témoin.

Si, dès le principe, vous adoptez exclusivement une de ces médications, dont les vampires intestinaux s'accommodent à merveille, le mal suivra sa marche et arrivera au dénoûment fatal, après avoir parcouru toutes ses périodes caractéristiques.

Mais tous les symptômes disparaîtront comme par enchantement, si, du premier coup, et par suite d'une médication appropriée, vous empoisonnez, par un infiniment petit poison, ces causes de mort infiniment petites. Le mal perdra beaucoup de sa durée et de sa gravité, si cet infiniment petit poison n'arrive à la cause qu'imparfaitement et par doses successives.

Ainsi, alors que l'invasion morbide s'opérerait par des hordes innombrables, tout pourrait se réduire à des atteintes si fugitives, qu'elles sembleraient n'avoir pas eu besoin de médication pour se dissiper spontanément, et par cela seul que la médication aurait été promptement énergique.

Or, l'action d'une pareille médication, non-seulement coupera court à la maladie chez un individu donné, mais si elle est généralement adoptée, elle pourra diminuer même l'intensité des premiers symptômes, en empêchant la pullulation de la cause animée, et, si je puis m'exprimer ainsi, en réduisant de plus en plus son personnel ; en sorte qu'à un certain chiffre de ces causes, la maladie n'ait plus aucun des caractères essentiels qu'elle affecte au grand complet ; dans ce cas, le *choléra*, l'inexorable *choléra*, s'arrêtera au rôle d'une plus ou moins légère cholérine. La *cholérine* n'est qu'un *choléra* produit par un plus petit nombre de vampires intestinaux ; en sorte qu'il reste assez de parois intestinales inoccupées, pour que les fonctions vitales ne soient pas entièrement interceptées et que la circulation continue à être alimentée par l'élaboration normale du chyle en chyme nourricier ; et encore cette cholérine variera de caractère, selon la place que la cause du mal aura choisie de préférence ou par l'effet du hasard de l'invasion.

L'invasion du choléra, en tout état de cause, est toujours précédée par des cas disséminés de cholérine, par la raison qui fait que la dissémination d'une cause quelconque, à la faveur des mouvements atmosphériques, s'opère toujours progressivement, et s'annonce par des espèces d'avant-gardes et d'avant-coureurs. C'est ainsi que voyagent les nuées de sauterelles que le vent d'Afrique jette sur les moissons de la Calabre ; c'est ainsi que les nuées d'orage ne crèvent sur un champ, qu'à la suite de flocons de nuages qui semblent en annoncer le passage et en tracer la route.

La cholérine est, sous ce rapport, l'avant-garde du choléra, émanant de causes identiques, par leur nature, mais plus disséminées et moins nombreuses. Ce qui n'empêche pas la cholérine de devenir mortelle, tout aussi bien que le choléra, si elle est mal soignée ; seulement dans ce cas la mort n'arrivera ni aussi vite ni sous le masque de symptômes aussi effrayants.

La cholérine qui règne dans Paris depuis la fin de juillet, et qui a sévi d'une manière toute particulière dans la banlieue de Gentilly, Montrouge et Vaugirard, débutait par des coliques atroces, des épreintes de constipation qui portaient sur le fondement et faisait sortir le rectum de l'anus. La pâleur du visage et l'émaciation subite du visage dénotaient suffisamment la gravité des ravages intestinaux, qui s'opéraient sous l'influence désorganisatrice de la cause immédiate de la maladie ; à la suite de la constipation, venait la dyssenterie composée de sang plus ou moins coagulé et d'albumine décolorée. La fièvre empourprait bientôt le visage et faisait monter le sang au cerveau ; de là délire, hallucinations et vociférations de terreur telles, qu'une nuit la brave garde nationale d'un village de la barrière a enfoncé la porte d'un de ces malades, qui ne cessait de pousser des cris effrayants : *Au voleur!* la garde-malade n'ayant pas été assez leste pour venir ouvrir à la patrouille impatiente.

En face de notre domicile, une petite fille est prise de la cholérine : le fondement lui sortait de plusieurs pouces ; le médecin survient et ordonne application de sangsues sur cette portion du rectum qui faisait saillie, la diète et une eau blanche dont je ne connais pas la nature. La petite fille est morte dans les vingt-quatre heures, en proie aux plus horribles souffrances.

Ma famille n'a pas été à l'abri de l'invasion pendant ma captivité, et la pauvre mère en a été plus victime que les autres, à cause de la complication de deux autres maladies qu'elle avait contractées en se rendant péniblement à Vincennes, et en escaladant les cent marches de l'étage où est juché mon cachot, complications qui ont un instant servi à dissimuler et masquer les caractères de la maladie la plus grave. Que faire, quand il faut attendre vingt-quatre heures pour pouvoir prendre conseil ? Enfin elle va mieux aujourd'hui, 18 août ; je décrirai plus au long l'histoire de sa terrible maladie, quand la guérison sera complète.

Mais deux semaines après, sa sœur se sent prise de coliques atroces ; la pâleur couvre son visage, ses yeux sont égarés, elle monte épouvantée, elle que rien jusque-là n'épouvante ; cette fois, instruits par l'expérience, on lui administre un petit verre d'eau-de-vie camphrée, on lui frotte l'abdomen avec de l'alcool camphré ; aussitôt tout se dissipe et se termine par une selle abondante ; depuis, la malade ne s'est ressentie de rien. A deux jours de là, le plus jeune de la famille (il est âgé de 8 ans) est pris des mêmes symptômes et monte en poussant des hauts cris ; on parvient, en lui donnant le change, à lui faire avaler une bonne dose d'alcool camphré fortement étendu d'eau, et à lui frotter le ventre avec de l'alcool camphré pur ; et aussitôt tout se dissipe et le petit malade ne pense plus à son mal ; il retourne frais et dispos à ses amusements ordinaires.

Que l'on fût arrivé dans ces deux cas, avec les lochs, les sangsues et la diète, et peut-être la véritable médication aurait été invoquée ensuite en désespoir de cause. Nous ne saurions donc trop inviter nos lecteurs à propager, par tous les moyens qui sont à leur disposition, la médication que nous allons décrire de la manière la plus détaillée.

Caractères de la cholérine.

Epreintes violentes et ténesmes, qui souvent font sortir le rectum de l'anus.

Pâleur subite avec sueur froide ; puis chaleur brûlante, suivie de fièvre cérébrale, si l'on tarde d'appliquer une médication rationnelle et énergique ; c'est à la suite d'une médication douce et, selon les termes de l'école, antiphlogistique, que la dyssenterie la plus violente, avec copieuses déjections sanguines, succède à la constipation. Au début, certains malades éprouvent, au mollet surtout, de légères crampes, diminutif de ce caraclère si grave dans les vraies atteintes du choléra.

Caractères du choléra.

Le *choléra* rassemble, pour ainsi dire, en un seul instant toutes les périodes de la cholérine, et en reproduit tous les caractères comme dans un seul foyer; ainsi qu'un verre grossissant, qui accumule sur un point donné les rayons lumineux épars dans l'espace.

Dès les premiers symptômes, vomissements et déjections noirâtres, car tout le tube digestif est envahi à la fois. Coliques convulsives; convulsions ou plutôt contorsions effrayantes : crampes intolérables; ratatinement des membres, *cyanose*, c'est-à-dire, couleur de la peau passant rapidement au bleu : momification, pour ainsi dire, du malade, qui semble se rapetisser dans toutes les dimensions ; mort rapide comme la foudre.

Médication.

Faire avaler aussitôt un petit verre d'eau-de-vie (Cognac) camphrée (*) que l'on étend plus ou moins d'eau, pour les personnes non habituées aux liqueurs fortes.

On frotte le ventre avec de l'eau-de-vie camphrée, jusqu'à cessation des crampes et des coliques.

On arrose le crâne d'eau sédative; on place une compresse imbibée de cette eau sur la région du cœur, autour du cou et des poignets.

Lavement vermifuge sans tabac.

(*) On doit toujours avoir à sa disposition de l'eau-de-vie ordinaire du commerce, dans laquelle on dépose des morceaux de camphre, de manière qu'il en reste au fond qui refusent de s'y dissoudre. Cette eau-de-vie est ainsi saturée de camphre.

Aloès (25 centigrammes).

Un quart de verre d'eau salée (*une poignée de sel gris de cuisine dans un litre d'eau*) à prendre après avoir croqué gros comme un pois de camphre.

Si les symptômes ne se dissipaient pas assez vite, à l'aide de ces moyens, on administrerait aussitôt l'huile de ricin (60 grammes pour les adultes et 30 grammes pour les enfants) dans un bouillon aux herbes (quantité égale), et avec force bouillon aux herbes, toutes les fois que le malade ira à la selle.

Mais le plus souvent, et quand on arrivera au bébut, les symptômes du mal cèderont, comme par enchantement, à l'administration des premiers remèdes.

N. B. Ainsi, citoyens, nous vous en supplions, ne prenez en cela conseil que de vous-mêmes; n'écoutez pas la médecine officielle, si elle vous parle autrement; et elle vous parlera autrement, croyez-le bien; car la médecine officielle, qui nous tient en prison, envahit les hôpitaux, le journalisme et les ministères, et elle ne s'est dépouillée eu aucune manière de son classique entêtement, bien au contraire, en s'affublant des oripeaux de la puissance. Vous voilà devenus souverains, en tout, même en médecine, par le droit du suffrage universel ; quel est l'insolent de vos sujets qui oserait vous interdire de vous soigner vous-mêmes et vos familles, d'après les règles de votre propre conviction? Le temps des fétichismes est passé de mode; aujourd'hui on n'ordonne plus de croire, on démontre; et la démonstration est du domaine de toutes les intelligences; elle n'est plus l'apanage exclusif du parchemin

§ II. — COURS ÉLÉMENTAIRE D'ANATOMIE

ET DE PHYSIOLOGIE HUMAINE ET COMPARÉE.

(*Suite.* — Voy. tom. II, liv. 2e, pag. 38.)

Surfaces palmaire et plantaire (*).

202. Il suffit d'examiner à la loupe la surface palmaire de ses mains et de ses doigts, pour s'assurer que la peau n'y est plus organisée comme sur tout le reste du corps ; et il en est de même de la surface plantaire.

En effet, la peau de la surface dorsale de la main, qui est celle de tout le corps, se montre labourée de losanges, de trapèzes, de quadrilatères, de triangles, des angles desquels partent des poils plus ou moins longs, et d'un plus ou moins fort calibre.

Les surfaces palmaires et plantaires, au contraire, depuis le poignet ou le talon, jusqu'à l'extrémité des ongles, ne sont plus qu'un guillochage de circonvolutions en dos d'âne du plus joli effet, mais dont l'œil se perd à suivre tous les méandres. Il y a plus; chaque circonvolution est pointillée d'une rangée d'enfoncements ou petits godets peu profonds, qui donnent à ce travail l'aspect d'une planche gravée à la taille mêlée de points. Jamais un poil ne se montre sur ces surfaces palmaire et plantaire de l'homme et des animaux à pattes, du singe, du chat, du chien, du tigre, du lion, et les griffes mêmes des oiseaux. Et qu'on ne dise pas que cette absence de poils est due au frottement qui les rase ; car l'homme de lettres, la dame du boudoir, dont les mains ne touchent à rien, devraient alors avoir des poils à la surface palmaire comme sur tout le reste du corps ; ce qui ne se voit jamais.

203. Ces deux espèces de surfaces sont donc quelque chose de plus qu'organes du tact, car elles ont une organisation spéciale ; il est évident que ces petits godets, qu'on ne retrouve nullement sur le reste du corps, doivent avoir une destination spéciale.

Malpighi, qui, le premier, a examiné ce travail de la nature au microscope (*), considère ces godets comme les pores béants de la sueur (*patentia* sudoris *ora*), idée qu'a adoptée plus tard Grew (**), et que, de notre temps, s'est appropriée Eichorn (***). « Ces pores sont si grands, dit Grew, que quelqu'un qui a bonne vue peut les voir à l'œil nu ; mais en les regardant avec une loupe, on voit chaque pore, comme une petite fontaine, contenant de la sueur aussi claire que l'eau de roche, laquelle sourcille incessamment à mesure qu'on l'essuie. C'est sur la convexité des sillons de la surface palmaire des doigts, et non au fond des sillons intermédiaires, que ces pores sont disposés par rangées régulières. »

Mais si ces pores étaient les orifices béants des conduits de la sueur, les organes propres et spéciaux de l'excrétion sudorifique, il est évident que toutes les

---

(*) Du latin, *palma,* paume de la main, et *planta*, plante des pieds. Remarquez cette analogie du radical des deux mots, *pal* et *pla*, l'un l'inverse de l'autre ; ou, en supprimant les voyelles, *plm* et *pln*, qui ne diffèrent que par la dernière lettre ; et puis rappelez-vous le radical de *palpare* ou *plp*, palper, vous aurez une idée de la simplicité avec laquelle les langues primitives ont dû déduire leurs dérivés. La *paume de la main (plm)* est la surface de la main qui palpe ; et la *plante des pieds (pln)* est la surface des pieds qui palpe.

(*) *Epist. anatom.*, in-12, Elzev., 1669, pag 59, *de Tactus organo.*

(**) *Transact. philosoph.*, an. 1684, n° 159, art. 2.

(***) Voyez la traduction de son travail dans le *Journal complémentaire du dict. des sciences médicales,* tom. xxvii, pag. 239, 1826.

surfaces de notre corps en seraient pointillées, car, lorsque nous transpirons, toute notre peau se couvre, comme celle des mains et des pieds, de gouttelettes limpides de sueur. Or, nulle autre part la loupe ne découvre la moindre trace de godets analogues ; donc ces godets ont une autre destination, en outre de leur perméabilité à la sueur, propriété qu'ils partagent avec toutes les autres surfaces diversement organisées.

204. Or, remarquez que la surface palmaire ou plantaire est douée d'une faculté d'appréhender les corps extérieurs, de les palper, de les saisir, de s'y attacher, qu'on ne retrouve sur aucune autre surface, quelque potelée, quelque flexible et musculaire qu'elle soit. Vous ne vous tiendrez jamais aussi bien par le pli du coude ou du jarret à une barre, que par la surface palmaire de la main. On a vu, dans les prisons, des individus capables de grimper par l'angle de deux murailles, en s'attachant aux surfaces par la paume de la main et la plante des pieds. Les grenouilles, qu'on appelle rainettes, marchent renversées en s'attachant, par ces surfaces, au plafond d'un appartement, comme elles marcheraient sur un plancher ; leur surfaces plantaires sont comme des pelotes visqueuses. Le loir des champs, ce rat élégant des campagnes, court sur les surfaces verticales des murs, comme un lapin sur une surface horizontale. Un jour, que je venais de faire poser des vitres à une fenêtre du deuxième étage qui donne sur les champs, je m'aperçus que le mastic venait d'être enlevé avec une grande propreté ; je fis revenir le vitrier pour en remettre d'autre, qui fut enlevé une heure après, sans plus de façon. La chose était si singulière à cette hauteur, que je me mis au guet, et je ne tardai pas à voir accourir, comme un éclair, en grimpant contre la surface du mur, un joli loir, qui rebroussa chemin au plus vite en me voyant, pour aller gagner sa tanière dans les champs. Cependant le mur n'offrait ni saillie, ni cordons, ni aspérité. Le loir s'y attachait par le jeu de ses surfaces palmaires et plantaires, sur lesquelles vous pourrez découvrir le même guillochage et les mêmes prétendus pores de la sueur que sur les surfaces analogues de nos mains et de nos pieds.

205. Or, si vous pouviez attraper un loir, à l'instant où il court, vous verriez que ses surfaces palmaires ou plantaires sont aussi sèches et aussi peu visqueuses que celles du chien ou du chat. Ce n'est donc pas au moyen d'une glu qu'ils s'attachent, car cette glu retarderait leurs mouvements en les empêchant de se détacher. Il faut donc qu'il y ait là une fonction animale soumise au libre arbitre de l'animal, et dont il puisse se départir aussi promptement qu'il l'exerce.

206. Une fonction par laquelle un animal peut attacher et détacher une de ses surfaces, se rapproche déjà de beaucoup de la double faculté d'aspirer et d'expirer ; car rien n'est plus facile à démontrer que l'on peut retenir collée contre la bouche, rien qu'en aspirant, une planchette assez lourde, et qu'on n'a qu'à expirer pour que la planchette se détache d'elle-même. L'aspiration fait le vide ; l'expiration restitue l'air ambiant ; or, le vide attache d'autant plus qu'il approche plus de zéro. Il n'est besoin que d'énoncer cet aperçu pour qu'on entrevoie déjà l'analogie.

207. Mais ces prétendus pores spéciaux de la sueur acquièrent, chez certaines espèces animales, des proportions telles, qu'on peut en étudier le mécanisme, presque sans avoir besoin d'avoir recours à l'intermédiaire de la loupe.

208. Soient, par exemple, les bras des céphalopodes, des poulpes, des seiches et des calmars ; vous les trouverez munis, sur leur surface d'appréhension, de rangées de suçoirs, avec

squels ces animaux s'attachent si fortement aux corps étrangers, qu'il ne fait pas bon nager dans les parages qu'ils peuplent; car, malheur au nageur que ces hideux mollusques saisissent aux jambes, si le nageur n'a pas la présence d'esprit d'introduire la main dans le sac abdominal de son vampire, pour le forcer à lâcher prise, en le retournant comme un gant. Ces suçoirs, s'ils étaient réduits à l'état microscopique, compensant leur petitesse par leur nombre, auraient l'air de tout autant de pores de la sueur; car ce ne sont que des godets musculaires, capables de s'attacher aux corps en faisant le vide par aspiration de l'air, et de s'en détacher en expirant l'air qu'ils avaient aspiré pour s'attacher. Nous les avons décrits et figurés dans la deuxième édition du *Nouveau système de chimie organique*, tom. 2, pag. 273.

209. Nos suçoirs palmaires et plantaires, à nous, sont, en dimensions, aux suçoirs des bras des céphalopodes, ce que l'œil d'un colimaçon est à l'œil d'un bœuf (72); voilà toute la différence.

210. Les surfaces palmaire et plantaire sont donc des organes d'appréhension, ce qui ne les empêche pas d'être en même temps des organes de tact. Organes du toucher par les papilles terminales des rameaux nerveux, et organes d'appréhension par ces myriades de petites cupules susceptibles de produire le vide et le plein à la volonté de l'animal.

Les surfaces terminales des jambes et des bras sont donc des organes propres à appréhender les corps, à les palper, à les saisir, à s'attacher aux surfaces ou plans, à étreindre les circonférences, à faciliter enfin les mouvements de progression en adhérant aux plans verticaux mêmes.

211. Il n'est pas jusqu'aux insectes que la nature n'ait pourvus d'organes palpaires, capables de s'attacher aux corps par aspiration. Vous trouverez trois de ces palpes au bout des pattes de la mouche; les acares en ont un seul dont la structure varie selon les espèces, mais qui est articulé et aussi compliqué dans sa structure que la patte elle-même (*). Aussi les voyez-vous marcher sur les surfaces verticales du verre, avec autant de facilité que sur un plan horizontal et scabreux.

(*La suite au numéro prochain.*)

(*) Voy. *Hist. nat. de la santé et de la maladie*, tom. II, et les planches.

---

§ III. — COURS ÉLÉMENTAIRE DE CHIMIE INORGANIQUE

APPLIQUÉE A L'AGRICULTURE, AUX ARTS ET A L'INDUSTRIE.

(*Suite.* — Voyez tom. II, livr. 2e, pag. 43.)

Phosphorescence.

124. En traitant les os calcinés à blanc, par un quart d'acide sulfurique, lavant et filtrant, puis calcinant la masse sirupeuse avec un tiers de charbon pulvérisé, et, distillant dans une cornue de grès, on obtient un corps solide à la température ordinaire, insoluble dans l'eau, mais qui, exposé à l'air, répand une vive lumière ainsi qu'une volatile efflorescence. Cette découverte, qui date à peine du milieu du seizième siècle, fut tenue longtemps secrète. Les chimistes nommèrent ce produit *phosphore*, de deux mots grecs, *phos* lumière, et *phero* je porte. De la est venu le mot de *phosphorescence* ou phénomène lumineux qu'on remarque chez certains corps.

125. Le phosphore dans l'eau distillée, ou tout autre liquide, pour lequel

il n'a pas plus d'affinité, ne répand pas la plus petite trace lumineuse ; mais aussi il ne trouble pas le moins du monde la limpidité du liquide.

126. Dès que vous l'exposez à l'air, il luit, mais en répandant autour de lui des flocons blancs qui restent quelque temps en suspension dans l'air. Si l'on place le bâton de phosphore dans le vide, dès ce moment cesse et son efflorescence et sa phosphorescence. Il en est de même dans les gaz autres que l'oxygène ou les composés d'oxygène.

L'analyse constate en outre que les flocons qu'il répand avec sa lumière sont une combinaison de phosphore et d'oxygène, un acide qu'on nomme phosphorique.

127. Le phosphore brille donc à la manière du charbon, en se combinant avec l'oxygène, en s'assimilant et solidifiant les molécules gazeuses d'oxygène ; *sa phosphorescence est une incandescence* (voy. tom. 1, livr. 7, pag 229), et doit avoir pour explication la même théorie. Le phosphore brûle, comme le charbon, à l'aide de l'oxygène de l'air, qui convertit l'un en acide phosphorique et l'autre en acide carbonique ; et comme un corps gazeux ne saurait se solidifier qu'en rapprochant ses molécules, c'est-à-dire, en se dépouillant de l'atmosphère de calorique qui les tenait à la distance qui constitue l'état gazeux, il s'ensuit que l'émission de cette couche de calorique, expulsée par suite d'une forte compression et en forme de jet, devient lumière au lieu de rester calorifique, comme elle le serait si elle se distribuait lentement et par simple contact (voy. tom. 1, livr. 7, pag. 227).

128. La *phosphorescence* est donc la combustion du *phosphore*. Ce phénomène était connu dès la plus haute antiquité, et bien avant que la chimie ait pu en rendre compte. Or, comme il est démontré que le phosphore entre dans la combinaison de tous nos tissus et dans la composition de tous nos liquides, il ne doit pas paraître étonnant que la fermentation normale ou putride des tissus animaux et même végétaux ne puisse, tout aussi bien que l'analyse chimique, mettre en liberté ce radical organique, qui deviendra ensuite phosphorescent au contact de l'air.

129. La femelle du *ver luisant* (*lampyris noctiluca*) a la propriété, à l'état de vie, d'éliminer ainsi son propre phosphore, alors qu'elle brûle du feu de l'amour ; cette lueur, c'est le flambeau de l'hyménée, qui brille pour orienter son mâle égaré, fanal d'Héro pour éclairer la route de Léandre. Telles sont encore ces grosses mouches lumineuses d'Amérique, ces *fulgores porte-lanternes*, que le voyageur attache la nuit à son chapeau, afin d'éclairer sa route.

130. Qu'on abandonne une tête de poisson crue dans quelque coin, on ne tardera pas, la nuit, à la voir briller comme un ver luisant ; c'est le mucus du poisson qui acquiert à l'air cette propriété lumineuse. Il n'est pas un marin qui n'ait vu quelquefois, surtout sous les tropiques, la mer toute en feu la nuit. Cela tient, soit à la présence, dans ces parages, de myriades de grands et petits mollusques, méduses, radiaires, lucernes, qui sont naturellement phosphorescents, soit à l'accumulation de mucus ou débris de chair de ces mollusques, ou même des poissons ordinaires, que la grande élévation de température a rendus aussi phosphorescents que le fait leur exposition à l'air dans nos appartements. Le mucus seul de tous ces vers de mer est phosphorescent. « Si l'on frotte une gaule, dit Matthiole (*), avec un poulmon de mer (*méduse*), elle luira de nuit comme une torche allumée. »

131. Les sécrétions de l'homme et des animaux terrestres peuvent devenir sur le vivant phosphorescentes. Pourquoi en

____

(*) Sur Dioscorides, liv. 1, ch. 26.

serait-il autrement, puisque l'analyse retire abondamment, soit des sels de phosphore, soit du phosphore même, de l'urine et des excréments. Boyle (*) a observé une phosphorescence telle, sur un collet de veau abandonné à la cuisine, qu'il pouvait, à sa lumière, distinguer les lettres d'imprimerie.

Rudolphe Camerarius (**) parle d'un jeune homme dont les linges étaient phosphorescents par intermittence, surtout quand on les frottait entre les mains ; en passant la main sur ses cheveux, il en sortait des bluettes électriques, et le sujet sentait alors comme un petit chatouillement sur le visage ; on tirait même des étincelles de son peigne en le nettoyant. Elie Camerarius cite un fait semblable(***). Qui n'a vu sortir des étincelles électriques des poils d'un chat vivant, sur lequel on promène la main, ce qui fait éprouver au chat une surexcitation nerveuse, et comme un *emprostotonos*.

Le docteur Samuel Ledel (****) rapporte qu'au plus fort de l'hiver, une femme s'aperçut que des linges qu'elle avait lessivés et exposés à l'air pour commencer à les faire sécher, jetaient comme des flammes bleuâtres, à l'instant où elle venait de les approcher d'un poêle allumé. Ils parurent tout couverts de feu, dès qu'elle voulut les secouer.

Christ.-François Paullini (*****) parle d'œufs couvés par une poule blanche, qu'avait cochée un coq très-ardent, et qui, un soir, étaient devenus tout lumineux.

Jurine, de Genève (******), a rendu, pendant deux ans, vers la fin de novembre, en 1810 et 1811, vers les dix heures du soir, une urine phosphorescente. Il cite un cas semblable arrivé à son ami, le célèbre Pictet. Il n'a jamais pu reproduire expérimentalement le même phénomène, quoiqu'il ait fait prendre à l'intérieur le phosphore, ou l'acide phosphorique en limonade, à la dose de 5-8 grains par jour.

132. Les tissus végétaux peuvent devenir phosphorescents, en certaines circonstances, mais surtout par les chaleurs excessives, tout aussi bien que les tissus animaux.

Le 11 juin 1845, à dix heures du soir, et par une nuit sombre, je vis par terre, en passant à Montrouge dans l'avenue de la Santé, une plaque d'écorce cordiforme toute phosphorescente ; j'y enfonçai le bout de ma canne, et la promenai ainsi jusqu'au pied d'un arbre, pour l'examiner le lendemain au jour, et la phosphorescence n'en fut pas interrompue. Le lendemain, 12 juin, étant à onze heures du soir à mon belvédère, à observer une comète (*) dont les journaux ne

---

(*) Les chaleurs prématurées de cette année 1845 seraient-elles arrivées sous l'influence de *cette comète?* Quoi qu'il en soit, et *comme je ne sache pas de feuilles publiques qui en aient con-* signé l'observation, il ne sera pas inutile, je pense, à ceux qui s'occupent plus spécialement de l'histoire des comètes, de fournir les détails de mon observation.

Le 8 juin 1845, de dix à onze heures du soir, étant à mon belvédère, j'aperçus à l'horizon à droite de Montmartre, une comète, entre l'étoile α ou la *chèvre* et l'étoile β de la constellation du *cocher*, la queue dirigée vers l'étoile polaire. Divisez la droite qui part de l'étoile α ou *la chèvre* à l'étoile β de cette constellation, en quatre parties ; la comète était à une partie de la chèvre, et la queue avait la même longueur que cette distance. Le noyau, vu à une lunette de seize grossissements, apparaissait comme une étoile de quatrième grandeur.

Cette comète devait être visible depuis plusieurs jours. Le 15 suivant, une laitière de Sceaussier, qui vient toutes les nuits à Paris, me dit l'avoir aperçue huit jours auparavant ; et pourtant aucune feuille publique n'en faisait men-

---

(*) *Trans. philos.*, 1672, n° 89, art. 1.

(**) *Ephémér. des cur. d'Allemagne*, 1690, dec. 2, an. 8, obs. 72, et an 9, obs. 121.

(***) *Ibid.*, dec. 3, an. 5 et 6, 1697-1698, obs. 39.

(****) *Ibid.*, dec. 3, an 7 et 8, 1699-1700, obs. 94.

(*****) *Ephémér. des cur. de la nature*, dec. 2, an. 6, 1687, *Append.*, obs. 26.

(******) *Journal général de médecine* de Sédillot, tom. xlviii, pag. 48, 1813.

parlaient pas, et que l'Observatoire, selon l'usage antique et solennel, laissait passer inaperçue, je fus frappé d'un éclat phosphorescent que répandaient les feuilles et l'écorce d'un peuplier blanc qui arrive à la hauteur de la fenêtre. La température était alors montée à 29° centigrades; la chaleur était étouffante. Ce phénomène persista la nuit. Mais le lendemain, l'air s'étant rafraîchi, la phosphorescence avait entièrement disparu.

Évidemment la phosphorescence de ces écorces était une combustion, par suite de l'élévation de température. La chaleur de l'atmosphère avait produit, sur l'écorce du peuplier blanc et sur ses feuilles, ce que la chaleur de la fermentation putride produit sur les tissus animaux.

133. Le sucre blanc, qui ne renferme rien moins que du phosphore, jette pourtant des lueurs phosphorescentes, quand on le casse, ou qu'on le frotte morceau contre morceau, dans les ténèbres de la nuit. Le choc élimine le calorique qui enveloppe ses atomes, en rapprochant ces atomes entre eux. Le sucre concassé doit donc subir un changement essentiel dans ses qualités, comme il en subit un dans sa structure; ce qui fait que le sucre broyé et concassé sucre moins que le sucre que l'on fait fondre cristallisé; car le sucre concassé perd d'autant une certaine partie de calorique, dont l'atmosphère tenait ses atomes à la distance voulue pour le constituer sucre

134. Le choc violent tire également des étincelles non-seulement phosphorescentes, mais comburantes même, de certains cailloux et de l'acier; de l'acier, parce que dans l'acier le fer est com-

---

tion. J'en écrivis à mon ami M. Nell de Bréauté, qui s'occupe spécialement d'astronomie. Il me répondit, à la date du 11 juin : « C'est votre lettre qui m'a donné le premier avis de la comète, dont nos journaux de Paris ne disent encore rien ce matin. Hier, vers sept heures du soir, comme je m'apprêtais, à la fenêtre de ma chambre, à observer des passages d'étoiles pour la pendule, notre bonhomme de charretier, qui était sur la porte de son écurie, se mit à dire : Vous ne verrez pas la comète par là. — Est-ce que vous l'avez vue? lui répondis-je.—Non, mais le bourrelier qui travaille ici depuis cinq jours, la voit tous les soirs en s'en retournant, et je voulais vous le dire l'autre jour. »

Sur les indications de ma lettre, qui arrivait à l'instant, M. Nell transporta dans les champs son théodolyte; mais il y avait tant de brume, et il faisait tant de vent, qu'il ne put prendre la hauteur de la comète qu'approximativement et à la simple vue. Le 11, mercredi, à onze heures du soir, la comète était à une distance de β double de ce qu'elle l'était, le 8, de α ou *étoile de la chèvre;* seulement son noyau était placé plus haut que la droite qui unit β à α. Elle parcourait ainsi environ deux degrés par jour. Du 12 au 16, le temps est resté couvert; le 17, par une magnifique soirée, il me fut impossible de distinguer la comète.

Enfin, l'observatoire de Paris parla, non pas pour dire qu'on l'y avait vue, mais pour annoncer que M. Lafage avait vu une comète le 2 juin, loin de Paris, dans la constellation de Persée. Honneur à nos riches établissements! Ils ne s'attachent pas aux observations vulgaires du ciel; ils préfèrent les observations de la terre.

On ne saurait s'imaginer combien d'observations météorologiques, qui échappent à nos savants de profession, sont recueillies par les paysans et les patrouilles, qui n'y attachent pas d'importance, en se reposant, sur la science à diplôme, du soin d'en parler.

Il serait à désirer que, dans chaque corps de garde, il fût tenu, pour la nuit au moins, un registre de l'état du ciel, de l'élévation de la température, et des circonstances météorologiques qu'on serait à même d'y recueillir; et qu'à la mairie de chaque village il fût déposé un registre semblable, destiné à recueillir tout ce que l'homme des champs pourrait signaler à cet égard.

La science à diplôme se trouverait peut-être mieux renseignée que par ses agents officiels, et la météorologie pourrait ainsi tôt ou tard viser à formuler des lois générales.

A ces mots, l'Uranie officielle va peut-être prendre la crinière de Méduse et d'Erinnys, et braquer sur nous les canons de Vincennes, en guise de télescope; mais nos canonniers ne seront pas aussi dociles à sa voix que le sont ses favoris de la réclame; et nous allons dormir, comme elle, d'un sommeil tranquille et non interrompu. Mais aussi, gare au canon de la réclame, qui nous a déjà frotté les tempes avec de l'eau glacée, dans les journaux bien pensants des 18 et 19 juillet 1848.

biné au charbon, et de certains cailloux, parce que la silice y est combinée en agate avec un mucus animal; telle est la *pierre à fusil*, ou caillou blond, et le *silex pyromaque* de Meudon ou *pierre à briquet*, caillou noir, chez qui la substance animale est si abondante, qu'on peut la recueillir sous forme d'huile par la distillation, et que ces pierres blanchissent au feu, après avoir suinté leur huile que le feu dévore. Le choc combine le carbone de ces substances avec l'air extérieur; ce qui produit l'incandescence et le petillement de bluettes capables de mettre le feu aux matières inflammables, telles que la poudre, les feuilles sèches, le coton, et surtout l'amadou.

135. La phosphorescence n'est donc qu'un mode de l'incandescence. Nous reviendrons, en son lieu, sur l'étude du phosphore lui-même.

(*La suite au numéro prochain.*)

§ IV.—THÉORIE ATOMIQUE DES NOMBRES ET DES GRANDEURS,

ou

ESQUISSE DE MATHÉMATIQUES COMPARÉES.

(*Suite.* — Voy. tom. II, livr. 2e, pag. 46.)

Des angles.

65. Deux rayons du cercle forment un angle au centre, pourvu qu'ils ne soient pas ajoutés bout à bout et en diamètre (62). Un *angle* est donc la jonction de deux lignes obliques. La définition suivante serait vicieuse : *un angle est l'espace compris entre deux lignes qui se joignent;* car cet espace étant illimité, ainsi que la longueur des lignes qui le bordent sans le circonscrire, ne saurait être l'expression et la mesure de quelque chose de positif et de déterminable.

66. Un angle est plus ou moins ouvert, selon que le point de contact des deux atomes extrêmes des lignes obliques (48) est plus ou moins distant de leurs pôles linéaires (22).

67. Dans la pratique, on mesure l'*ouverture* d'un angle par la portion de la circonférence du cercle qui est comprise entre les deux rayons ou lignes obliques de même longueur. Une portion quelconque de la *circonférence* d'un cercle se nomme *arc du cercle*.

68. On confond souvent, dans le langage, le *cercle* avec la *circonférence :* le *cercle* est l'espace compris entre la circonférence ; la *circonférence* est la série courbe régulière d'atomes ou ligne circulaire qui limite le *cercle*.

69. La théorie de la formation du cercle, ou plutôt de la sphère, telle que nous l'avons exposée ci-dessus, nous permettra de concevoir que toutes les sphères, et par conséquent tous les cercles ou tranches de sphères, depuis la plus petite jusqu'à la plus grande, sont concentriques les unes aux autres, c'est-à-dire peuvent être considérées comme ayant le même centre, comme moulées sur le même atome central, et comme formant de simples couches régulières superposées les unes aux autres ; en sorte que, si l'on divise un de ces cercles en un certain nombre de degrés, les rayons qui passeront par chacun de ces degrés ou divisions, diviseront tous les autres en un nombre de degrés égaux entre eux sur la même couche ou circonférence, mais plus amples progressivement que les degrés ou divisions des couches ou circonférences plus internes. Car du

centre à la circonférence, les atomes en séries rayonnantes (58), avons-nous dit, croissent en diamètre dans la proportion 1 : 3 : 9 : 27 : 81... et ainsi de suite à l'infini.

70. Dans la pratique, on a divisé le cercle en 360°. Le système décimal l'a divisé en 400°, ce qui n'offre pas plus d'avantage que l'autre division usitée de tout temps ; en sorte qu'on l'abandonne, pour éviter la confusion que son adoption amènerait dans la confrontation du calcul moderne avec les résultats du calcul ancien. Le seul avantage que la division en 400° pourrait offrir, ce serait de n'avoir recours aux fractions qu'à sa cinquième dichotomie ou division par deux : 400 ; 200 ; 100 ; 50 ; 25 ; 12,5 ; tandis que la division en 360 a déjà recours aux fractionnements dès la quatrième dichotomie : 360 ; 180 ; 90 ; 45 ; 22,5. Mais un tel avantage est de si peu d'importance, qu'il serait ridicule d'innover pour si peu. La division en 360 degrés subdivise le degré en 60 minutes, les minutes en 60 secondes, les secondes en 60 tierces, etc., ce qui implique des longueurs et des difficultés de calcul que ne comporte pas le système décimal. Mais les difficultés seraient bien plus grandes encore, quand il s'agirait de rapporter le calcul moderne aux résultats d'observation transmis par le calcul ancien ; et c'est ce qui fait qu'on a conservé la division par degrés, minutes et secondes, etc. On marque le degré par un zéro en haut du dernier chiffre ; les minutes, par une virgule droite et en haut ; les secondes, par deux virgules ; les tierces, par trois virgules. Ainsi on écrirait 65°, 40′,25″,4‴, pour signifier un angle ayant d'ouverture 65 degrés, 40 minutes, 25 secondes, 4 tierces ; ou bien $\frac{65}{360}$ de circonférence $+ \frac{40}{60}$ de degré $+ \frac{25}{60}$ de la 2ᵉ division, etc. ; ou bien enfin en lettres courantes, 65 des 360 degrés de circonférence, avec une addition de 40 fractions de degré divisé en

60, $+$ 25 soixantièmes d'un soixantième de degré, $+$ 4 soixantièmes d'un soixantième de soixantième de degré.

71. Ces subdivisions de fractions de fractions de degrés pourraient, dans la pratique, être poussées fort loin, à mesure que le rayon du cercle s'allongerait ; car la circonférence du cercle devenant dès lors plus ample, les degrés s'élargiraient d'autant, et permettraient une division plus multipliée ; par la pensée, on peut pousser à l'infini les subdivisions de ces divisions.

72. L'angle commence à être percevable à la première division qu'il est possible de marquer mécaniquement ; et comme, par la pensée, on peut pousser la division à l'infini, il est évident que par la pensée on puisse établir que le rayon le plus simple, le plus linéaire en apparence, forme, au centre du cercle, un angle ayant pour mesure l'ampleur de ce même rayon à la circonférence.

73. Un rayon n'est pas une série linéaire d'atomes égaux, mais d'atomes décroissant en diamètre de la circonférence au centre. S'il en était autrement, le cercle ou la sphère auraient des rayonnements vides, et le vide n'existe pas.

74. On nomme *angles droits* les angles formés par les *dimensions* (22) ; et tout cercle étant partagé en quatre par ses deux *dimensions*, chacun de ces quatre compartiments se nomme un *angle droit*, c'est-à-dire un angle formé par deux perpendiculaires (34), ou bien par une ligne qui, dans le langage ordinaire, tombant droit sur une autre ligne droite, ne dévie ni d'un côté ni de l'autre, et n'est pas plus près d'un côté que de l'autre de la ligne sur laquelle elle tombe.

75. Le cercle étant divisé arbitrairement en 360°, l'angle droit a pour ouverture 90°, c'est-à-dire le quart de la division de la circonférence. L'angle droit serait de 100°, si la circonférence était arbitrairement divisée en 400. Nous

disons que toutes ces divisions sont arbitraires, et inventées seulement pour la commodité du calcul ; on concevra facilement alors que les subdivisions d'un degré de la circonférence équivalent à des divisions d'une circonférence divisée en un plus grand nombre de degrés. Ainsi un angle d'une minute de degré peut être considéré comme ayant pour mesure un degré de cercle divisé en 360 $\times$ 60 = 21,600°, et qu'un angle de 10° 20′ équivaut à un angle de 620 degrés d'un cercle divisé en 21,600°, etc.

76. Tout angle qui a une ouverture moindre que 90° ou moindre qu'un *angle droit* (74), se nomme *angle aigu*. Tout angle qui a une ouverture plus grande que 90° se nomme *angle obtus*.

A 0° et 180°, les deux rayons ne forment plus d'angle entre eux, puisqu'ils se confondent avec le *diamètre* (62), qu'ils se superposent ou s'ajoutent bout à bout.

77. Quand, dans la pratique, on veut mesurer l'ouverture d'un angle, on se sert d'un demi-cercle divisé sur une lame transparente de corne ou de gélatine, qu'on superpose sur l'angle à mesurer, de manière qu'il coïncide avec le point central du demi-cercle, et que l'une de ses deux lignes se confondant avec la ligne marquée *zéro* sur cette division, le chiffre du degré marqué sur le limbe du cercle rapporteur, et sous lequel passe l'autre ligne ou rayon de l'angle à mesurer, indique l'ouverture de cet angle.

(*La suite au numéro prochain.*)

§ V. ÉTYMOLOGIES DES MOTS D'HISTOIRE NATURELLE.

Sous cette rubrique, nous donnerons tous les mois une série d'études fort courtes sur l'origine des mots de science, origine non aperçue jusqu'à nous. Ces petites dissertations n'auront rien moins que l'afféterie prétentieuse qu'apportent dans leurs discussions nos doctes philologues ; il n'y a rien de moins docte et de plus simple que la filiation des idées et la dégénérescence des mots d'une langue en une autre. Nous ne commencerons pas par établir des règles générales sur la formation des langues dérivées : car où trouver des règles générales dans les transformations capricieuses du langage ? Je dînais un jour entre deux philologues, un juif orientaliste et un juif banquier. Les philologues juraient, d'après Cuvier, que les espèces étant immuables, le langage de chaque espèce devait l'être aussi ; en partant de ce principe que le plus mince botaniste et zoologiste n'oserait plus soutenir aujourd'hui, nos philologues demandèrent au juif orientaliste la différence native et essentielle qui existait entre la langue hébraïque et les autres langues.

— « La langue hébraïque, dit hardiment l'orientaliste, diffère de toutes les autres langues, en ce que ses radicaux n'ont jamais plus de trois lettres, tandis que les radicaux des autres langues peuvent en avoir davantage.

— Je ne suis rien moins que philologue ou orientaliste, répondis-je à mon tour ; mais il me semble que votre règle peut se trouver en défaut à chaque exemple ; et je vous en citerai un seul pour vous en convaincre : soit le mot *verbe* ou parole, en latin *verbum*, en hébreu, *débèr* au singulier, et *déberim* au pluriel ; l'hébreu écrit *d b r*, ce qui vous fait dire que ce radical est composé de trois lettres seulement ; vous négligez les voyelles, qui, en hébreu, se marquent par des points placés sous la consonne ; vous ne faites entrer dans votre évaluation que les consonnes ; ainsi, selon les points ou voyelles employés, vous prononcez ce *d b r*, par *dabar, daber, diber, deber, dobre,* etc. Or, si nous supprimons en français et en latin les signes des voyelles, nous trouverons que le radical des mots *verbe, parole,* et *verbum,* n'a pas plus de lettres que le mot hébreu ; car nous aurons alors *v r b, p r l, v r b,* la terminaison *um* n'appartenant pas au radical, mais étant le signe du cas. »

Dans la savante société je ne rencontrai que le banquier, qui ne crut pas déroger à sa dignité en adoptant cet aperçu trop simple ; les trois autres s'informèrent des nouvelles politiques, et là-dessus nous fûmes encore moins d'accord, vous le concevez, que sur le premier point ; les philologues parlant en vue d'une place à courir, le banquier en vue d'un jeu de bourse, et moi en vue des principes que vous savez.

Mon cher lecteur, comme vous partagez mes principes, je vois qu'à plus forte raison nous serons bien plus d'accord sur les mots ; mais les mots sont de l'histoire, et leur étymologie est un jalon pour arriver à d'autres origines moins nominales.

1° MÉLILOT (*Melilotus officinalis.* Lamk. *Trifolium melilotus.* Lin.)

Melilotus vient d'un mot grec *melilotos* désignant une plante que les modernes ont cru reconnaître dans une légumineuse fourragère de nos champs, une espèce de luzerne dont la tige est terminée par un épi de fleurs jaunes.

Ce mot grec a fort peu la physionomie des dérivés de cette langue, qui se prête avec tant de facilité à la combinaison des radicaux ; et on peut en dire autant d'une foule de mots d'histoire naturelle employés dans les auteurs grecs.

Car c'est de l'Egypte que les sciences se sont expatriées en Grèce ; ce qui ne put se faire qu'en important plus d'une trace de la nomenclature nationale. Les Hébreux, nation pur sang, et qui s'était conservée telle au milieu de l'exil, n'em-

portèrent de l'Egypte que fort peu d'usages, et, par conséquent, que fort peu de mots. Cependant il est facile de concevoir que, malgré son isolement de caste, cette vaste famille n'a pu vivre dans l'oasis de son émigration, sans avoir plus d'un rapport avec la nation qui lui donnait asile, en ce qui concerne surtout les choses qui rentrent dans les premiers besoins de la vie. Et voilà pourquoi nous trouvons dans la langue hébraïque bien des mots d'où dérivent la plupart des mots grecs. On sait, du reste, que l'alphabet grec est calqué sur l'alphabet hébreu ; or Cadmus, en apportant les lettres syriaques dans l'Hellénie, dut y apporter, sans contredit, les mots les plus usuels. Aussi, quand on ne retrouve pas dans les racines grecques l'origine de certains mots de cette langue, est-il bon de demander quelques renseignements au vocabulaire hébreux sur ce point.

Pour en revenir au mot qui nous occupe, on trouve, dans le vocabulaire hébraïque, le mot *meliloth,* qui signifie des *épis.* Or, *oth* étant la terminaison féminine du pluriel, il nous reste pour radical *melil,* qu'on écrit en hébreu *mll* ; l'*e* et l'*i* étant désignés par des points placés sous l'*m* et l'*l.* Cela étant, il est facile d'arriver à l'étymologie hébraïque ; car *mol* et *malol,* qui ne diffèrent de *melil* que par les points-voyelles, signifient couper, circoncire, faucher. L'herbe qu'on a désignée par le mot générique *melil* était donc une plante susceptible d'être fauchée ; et la plupart de ces plantes se terminent par un épi. Le mot grec *melilotos* est donc dérivé de l'hébreu, le grec ayant ajouté sa terminaison propre à la terminaison plurielle du mot hébreu, ce qui fait que le mot a acquis deux terminaisons pour grossir sa racine.

2° CHALEF, olivier de Bohême, *Elæagnus.*

Le chalef, ou olivier de Bohême, **est**

un arbre de moyenne grandeur qui se trouve communément dans les montagnes des Cevennes. Les jeunes pousses, les feuilles et les fleurs se couvrent d'écailles transparentes, à nervures rayonnantes et dentelées sur les bords, qui donnent à toutes les surfaces herbacées de la plante un aspect blanc et cotonneux. Les branches et le tronc sont arrondis et à écorce assez unie; mais les rameaux ont tous une tendance irrésistible à se recourber pour se relever en cou de chameau. L'industrie a profité de cette propriété afin d'en faire des fourches à trois branches et d'une seule pièce, les seules en usage dans le midi de la France pour la récolte des fourrages et la rentrée des pailles.

On forme ces fourches en attachant trois jeunes branches à une tige transversale, qui, pendant leur développement, les maintient à une *égale* distance; quand ces trois branches, émanées d'un même rameau principal, ont atteint le diamètre voulu, on coupe le rameau ou la tige à cinq ou six pieds de distance de la trifurcation, et la trifurcation à deux pieds de long; on écorce, on aiguise le bout des trois branches, et on durcit le bois au four. On a alors une *fourche à trois branches* (en patois du midi : *fourque à trèz banes*), lisse, d'un bois dur et peu cassant, quoique suffisamment flexible.

Les fleurs, fort peu distinctes des feuilles, dans l'aisselle desquelles elles poussent par trois, embaument au loin nos jardins du Nord du parfum des fraises, dès qu'elles commencent à s'épanouir. Mais en Italie et dans le midi de la France, cette odeur porte à la tête, ainsi que la plupart des odeurs des arbres des champs au fort de la chaleur. Cette odeur devient si insupportable dans les *marennes* de Canino, d'après ce que m'en rapportait madame Lucien Bonaparte, qu'on est forcé d'y détruire le chalef, tant il porte à la tête des paysans

Les fleurs, de un centimètre de long, se composent d'un calice tétragonal, divisé, en général, au sommet, en quatre dents, et d'autres fois en six, et au fond duquel on distingue un rudiment de corolle, sous forme d'une languette membraneuse hérissée de poils. Les étamines venant dans les interstices des dents du calice, le calice doit prendre le nom de corolle, et la petite corolle celui de nectaire. Du fond de ce nectaire part le style, qui, participant des tendances des tiges, se recourbe en crosse d'évêque.

L'ovaire est placé sous la fleur, et ne produit qu'une graine.

Des trois fleurs qui naissent dans l'aisselle des feuilles, en général, au moins sur l'arbre que j'ai eu sous les yeux, la médiane seule est fertile.

Les feuilles disposées en spirale, par trois, ressemblent de loin aux feuilles d'olivier, et par leurs contours, et par la blancheur de leur page supérieure. Les tiges portant fleurs, s'arrêtant dans leur développement, forment des piquants, qui ne tombent que chez les grosses branches, et rendent difficile l'élagage des autres.

En général, les branches que l'on taille deviennent chicots; on est obligé de tailler à ras du rameau.

D'après notre *nouveau système de physiologie végétale et de botanique*, la formule du chalef serait :

$$3 \text{ spiral } \mathrm{I} - 3 \text{ spiral } \mathrm{IN} - \left\{ \begin{array}{l} 2 \text{ bin o} \\ \text{bitern o} \end{array} \right\} - \cdots \left\{ \begin{array}{l} 2 \text{ bin u} \\ \text{bitern u} \end{array} \right\} - 1 - \text{unit ÉR.}$$

A l'aide de cette description, vous pouvez reconnaître et même dessiner la plante.

Mais d'où viennent ses divers noms? Le mot latin *Elœagnus* vient sans contredit de *elaios*, olivier, et de *agnus*, laineux comme l'agneau, ou de *achne*, duvet.

Le mot *olivier de Bohême* ne viendrait-il pas de ce que .es Bohémiens, arrivant dans les Cévennes, auraient désigné cet arbre sous le nom d'olivier. Car si on avait voulu signifier que l'*elæagnus* est une apparence d'olivier qui remplace celui-ci dans les montagnes des Cévennes, on aurait dit : *olivier des Cévennes.*

Ce qui nous porterait à croire que le mot *olivier de Bohême* est du fait des Bohémiens, ou juifs errants, venus de Bohême, c'est le mot *chalef* que cet arbre porte dans les Cévennes : *Chalef* est un mot hébreu qui signifie *ce qui arrache, ce qui déchire*, pointe d'épée :

Haïsch   chaleph   ereb   aleph,
Viri   gladiis   armati   mille,

dit la Bible ;

(Hommes armés de glaives au nombre de mille, ou un bataillon de mille hommes hérissé de pointes d'épée.)

Or, l'*olivier de Bohême* est hérissé de pointes subtiles comme celles d'une épée, et qui peuvent vous percer le doigt de part en part, si l'on n'y prend garde; ses pointes vous déchirent et vous arrachent les habits et la peau.

§ VI. — INDUSTRIE.

HUILE POUR LES ROUAGES D'HORLOGERIE.

M. Ch. Mangin-d'Oins, à Déols, près Châteauroux (Indre), nous écrit à la date du 5 juillet : « J'emploie avec succès l'huile camphrée pour les pièces d'horlogerie de précision ; cette idée m'est venue en étudiant votre nouvelle méthode ; et je crois vous être agréable, en vous priant de propager, par un article dans votre *Revue élémentaire*, la découverte d'un procédé destiné à rendre les plus grands services aux navigateurs, qui n'auront plus à craindre désormais, pour leurs montres marines, les effets de la congélation et de l'encrassement de l'huile, par suite de sa décomposition putride ; les horlogers en profiteront certainement à leur tour, pour remplacer ce qu'on leur vend sous le nom d'huile antique. »

Nous ajouterons aux renseignements que nous transmet M. Ch. Mangin-d'Oins, que la dissolution du camphre dans un corps gras, en augmente la liquidité, c'est-à-dire le maintient liquide à un assez bas degré de température.

§ VII. — MORALE COMPARÉE.

(*Suite*. Voyez tom. II, livr. 1ʳᵉ, page 22.)

IV. VÉRITÉ DE LA FABLE.

24. La fable n'est pas, à proprement parler, un ingénieux mensonge; c'est une traduction, en notre langue, des émotions que les animaux éprouvent comme nous ; c'est la mise en scène des passions qui les animent, les poussent, les torturent ou les enivrent. Et quand les anciens se plaisaient à mettre dans la bouche de tels personnages des leçons dont chacun de nous a peut-être profité, ils faisaient en cela ce que font nos auteurs comiques ou tragiques, en donnant en français à nos passions, à nos haines, à nos amours, les traits d'Assuérus qui parlait syriaque, de Macbeth qui parlait scandinave, d'Hippolyte qui parlait grec, etc. La fiction n'est alors que dans le langage et la spécification ; la vérité est dans le fond et la règle générale ; et dès lors la fable est une vérité au même titre que la comédie, au même titre que l'ouvrage de Théophraste et de la Bruyère sur les mœurs et les caractères de l'espèce humaine.

Relisez Esope et Lafontaine, après avoir médité les belles pages d'Aristote et de Buffon sur les mœurs des animaux mis en scène par le fabuliste, et vous comprendrez alors combien la fable est sœur de la vérité, et combien les mœurs des animaux offrent de points de contact et des rapports d'affinité, sauf la diversité des espèces, avec les mœurs de l'homme même civilisé. Le but de ce cours est de placer sous les yeux des lecteurs des peintures tellement vraies des mœurs des animaux, qu'elles auront l'air et les allures de la fable ; et pourtant nous aurons soin de copier fidèlement la nature, et de ne rien emprunter à l'imagination.

V. Veuvage d'un tourtereau et ses amours avec une petite poule.

Nous avions, en 1843, une paire de tourtereaux apprivoisés que, malheureusement, nous abandonnions, sans trop nous en occuper, sur les branches du jardin. On sait combien ces petits ménages sont casaniers et sédentaires; toujours aimants et toujours aimés, qu'iraient-ils chercher au loin qu'ils ne retrouvent à rester ensemble, à roucouler leurs amours côte à côte, à se dire de ces riens qui sont tout dans la vie, à pousser de ces gémissements qui sont toute une langue que l'on comprend avec le cœur. Qui ne se fixe là où il aime ? et qui n'est errant dans ce monde, jusqu'au jour où, par monts et par vaux, il ait pu rencontrer un être dont il sache se faire aimer ?

La dent du chat, en dévorant la femelle, vint mettre fin à ce paisible bonheur ; et après les premiers moments de tristesse consacrés au deuil d'une perte si chère, notre tourtereau délaissé se mit à roucouler à tout ce qui avait l'air de porter des plumes comme sa bien-aimée, depuis la poule jusqu'au simple oiseau, que dis-je, jusqu'au papillon blanc lui-même ; mais surtout aux pigeons blancs comme lui, et encore assez jeunes pour être aussi petits que lui : à peine les apercevait-il de loin, qu'il les saluait de son petit *ricanement*, sorte de cri de joie et d'espérance qui imite à s'y méprendre le ricanement heureux de certains individus ; il les poursuivait ensuite de ses salutations accompagnées d'un roucoulement qui semble en marquer la mesure à deux temps, et les poursuivait aussi loin que leur dédain voulait bien le conduire, et que la gent pigeonnière ne faisait pas justice, à coups d'aile et de bec, de ces impertinentes déclarations d'amour.

Dès qu'on le plaçait devant une glace, le pauvre Narcisse saluait son image en cadence, en roucoulant, et en frémissant d'amour jusqu'au bout de ses ailes traînantes ; et cela pendant des heures.

Les petites poules, offensées de ses avances, avaient beau le plumer de leurs coups de bec, notre amoureux se résignait à ces rigueurs et continuait à déclarer son amour aux cruelles. Sa vie était une longue soif d'amour, une longue aspiration d'espérances déçues, une longue résignation au mépris de tout ce qu'il aurait aimé et qui ne savait pas le comprendre. A peine, dans cette série de regrets et de recherches, d'espérances et de mécomptes, avait-il le temps d'alimenter sa douleur de quelques grenailles et d'une gorgée d'eau. Rien ne le décourageait, car il avait foi en sa passion, que Dieu ne donne pas en vain, et à qui il dit : « Cherche, et tu trouveras ; rien n'existe et ne se manifeste pour lui-même ; qui aime, doit être un jour aimé ; Dieu n'inspire pas de passions qui ne doivent se satisfaire ; le hasard est la providence des vœux de tout être. »

Ce hasard vint au secours de notre tourtereau, au mois d'avril 1844. Les enfants avaient apporté dans le jardin une petite poulette d'un mois, toute blanche, de cette espèce qui ne dépasse pas la grosseur d'une perdrix ; notre tourtereau la prit pour une colombe, à sa taille et à sa blancheur, et notre poulette, toute candide et naïve, parut se complaire en la méprise, à partager la douce erreur du tourtereau. Ils se recherchèrent tous les deux dès qu'ils s'aperçurent ; et ils ne se quittèrent plus, une fois qu'ils se furent rapprochés. Le tourtereau roucoulait en frémissant d'amour autour de la poulette ; et la poulette répondait à ses cris amoureux par un piaulement qui avait toute la tendresse du roucoulement. On les trouvait dans le jour, ou bien perchés côte à côte sur une branche d'arbre, heureux de se trouver ensemble, et si heureux, qu'ils n'éprouvaient plus le besoin de se le dire, jouissant en silence de cette espèce d'extase qui n'est que la conscience d'être aimé, ou bien cherchant ensemble des grenailles ; et alors on eût dit qu'à l'école mutuelle de ce naïf amour, le tourtereau apprenait à gratter la terre, comme la poulette avait appris à rester perchée et à roucouler. Si l'infidèle tourtereau, oubliant ses serments au souvenir de son origine, se mettait à courir après quelque pigeonne blanche, la poulette éperdue parcourait le jardin, en poussant des cris plaintifs, qui ne cessaient que dès l'instant où elle pouvait retrouver le volage et lui adresser comme des reproches muets.

Le soir le couple fidèle rentrait sans contrainte au logis, dans la cuisine ; et nos deux amants venaient passer la nuit côte à côte sur une planche élevée, à l'abri de tout ce qui aurait pu troubler leur bonheur de dormir si près l'un de l'autre.

Ces amours jusque-là n'avaient rien que de fort innocent et fort platonique ; la poulette n'entendait aucunement malice aux agaceries que lui adressait le tourtereau, en frémissant de ses ailes et en marquant ses saluts de tête de tout autant de roucoulements. Le tourtereau ne s'ennuyait pas de la naïveté toute chaste de cette Agnès d'un mois, et il n'en continuait pas moins à déposer à ses pieds ses vœux et ses hommages, attendant tout du progrès de l'âge et de l'habitude de se voir. Rien ne m'intéressait plus que l'anomalie même de cette tendresse payée de retour avec tant d'innocence.

Mais il est des destinées qui ne comportent pas un bonheur de longue durée ; tout ce qui est trop beau doit finir vite ; notre cœur est sans doute trop borné.

Un jour de la fin de mai, une petite fille en courant écrasa du pied ce pauvre tourtereau, que nous aimions tous ; (que Dieu lui pardonne ce meurtre !) les autres petites filles poussèrent un cri d'effroi, en ramassant ce pauvre bienaimé, dont toute la peau du dos avait été enlevée de ce coup, avec plumes et queue, et les vertèbres du cou luxées. Il n'y avait aucun espoir de le sauver. La poulette courait, ainsi que tout le monde, après la personne qui emportait le corps de son tourtereau. On le prit sur les genoux ; la petite poulette, en proie au plus violent désespoir, sauta sur les genoux aussi ; on la voyait, dans son délire, vouloir lui arracher du dos, à coups de bec, ce mal inconnu que ses coups n'auraient fait qu'accroître ; elle ne savait p qu'elle l'aurait bien plus blessé, dans but de le guérir de sa blessure ; force fut de l'en séparer et d'emmener loin de sa fiancée le corps inanimé de ce tendre et fidèle amant. Mais dès ce moment la poulette n'eut ni repos ni trêve ; elle garda obstinément la chambre, elle refusa de descendre au jardin ; elle rentrait bien vite si l'on venait à l'y transporter ; on la voyait souvent courir çà et là, grimper, se percher, quitter la place, fureter en piaulant et poussant des cris qui vous fendaient le cœur ; le moindre frôlement attirait son attention, comme s'il avait été le signal du retour de son bien-aimé. Elle suivait, comme un petit chien, la personne qui la veille avait pris le tourtereau sur ses genoux ; elle lui montait souvent sur les genoux, comme pour lui demander de ses nouvelles ; elle semblait flairer les traces que le tourtereau avait laissées sur le tablier de sa bonne garde-malade. Pendant *trois jours consécutifs*, elle courait effarée de la cuisine au salon, du salon à la cuisine ; au bout de trois jours, sa tristesse était aussi vive, aussi inquiète ; *et à ce spectacle de tant de douleurs*, je me surprenais attendri, comme à celui des douleurs de ma propre espèce. Heureux, me disais-je, heureux, de quelque espèce qu'il puisse être, quiconque peut emporter dans sa tombe les regrets d'un si tendre amour !

Et vous, qui, dans le cours du raisonnement, ne considérez les animaux que comme des automates, avouez-le, en lisant mon véridique récit, vous aurez senti une larme dans le coin de l'œil. Cette larme est la réfutation de votre égoïste doctrine. Dieu, qui est *toute vérité*, ne permettrait pas que le mensonge nous attendrisse.

Il est bon de remarquer que jamais poule n'a paru ainsi affectée de la mort ou de la disparition de son coq. Le coq est un sultan ; qu'importe à l'esclave que son maître s'en aille et cède la place à un autre ? Qu'importe à l'odalisque que le sultan soit détrôné ? Ce qu'on regrette, c'est ce qui nous aime, ce qui nous comprend, ce qui vit avec nous, et qui, s'identifiant à nous, partage nos joies et nos peines, nos espérances et nos souvenirs. Or notre tourtereau était tout cela pour la petite poule à plumage de cygne ; et ce n'est pas la brutalité d'un coq qui aurait pu faire oublier à celle-ci d'aussi douces, d'aussi chastes amours.

(*La suite au numéro prochain.*)

---

§ VIII. — CAUSERIES ET ANECDOTES DE MÉDECINE.

DESCARTES ET LA SAIGNÉE.

D'après Vincent Paravicin (*Singularia de viris conditione claris, centur. tres.*, 1713, pag. 155), Descartes, qui est mort, comme on sait, en Suède, où l'avait appelé la haute protection de la reine Christine, Descartes étant tombé malade, refusa les soins des médecins ; car on ne niera pas que Descartes, quoique sans diplôme, ne fût, même en médecine, supérieur au premier médecin venu ; mieux que personne, le grand homme avait su apprécier la futilité des doctrines médicales, et il redoutait l'outrecuidance des médecins beaucoup plus encore que la violence de la maladie : « Je sais assez de médecine, disait-il, pour pouvoir me passer de médecin. » Mais le médecin est comme le jésuite : il ne se rebute pas pour si peu ; il tient au malade, comme à sa proie et comme à sa propriété ; est-on guéri, à ses yeux, quand on guérit sans lui ? et est-il permis de mourir, sans qu'il y ait contribué en quelque chose ? Pour vaincre l'obstination du grand homme, la médecine eut recours à l'autorité de la reine ; et cette mégère *bas-bleu* qui, plus tard, fit juguler son amant Monaldeschi, en vertu d'un arrêt prononcé par elle, et après avoir accordé un confesseur au con damné, Christine n'hésita pas d'ordonner que le médecin soignât Descartes malgré lui, et qu'on le saignât même de force. Pendant la saignée, Descartes ne cessait de crier : *De grâce, messieurs, espargnez le sang français!* Quand tout fut fini, l'illustre moribond remercia son bourreau de ce bon office, en lui disant : « Ne revenez plus; si je dois en mourir, je mourrai du moins de meilleur cœur, en ne vous voyant pas devant moi. » Et Descartes mourut dans une pénible agonie, dix jours après la saignée. Qu'importe? La médecine avait fait son devoir; elle avait triomphé, sinon de la maladie, du moins de la résistance offensante du malade; l'honneur du corps médical était sauf; et si la médecine se fâcha en cette occasion contre quelqu'un, ce n'est pas contre le médecin, mais contre cet impertinent défunt qui s'était refusé aux bienfaits de l'art de guérir; car le médecin à qui Paravicin emprunte ce fait est terriblement en colère contre la mémoire du grand homme.

MÉDECIN COURANT LA CLIENTÈLE AU GALOP.

Deux jolies dames faisaient partie d'un quadrille dans lequel figurait un médecin. Ceci se passait à Mulhouse. Entre un *chassez, croisez,* l'une de ces dames demande à l'autre des nouvelles de sa santé.

— Je ne me porte pas bien, répond celle-ci.

— Que prenez-vous?

— Toutes sortes de choses que m'ordonne le docteur, et je vais pire.

— Raison de plus de quitter toutes ces sortes de choses et d'en venir, comme moi, au système Raspail, qui en huit jours m'a débarrassée d'un horrible malaise que la médecine mitonnait depuis deux ans.

A ces mots, le docteur Vestris oublie la figure, se jette entre les deux interlocutrices, furieux comme un fashionable dégommé, ou comme un médecin remercié :

— Que dites-vous, mesdames? Vous osez parler de ce scélérat, notre ennemi, qui veut nous ruiner, nous mettre sur les dents! J'ai juré de le tuer, et je le tuerai.

— Rien ne vous serait plus facile, lui répond froidement un homme d'esprit qui servait de vis-à-vis à ces dames, s'il voulait bien se laisser soigner par vous. Mais j'en doute; et je serais curieux dès lors de savoir comment vous vous y prendriez, pour arriver à votre but? À l'épée, vous n'en voudriez pas; au poignard, vous n'oseriez pas; et vous n'êtes pas médecin du donjon de Vincennes, où vous le pourriez, selon la formule.

Sur ce, le docteur décontenancé, honteux et confus, prit son chapeau et sa canne, et l'on ne le revit plus. Depuis lors toute la maison se porte à merveille; et moi aussi.

On dit qu'un employé de la police secrète de la République est uniquement occupé à classer les pétitions, anonymes ou non, que les médecins adressent chaque jour au pouvoir, afin qu'on nous retienne indéfiniment au donjon de Vincennes, ou bien qu'on nous exile de France, à quelques milliers de lieues et sur quelque rocher désert. Ces pétitions égalent en nombre celui des blessés que leurs cataplasmes livrent à la gangrène ou que leur lancette jugule. Pourquoi l'ordonnance du médecin ne serait-elle pas l'équivalent d'un mandat d'arrêt, elle qui est si souvent un arrêt de mort? Un journal a même publié une lettre, dans laquelle on désignait nominativement l'élève en médecine à qui était échu le droit d'être notre bourreau, et de nous fusiller dans la rue ; rien que cela ! on tue ainsi plus vite que selon la formule.

———

Les jésuites d'un côté et les médecins de l'autre ! On me crucifie entre deux…. congrégations, aussi bonnes l'une que l'autre. *Héli, heli lamma sabactani !*

———

DONJON DE VINCENNES.

(*Suite.* — Voy. tom. II, 2ᵉ livraison., pag. 62.)

5 août.

J'ai juré, mon cher lecteur, de vous emprisonner avec moi dans mon donjon ; j'en tiens emprisonné bien d'autres qui ne m'aiment pas autant que vous ! croyez-vous donc que mon gendarme, mon surveillant, et les sentinelles échelonnées dans l'escalier ou de garde à ma porte, ne sont pas tout autant et même plus prisonniers que moi? et la plupart commencent à s'y plaire ; ils nous font la faveur de le dire. Les vieux rois et même les reines s'y plaisaient bien dans le temps jadis ! Il est vrai qu'alors ces murs tout nus avaient fait une certaine toilette : dans cette grande salle qui me sert une heure par jour de promenoir, la colonne centrale, les arêtes, les culs-de-lampe, la frange et les colonnettes de la cheminée, tout, jusqu'aux simples baguettes des fenêtres, était doré ; le plat des murs était, ainsi que le pavé, recouvert de belles tapisseries ; les embrasures des fenêtres, fermées par des immenses rideaux de velours, formaient ainsi des petits cabinets de conversation ou de travail de dix pieds carrés, où l'on se disait des riens, pour tenter d'arriver fort souvent à de fort vilaines choses. Luxe sombre le jour, éblouissant la nuit ; muré, comme le donjon lui-même, contre toute espèce d'attaque, contre toute espèce d'indiscrétion.

L'architecte d'alors semblait avoir mis la citadelle à l'abri des attaques de l'ennemi, et le manoir à l'abri de l'indiscré-tion qui se plaçait aux écoutes. Il y a plus : il avait trouvé, cinq cents ans avant nous, le secret de l'architecte de la salle de l'Assemblée nationale ; ici, comme chez ces messieurs, à quatre pas on ne se comprend pas, à dix pas on ne s'entend plus ; la voix roule et se perd sous la voûte, et se confond avec le vent qui mugit sous le seuil de chaque porte.

Aujourd'hui, tout ce luxe a disparu, comme la gloire de ce monde historique. Tout a passé avec le temps, excepté l'œuvre de l'architecture et de la sculpture, qui a conservé quelquefois jusqu'à sa primitive fraîcheur ! Je commence ici à prendre goût aux souvenirs du moyen âge ; j'éprouve, à faire, quand le règlement me le permet, une excursion dans mon donjon, le même plaisir, je dirai la même fureur que j'éprouvais, dans ma jeunesse, à explorer les environs de Paris, ma boîte et ma pioche à la main. Mais un plaisir n'en est plus un, si l'on n'en parle à personne ; je vous en parlerai, mon cher lecteur ; le partageant avec vous, afin d'en jouir doublement moi-même. Et peut-être un jour, quand la justice de la République nous aura fait sortir de céans pour rendre le champ libre à la curiosité, viendrez-vous y faire une courte visite, mes articles à la main ; je vais donc chaque fois vous marquer une nouvelle étape.

Mais avant de reprendre le fil de ma narration, au point où je l'ai laissée dans la livraison précédente, avant de vous reparler de la chose, il est juste que je vous dise un mot sur le *mot*, sur le nom de *Donjon* même.

Bien des auteurs se sont demandé d'où vient ce nom qui ressemble à si peu de noms vulgaires. Ménage le fait venir de *dominicum ;* Fauchet de *dominio*, d'où *dominione*, puis *dominjone*, et enfin *domjone*, l'*i* se transformant en *j*. Ducange le dérive de *dun*, mot celtique qui signifie élévation, et que l'on retrouve dans une foule de noms gaulois de villes, tels que *Augustodunum*, Autun, *Lug-dunum*, Lyon ; d'autres, enfin, de *domus Julii*. Il n'est venu dans l'esprit de personne de penser à une étymologie bien simple, ne fût-ce que pour la réfuter.

Le nom de *donjon* ne serait-il pas l'ellipse de *domus Joannis*, le manoir du roi Jean, la tour fondée par le roi Jean, et achevée sous ses auspices par son fils le dauphin Charles V? Ce qui renverserait cette hypothèse, ce serait de trouver que le mot de donjon était usité avant la fondation de notre donjon même; mais je doute qu'on se soit enquis de ce point et je doute même qu'on l'établisse, vu que, dans les inscriptions antiques, et notamment dans celle qui se trouvait à la porte du château, notre donjon était désigné sous le nom de la *tour du bois de Vinciennes*, qui, dit l'inscription, *sur tours neuves et anciennes a le prix*. Or, si ces sortes de tours s'étaient appelées *donjons* à l'époque de la fondation de ce monument, et même à l'époque où fut composée cette inscription, qui paraît être du temps de Charles VI, cette inscription en aurait fait mention. Il est donc plus probable que *la tour du bois de Vinciennes* aura pu être désignée par les paysans d'alentour, en souvenir de son fondateur, Jean le Bon, sous les noms de *domus Joannis* (manoir de Jean), d'où *dom Joan* et puis *domjon* et *donjon*. Le mot de *majordome* ne date-t-il pas de cette époque, pour désigner ce que nous appelons le *maître d'hôtel*, traduction littérale des termes : *major*, maître, *dome*, de l'hôtel?

Mais laissons là les mots, qui passent si vite, pour la chose qui dure et durera encore si longtemps. A la voir si durable, on dirait qu'elle a été taillée dans du granit; et pourtant la pierre qui la compose a été tirée de Chantilly et de Charenton ; c'est notre pierre de taille la plus dure, que nos carriers nomment la *roche*, la pierre la plus dure et la moins coquillière du calcaire des environs de Paris. Les sculptures sont taillées dans une pierre qui, pour la pureté du grain, se rapproche de la pierre de Liais, ce marbre rustique de nos vieilles statues.

Aussi la plupart de ces sculptures les plus exposées à l'air sont-elles encore dans un admirable état de conservation; et je forme le vœu qu'on les dessine et qu'on les moule; car l'histoire du temps est écrite là d'une manière plus lisible que dans les historiographes; c'est l'histoire du peuple, de ses mœurs et usages, de son esprit et de ses opinions, de ses inventions et de ses habitudes.

Oh ! que de fois, malgré la consigne, qui, un instant, allait jusqu'à la balle, que de fois j'aventure une glace en dehors de mes barreaux, pour surprendre sur le fait une de ces têtes d'ange que l'artiste a placées en support de chaque côté des moulures extérieures de nos fenêtres ! malheureusement, je n'en vois le plus souvent que le *sinciput*. Mais l'autre jour j'ai eu une de ces bonnes fortunes dans toute sa plénitude : de la fenêtre ouest de notre salle du deuxième étage, fenêtre qui est taillée jusqu'au plancher pour les besoins du service d'emmagasinage, et qui, n'ayant pas de barreaux, est gardée seulement par la crainte qu'inspire la profondeur de son précipice, j'ai pu aventurer ma tête au dehors (la sentinelle m'a sans doute pris pour un agent de service); et là j'ai vu, au bas d'une fenêtre condamnée de la tour à gauche, tour sud-ouest, deux têtes en support, dont l'une, la plus proche, est une tête, frisée à la Louis XIV, d'un joli ange à mi-corps, qui battait le tambour, avant que la faux du Temps ne lui eût cassé les bras; l'une de ses baguettes est restée collée à la peau de sa caisse; son tambour a cela de curieux qu'il se rapproche, par la forme, des grosses caisses actuelles de la musique de nos régiments, ou des vastes tambours dont se servent les paysans, dans le midi de la

France, pour battre un ban en l'honneur des *jouteurs* victorieux ; le diamètre de la caisse dépasse de beaucoup sa longueur, et pourtant l'ange le bat et le porte à la manière ordinaire : j'invite ceux qui feront un article de dictionnaire, sur le tambour, à ne pas oublier que cette sculpture date de 1363. La tête qui fait le pendant à cet ange est celle d'une femme coiffée d'un serre-tête, comme nos paysannes alsaciennes, et dont la main droite agite une castagnette.

Je le répète, je voudrais faire dessiner toutes ces têtes qui, depuis des siècles, regardent ainsi défiler les passants ; et je voudrais que la consigne partageât le goût qui m'en prend ; elle regarderait dès lors comme un attentat de tirer à balle, même la nuit, sur la tête vivante d'un prisonnier qui a l'audace de mettre le nez à l'une des mailles de sa double grille ; car la balle pourrait bien avoir le malheur d'atteindre une de ces jolies têtes de pierre.

Venez avec moi, mon cher lecteur, à la découverte des quatrième et cinquième étages, que je vais visiter pour la première fois. Je vous ai parlé de la plate-forme, avant de vous décrire ce qui est en dessous ; en prison, on ne commence pas toujours par le commencement.

Savez-vous combien vous aurez de marches à monter, pour arriver, de mon étage au bord de la plate-forme ? 151 marches. On m'assure positivement (car je n'ai passé qu'une fois par là) que, du rez-de-chaussée à mon étage, on en compte 92 ; ce qui ferait, de la base au sommet du donjon, 243 marches à gravir. Or, comme chacune de ces marches a 20 centimètres de haut, et que l'escalier est tournant autour d'une colonnette, il s'ensuit que la hauteur de notre donjon, de la base au bord de la plate-forme, non compris le parapet, doit être de 48 mètres 60 centimètres, ou 151 pieds environ, à moins qu'il se trouve, ce que je ne pense pas, des marches plus ou moins

élevées. On conçoit que si notre donjon n'avait que quatre étages et un rez-de-chaussée, chacun de ces étages aurait 30 pieds d'élévation ; ce qui est l'élévation de chacun des trois premiers étages et celle du rez-de-chaussée. Mais le donjon a réellement cinq étages ; les deux supérieurs et derniers n'ont donc que 15 pieds d'élévation. Le 4e étage ne servant plus à rien depuis longtemps, c'est le 5e qu'on appelle ici le 4e ; c'est là que furent enfermés les ministres Polignac, Chantelauze, etc. Leur 4e étage était bien le 5e, sous les toits.

Le vrai 4e étage est dans un état d'abandon et d'obscurité occasionné par l'échafaudage qu'on a suspendu tout autour du donjon pour la réparation des corniches du *machicoulis;* cet échafaudage prend son point d'appui à travers les fenêtres et les meurtrières de cet étage, qui, en outre qu'il est encombré de plâtras, se trouve plongé de cette façon dans les plus profondes ténèbres ; je n'ai pu le visiter qu'aux flambeaux. La voûte en a été replâtrée par l'architecture moderne ; le plafond horizontal et à poutres a remplacé en bien des endroits les voussures. La grande salle est divisée par une cloison en plâtre en deux compartiments, dont celui du nord est subdivisé en espèces de loges à charbon, en cachots sans fenêtres ; les deux tourelles sud ne conservent plus que deux de leurs arêtes, le plâtre a tout nouvellement noyé les six autres. On y a conservé les quatre meurtrières ogivales ; mais la truelle a trop passé par ces parages ; il n'y a plus rien à recueillir par là en fait de souvenirs.

Deux pieds au-dessous du plancher du 5e étage, ou au moins des étages de ses quatre tours, règne, ainsi que nous l'avons déjà dit, tout autour du donjon, une galerie en pierre, un *machicoulis,* bordé d'un parapet dont on a rasé les créneaux. On y descend par cinq marches. Cette galerie a de largeur autour des tourelles, 96 centimètres ou 3 pieds, et sur les côtés de la tour, 172 centimètres ou 5 pieds environ, non compris l'épaisseur du parapet qui est de 42 centimètres. La tête vous tourne, la première fois que l'on circule autour de ces tourelles ; on rase malgré soi la muraille, en tremblant qu'un contre-coup ne vous jette, en dépit du parapet, dans le domaine de la Liberté, qui est à 134 pieds de profondeur perpendiculaire. On ne franchit pas impunément et en ligne droite la distance qui sépare l'esclavage de la liberté ! on ne peut descendre ou monter ici de l'esclavage à la liberté que par le circuit d'un escalier qui tourne et retourne plus d'une fois sur lui-même.

On se demande, en examinant ce chemin de ronde suspendu à 134 pieds sur l'espace, comment le poids du temps ne l'a pas encore fait crouler, (il ne paraît pas même lui avoir imprimé la moindre secousse qui ait laissé trace ;) et ensuite pourquoi il a pris fantaisie à l'architecte du donjon d'en établir le plancher à 2 pieds au-dessous du plancher du 5e étage. Mais, en y réfléchissant de plus près, on entrevoit que la deuxième considération peut donner la solution de la question première. Les architectes de ce temps-là calculaient leurs dessins avec une balance ; ils cherchaient la solidité, cet élément de durée, dans l'équilibre et le contre-poids. Or, pour faire contre-poids à cette masse de pierres qui débordent, à cette galerie de 7 pieds de large posée sur une simple corniche, ils ont mis à contribution une rognure faite à l'épaisseur de la muraille, et ensuite l'antagonisme de la voûte du 4e étage qui sert pour ainsi dire de contre-fort et de second plateau à la balance, qui fait enfin antagonisme au poids total de la galerie ; laquelle, du reste, tire encore un élément de solidité de plus des assises de pierre qui la supportent et qui, allant toujours en décroissant de haut en bas, for-

ment comme la circonférence d'un vaste cul-de-lampe. Or, que l'on ait pris sur l'épaisseur du mur du donjon pour donner de la largeur à la galerie du machicoulis, c'est un point qu'il est facile de constater sur la plate-forme. En effet, après s'être assuré là que chaque angle du carré du donjon est le centre de l'une des quatre tours qui le flanquent, on trouve que, du centre d'une tour à l'autre, le côté donjon n'a plus que 43 pieds, au lieu de 50 que ce côté présente à nos étages inférieurs. On a donc pris, de chaque côté, 3 pieds et demi sur le mur d'enceinte pour l'épaisseur de la galerie, ce qui fait que le mur du 5e étage ne doit plus avoir que 5 pieds et demi d'épaisseur, au lieu de 10 qu'il a à notre hauteur. Quant aux tours angulaires, on n'a pas pu leur en tant rogner, l'épaisseur de leur mur n'étant à notre étage que d'un peu plus d'un mètre.

C'est par le machicoulis qu'on entre dans les cachots des tours du 5e étage. La grande salle de cet étage est donc sans communication avec ces tours.

La sculpture du temps a voulu prêter ici son tour de force au tour de force de l'architecture. Elle a eu la patience d'appliquer, tout autour de la corniche de la plate-forme deux rangs de feuilles de choux, et un sur celle du machicoulis, comme nous les appliquerions sur nos feuilles à dessécher pour *l'herbier ;* les feuilles du rang inférieur alternent avec celles du rang supérieur ; feuilles rustiques, mais travaillées et rendues avec une délicatesse et un moelleux dignes de feuilles d'une race plus noble, comme dirait l'art d'aujourd'hui. Aux angles, j'entrevois de petites têtes que la faux du temps n'a pas encore tranchées ; je les étudierai plus à mon aise un jour. L'architecture moderne a eu le bon esprit de rétablir ces feuilles d'ornement en réparant les ravages du temps, et c'est pour ce travail qu'a été posé ce gigantesque échafaudage, qui a coûté dix mille francs de construction à lui seul ; mais comme l'argent manque au budget aujourd'hui, ces dix mille francs vont tomber peu à peu sur place en pourriture, sans profit pour le bâtiment.

Les cachots formant le 5ᵉ étage des tourelles sont voûtés par huit arêtes soutenues par des culs-de-lampe foliacés, et aboutissant, comme partout, à une clef de voûte sculptée de différente façon.

Je ne sais pas où Louis XIV a eu l'idée d'aller construire un observatoire au bout de l'allée du Luxembourg, quand il avait tout construit, à Vincennes, le plus beau des observatoires du monde, tout en pierres de taille, avec des murs d'enceinte de dix pieds d'épaisseur, et, entre les quatre points cardinaux, des tourelles communiquant entre elles par un *machicoulis*, à 134 pieds d'élévation au-dessus du sol. Trouvez-moi ailleurs, à la proximité de Paris, un plus vaste horizon et une masse de pierre moins accessible aux commotions et ébranlements quelconques ! Que serait-ce si on établissait une calotte mobile sur la plate-forme elle-même ! Il est vrai que l'astronome à qui serait dévolue cette part de l'empire du ciel, se trouverait là condamné à résidence, et pourrait se permettre moins d'escapades dans les salons de Paris ; or, de tous les temps, les astronomes ont eu la tentation de faire par aventure infidélité au ciel, en faveur des petits plaisirs de la *terre*.

Quoi qu'il en soit, et tout en présentant à la République ce projet sous forme d'une utopie, je ne veux pas quitter le *machicoulis*, sans compléter ma description par un accessoire qui, à la hauteur d'où je prends la liberté de vous adresser la parole avec le porte-voix de ma plume, ne laisse pas que d'ajouter beaucoup au principal.

Je vous ai donné le plan du donjon dans sa grande simplicité ; mais il a plu à l'architecte d'en altérer au dehors la symétrie, en ajoutant, à l'arc nord de la tourelle nord-ouest, un quadrilatère dont les deux angles s'arrondissent graduellement, dès le 4ᵉ étage, en deux petites tours, et qui se termine, à la hauteur du plancher du *machicoulis*, en une plate-forme carrée arrondie sur ses deux angles et entourée de la continuation du parapet. Ce quadrilatère renferme un passage pour arriver à deux cabinets, dont celui de l'ouest est destiné aux lieux d'aisance. Le courant d'air qui traverse de part en part, c'est-à-dire de l'est à l'ouest, cette antichambre, ne permettait pas à la plus petite parcelle de mauvaise odeur d'arriver jusqu'à l'odorat royal, dans la grande salle. Nous avons hérité, nous pauvres prisonniers, de ce privilége de la royauté ; mais l'odeur du *gogueneau*, cette vespasienne portative mais non inodore, tant s'en faut, et qu'on vide de chambrée en chambrée deux fois par jour, réduit à zéro l'avantage de notre privilége.

Pardon de ces détails : c'était dans l'intérêt de l'hygiène ; n'en parlons plus.

Je vous offre, pour vous en dédommager, mon cher lecteur, ou plutôt ma belle et bonne lectrice, les jolis bouquets, les beaux bouquets, les admirables bouquets que le bon goût m'a cueillis, que l'art a assemblés, et dont la sympathie entretient mon antique table, laquelle prend l'air d'une *jardinière* du moyen âge que j'aurais exhumée, toute garnie de fleurs, du fond de nos silos, où tout se momifie, les fleurs, comme les prisonniers.

Pour connaître à fond notre donjon, si simple dans sa forme, si varié dans ses combinaisons, il me reste à visiter le rez-de-chaussée et la salle du 5ᵉ étage. C'est ce qui, Dieu et mon geôlier aidant, fera le sujet d'un de mes prochains discours.

(La suite au numéro prochain.)

ERRATA DE LA 2ᵉ LIVRAISON,

Tom. II ; 15 juillet 1848.

Page 53, 1ʳᵉ colonne, ligne 9 ; 3ᵉ livraison, *lisez :* 2ᵉ livraison.

Ibid. 1ʳᵉ colonne, ligne 23 ; fig. 67, *lisez :* fig. 6.

— 64, 1ʳᵉ colonne, ligne 11 ; de côté, *ajoutez :* chaque.

4ᵉ Livraison. REVUE ÉLÉMENTAIRE 15 Septembre 1848.

DE

MÉDECINE ET PHARMACIE

DOMESTIQUES,

AINSI QUE

DES SCIENCES ACCESSOIRES ET USUELLES,

MISES A LA PORTÉE DE TOUT LE MONDE.

§ Iᵉʳ. — CLINIQUE DE LA NOUVELLE MÉTHODE,

OU

ÉTUDE PRATIQUE ET COMPARÉE DES CAS DE MALADIE LES PLUS DIGNES D'INTÉRÊT
QUI SE PRÉSENTENT CHAQUE JOUR A NOTRE OBSERVATION.

(Voyez tom. II, livr. 3ᵉ, pag. 65.)

ABCÈS TRAUMATIQUE AU POUMON GAUCHE (*).

Lors de l'incendie qui a dévoré, au printemps de 1845, l'usine de notre ami et ancien collègue Dubrunfaut, à Bercy, le capitaine des pompiers de cette commune se multiplia, afin d'arracher aux flammes le plus de toitures et de marchandises qu'il pouvait. Grimpant sur les faîtières, se laissant couler le long des murs, abattant de sa hache les poutres et poutrelles, comme un simple soldat, tout en commandant la manœuvre, il parvint à préserver le quartier et à sauver beaucoup de choses. Mais au plus fort

(*) Dans l'*Histoire naturelle de la santé et de la maladie*, tom. III, pag. 422, 1846, nous n'avions fait qu'indiquer sommairement cette guérison, parce que nous voulions, avant de la décrire au complet, attendre une ou deux années, pour nous assurer que l'organe pulmonaire n'avait conservé aucune trace d'aussi terribles ravages.

de ce combat corps à corps avec la flamme et les décombres, et à l'instant où il s'occupait à déblayer les débris enflammés, il lui tomba littéralement, sur le côté gauche du dos, une pile de tuiles, et cela d'une assez grande hauteur.

Dans l'ardeur de la mêlée et absorbé par le feu de l'action, il fit peu d'attention à cet accident, dont il n'éprouvait encore que la contusion. Cependant, dès qu'il eut pris un peu de repos, la douleur lui parut beaucoup plus vive; il ne s'y arrêta pas; et il continua de se livrer aux rudes travaux de sa profession d'entrepreneur de toitures. Mais, au bout de huit jours, force lui fut de rester au lit et de nous faire appeler en toute hâte. Le visage empourpré, la tête brûlante, la fièvre portée à 140 pulsations par minute; difficulté de respirer allant jusqu'à l'étouffement, jusqu'à la menace d'asphyxie; horribles souffrances, comme si le poumon se déchirait dans les quintes de toux; douleurs vives et poignantes à la hauteur de la huitième côte sur le dos; impossibilité de dormir sur le côté malade et de se relever sur son séant; matité d'abord dans un point où plus tard on entendit un gargouillement assez fort · c'était la région douloureuse.

Aussitôt ordre de lotionner à l'eau sédative et d'exercer des frictions incessantes à la pommade camphrée sur le dos, les reins et la poitrine. Application de compresses imbibées d'alcool camphré, sur la région douloureuse, et de cataplasmes salins arrosés d'eau sédative sur la poitrine et autour du cou. Aloès tous les deux jours ; soir et matin, lavements à la graine de lin avec un peu de gros sel de cuisine et gros comme une noisette de pommade camphrée. Huile de ricin (60 grammes); tisane de bourrache ; gargarismes fréquents tantôt à l'alcool camphré étendu d'eau, tantôt à l'eau salée ; vinaigre camphré brûlé de temps en temps sur une pelle ; papier enflammé promené dans la chambre de temps à autre, pour purifier l'air et le dépouiller des vapeurs alcooliques. Ces moyens hardiment employés et en dépit du médecin, ami de la maison, qui venait en pleurant supplier le malade de se laisser saigner, enrayèrent le mal de manière à nous préserver de la fièvre cérébrale et à nous permettre une légère mais aromatique alimentation. En quelques jours, l'abcès creva à l'intérieur ; et le pus coulait par la bouche du malade, comme de la salive, mais un pus d'une odeur et d'une saveur repoussantes. Les gargarismes aromatisés nettoyaient la bouche et s'opposaient d'autant à la putridité du pus. Le camphre mangé trois fois par jour, en embaumant la circulation, empêchait ce pus de prendre des caractères de mauvaise nature. Le malade n'a pas un seul instant perdu connaissance, malgré la gravité du mal; et, en quinze jours, il était débarrassé de tous les symptômes

principaux ; il ne lui restait qu'un point de côté supportable, qui s'effaça peu à peu et finit par disparaître tout à fait.

Cependant il avoue que, de ce côté, il se sent un peu moins de force qu'autrefois ; mais il serait difficile de s'en apercevoir; il est vrai qu'autrefois il était si fort, qu'il a pu faiblir un peu sans qu'il y paraisse encore. La santé s'est soutenue sans interruption depuis cette époque, et n'a pas même été dérangée par la plus petite toux qui ait dû réclamer le plus léger secours, quant à la région pulmonaire.

Observations sur ce cas.

La masse de cette pile de tuiles, en tombant sur le dos d'un travailleur courbé, brûlé par la chaleur, respirant avec peine, et alors peut-être que le lobe inférieur du poumon gauche était momentanément adhérent à la plèvre par suite de la respiration d'un air sec et brûlant, cette masse, dis-je, a dû produire, dans cette région adhérente de l'organe pulmonaire, une lésion traumatique, qui aura rendu plus intime l'adhérence des deux surfaces, et accumulé de plus en plus le sang dans ces régions ecchymosées. De là, plaie interne par induration d'abord, d'où matité et étouffement et decubitus impossible, puis ensuite suppuration par la transformation ammoniacale du sang extravasé en pus. Ce pus pouvait s'acheminer et se frayer une route, soit à travers la plèvre et les muscles intercostaux, par sa tendance vers les régions déclives (et c'est ce qui arrive le plus souvent, et dès lors, le plus malheureusement); soit à l'intérieur, si une circonstance que nous avons pu reproduire le repousse de ce côté, et dès lors le malade s'en débarrassera plus facilement et en préservera ainsi les organes adjacents. Mais si ce pus se transformait en pus de mauvaise nature, dans l'un et dans l'autre cas, l'ancienne médecine ne parvenait que par un rare miracle à préserver le malade d'une infection qui devenait mortelle. Dévoré d'abord par la fièvre, en proie au délire de la fièvre et de l'inanition ; et, à la dernière période, prostration croissante des forces, par suite de l'infection purulente, puis mort après une longue et douloureuse agonie. L'infection est d'autant plus prompte et plus imminente dans ce cas, que l'organe pulmonaire est plus perméable à toutes les sortes d'absorptions, à plus forte raison à l'absorption d'un pus dont le foyer est dans le réseau de sa propre substance. Ajoutez à cela tous les ravages que le voisinage d'une pareille élaboration est en état de porter dans les tissus du péricarde et dans ceux du cœur, qui est avec le siége du mal en communication si directe par le voisinage, et même si immédiate par les veines et artères pulmonaires.

Théorie de la médication.

Prévenir l'accumulation du sang dans la région frappée d'ecchymose par suite de la contusion, empêcher la transformation du sang extravasé dans l'ecchymose en pus de mauvaise nature, et en favoriser l'aboutissement, sous forme de pus de bonne nature, par les voies pulmonaires et par l'expectoration, plutôt que par les régions ambiantes; tel est le double but que la médication, dans ce cas, doit toujours avoir devant les yeux.

Pour cela, on tiendra constamment la région douloureuse recouverte d'une compresse imbibée d'alcool camphré, substance qui cernera le mal par sa faculté coagulatrice et interceptera toute communication entre le sang de la circulation et le sang stagnant et extravasé; pour seconder cet effet et mettre en circulation, par les veinules, le sang au passage duquel l'ecchymose ferait obstacle par les veines intéressées dans la plaie, on lotionnera fréquemment les régions environnantes avec de l'eau sédative.

Pour prévenir les congestions pulmonaires que la fièvre, émanée de la formation du pus de bonne nature, déterminerait tôt ou tard, appliquer sur la poitrine un cataplasme salin arrosé d'eau sédative, dont le principe actif et alcalin pénétrera plus facilement dans le sang, à l'aide des frictions aromatisées à la pommade camphrée. Ces frictions fréquentes par-dessus les lotions sédatives, tout en embaumant la circulation et par contre-coup la plaie, et préservant celle-ci de sa tendance à la fermentation putride, ces frictions, dis-je, imprimeront une certaine activité nouvelle à l'appareil musculaire de l'organe respiratoire, et détourneront ainsi le danger toujours menaçant de l'étouffement et de l'asphyxie. Enfin, l'aloès, les lavements et l'huile de ricin, en évacuant les intestins, soulageront d'autant la circulation sanguine, que la constipation refoulerait et vers le foyer malade, et vers le cœur, et vers le cerveau; triple cause de lourdeurs de tête, de palpitations et étouffements, et d'augmentation en volume de la région pulmonaire ecchymosée. L'aloès, en outre, est un puissant antiseptique.

Le malade mange selon ses forces ou s'alimente de bons *consommés*, parce que la première médication, c'est l'alimentation en toutes choses, puisque l'alimentation c'est la réparation, et que, sans réparation, point de cicatrisation ; avec rien dans l'estomac, on ne répare rien, et l'on perd ce que l'on possède de mieux encore.

N. B. Si l'on adopte cette médication immédiatement après l'accident, et dès les premiers symptômes de ses effets morbides, il est plus que probable que le mal sera étouffé en germe, ou s'arrêtera aux dimensions d'un simple malaise, dont on sera débarrassé en quelques jours, sans avoir interrompu en rien le cours de ses occupations et de ses courses mêmes.

Examen critique de la médication sco-
lastique.

La première chose par laquelle commencera le médecin, c'est la diète édulcorée. La diète affaiblira le malade ; mais quelle modification imprimera-t-elle à la marche de l'ecchymose ? aucune. L'ecchymose poursuit le cours de ses symptômes et de ses caractères, qu'on soit à jeun ou repu. L'ecchymose, continuant à étendre sa sphère d'action et à dénaturer les liquides stagnants qui s'y accumulent, la fièvre s'ensuivra, et augmentera de rhythme d'heure en heure. A la fièvre, le médecin opposera la saignée ; dans quel but ? Dans celui de diminuer le timbre de la fièvre, en diminuant le volume du sang qui circule dans les vaisseaux. Mais le sang se répare par le peu de nutrition que laisse encore au malade la diète édulcorée ; la fièvre reviendra donc avec le sang. On opposera de nouveau le soulagement de la saignée à la recrudescence des accès. Mais, à force de tirer du sang, on affaiblit les organes, on dénature le jeu des fonctions, on en vicie les produits destinés à la réparation normale et progressive de la constitution. Il y a plus, c'est que la saignée, en désemplissant les vaisseaux de sang, y attire, par l'action de ce vide, le pus stagnant dans l'abcès en maturation ; de là, infection veineuse, et prostration putride. Mais enfin, en quoi la diète et la saignée s'opposeront-elles à la formation du pus d'abord, et ensuite à sa transformation en pus de mauvaise nature ? Par suite de l'inanition et de l'édulcoration de la fonction digestive, par suite de l'appauvrissement enfin du système circulatoire, sous le rapport de ses principes réparateurs, la fermentation du sang extravasé n'en virera que plus vite à la putrescence, et la maladie n'en passera que plus vite par toutes les complications qui amènent le médecin à avouer qu'il ne sait plus que faire, et à

demander une consultation qui est toujours l'arrêt de mort du malade ; en sorte qu'un empyème est, par la médecine scolastique, dès le début, considéré comme un cas incurable, tant il lui est rarement arrivé d'obtenir guérison.

BLESSÉS DE JUIN.

Nous recevons, d'un blessé guéri par notre méthode, une lettre que nous publions textuellement et sans changement aucun. Que la chirurgie ouvre enfin les yeux sur des pansements homicides ; vaut mieux tard que jamais :

« Citoyen Raspail,

« En vous adressant le récit de la maladie que m'a causé une balle que j'ai reçue à la jambe droite, en combattant le 24 juin dernier, je crois remplir un devoir dicté par la profonde reconnaissance que je dois à la méthode de pansement dont vous avez doté l'humanité, et à laquelle je dois mon parfait rétablissement.

« Je serai heureux si la publication de ce qui suit peut concourir à la propagation de vos idées et hâter l'émancipation de l'humanité souffrante.

« Daignez agréer l'expression de ma reconnaissance comme celle de ma famille, et me croire pour la vie

   « Votre tout dévoué

     « Louis FAVOT,

      « Garde mobile, sergent à la
      4ᵉ compagnie, 7ᵉ bataillon. »

« Le 24 juin 1848, à trois heures et demie du soir, étant avec mon bataillon devant la barricade du clos Saint-Lazare, je reçus une balle à la hauteur du genou droit. Je ne puis mieux donner la description de la blessure qu'elle m'occasionna qu'en rapportant textuellement le certificat que m'en a donné le chirurgien Blanchet alors en service à l'ambulance des Spectacles-Concerts, où j'avais été déposé.

« Je certifie que le nommé Favot(Louis), « appartenant à la 4ᵉ compagnie du 7ᵉ ba- « taillon de la garde mobile, a reçu une « balle de trois centimètres environ « au-dessus de l'articulation du genou, « qui a occasionné une plaie double, « dont l'orifice d'ouverture est au niveau « de la rotule et celui de sortie à la par- « tie inférieure de la cuisse, au niveau « du tendon des fléchisseurs.

« Signé BLANCHET. »

« Le premier appareil de pansement fut l'application de la glace renouvelée chaque cinq minutes, au moins pendant le jour. Les souffrances que ce mode de traitement me faisait endurer me portaient à regretter vivement les soins que j'eusse reçus à la maison paternelle

» A une heure du matin, le chirurgien vint pour me pratiquer une saignée. Je m'y refusai obstinément. Quelques heures après, profitant d'un instant de mon sommeil, il mit à exécution le projet que je ne pouvais combattre. Soudain je me sentis piqué au bras. Je dus alors me ré- signer à voir couler mon sang par un nouvel orifice.

« Pendant ce temps, mon père faisait les démarches les plus actives pour savoir ce que j'étais devenu. Un bon prêtre, qui se trouvait à l'ambulance, se char- gea de tirer mes parents de leur cruelle incertitude.

« Je n'eus pas besoin d'exprimer à mon père le désir que j'avais d'être soi- gné par lui et par le système Raspail, dans lequel il a la plus entière con- fiance, acquise par plus d'un bon ré- sultat.

« A mon arrivée à la maison, mon père, effrayé de la gravité de ma bles- sure, fit venir le docteur D..., et essaya de lui faire partager son opinion au su- jet du pansement camphré. L'accord ne fut pas complet. Ainsi, tout en admettant les compresses d'alcool camphré, on maintint les cataplasmes ; mais bientôt la plaie du dessous se fermait, une po- che de pus se préparait à droite de la plaie du dessus ; j'éprouvais de violen- tes douleurs dans l'articulation même. Le docteur décida que le lendemain il donnerait un coup de bistouri dans la plaie fermée et ouvrirait la poche supé- rieure.

« Mon père, plus effrayé que jamais, se décida alors, avec l'assistance de no- tre ami le citoyen Thérèse, à adopter, sans réserve aucune, le pansement des blessures, tel qu'il est indiqué dans le 3ᵉ volume de l'*Histoire de la santé et de la maladie*.

« Un mieux sensible ne tarda pas à se prononcer ; car dès le lendemain, c'est- à-dire le jour que le docteur devait me *charcuter*, mon père put lui dire avec assurance : « Monsieur, j'ai quitté votre « pansement, et vous déclare que je ne « sortirai plus de celui que j'ai définiti- « vement adopté. »

« Notre docteur, qui avait amené avec lui quatre élèves ou praticiens pour les rendre témoins de son opération, se trouva fort désappointé. Il enleva ce- pendant l'appareil ; mais l'odeur du cam- phre choqua si fort l'odorat *enchifrèné* d'un des témoins, qu'il recula de deux pas avec ostentation, disant qu'un pareil pansement pouvait compromettre le mem- bre. Voyant que mon père ne s'effrayait pas le moins du monde de cette funeste prédiction, le docteur rejeta le drap du lit sur ma jambe, en nous disant que dès lors il se retirait afin de ne pas se com- promettre.

« Les plaies saupoudrées d'une bonne couche de poudre de camphre, recou- vertes de plumasseaux de charpie en- duits de pommade camphrée, les com- presses d'alcool camphré au-dessus et au-dessous de l'articulation, plus une bonne nourriture hautement épicée, les lotions à l'eau sédative, suivies de frictions à la pommade camphrée, les lavements, la cigarette, l'aloès, enfin toutes les précautions hygiéniques contribuaient à maintenir le mieux et la santé générale parfaite

« Cependant le pus sortait avec abondance de la plaie supérieure ; celle du dessous s'était rouverte. A quelques jours de là, et pendant le pansement que mon père renouvelait à chaque quatre heures, de nuit ou de jour, il sortit de la plaie, par la pression, un morceau de treillis de mon pantalon que la balle avait entraîné avec elle.

« A dater de ce jour, la cicatrisation marcha avec rapidité ; la jambe, ployée presque à angle droit, se redressa bientôt sous l'influence des compresses d'eau sédative et des frictions à la pommade camphrée.

« Dès le 30 juillet, je sortais appuyé sur deux béquilles ; quinze jours après, je faisais déjà des courses assez longues. Je quittai d'abord une béquille, et le lendemain une canne me suffisait. Enfin aujourd'hui je fais les courses les plus longues sans en être incommodé.

« Louis Favot. »

Observations pénibles à cette occasion.

On doit comprendre combien a dû être affreuse, dans le fond de notre cachot, notre position exceptionnelle, qui nous condamnait à une complète inutilité, alors que, dans ce combat à outrance de frères ennemis sans savoir pourquoi, tant de victimes tombaient de part et d'autre, abandonnées ensuite aux fantaisies homicides de l'art, qui s'intitule art de guérir. Oh ! que notre méthode en aurait sauvé dans tous les rangs, dans la caserne comme dans la casemate, de ces infortunés qui ont succombé par une si effrayante mortalité ! Le ciel avait sans doute à punir et les vainqueurs et les vaincus, d'avoir si vite perdu de vue, en juin, les saintes lois de la Fraternité que Février avait proclamées aux applaudissements de l'Europe et du monde.

Le hasard m'a permis de faire preuve de bonne volonté, une fois seulement, dans ma solitude forcée.

Un jour que je faisais mon heure de promenade dans la grande salle flanquée de quatre cachots, nous entendons tomber, derrière une porte, un corps trop lourd pour qu'il ne fût pas un homme, dans une cellule qui ne renfermait qu'un homme et sa paillasse. Aussi, trouvat-on en ouvrant, étendu par devant et roide comme un mort, un prisonnier d'une trentaine d'années ; le sang lui ruisselait par le nez. Nous le relevons ; je m'empresse de lui inonder le crâne d'eau sédative, de lui en appliquer une compresse sur le cœur, de lui entourer le cou d'une cravate imbibée de cette eau. Au bout de dix minutes il avait repris connaissance ; il nous dit que, depuis quelques jours, cela lui arrivait fréquemment, et qu'il n'en revenait qu'au bout de trois heures, et qu'alors même il se trouvait fort mal ; je lui administrai l'aloès. Cet homme a des tendances périodiques à l'hypertrophie du cœur. Je fis appeler le médecin du donjon ; et il fut arrêté qu'on placerait à côté de lui un autre prisonnier, pour le soigner et avertir en cas de besoin. Le surlendemain, il passa librement dans la grande salle, dans une des cinq alcôves qui furent construites, il y a trente-cinq ans, pour abriter cinq cardinaux hostiles aux vues de Napoléon. Là nous pûmes le voir tous les jours, et lui procurer des soins et des petites douceurs. La guérison complète fut opérée en quelques jours ; mais nous ne l'avons sauvé de la mort que pour le rendre à la transportation : c'est ainsi qu'on engraissait autrefois la victime pour le sacrifice.

§ II. — FORMULES DE MÉDICAMENTS NOUVEAUX.

Ce titre ne signifie pas que nous adoptions cette formule, ou que nous ayons la moindre intention d'en conseiller l'essai; Dieu nous en garde! c'est un titre de proscription que notre titre; vous savez qu'en général nous n'admettons la théorie des proscriptions que contre les titres ; je dirai plus, c'est un titre d'indignation; car cette médication est la cause des plus graves désordres, quand, par extraordinaire, elle n'est pas cause de mort.

C'est à elle que nous sommes redevables de cette effrayante mortalité de blessés qui a frappé, depuis le mois de juin, les pauvres malades, à qui l'hôpital du Val-de-Grâce est échu en partage; qui a causé la mort du général Duvivier, pour un *bobo* insignifiant au pied, et puis celle du général Damesme, etc.

Car c'est à l'hôpital du *Val-de-Grâce* que cette médication est le plus exclusivement employée.

Nous allons démontrer combien la théorie de cette médication est irrationnelle, ou plutôt combien cette médication est en opposition avec toutes les théories physiologiques, et combien il est facile de la surprendre en flagrant délit d'absurdité ; si, après ces explications données au public, elle continuait ses applications toujours suivies d'insuccès, nous laisserions alors à qui de droit le soin de la surprendre en flagrant délit de barbarie.

Quel est le but qu'on se propose dans le pansement de toute plaie ou blessure? n'est-ce pas de prévenir ou d'arrêter la décomposition des chairs entamées, de favoriser la greffe et la soudure des parois divisées par une solution de continuité, et la réparation sous-cutanée des chairs ecchymosées par la meurtrissure?

Or, à l'aide de quels moyens naturels ce résultat peut-il être obtenu, si ce n'est à l'aide du jeu régulier des fonctions vitales? Comment espérer de rendre des tissus à la vie, à l'aide de circonstances qui sont par elles-mêmes des agents immédiats de mort?

Pour que la greffe s'opère ou que l'ecchymose se répare, ne faut-il pas entretenir, autour des surfaces endommagées, une normale circulation qui alimente ces opérations, et, dans les surfaces elles-mêmes, une faculté d'aspiration qui les maintienne capables d'élaborer, au profit de leur développement nouveau, les produits de la circulation? Comment espérer de guérir, en se dispensant du concours des fonctions de la vie? Autant faudrait-il dire qu'on est en état, de par le diplôme, de faire revivre en occidant, et de guérir en rendant malade?

Or, c'est précisément ce qu'on prétend obtenir à l'aide de la glace appliquée sur les plaies ; et le raisonnement sur lequel le chirurgien se base, et qui, jusqu'à un certain point, est dans le cas de l'excuser de manquer, non pas à toutes les règles de la logique, mais aux règles tout aussi immuables de l'humanité, c'est que la glace calme les douleurs provenant d'une plaie ou blessure ; ceci serait une excuse, si la science ne possédait pas aujourd'hui un moyen plus efficace et plus prompt de calmer les douleurs et de conjurer la fièvre, tout en favorisant le travail de la cicatrisation; mais ce ne serait que l'excuse du pis-aller, la même que celle qui ampute le membre, en désespoir de le soulager.

Excuse tant que vous voudrez, si l'application de la glace n'avait pour effet que de retrancher, et non celui de frapper de mort le membre qu'on laisse en place. Car, frapper de mort ou de suspension de la vie le membre qu'on ne retranche pas, c'est exposer tout le corps à une infection plus ou moins prochaine, sans compter que, dans le cas où le moyen ne serait pas mortel, on retarderait d'autant la cicatrisation de la plaie.

Or, pour que la vie continue ses fonctions, et que la circulation ne soit pas interrompue, il faut que la température des organes soit maintenue au moins à 30° centigrades. A 10° toute fonction est paralysée; que sera-ce à la température de la glace? cette température, c'est la mort; à quelques degrés plus haut, c'est la cessation de la vie.

Vous espérez donc que cette cellule microscopique va se souder à la cellule contiguë, alors que vous la priverez de la température à laquelle seule elle est en état d'élaborer et de se développer? autant vaudrait-il dire que vous pourriez la vivifier en y appliquant le feu? Car, enfin, la glace désorganise par désagrégation physique des molécules, comme le feu désorganise par leur vaporisation.

Or, prétendrez-vous qu'ici vous avez affaire à des masses de chair et non à des cellules microscopiques? cette prétention serait égale à celle d'un architecte qui soutiendrait que, pour les calculs de son art, il n'a à s'occuper que des masses et non du grain de la pierre. Vos chairs ne sont que l'association de cellules également microscopiques, quelque différentes qu'elles soient sous le rapport de leur élaboration et par conséquent de leurs fonctions.

Divisez, subdivisez et sudivisez encore, et vous aboutirez toujours à une cellule microscopique, élaborante, *alpha* et *omega* de l'organisation, germe de tout développement ultérieur, portion intégrante et *compendium* de toute élaboration générale.

Si vous vous opposez à l'élaboration de la cellule, de proche en proche, vous arriverez à paralyser l'élaboration générale, à tuer au lieu de ranimer, à décomposer au lieu de réorganiser.

Or, décomposer, c'est amener la gangrène, et la gangrène est rapidement contagieuse.

Mais, dites-vous, nous suspendons la douleur et donnons un moment de répit au malade.

C'est possible un instant, et pour les surfaces que vous désorganisez et frappez de mort; mais la douleur reparaît aux couches inférieures que vous avez de nouveau mises à nu, et que vous cherchez à calmer ensuite, en continuant le premier procédé, et ainsi de suite, jusqu'à ce que, pour appliquer ce procédé progressif de mort, vous soyez arrivés aux organes essentiels à la vie générale; et là, mort générale; et puis l'article justificatif du chirurgien: MORT ET AUTOPSIE DE L'INDIVIDU.

Cela est si vrai, que nos soldats regardent le plus souvent comme une condamnation à mort leur billet d'entrée à l'hôpital.

Et quand on pense qu'il suffit de l'entêtement d'un chirurgien en chef pour que des milliers de malades et d'estropiés soient soumis à de telles tentatives, aux applications homicides de théories aussi dénuées de sens commun, on ne saurait trop déplorer l'entêtement que mettent nos gouvernants provisoires à conserver, dans notre jeune république, tout ce qu'avaient de plus vicieux les institutions monarchiques du moyen âge, sous l'influence desquelles nos hospices pouvaient être considérés comme les grands charniers du peuple, où le malade devenait la proie des plus folles idées de la médecine, son cadavre étant d'avance la propriété de qui l'avait tué selon la formule, par droit du diplôme et du hasard.

§ III. — COURS ÉLÉMENTAIRE D'ANATOMIE

ET DE PHYSIOLOGIE HUMAINE ET COMPARÉE.

(*Suite.* — Voy. tom. II, liv. 3e, pag. 76.)

N'avons-nous que cinq sens ?

212. Nous avons suffisamment établi qu'en dernière analyse, ou pris à son origine, chacun de nos cinq sens se réduit à une simple papille terminale d'un rameau nerveux, laquelle, selon qu'elle modifie son organisation, est apte à percevoir telle ou telle impression indicatrice de l'une des propriétés qui caractérisent les divers états des corps extérieurs.

213. Le plus répandu des cinq sens est celui du toucher, au type duquel il est facile, par l'analyse, de ramener tous les autres.

Les papilles du tact étant répandues sur toutes nos surfaces externes et internes, sembleraient, en transmettant des impressions diverses, selon les milieux où elles aboutissent, constituer tout autant de sens différents; mais le nombre de ces sens pourrait alors être poussé à l'infini. En adoptant une pareille base de classification et pour être conséquent avec soi-même, on devrait admettre alors que le tact de l'homme de loisir est un autre sens que celui de l'homme de peine; le tact de la dame un autre sens que celui de l'homme, et que celui de l'enfance n'a pas le moindre rapport avec celui de l'adulte ; ce qui se réduit à dire, que plus une papille est à découvert, plus elle est sensible, et que son impression s'émousse à mesure qu'elle se recouvre d'un épiderme calleux.

214. Nous admettrons que le toucher est le sens général, répandu sur toutes nos surfaces, émanant du cerveau comme de la moelle épinière, rapportant donc ses impressions à la moelle épinière comme au cerveau.

215. Quant aux quatre autres sens, il est évident, par l'origine de leurs nerfs respectifs, qu'ils appartiennent à l'organe encéphalique (60,139,151); qu'ils sont les organes ou sentinelles avancées du train supérieur du corps des vertébrés.

216. Mais nous démontrerons plus tard que le train inférieur est la reproduction modifiée du type du train supérieur, qu'il en possède toutes les pièces les unes d'autant plus exagérées et développées que les autres sont restées plus réduites ; qu'ainsi le coccyx n'est que le crâne avorté, l'anus l'orifice pharyngien de l'œsophage, etc., et que la terminaison inférieure de la moelle épinière n'est que le cerveau réduit à sa simple charpente. Donc cette extrémité anti-céphalique doit avoir, à son tour, des organes des sens, dégénérescences des sens de l'extrémité céphalique.

217. Sans doute, et, comme dans cette ébauche du développement supérieur tout se mêle, se confond et se nuance, ainsi qu'en un seul et même cadre, il s'ensuit que la *sensualité* de cette région, si je puis m'exprimer ainsi, s'est concentrée, comme en un seul et même foyer d'organes, pour former un sixième sens, le plus énergique de tous, le sens de la *sexualité*, dont l'impression c'est la volupté, dont la perception c'est l'amour, dont l'idée ou le produit ce n'est plus une simple image, c'est l'engendrement, c'est-à-dire la reproduction de son type, la création d'un être semblable à soi.

218. L'organe génital forme l'appareil de ce sens, impérieux comme la fatalité, fugitif comme une idée, inappréciable comme un souffle, mais puissant comme un souffle créateur.

219. La description de ce sens étant dépendante de celle de l'appareil sexuel lui-même, ce qui nous entraînerait dans un ordre de faits que nous n'avons pas encore abordés, nous la renverrons à l'époque où nous aurons à décrire cette ébauche avortée d'une tête. Il nous suffira de rappeler ici qu'il règne, entre les sens d'en bas et les sens d'en bas, un antagonisme bien plus grand qu'entre les sens d'en haut entre eux.

220. Ainsi, il est aisé de s'apercevoir que notre attention se partage difficilement entre deux sens à la fois, que la plus forte impression absorbe et annule presque la perception de la plus faible, qu'ainsi nous prêtons peu l'oreille à ce qu'on nous dit, quand notre attention est fortement fixée par ce que nous voyons, et *vice versâ*. De même, l'exercice de la sensualité inférieure absorbe entièrement et semble anéantir même celui de la sensualité supérieure. L'animal ne peut pas être également impressionné par ses deux extrémités et engendrer à la fois par ses deux termes; il ne saurait jamais être, dans un moment donné, créateur que d'un seul ordre de faits, ni élaborer à la fois des idées et des êtres. Le poëte qui chante l'amour, c'est-à-dire qui en reproduit les images, est un fort triste amant; et le plus robuste et le plus aimé des amants n'est le plus souvent qu'un fort ridicule poëte. Les travaux d'esprit absorbent les fonctions du sixième sens; de là vient que les enfants d'un homme de génie ressemblent si peu à leur père : l'homme de génie ne se reproduit bien que dans ses œuvres; les filles d'Epaminondas c'étaient ses victoires;

les filles du savant, trop amateur du cabinet et du repos du corps, ce sont ses découvertes; tant jeune qu'il soit, et comme père, il ne procrée que comme vieillard, si, oubliant que la nature ne nous a pas créés pour la contemplation seulement, il ne prend pas soin de faire alterner les exercices du corps, dont s'alimente la force physique, avec les exercices de la pensée, cet aliment qui multiplie les ressources de l'esprit au détriment de tous les autres organes.

221. Qui n'exerce qu'un sens, se dépouille du concours de tous les autres; mais aussi cet unique sens en devient si exquis, qu'il semble tenir lieu de tous les autres. L'aveugle de naissance ne semble-t-il pas voir avec le bout des doigts, et entendre par le simple frôlement du moindre souffle? Chez lui les papilles du tact semblent presque s'organiser en papilles oculaires (73) aussi clairvoyantes, dans leur petitesse, que la papille terminale des cornes oculaires du colimaçon.

222. Le somnambule semble avoir des yeux répandus sur tout le corps; il marche à reculons sur le bord d'une toiture; éveillez-le, il tombera aussitôt. Il voit à plusieurs lieues de distance et à travers les murs; il lit dans l'avenir de quelques heures et vous prédit les faits qui découlent, naturellement sans doute, des faits contemporains. N'est-ce pas que les papilles terminales de ses nerfs, s'illuminant d'une surexcitation peu ordinaire, se transforment tout à coup en organes visuels, dont la clairvoyance se dissipe, au réveil, dans les préoccupations d'une attention trop partagée.

(*La suite au numéro prochain.*)

§ IV. — COURS ÉLÉMENTAIRE DE CHIMIE INORGANIQUE

APPLIQUÉE A L'AGRICULTURE, AUX ARTS ET A L'INDUSTRIE.

(*Suite.* — Voyez tom. II, livr. 3e, pag. 78.)

Pesanteur.

136. Tous les corps qui composent notre globe se distinguent et se divisen en deux grandes classes : les *corps pesants* et les *corps légers*.

137. Les *corps pesants* sont ceux qui semblent être animés d'une tendance à se rendre dans la direction du centre de la terre, par le rayon dans lequel ils se trouvent. Les *corps légers*, au contraire, sont ceux qui tendent à s'en éloigner dans le sens diamétralement opposé.

158. La *chute* d'un *corps pesant*, c'est-à-dire la route que suit un corps pesant en traversant l'air, pour arriver jusqu'à une couche quelconque de la terre; la *chute* de ce corps, dis-je, aurait lieu rigoureusement dans le sens du rayon, si notre globe était fixe sur son axe, et que, d'un autre côté, l'expérience se fît dans le vide, c'est-à-dire à travers un milieu privé d'air. Mais il s'en trouve dévié, d'abord, et par les couches d'air plus ou moins agité et de plus en plus dense qu'il traverse, et ensuite par le mouvement de rotation de la terre sur son axe; ce qui fait qu'au lieu de tomber sur le point perpendiculaire à l'instant de la chute, il tombe d'autant plus à côté que la durée de la chute est plus longue, et que la distance à parcourir est plus grande.

159. La légèreté des corps qui appartiennent exclusivement à notre globe n'est que relative; et les plus légers ont une certaine pesanteur qui les retient dans notre atmosphère, et, pour ainsi dire, attachés à la croûte de notre globe; ils ne sont légers, à nos yeux, que parce qu'ils sont moins pesants que certains autres.

140. Si nous jetions en l'air un mélange de toutes les espèces de corps de notre globe, nous les verrions se stratifier au-dessus de la croûte terrestre dans l'ordre de leur pesanteur, les plus pesants formant la couche la plus basse, et les plus légers la couche la plus élevée. —

141. Les corps les plus pesants ne sont pas les plus durs et les plus compactes; car le mercure, le plus pesant des corps connus, est coulant comme de l'eau; les plus légers ne sont pas les moins visibles et les plus gazeux; car nous voyons des flocons de coton, que dis-je, l'aigle, un des plus grands des volatiles, s'élever au plus haut des airs.

142. Les corps les plus pesants sont ceux qui, sous un même volume que tel autre, renferment le plus d'atomes de la même espèce, ou, en d'autres termes, dont les atomes sont séparés les uns des autres par une atmosphère de calorique (24) d'un moindre diamètre que celle qui enveloppe les atomes de tout autre corps.

Un corps A dont les atomes seront enveloppés d'une atmosphère de calorique d'un diamètre égal à l'unité, sera quatre fois plus pesant, ou, si vous l'aimez mieux, moins léger que le corps B, dont les atomes seront enveloppés d'une couche de calorique égale à quatre unités. Il sera six fois plus pesant ou moins léger qu'un corps C, dont les atomes seront enveloppés d'une couche de calorique égale à six unités, et ainsi de suite. Dans la stratification dont nous avons parlé ci-dessus (140), le corps A serait le premier en bas, le corps B le second, le corps C le troisième, et ainsi de suite des autres.

143. Le corps C aurait ses atomes séparés entre eux par une atmosphère de calorique sextuple du corps A, c'est-à-dire ses atomes seraient six fois plus distants entre eux que les atomes du corps A. La distance réciproque des atomes du corps B ne serait que quadruple de la distance des atomes du corps A.

144. Sous un même volume, le corps A contiendrait quatre fois plus d'atomes *sui generis* que le corps B, et six fois plus que le corps C.

145. Ce rapport du nombre d'atomes dans un espace donné se nomme *densité* ou *pesanteur spécifique*. La densité d'un corps est donc le poids d'un corps comparé, sous le même volume, au poids

d'un autre corps ; mais, pour établir une comparaison, il faut convenir d'une mesure commune, et qui s'applique successivement aux deux corps, afin d'en établir la différence. Cette mesure est arbitraire quant au choix, pourvu qu'elle soit fixe quant à sa nature et à ses propriétés. Les physiciens ont pris pour étalon le poids de l'eau distillée (c'est-à-dire dépouillée, par la distillation, de tous les corps étrangers qu'elle peut tenir en dissolution), ramenée à la température de $+4°$ du thermomètre centigrade, et sous le volume d'un cube de 10 centimètres de côté (volume qui forme le litre), ce qui constitue le poids qu'on est convenu d'appeler kilogramme (à peu près le poids de deux livres anciennes). Pour comparer la pesanteur des corps entre eux au moyen de cet étalon, il suffirait de noter successivement les fractions de *temps* que chacun d'eux met à tomber d'une *hauteur* donnée sur la terre. En divisant ensuite la *hauteur* par la fraction de *temps*, on se ferait une table exacte des rapports de pesanteur spécifique des corps, dans le cas où l'on pourrait supposer que l'espace parcouru n'aurait pas varié sensiblement de densité lui-même. Ainsi, la hauteur étant de 1000 pieds, si A, le kilogramme ou le litre d'eau pure à $+4°$, l'avait parcouru en 10 secondes, et qu'un corps B, sous le même volume, l'eût parcouru en 20, le rapport de densité du corps B au corps A serait l'inverse de $\frac{1000}{20} : \frac{1000}{10}$, $=200$ à 100, ou 10 à 5, ou 2 à 1; B serait dès lors regardé comme étant deux fois moins pesant que A.

146. Mais les conditions à remplir dans cette expérience seraient trop longues et trop difficiles à réaliser avec nos moyens humains; imaginons un autre mode de comparaison.

Les corps les plus pesants, pour exercer leur tendance vers le centre de la terre, déplacent les plus légers qui leur font obstacle. Les corps de même den-

sité tombent à la fois et se font équilibre. Soit donc un syphon en verre d'une suffisante capacité et à deux branches U, tenues verticalement, les deux ouvertures en haut. Placez deux corps ayant même volume et formant piston, l'un dans une branche et l'autre dans l'autre branche; si ces deux corps descendent parallèlement, et s'arrêtent à la même hauteur, on dira qu'ils se font équilibre et qu'ils ont la même densité. Mais, si l'un des deux a une densité plus forte que l'autre, il descendra plus vite et plus bas, refoulant l'autre, par le moyen de la couche d'air interposée, à une hauteur qui variera selon les rapports de pesanteur des deux corps, et dont les différences, si l'on prend le premier pour étalon, donneront la densité de tous les autres.

147. Le corps le plus pesant repousse ici, à l'aide du véhicule de l'air, le corps le plus léger, qui lui fait contre-poids, pour arriver le premier vers la croûte du globe. Mais qu'au lieu d'être séparés ainsi par une colonne d'air, ces deux corps se trouvent placés aux deux bouts d'un levier pivotant par le milieu de sa longueur; si ces deux corps étaient d'une égale pesanteur sous le même volume, il est évident que le levier resterait horizontal; c'est-à-dire parallèle, ce qui signifie concentrique aux couches superposées du globe; il n'en sera plus de même si l'un des deux corps est plus pesant : car celui-ci tendra vers la surface du globe, avec la vitesse de son poids diminué du poids de l'autre corps, qui lui fait antagonisme et contre-poids. L'appareil dont nous venons de parler, c'est le fléau de la *balance*, instrument dont on se sert, dans le commerce, pour évaluer la différence de poids de deux espèces de corps sous volume différent; et, en physique et en chimie, la différence des densités, c'est-à-dire la différence de pesanteur de deux corps réduits à l'unité de volume.

148. Nous n'avons pas à rentrer ici

dans les détails qui concernent la physique ; nous le ferons un peu plus tard. Nous devons nous arrêter à la nature et à l'origine même de la pesanteur comme qualité de la matière. Nous venons de dire que les corps pesants repoussent les corps légers du centre du globe, et cela en raison de leurs rapports de densité. Nous pouvons dire avec plus de vérité que les corps légers repoussent les corps pesants loin des couches superficielles de l'atmosphère, et cela dans l'ordre de rapport de leur densité ; nous soutenons que, dans ce sens, la proposition est plus exacte ; car les corps pesants et compactes sont des corps d'autant plus inertes que leur compacité est plus grande ; ils ont perdu d'autant plus leur participation au mouvement universel qu'ils sont plus compactes, et que leurs atomes sont moins espacés entre eux et plus dépouillés de l'atmosphère de calorique qui les tient à distance. Les corps légers, au contraire, sont actifs, animés du mouvement qu'imprime à tout corps l'échange du calorique et la combinaison ; d'autant plus puissants sur les autres corps que leur atmosphère de calorique est plus volumineuse. Comparez la puissance d'une masse de plusieurs quintaux de fer, avec cette goutte inapercevable de vapeur d'eau. Ayez le moyen d'augmenter indéfiniment le volume de l'atmosphère de calorique qui enveloppe cet atome, et cet atome sera capable de lancer le globe de la terre jusqu'à la lune, et plus haut encore. Ce sont les corps devenus légers qui animent la nature, et qui vivifient l'organisation. Ce sont eux qui, par leur mouvement incessant, repoussent au centre de leur sphère d'action les corps inertes, parce que c'est là seul que ceux-ci cessent d'être un obstacle à leurs incessants échanges et à leurs indéfinies combinaisons.

149. Mais le calorique lui-même est-il pesant ? Non, car cette idée seule implique une contradiction dans les termes. La substance qui sert à rendre les corps légers, et d'autant plus légers qu'elle les enveloppe davantage, ne saurait être pesante elle-même, puisqu'elle est la négation de la pesanteur. Il serait absurde de croire que ce calorique qui enveloppe non pas seulement notre petite motte de terre, mais tous et chacun des innombrables mondes qui roulent dans l'espace, que le calorique, qui est l'éther, le milieu, l'océan de tous les astres, ait une tendance spéciale vers le centre de notre petit globe. Ce qui tend à tout ne saurait pas tendre spécialement vers une seule chose. Ce qui a la propriété d'isoler, de volatiliser les atomes des corps les plus pesants, ne saurait, comme une masse lourde, tomber et entraîner vers le sol le plateau de la balance. Le calorique n'a donc pas de pesanteur ; cela est évident.

150. Que faudrait-il pour que le corps le plus pesant A devienne aussi léger que le plus léger B ? Il faudrait simplement que les atomes du corps A s'enveloppassent d'une atmosphère de calorique égale à celle du corps B, et qui les tînt réciproquement à une égale distance les uns des autres. Si ce phénomène se réalisait, je ne sais plus par quels caractères le plomb se distinguerait de l'hydrogène. Or, avec nos moyens grossiers d'expérimentation, nous arrivons si près de la solution du problème, qu'il est facile de concevoir que la nature doit la résoudre à notre insu. En effet, on peut pousser la vaporisation du plomb, par le feu, à un degré tel, qu'un vase rempli de cette vapeur ait le même poids qu'un vase égal rempli d'hydrogène. Qu'a-t-on fait en cela, si ce n'est envelopper les atomes de la masse qui constitue le plomb, d'une atmosphère de calorique qui, peu à peu, finit par atteindre le volume de l'atmosphère de calorique qui enveloppe les atomes de l'hydrogène ?

151. Et l'expérience du plomb, on pourrait avec un égal succès la faire subir à tout autre corps de la nature, au platine lui-même. Mais plus l'atmosphère de calorique augmente autour d'un atome, et plus cet atome s'élève haut dans l'atmosphère ; et une fois arrivé parmi les atomes aussi riches que lui en couches de calorique, il doit y rester et y séjourner ; car il y a alors équilibre, et nulle circonstance de soustraction qui, en le dépouillant de ses couches de calorique, l'amène à un moindre degré de légèreté et le force de descendre progressivement vers les couches inférieures de l'atmosphère de notre globe terrestre.

152. Dans cet état, le plomb et autres corps pesants deviendraient *gaz* ou *vapeurs permanentes*, à l'égal de l'hydrogène.

153. Par la raison contraire, si l'on venait à soustraire progressivement les couches de calorique qui enveloppent l'atome du gaz hydrogène, de manière à ce que les atomes d'hydrogène ne fussent plus tenus réciproquement qu'à la même distance que les atomes de plomb, il est évident que la substance la plus légère de notre catalogue terrestre serait tout à coup transformée, quant à la pesanteur spécifique, en une des substances les plus pesantes et les plus lourdes du globe.

154. En combinant ce que nous venons d'exposer dans ce chapitre, avec la théorie de la compression et de l'élasticité que nous avons établie (*voy.* tom. I, livrais. 8°, pag. 259), il nous sera facile de faire comprendre le mécanisme par lequel les couches de l'atmosphère repoussent les corps pesants vers le centre de la terre. En effet, les couches d'air sont composées d'atomes d'autant plus riches en atmosphère de calorique qu'elles sont plus élevées, l'arrangement sphérique de notre atmosphère générale nécessitant ce mode de stratification. Or supposons que le hasard lance un fragment de pierre dans les régions élevées de l'atmosphère, cette pierre, placée entre deux couches gazeuses dont la supérieure sera composée d'atomes enveloppés d'une atmosphère plus volumineuse de calorique, peut être représentée comme placée entre quatre sphères élastiques d'inégale grandeur, et exerçant sur les quatre une compression d'où résulte une déformation proportionnelle à leur volume. Mais chacune de ces sphères tendant à reprendre sa sphéricité, par l'effet seul de son élasticité, repoussera ce fragment en raison de sa puissance. Or dans ce cas les plus volumineuses des quatre sphères exerceront une action de répulsion plus forte que les moins volumineuses qui sont les inférieures ; donc le fragment de pierre sera repoussé dans la direction des couches inférieures, qui de couche en couche, et par suite du même mécanisme, amèneront ce fragment jusqu'à la surface du sol, et l'amèneraient jusqu'au centre de la terre, si par impossible on pouvait perforer la terre de part en part ; et là s'arrêterait le fragment de pierre, parce que là il serait en butte à deux répulsions égales qui se neutraliseraient, puisqu'il serait placé entre deux rayons égaux de la sphère atmosphérique.

155. Vous voyez qu'à l'aide de cette théorie, le phénomène de l'*attraction*, si difficile à admettre et à se représenter, quand on raisonne d'après les propriétés connues des corps, devient au contraire un phénomène de *répulsion* par les couches d'éther, phénomène si facile à comprendre et si facilement réalisable au moyen de la vapeur d'eau. Les corps ne *s'attirent* pas à distance ; ils se *combinent* ou se *repoussent* à proximité. Ils se combinent, et s'attirent alors, par l'échange et le partage du calorique ; en mouvement tant que le partage dure, en repos dès que le partage est arrivé à l'égalité et à l'équilibre ; les plus légers repoussant vers le centre les plus pe-

sants et les plus compactes, comme incapables de se combiner assez tôt pour entrer dans le mouvement aérien. Voilà la double base du système du monde, qui nous permet d'expliquer les infiniment grands mouvements des astres qui roulent dans l'espace à travers l'immense océan de l'éther, de la même manière que les infiniment petits mouvements d'une dissolution effectuée dans l'espace d'un verre d'eau.

156. Donc ce ne sont pas les corps pesants qui repoussent les corps légers, mais c'est la proposition inverse qui est vraie.

(La suite au numéro prochain.)

§ V. — THÉORIE ATOMIQUE DES NOMBRES ET DES GRANDEURS,

ou

ESQUISSE DE MATHÉMATIQUES COMPARÉES,

(*Suite.* — Voy. tom. II, livr. 3e, pag. 82.)

Égalité des angles opposés au sommet.

78. Un angle est égal à un autre quand il a pour ouverture un arc égal du cercle (67).

79. Deux diamètres du même cercle forment quatre angles opposés, deux à deux, au sommet. Les deux angles opposés au sommet, ou simplement opposés, sont les deux angles par lesquels on peut faire passer un autre diamètre qui les partage chacun en deux autres. On conçoit que deux droites qui se croisent peuvent être considérées comme deux diamètres d'un cercle aussi indéterminé que l'est la longueur des deux lignes droites (22) qui se croisent.

80. *Deux angles opposés au sommet sont égaux;* car les deux dimensions d'un cercle (31) forment quatre angles droits (75), c'est-à-dire quatre angles de 90° chaque et partant égaux. Ces deux dimensions sont deux diamètres qu'on dit alors se couper à *angles droits.* Faisons pivoter un de ces deux diamètres AB sur l'atome central, de manière à le rapprocher par un de ses côtés de l'autre qui sera fixe CD. Nommons les deux extrémités du mobile A et B. Il est évident que si son extrémité A se rapproche de l'extrémité C, de l'autre diamètre fixe,

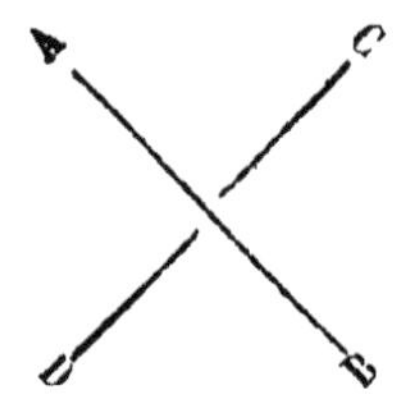

de la valeur d'un atome ou degré de la circonférence, son extrémité B se rapprochera d'autant de l'extrémité correspondante D du diamètre immobile. Car, s'il en était autrement, et que la moitié A se rapprochât, tandis que la moitié B resterait immobile, le diamètre AB se briserait sur l'atome central du cercle; ses deux moitiés ne formeraient plus une même et unique série linéaire d'atomes en contact par leurs pôles (22), mais une *ligne brisée* (23); ce qui est contraire à l'hypothèse. Quand donc l'extrémité A se rapprochera de C de trois atomes de la circonférence, ou de 4, de 5, de 6, et ainsi de suite indéfiniment, l'extrémité B se rapprochera de l'extrémité correspondante D du diamètre fixe, de 3, 4, 5,

6, etc., atomes. Dans ces différents cas, l'ouverture de chacun des deux angles

$$\text{sera} \begin{cases} \text{AC} = 90°-1, \ 90°-2, \ 90°-3, \ 90°-4, \\ \qquad 90°-5, \ 90°-6, \ \text{etc.} \\ \text{BD} = 90°-1, \ 90°-2, \ 90°-3, \ 90°-4, \\ \qquad 90°-5, \ 90°-6, \ \text{etc.} \end{cases}$$

angles égaux évidemment entre eux, chacun à chacun. Or ces deux angles, formés par le rapprochement progressif des extrémités AC et BD, sont opposés au sommet (79).

Mais les deux autres angles opposés également au sommet continuent à augmenter leurs ouvertures (76), dans la même progression et avec la même égalité que les deux angles précédents la diminuent; car l'extrémité A s'éloigne autant de l'extrémité D du diamètre fixe, qu'il se rapproche de son extrémité C, et B s'éloigne autant de C qu'il se rapproche de D; en sorte que nous aurons alors, correspondant à chacun des termes de la progression ci-dessus, une double progression identique par les termes et différente seulement par le changement du signe moins — en signe plus + :

$$\begin{cases} \text{DA} = 90°+1, \ 90°+2, \ 90°+3, \ 90+4, \\ \qquad 90°+5, \ 90°+6, \ \text{etc.} \\ \text{CB} = 90°+1, \ 90°+2, \ 90°+3, \ 90+4, \\ \qquad 90°+5, \ 90°+6, \ \text{etc.} \end{cases}$$

angles parfaitement égaux chacun à chacun.

Or ces deux angles sont également opposés au sommet comme les deux premiers. Mais deux diamètres ou deux lignes qui se croisent ne peuvent former que quatre angles opposés au sommet, deux par deux.

Donc les angles opposés au sommet sont égaux.

81. Deux diamètres, ou deux lignes droites qui se croisent, forment donc toujours soit quatre angles droits, soit deux *angles aigus* et deux *angles obtus* (76), c'est-à-dire deux angles moindres que l'angle de 90°, et cela de la valeur d'un même nombre d'atomes, et deux *angles obtus*, c'est-à-dire deux angles plus grands que l'angle de 90°, et cela de la valeur d'un même nombre d'atomes : les deux aigus et les deux obtus opposés au sommet.

82. La quantité, ou l'arc de cercle, que l'on retranche à l'angle de 90°, se nomme *complément* de l'angle aigu, c'est-à-dire l'arc, qui, ajouté à l'angle aigu, compléterait l'ouverture de 90°. Ainsi soit un angle aigu de 49°; son complément est un angle de 41°; car 49 + 41 = 90, et *vice versa*. La quantité d'ouverture, ou arc de cercle, qu'il faut ajouter à un *angle obtus* pour obtenir deux angles droits, se nomme *supplément* de de l'angle obtus. Ainsi un angle de 51° serait le *supplément* d'un angle obtus de 129°; car 51° + 129° = 90° × 2 = 180°.

(*La suite au numéro prochain.*)

---

§ VI. ÉTYMOLOGIES DES MOTS D'HISTOIRE NATURELLE.

(*Suite.* — Voy. tom. II, liv. 3e, pag. 84.)

ORIGINE ÉTYMOLOGIQUE DU LIS DES EX-ARMOIRIES DE FRANCE.

Je ne suis pas le premier à m'être enquis du comment, et par quelle suite de métamorphoses du trait, en passant du règne végétal dans le règne du blason, la fleur de lis, taillée par la nature dans le moule le plus élégant d'un vase antique, s'était transformée en un fer de hallebarde. On a beau dessiner en dépit du sens commun, et appartenir à l'école de l'enfance de l'art, on n'ira jamais à représenter un bœuf sous les traits d'une barque, ni une fleur des jardins sous ceux d'un fer de lance et d'un triple fer de lance, soudé, braisé, rivé à coups de marteau. Il faut bien pourtant, me disais-je, qu'à une époque quelconque de notre histoire, si toutefois on a voulu peindre des fleurs de lis sur le blason royal, que ces fleurs de lis aient conservé quelque chose de la forme de la fleur des lis des champs, manquant, tant que vous voudrez, de symétrie et d'élégance, mais enfin offrant au moins le caractère sans lequel ces dessins ne sauraient se rapporter à une fleur ; car je pose en fait que ce que les peintres et statuaires du moyen âge ont dessiné de moins exact, ce sont certainement les fleurs qu'ils voulaient reproduire. Qui donc ne se serait moqué d'eux, même parmi les plus ignares, s'ils s'étaient avisés de dessiner une hallebarde, en écrivant au-dessous et disant aux passants : *Ceci est une fleur de lis, et qu'on se le dise.*

Pour admettre une pareille origine, il faudrait admettre que la fleur de lis du blason moderne est une dégénérescence de la vraie fleur de lis du blason primitif, une altération graphique progressive, à peu près comme les lettres de l'alphabet hébraïque sont une dégénérescence, et je dirai même une quintescence, des signes hiéroglyphiques égyptiens, de sorte que la figure de l'homme s'y est réduite à celle de l'aleph א (ce qui équivaut à notre *a*), c'est-à-dire à un assemblage informe de deux bras et de deux jambes.

Pour admettre cette hypothèse, on devrait voir la fleur de lis du blason, améliorer son trait et reprendre peu à peu ses rapports de ressemblance, refaire enfin son costume, à mesure qu'on remonterait vers l'origine de l'emblème et qu'on plongerait plus avant dans la nuit du moyen âge.

Or, c'est tout le contraire qui arrive : plus on remonte haut dans notre histoire, plus on lui trouve l'air d'un fer de hallebarde, et moins la hallebarde y prend le

semblant le plus informe d'une fleur de lis. En général, on attribue à Louis VII, dit le Jeune, qui régnait dans le milieu du douzième siècle, l'introduction des fleurs de lis dans les armoiries. Eh bien ! sur les monuments de cette époque, ces fleurs de lis sont mille fois mieux dessinées en hallebardes que dans les temps de la renaissance, où la poésie et la sculpture s'accommodaient tant de l'idée d'un lis dans l'intérêt de leurs allégories, et où l'art du dessinateur se mettait tant à la torture pour amener les contours de la figure à se rapprocher des proportions de la fleur, sans altérer les traits héraldiques du signe ; et malgré tout ce que l'art a pu imaginer de plus gracieux en ce genre, il n'en est pas moins toujours resté au signe une ressemblance parfaite avec un fer de hallebarde. En effet, la fleur-de-lys héraldique se compose de trois pièces maintenues à distance par une quatrième ; cette quatrième est une traverse horizontale, dans laquelle les trois pièces viennent parallèlement se fixer, au moyen de trois trous qu'elles débordent inférieurement. Soit un fer de lance ovale, pointu au sommet, tranchant sur les côtés, relevé en une côte longitudinale sur le milieu, terminé en une queue en carrelet, qui dépasse la traverse et pourrait entrer dans la douille d'une hampe de hallebarde ; de chaque côté de cette pièce médiane, la pièce horizontale est traversée par un crochet en croissant, dont les deux cornes s'élargissent en deux lames, comme on le voit sur les hallebardes à lames affilées, pour pouvoir, en retournant le fer dans la plaie, porter le ravage, les hachures et les déchirures dans le fond des organes voisins, et mettre le tout en bouillie ; inventions diaboliques du noble art de la guerre, que nos balles, obus, bombes et mitrailles ont laissées bien loin dans la carrière.

Les trois pièces principales du blason ne tiennent donc entre elles qu'autant que la pièce transversale le veut bien ;

elles n'ont ni communauté d'origine, ni identité de système, rien enfin qui porte le caractère physiologique d'une fleur, mais tout ce qui porte le caractère des œuvres de l'enclume et du marteau.

J'ai ajouté que, plus on remonte vers l'époque de cette innovation dans les emblèmes de la royauté française, et plus l'emblème offre d'analogie avec le fer d'une hallebarde du temps.

En effet, nous avons sous les yeux la figure des sceaux de cette époque, du douzième siècle, qui suffiraient à eux seuls pour démontrer notre assertion : ce sont les sceaux des comtes de Meulan, qui doivent se trouver encore aujourd'hui dans la bibliothèque de Meulan, à laquelle les aura légués leur possesseur en 1792, le citoyen Levrier, lequel permit à Millin de les faire graver (*).

Le sceau de Hugon de Bocunvillers, bailli du roi, porte en exergue ces mots : *Sigillum Hugonis de Bocunvillers, bailliws regis*, et puis le portrait du bailli dessiné d'une manière telle, qu'un gamin de Paris ne charbonnerait pas mieux sur les murs. Au revers, on voit une fleur-de-lys qui occupe tout le champ, et dont les deux parties latérales sont recourbées et affilées en pointe aiguë, comme deux crocs de hallebarde.

Le sceau de la prévôté de Meulan, qui date de 1223, sous la reine Blanche de Castille, douairière de Meulan, semble avoir eu soin de mettre à ce sujet les points sur les *i*, en implantant la fleur-de-lys au bout d'une hampe même. On lit sur l'exergue : *S. præposituræ de Mellento*, sceau de la prévôté de Meulan. Sur la face, on voit un prince assis qui présente un livre à signer sans doute à un vassal à genoux ; ces deux personnages se trouvent entre deux hallebardes fixées en terre et dont le fer de lance est une fleur-de-lys héraldique. Sur le revers, on lit la même phrase de l'exergue, autour

d'une moitié de fleur-de-lys héraldique en fer de hallebarde, moitié accolée à une moitié de château, ce qui formait les armoiries de Blanche de Castille. Or, au-dessus de la tête des deux personnages de la face, on voit la lune et une étoile, puis des tours qui ressemblent à leur modèle ; ces deux personnages ressemblent à deux hommes un peu simples, si vous le voulez, faits enfin à l'image du talent du peintre. Sur l'exergue, on voit deux tiges de plante qui ressemblent à deux tiges. Donc le peintre et le graveur auraient fait quelque chose de semblable au lis, s'ils avaient eu intention de dessiner un lis.

Je ne pense pas que l'on puisse nous montrer un monument plus voisin de l'époque à laquelle on fait remonter l'introduction des fleurs-de-lys, dans le blason des armoiries de France. Donc, ce ne sont pas des lis que le blason avait primitivement adoptés, mais trois fers de hallebarde, composés de trois pièces tranchantes chaque ; nombre superstitieux de trois fois trois, qui a dû sourire surtout à l'esprit éminemment superstitieux de Louis VII, ce roi si dévot envers les dévots, qu'un jour il se laissa battre, dans une rixe entre moines, par les religieux de Sainte-Geneviève.

On nous objectera sans doute que, sur les statues des rois antérieurs à Louis VII, on rencontre des sceptres terminés par quelque chose qui a l'air d'une fleur de lis. Nous répondrons que cela a l'air de toute autre chose que d'une fleur de lis ; et nous ajouterons ensuite qu'aussi souvent leur sceptre est terminé par une espèce d'épi de maïs à moitié enveloppé de sa spathe, ou par une pomme de pin. Le sceptre des rois (*) était, comme l'insigne de nos maréchaux, un bâton de commandement qui s'ornait ensuite d'une foule de manières, au gré de l'artiste.

Quant à ces prétendues fleurs de lis qui entrent dans les ornements de leurs

(*) Millin, *Antiquités nationales*, tom. 4, XLIX, pag. 22 et suiv.

(*) Du grec, *skeptron*, bâton.

couronnes, avant Louis VII, il ne faut que les examiner d'un coup d'œil pour s'assurer que ce sont des ornements de fantaisie, ayant plus de rapports avec une feuille de trèfle, symbole de la trinité, qu'avec une fleur de lis.

Ainsi, il est bien établi dans mon esprit que l'idée primitive des fleurs-de-lys de nos ex-armoiries n'était autre que le triple fer de la hallebarde de nos rois guerriers.

Plus tard, on imagina de leur trouver une ressemblance avec quelque fleur des jardins; les troubadours du temps s'accommodaient mieux de ce genre d'allégorie, pour rendre leurs chants plus agréables aux châtelaines.

Eh bien, je suis encore forcé ici de dire que ce n'est pas au lis de la vallée qu'ils eurent recours, pour comparer le fer de la hallebarde; car la comparaison aurait été repoussée par toutes les dames qui, de tout temps, ont eu un goût prononcé pour l'étude de la botanique; la régularité symétrique des pétales du lis ne rappelle en rien l'inégalité énorme des trois pièces de la hallebarde. Quand nous supposons que les hommes et les dames de ce temps-là voyaient ce que nous voyons avec les mêmes yeux que nous, il est de toute nécessité de supposer aussi qu'ils ne pouvaient voir qu'à notre manière et qu'ils ne prenaient pas des hallebardes pour des fleurs, ni trois choses inégales pour trois choses égales entre elles.

Laissez de côté la fleur de lis et ayez devant les yeux une fleur d'*iris*, et sous un certain jour qui vous place en regard trois de ses pétales à la fois, le pétale interne et redressé étant au milieu, et vous aurez, dès lors, l'image qui se rapproche le plus du fer de hallebarde du blason de France; j'ai dessiné le simple trait de cette image, mais avec autant de fidélité qu'il m'a été possible, et je suis sûr que tout le monde aurait pris ce trait pour la figure d'une fleur-de-lys

Quand on se rappelle comment tous les noms se dénaturent dans les chartes du moyen âge et même dans le langage vulgaire de tous les âges, on ne trouvera pas si étrange que, par corruption de langage, d'*iris* on ait fait *lis*.

Mais ici les analogies du langage traditionnel viennent encore à l'appui de l'analogie de la forme. Car aussi haut que l'on peut remonter, on voit que l'*iris* se nommait *flambe*, ce radical de *flamberge*, et ce vieux synonyme de lame ou fer de lance.

Cette analogie deviendra bien plus frappante, si, en l'ayant dans l'esprit, on jette les yeux sur le sceptre que tient la statue de la reine Isburge, épouse de Philippe-Auguste, sur le tombeau de la commanderie de Lille. La fleur qui termine le sceptre a, de la fleur d'iris, jusqu'à l'aspect frangé des deux pétales externes et réfléchis en dehors, qui caractérisent cette fleur. Il en est de même des gros fleurons de sa couronne. Or, la reine Isburge est morte en 1236, à l'âge de soixante ans. Le sceptre de la statue n'a pas dû être copié sur le sceptre qu'elle portait étant reine, puisque cette pauvre reine fut répudiée à la première nuit de ses noces; ce sceptre a été fait loin de Paris et dans un pays où le statuaire aura pu prendre à la lettre l'analogie du langage vulgaire, au lieu d'avoir recours au type traditionnel. (Voyez Duchesne, tom. v, pag. 262, *des Historiens de France;* Lebœuf, *Histoire du diocèse de Paris;* et Millin, *Antiquités nationales,* tom. 3, xxxiii, pag. 28.)

En conséquence, la fleur-de-lys du blason royal était, dans le principe, un triple fer de hallebarde, que le langage figuré a appelé *iris*, puis *ris*, puis *lis*, nom qui lui est resté, alors que l'image a conservé sa forme et son analogie primitive.

Si vous avez quelque chose de mieux que cette explication, faites nous en part. (*Si quid habes melius, impertire nobis.*)

(*La suite à un numéro prochain.*)

§ VII. — CONTENTIEUX, MORALE ET JURISPRUDENCE.

RÉVISION DU PROCÈS LAFFARGE.

(*Suite.* — Voy. tom. II, 2ᵉ livraison, page 57.)

> Une condition lamentable est celle d'un homme innocent à qui la précipitation et la procédure ont trouvé un crime; celle de son juge peut-elle l'être davantage?.....
> Un coupable puni est un exemple pour la canaille; un innocent condamné est l'affaire de tous les honnêtes gens......
> Je dirai presque de moi : je ne serai pas voleur ou meurtrier; mais je ne serai pas un jour puni comme tel, c'est parler bien hardiment.
>
> LABRUYÈRE. (*De quelques usages.*)

PREMIÈRE THÈSE A DÉMONTRER.

Eût-on trouvé de l'arsenic dans le corps de Laffarge, que, dans ce procès, il n'y aurait eu lieu à condamner personne, sur ce seul fait, pour crime d'empoisonnement.

Il ne suffit pas d'avoir trouvé, par l'analyse, des doses même considérables d'arsenic dans un cadavre, pour établir que la mort a été le résultat d'un empoisonnement criminel. On n'a établi par là qu'un fait chimique, dont il reste à la procédure de déterminer la signification et l'origine.

Vous assurez qu'un tel est mort empoisonné, parce que la chimie a rencontré dans son cadavre des traces de poison.

Je vous réponds : 1° Qui vous a dit qu'il ne s'est pas empoisonné lui-même, avec intention ou par mégarde? Commençons par répondre péremptoirement à cette question, avant de passer à toute autre.

2° Qui vous a dit ensuite que le poison dont vous signalez les traces ne provient pas des médicaments dont le malade se sera servi, sur la foi de ses médecins patents ou secrets? On se rappelle que le corps de Lacoste offrit à l'analyse une quantité considérable d'arsenic, tandis

que l'analyse, même à la faveur d'un réactif dont nous démontrerons plus bas l'impureté, en avait signalé à peine des traces dans le corps de Laffarge. Eh bien, le jury de madame Lacoste, moins facile que celui de madame Laffarge à jurer sur la foi du chimiste, acquitta l'accusée, d'après cette seule considération que Lacoste, pour se débarrasser d'une maladie cutanée insupportable, se servait clandestinement de préparations arsenicales en lotion sur le corps. Hasards et chances de la justice! L'une des deux accusées acquittée en face d'une si énorme quantité de poison ; et l'autre condamnée en face de l'analyse la plus équivoque qui ait jamais compromis la haute mission de la science !

3° Ces deux points résolus négativement, il reste à savoir si l'empoisonnement n'est pas un empoisonnement posthume, un empoisonnement réalisé, non pas sur le malade, mais sur le mort, non pas sur le corps vivant, mais sur le cadavre, et cela par les chances du hasard ou par les combinaisons de la malveillance.

En effet, je vais vous démontrer avec quelle facilité le hasard ou la malveillance sont en état de simuler un empoisonnement par l'arsenic, aux yeux de la loi :

A. Le hasard !

1ᵉʳ *cas.* Qu'en ensevelissant un mort, on en essuie le corps avec du papier peint ou colorié avec l'acétite arsénieux de cuivre; ce fait seul suffira pour donner à l'analyse une pluie de taches d'arsenic, surtout si l'exhumation juridique n'a lieu plus tard qu'à l'époque de la décomposition des chairs, ce qui aura permis au poison de s'infiltrer jusqu'aux couches les plus profondes des organes les plus profonds

Ce sera bien autre chose si, par mégarde, on oublie sous le suaire un fragment, si minime qu'il soit, de ces sortes de papiers ou de boiseries peints en vert; je pose en fait qu'il suffirait d'un fragment de trois à quatre centimètres carrés, pour couvrir, par l'appareil de Marsh, six cents assiettes de taches arsenicales.

2ᵉ *cas.* Le corps est enterré dans un sol arsenical ou exposé aux infiltrations arsenicales des manufactures, ou enfin fumé avec les boues des villes, malheureusement infectées de tous les produits et les rebuts de l'industrie, dans lesquels se rencontrent en si grande abondance les débris de boiseries ou de papiers et étoffes peints en vert arsenical de Schéele. L'eau pluviale entraîne les combinaisons arsenicales, à travers les fissures du cercueil, dans les chairs en putréfaction du cadavre, dans cette bouillie informe de la décomposition, où tout se mêle et se confond en un *magma* sans nom et sans aucune trace d'origine, dédale de la mort, dont la science, désorientée, ne peut plus retrouver le fil, ni démêler à qui de l'organisation, de la terre, de l'air ou des eaux elle doit restituer les éléments que l'analyse isole.

3ᵉ *cas.* L'exhumation ou l'autopsie juridique ayant eu lieu, la procédure peut avoir ses négligences et ses oublis, à la faveur desquels, et à son insu, le poison peut se glisser dans ces débris de cadavre qu'elle emporte comme pièces au procès. Nul ne connaît mieux le désordre et l'incurie qui règnent, dans certains greffes et cabinets du juge d'instruction, que nous qui avons eu tant de démêlés avec la bonne justice! J'en ai tant vu de ces *quiproquo,* occasionnés par ce désordre procédurier, que je ne sais plus si la preuve, qui y rentre preuve, revient-elle lorsqu'elle en sort.

B. La malveillance peut simuler un empoisonnement avant la mort; pourquoi ne serait-elle pas capable de le faire après la mort même?

a. Avant la mort.

Une dame (ceci est tout récent) avait surpris sa femme de chambre en flagrant délit de certaines privautés avec son mari; de là, jalousie et projet de vengeance. Elle simule une maladie; et, à une certaine période de sa maladie, des épreintes et des convulsions, symptômes évidents d'un empoisonnement. Elle en avait été prise immédiatement après les premières gorgées d'une tisane que lui avait servie la femme de chambre : on analyse la tisane, et on la trouve empoisonnée d'arsenic. En fallait-il davantage, pour démontrer que la femme de chambre avait voulu empoisonner sa maîtresse, afin de vivre plus libre et sans entraves avec le mari? Aussi la femme de chambre fût-elle condamnée à mort, après de forts courts débats, et exécutée après les délais de cassation et de grâce, au milieu de l'exécration publique, qui en poursuivit les restes inanimés jusqu'à la fosse, gémonies des coupables. Mais Dieu ne tarda pas à réhabiliter l'infortunée pécheresse, coupable seulement d'avoir trop aimé. Sa maîtresse vint à tomber dangereusement malade; au moment de l'agonie, à cette heure suprême de justice et de pardon, elle révéla au confesseur que sa femme de chambre était innocente, que l'empoisonnement avait été simulé par la jalousie, et que le poison qu'on avait trouvé dans la tisane, c'était elle, la femme jalouse et implacable, qui l'y avait jeté après coup; et le confesseur exigea que cet aveu, qui devait profiter à la mémoire de la jeune fille, et faire descendre un recours en grâce sur un tombeau, fût renouvelé devant la justice. Rapprochement singulier, et qui aurait dû protéger madame Laffarge! Le juge qui avait prononcé la malheureuse sentence de la décapitée, est le même M. Ducoux, qui a poursuivi, comme procureur général, Marie Cappelle, avec un zèle suivi d'un aussi cruel succès.

Et cette erreur judiciaire n'est pas un cas exceptionnel dans les archives de la justice : je ne sais combien il me serait facile d'en citer de tels tout aussi bien constatés; nous reviendrons sur ce point de vue de la question dans une autre partie de ce discours. Nous avons donné la préférence à cet exemple de méprise, parce qu'en même temps il est un exemple de la facilité avec laquelle la malveillance est en état de faire croire à un empoisonnement.

Et dans ces jours d'outrecuidantes prétentions, ces sortes de simulations sont d'autant plus à redouter, qu'il se trouve des chimistes qui, à la moindre poursuite d'empoisonnement, toujours prêts à seconder l'impatience de la procédure, se chargent d'éliminer jusqu'aux dernières parcelles du poison présumé.

b. Après la mort, quoi de plus facile qu'une simulation d'empoisonnement sur le cadavre, empoisonnement posthume et non susceptible de dénégation! Qui empêche donc de saupoudrer, d'ingurgiter le poison dans ce corps mort, exposé vingt-quatre heures à toutes les spoliations et à tous les outrages? Qui empêche même de le faire sur le cadavre gisant à six pieds sous terre, et sans se donner la peine de l'exhumer? Est-ce qu'un foret ou une simple tige de fer ne suffirait pas pour ouvrir un passage au liquide jusqu'à la bière et jusqu'au corps lui-même? On n'a qu'à exprimer une pareille hypothèse pour en faire admettre la possibilité.

Ces principes une fois posés, nous allons les appliquer immédiatement et sans préambule à la cause qui nous occupe ; et nous demander si le poison, qu'on prétend avoir trouvé dans le corps de Laffarge, ne pourrait pas provenir du concours de tout autre circonstance que de celui d'un empoisonnement, et si, avant d'admettre la culpabilité d'un empoisonnement, la justice a pris soin d'éliminer,

par la démonstration, l'hypothèse de toutes les autres causes.

Laffarge revient malade de son voyage de Paris, malade de la maladie dont il est mort et que nous supposerons être une toxicogénose arsenicale. Cette maladie conserve jusqu'au dénoûment fatal tous ses caractères ; la fin reste semblable au commencement; or, le commencement a eu lieu à Paris ; si cette mort est la triste conséquence d'un empoisonnement, n'est-il pas évident que c'est à Paris que l'empoisonnement aura eu lieu, par une cause quelconque qu'au besoin on pourrait évaluer. Laffarge n'a-t-il pas pu profiter de son voyage dans la capitale pour se soumettre, en cas de besoin, à un de ces traitements arsenicaux dont notre médecine ne se montre nullement avare, à l'endroit des maladies de la peau, s'exposant à empoisonner le corps, pour débarrasser le malade de la plus légère affection cutanée?

Cette objection a été presque prévue par la procédure, et il y a été répondu en disant que, dans le cas même où Laffarge aurait rapporté de Paris le germe de sa mort, ce serait encore en Marie Cappelle que la loi se croirait autorisée à trouver la coupable. Car n'a-t-elle pas envoyé à Paris une petite caisse de gâteaux, pétris de sa propre main, et qu'elle pria son mari de manger à telle heure, à l'heure à laquelle elle y goûterait elle-même, par une espèce d'agape à distance, et de communion de souvenir? Or le garçon de l'hôtel assure que Laffarge fut pris de vomissements après en avoir mangé, et qu'on jeta le reste au rebut. Mais remarquez que nous n'avons sur ce fait que le témoignage après coup d'un garçon d'hôtel; que Laffarge n'a pas dit le moindre mot de cela dans le cours de sa maladie, et que le souvenir du fait n'est revenu au témoin qu'en lisant, dans les journaux l'accusation portée contre Marie Cappelle. Admettons cependant le fait comme étant démontré : Laffarge **a** réellement vomi à Paris, après avoir goûté aux gâteaux que lui envoie Marie Cappelle. Ces gâteaux, jetés au rebut, je les admets empoisonnés d'arsenic. Mais pourquoi l'arsenic qu'on aurait pu y trouver proviendrait-il plutôt de la main de Marie Cappelle que de toute autre main? Pourquoi la procédure n'a-t-elle mis sur ce fait en accusation que Marie Cappelle, alors que tant de personnes avaient concouru avec elle à la confection, à l'emballage et à l'envoi des gâteaux? Marie Cappelle était-elle plus intéressée que toute autre à se défaire de Laffarge, au milieu du désordre des affaires de cette usine, désordres qu'elle seule ignorait? Mais remarquez que Marie Capelle ne fait confectionner que des petits gâteaux, et qu'en arrivant à Paris, la caisse se trouve en renfermer un gros, dont personne, au procès, ne sait plus rendre compte, et que personne n'a vu confectionner? Cependant, on ne saurait admettre que Marie Cappelle l'ait confectionné seule et sans témoin, dans une cuisine ouverte à tout le monde. Remarquez, enfin, que c'est Denis qui a emballé et expédié la caisse, Denis, le confident de la maison Laffarge, et le témoin à charge le plus implacable contre l'accusée. Au début de ce procès, et dans le but d'évaluer cette circonstance, première en date, moi, juge d'instruction, ou plutôt moi, homme de logique, j'aurais placé sous la main de la justice tous ceux qui auraient pu concourir à la perpétration du fait, sans acception de personne, tous, avant de songer même à y mettre de préférence Marie Cappelle; ne voulant pas m'exposer à préjuger la question. La procédure en a décidé autrement; en revisant le procès, elle aura à constater qu'il y avait sur ce point une lacune à combler, et une nouvelle veine de recherches à poursuivre.

Quoi qu'il en soit, Laffarge revient au Glandier, malade de la maladie dont il est mort; sa maladie suit sa marche régulière, sans intermittence, sans recrudescence; les symptômes s'aggravent chaque jour, mais ne varient pas de caractère; le médecin ordinaire de la maison traite la maladie, sans soupçonner le moins du monde un empoisonnement, comme une affection d'entrailles qui se termine par la *passion iliaque* ou le *volvulus*; car le malade arrive à rendre des excréments par la bouche.

Or, ce caractère seul suffit pour prononcer que la maladie n'avait pas la moindre origine arsenicale. En effet, j'ai parcouru plus de deux cents volumes de journaux de médecine, afin d'y recueillir les descriptions que les auteurs nous ont transmises des cas d'empoisonnement par l'arsenic, dont chacun d'eux a eu l'occasion d'être témoin; et je n'ai pas rencontré un de ces cas où le malade ait rendu des excréments par la bouche. Et d'avance on peut établir que l'arsenic ne déterminera jamais rien de tel : car l'arsenic est un argent désorganisateur des tissus, qui s'attaque aux parois et les dénature, en paralysant dès lors leurs fonctions spéciales. Or, ou bien son action vénéneuse s'arrêtera à l'estomac, et là il provoquera le vomissement des matières ingérées dans l'estomac, mais non des matières stercorales accumulées dans le gros intestin, que nous supposons non attaqué; ou bien son action, charriée par le travail de la digestion, pénétrera jusqu'au gros intestin, et là elle agira en procurant la dyssenterie ou toute autre espèce de déjection alvine; mais jamais elle ne fera rebrousser la matière stercorale jusqu'à la bouche; car jamais elle ne produira l'occlusion du tube intestinal, ce qui est le cas où les matières stercorales sont forcées de revenir en arrière, dès que l'intestin se trouve trop plein.

Donc, tout concourt à donner raison au docteur-médecin ordinaire de la maison, qui, bien loin de soupçonner un cas d'empoisonnement sous les caractères de la maladie de Laffarge, n'y voyait qu'un cas de *miserere* et de *volvulus*.

Cependant, d'après l'accusation, Marie Cappelle aurait *gorgé* la victime d'arsenic, elle lui en aurait servi sous toutes les formes, dans toutes les boissons, et avec un laisser-aller tel, que la famille en remarquait les traces sur *tous les meubles*; le marbre de la commode, disait-on même, en était tellement saupoudré, qu'on aurait pu y écrire son nom avec le doigt. Eh bien! si ce fait avait été constant, Laffarge aurait dû mourir dès le premier jour, dans les vingt-quatre heures, au lieu de prolonger sa pénible existence et l'uniformité de sa maladie pendant douze jours.

Donc, il n'existait pas d'empoisonnement de la façon que l'accusation le porte; car l'arsenic n'agit pas de plusieurs façons; c'est un poison inexorable et qui procède impitoyablement à son œuvre de mort, sans se mitiger ou se dissimuler en aucune manière.

Il y a eu dans tout ce procès des choses bien étranges et bien difficiles à expliquer :

On nous place, sur le banc des coupables, une accusée qu'on nous dépeint comme la ruse et l'habileté incarnée, adroite à faire le mal avec toutes les apparences de l'ingénuité, ayant jusque-là trompé, avec une rare audace et un succès encore plus rare, Dieu et les hommes; et puis l'on dit que cette jeune femme, ayant conçu l'épouvantable pensée de se débarrasser de son époux, jette à pleines mains l'arsenic sur tout ce qui l'environne, sur le pavé, sur les chaises et sur la commode, se souciant fort peu que l'on demande d'où vient cette poussière-là, qu'on épie la main qui la verse, qu'on en soupçonne la nature malfaisante, qu'on la recueille pour la soumettre aux recherches et aux investigations des hommes de l'art! en vérité, on ne supposerait jamais une telle imprévoyance chez l'esprit le plus borné. On sait avec quel soin, le crime une fois commis, les coupables les plus vulgaires prennent soin d'en faire disparaître à jamais les vestiges et les signes; et l'on voudrait que la Marie Cappelle, telle que se la représente l'accusation, n'ait pas eu une seule petite dose de cette prévoyance et de ces banales précautions! Pesez cette raison, et à elle seule elle vous paraîtra suffisante pour éloigner de votre esprit jusqu'au soupçon d'un empoisonnement.

Chose plus inexplicable encore! Toute la famille connaît, dès les premiers jours, la nature et le but criminel de cette poussière homicide qui couvre, d'une couche si visible, et le parquet et les meubles; toute la famille a l'œil sur la coupable et la désigne du doigt; et nul ne s'oppose à son œuvre barbare; nul ne préserve la victime de ce lent assassinat; nul ne se met entre elle et son bourreau; nul n'avertit le malade; nul n'accuse en face l'empoisonneuse! On laisse faire le mal; on semble attendre que le crime soit consommé pour le déférer à la justice, ainsi que le fait la justice elle-même, peu soucieuse de prévenir, parce qu'elle connaît toute sa puissance à réprimer.

Comment se peut-il que la famille soit restée spectateur bénévole d'une œuvre aussi infernale, qu'elle n'en ouvre pas même la bouche au médecin du malade qui ne s'est jamais douté de rien?

A ce premier fait inexplicable s'en ajoute un autre plus inexplicable encore :

Comment concevoir que l'idée d'un empoisonnement et d'un empoisonnement par l'arsenic soit venue à l'esprit de gens ignares en médecine et encore plus en chimie, alors que le médecin de la famille n'en a pas même le soupçon et qu'on lui laisse ignorer que ce soupçon est à tous les yeux une certitude, et que l'existence du poison est démontrée par la présence un peu partout de la poudre arsenicale? Qui a dit à cette famille, sans connaissances acquises, que cette poudre est de l'arsenic et que la maladie de Laffarge n'a pas d'autre origine? Par quelle série de réactions, ces témoins ont-ils acquis la certitude que cette poudre est non de la gomme, mais de l'acide arsénieux?

Rien aux débats ne nous a fait connaître la source à laquelle s'est formée cette conviction.

Comment des paysans du Glandier et, sans instruction aucune, ont-ils été amenés à découvrir ce qui échappe au médecin? et pourquoi, cette découverte une fois obtenue, en chuchotant et par des confidences faites à demi-mot, dans le tuyau de l'oreille, pourquoi n'en parle-t-on pas au médecin, afin de tâcher de réparer le mal par un remède, d'annihiler au plus tôt les effets si rapides du poison par un antidote administré à temps et à propos? A défaut du médecin dont ils suspectent à tort et à raison l'incrédulité, pourquoi ne prennent-ils pas d'abord la précaution d'éloigner le bourreau du lit de la victime, et d'enlever jusqu'aux dernières traces du poison qui est en la possession de mains aussi criminelles, pour ensuite aller en référer à la justice, qui seule est en état de faire la part à chacun d'une circonstance quelconque et d'aviser à une solution? Non ; rien de tout cela ne vient dans l'esprit de ces parents du malade.

L'empoisonneuse présumée, ils la laissent soigner son mari qu'elle peut empoisonner à son aise; le poison, ils en abandonnent, sur les chaises et les commodes, la poudre à tous les vents, au risque de s'empoisonner eux-mêmes et tous à la fois, par le moindre hasard qui sera en état de soulever cette poussière et d'en infester leurs boissons et leurs mets.

Ils ne parlent de rien au médecin du malade ; ils n'en ouvrent pas la bouche à l'autorité locale ; ils n'entourent le malade d'aucune précaution protectrice ; ils ne mettent aucun obstacle insurmontable entre l'objet et l'auteur d'un si grand crime ; ils n'essuient aucun meuble, ou ils permettent, en essuyant, qu'une nouvelle manne de mort vienne saupoudrer d'autres surfaces ! Et puis, sur la fin de la maladie qui empire, par un de

ces temps affreux d'orage, où le désordre des éléments semble se mettre en harmonie avec les passions désordonnées de l'âme, Denis, le commis de l'usine, Denis, qui plus tard devient le pivot de l'accusation, le témoin à charge le plus redoutable à la défense et le plus important aux yeux de l'accusation, Denis, enveloppé d'un manteau, le chef couvert et caché d'un chapeau à larges bords, se rend avec mystère auprès d'un médecin éloigné, pour lui faire confidence que Laffarge se mourait, empoisonné par sa femme au moyen de fortes doses d'arsenic, et implorer son assistance. Et ce médecin, sans plus ample information et sans prendre la peine de faire sa déclaration préalable à l'autorité compétente, sans demander (ce qu'en bon confrère tout médecin demande en général), sans demander d'être assisté par le médecin du malade, ou bien qu'on lui spécifie les raisons qu'on avait de garder ce médecin, tout en lui cachant ce mystère, ce médecin se rend auprès de Laffarge, qu'il interroge fort peu. Qu'en avait-il besoin? Denis, le commis, ne lui avait-il pas révélé que son maître se mourait empoisonné par l'arsenic? Il jette sur un charbon incandescent une parcelle de la poudre qui forme poussière sur tous les meubles, et il croit flairer une odeur d'ail ; cela lui suffit pour se ranger du côté de l'opinion de Denis : pas d'analyse ultérieure ! pas d'autre recherche ! Nous chimistes, nous serions embarrassés de prononcer à si petite dose, si l'odeur, dans ce cas, ne provient pas du charbon lui-même, et si elle est réellement alliacée, tant, au milieu de ce mélange de vapeurs qui brûlent, il est souvent difficile d'en démêler distinctement une seule. Mais ce médecin, qui procédait certainement pour la première fois à ce genre d'expérience, ce médecin n'a garde de douter de l'infaillibilité de son odorat ; il est convaincu, comme on le lui a dit, que Laffarge n'est malade que d'un empoisonnement par l'arsenic ; et, dès ce moment, que fait-il? quelles précautions prend-il?

Ordonne-t-il d'éloigner la coupable? Non ; il cause avec elle, qui cause si bien.

Ordonne-t-il d'enlever toutes les traces de cette poussière? Non.

Se fait-il assister par des hommes de l'art? Non.

Si l'on a besoin de savoir ce que renferme une boîte, ce n'est pas lui qui se charge d'en soumettre le contenu à l'analyse d'un pharmacien; c'est Denis, qui a signalé l'empoisonnement, c'est Denis qui se charge de porter la boîte.

Cela fait, le médecin ordonne un antidote; et, chose étrange! le médecin ne connaît pas la nature de cet antidote: il n'avertit pas le pharmacien que ce qu'il demandait était un antidote; il prescrit neuf onces de peroxyde de fer; on lui envoie neuf onces de *colcotar*, de peroxyde de fer destiné au rouge du pavé des appartements, du *colcotar* à poudre grossière, à atomes anguleux, âpres et déchirants; alors qu'il aurait dû demander, comme le prescrivent les livres de toxicologie, de l'*hydrate de peroxyde de fer*, ce qui, physiquement et chimiquement, est toute autre chose.

Les neuf onces de colcotar sont administrées, à diverses doses successives, et Laffarge meurt vingt-quatre heures après, je crois. A l'autopsie, on a trouvé les intestins encombrés de cette limaille; l'animal le plus robuste aurait eu les entrailles déchirées par la neuvième partie de ce rude ingrédient.

Notons par avance que ce rude ingrédient, qui encombrait les entrailles du défunt, est, dans le Limousin surtout, si riche en arsenic, que, dans l'opération de la fonte, les ouvriers sont menacés, s'ils ne s'en aperçoivent pas à temps, d'être asphyxiés par les vapeurs arsenicales qui se dégagent du minerai de fer.

Or, il est évident que, si l'on venait à trouver de l'arsenic dans l'analyse des intestins et des organes digestifs de Laffarge, on aurait plus de raison d'en assigner l'origine à l'antidote qu'à l'empoisonnement; car vous savez que l'analyse ne s'attache qu'à éliminer des traces, et non à obtenir des quantités, pour prononcer qu'il y a eu empoisonnement.

Laffarge meurt; la justice intervient au grand étonnement du médecin du malade; mais le corps reste vingt-quatre heures exposé sans précaution et sans être mis sous les scellés. On procède à l'autopsie; on coupe, on dépèce, on met à part les organes capables de servir de pièces au procès. Mais retenez-bien cette circonstance, qui est acquise au procès: les bocaux n'ont pas été scellés; une feuille de papier et une ficelle ont paru suffire à toutes les précautions que réclame la gravité d'un pareil cas. On emballe dans une manne ces vases dépositaires du secret du crime. La justice prend les devants, et laisse à un muletier, assisté d'un gendarme, le soin d'apporter le tout à Brives, à dos de mulet. Le muletier s'arrête en route et passe la nuit à l'auberge; les mannes la passent à l'écurie, comme toutes autres mannes de rebut, sans autre précaution, sans autre surveillance.

Enfin, les bocaux sont déposés au greffe de Brives et plus tard à celui de Tulle, dans l'état où l'autopsie les a transmis, couverts d'un papier serré bien ou mal par une ficelle que chacun est libre de délier, faute d'un scellé destiné à prévenir les méprises ou la fraude; et ces bocaux, aussi négligemment tenus, restent six mois abandonnés dans une chambre ouverte à tout venant, la clef sur la porte, au fond d'un corridor commun et presque lieu de passage, où chacun peut circuler sans être exposé à violer la consigne du palais. Je puis parler de ces lieux en connaissance de cause, car j'ai eu soin de les visiter dans le cours de ma mission.

Voilà les faits établis sur preuves juridiques et sur dépositions recueillies au procès.

En voici les conséquences immédiates:

L'analyse la moins contestable eût-elle établi que le corps de Laffarge renfermait des doses même considérables d'arsenic, je pose en fait que, vu toutes ces circonstances, il eût été impossible d'établir que cet arsenic éliminé du cadavre provenait d'un empoisonnement arsenical sur le vivant.

Car d'abord, la maladie de Laffarge n'était point une maladie arsenicale; le premier médecin avait raison: Laffarge se mourait d'un *volvulus*, d'une colique de *miserere*, d'une *passion iliaque*, maladie qui est aux antipodes des caractères d'un empoisonnement par l'arsenic.

Si Laffarge avait été gorgé d'arsenic,

il serait infailliblement mort dans les vingt-quatre heures, en proie aux plus horribles convulsions; or, Laffarge a vécu douze jours, n'éprouvant de vives souffrances que dans l'acte de ses vomissements, sans convulsion aucune et sans aucun des symptômes caractéristiques d'un empoisonnement.

Si quelque chose a pu hâter sa mort, c'est la nature de l'antidote qu'on lui a si maladroitement administré; ce sont les neuf onces de colcotar qui lui ont déchiré les entrailles.

Or, si Laffarge n'est pas mort empoisonné d'arsenic, toute l'accusation tombe, quelque circonstance qu'on puisse alléguer ensuite.

Mais, dit-on, la poudre d'arsenic couvrait tous les meubles, elle infestait toutes les tisanes.

Je réponds : Si la nature de cette poudre avait été arsenicale, j'en conclurais qu'il y avait là une simulation d'empoisonnement, puisqu'il n'y a pas eu d'empoisonnement. Mais sur quoi se fonde-t-on pour établir la nature arsenicale de cette poudre? Sur l'odorat du médecin, appelé en secret, et qui déclare avoir senti l'odeur d'ail, en la brûlant sur un charbon incandescent. Un chimiste a mille raisons pour révoquer en doute le témoignage d'un médecin si peu expert dans la matière, qu'il administre du colcotar à la place de l'hydrate de peroxyde de fer ; car un chimiste révoquerait en doute une pareille expérience faite par un chimiste même, s'il n'avait à apporter que celle-là à l'appui de son opinion sur l'existence d'un empoisonnement par l'arsenic.

Quant aux liquides prétendus empoisonnés, l'analyse n'en a été nullement faite d'une manière légale, et je me méfierai toujours des analyses faites sur les breuvages présentés non contradictoirement par les auteurs d'une dénonciation d'empoisonnement, ces dénonciateurs fussent-ils de la meilleure foi du monde.

En eût-on trouvé enfin dans les liquides, je ne verrais encore là qu'une tentative de simulation d'empoisonnement de la part de je ne sais qui; car il ne m'appartient pas à moi, mais à la justice, de m'occuper de l'auteur d'un crime pareil ; ici je ne dois accuser personne, je n'ai mission que d'innocenter, s'il y a lieu.

Si la famille avait pensé que Laffarge se mourait empoisonné par sa femme, elle n'aurait pas laissé cette femme impie approcher du lit de son mari, le couvrir de ses baisers homicides, et lui administrer avec empressement le breuvage empoisonné; dans le doute, on ne lui aurait pas permis de pareils services; qu'eût-on fait dans le cas d'une certitude et d'une conviction acquise sur la foi d'un homme de l'art !

Ainsi, toutes ces circonstances antérieures à la mort de Laffarge, je les repousse comme n'ayant acquis une certaine signification qu'à la suite des poursuites judiciaires et des preuves posthumes dont je vais réduire à rien la valeur.

Pour établir qu'il y a eu empoisonnement, il faut 1° que. dans le corps de la victime, vous constatiez la présence du poison qui est le corps du délit, et que vous établissiez même que ce poison s'y rencontre en quantité suffisante pour produire un empoisonnement; mais ensuite il faut que vous prouviez, par toutes les précautions dont vous envelopperez vos recherches, que le poison que votre analyse décèle, dans les organes du cadavre, n'a pas pu y arriver après coup, sous l'influence soit des manœuvres ténébreuses de la malveillance, soit du hasard des circonstances du transport, de l'inhumation ou de l'exhumation, soit enfin de la nature elle-même du sol.

Eh bien, j'admets que vous ayez trouvé de l'arsenic dans le corps de Laffarge, et je dis que rien, dans l'espèce, ne vous autorisait à en conclure l'existence d'un empoisonnement.

Car cet arsenic ne provient pas du poison, mais des neuf onces du prétendu antidote, de ce *colcotar* limousin, si riche en arsenic, que ses émanations dans les forges suffiraient pour asphyxier les ouvriers, s'ils n'avaient hâte de prendre la fuite, dès que l'odeur en décèle le dégagement.

Car vous n'avez pris aucune précaution, afin de préserver les débris du cadavre, que vous avez recueillis pour l'instruction, des accidents qui pouvaient y introduire après coup l'arsenic à haute dose.

Savez-vous, en effet, ce qu'il faudrait pour infester d'arsenic un organe, de manière à en obtenir, par l'appareil de Masch, une pluie de taches capable de couvrir la surface de 600 assiettes? Il faudrait tout simplement qu'il fût tombé dans les vases un centimètre cube de poussière des minerais du Limousin, ou un centimètre carré de certains papiers peints en vert ou de certaines vieilles boiseries vertes; rien que cela, et c'est bien peu de chose, je pense, et le moindre souffle en emporte davantage dans les airs.

Or, qui vous dit que des ordures de ce genre ne se sont pas glissées par hasard dans les bocaux, soit pendant le transport, dans une manne de muletier, où, nous a-t-on assuré, le papier s'était défait et avait été remis en place par les soins du muletier lui-même; soit pendant leur séjour, comme pièces de rebut, dans l'écurie de l'auberge; enfin, pendant plus de six mois, par la poudre du greffe, dans une chambre ouverte à tout venant, à toute heure de jour et de nuit, et qui n'a jamais été soumise à la moindre surveillance?

Jamais la procédure criminelle n'avait, de mémoire de greffe, procédé avec une pareille incurie, alors qu'il s'agissait d'un si grave procès! Quelle accusation la logique a-t-elle droit de fonder sur de pareilles bases? A qui peut-elle attribuer l'introduction de l'arsenic éliminé de ces entrailles, quand, après coup, tant de hasards ont pu l'y introduire, pendant six mois, à toutes les minutes de la nuit et surtout de la journée?

L'analyse la moins contestable eût-elle trouvé des quantités pondérables d'arsenic dans de pareilles pièces de conviction, le raisonnement, encore plus que la chimie, aurait encore le droit de dire à l'accusation : « N'accusez personne que votre incurie, que votre défaut de précaution; vous ne nous présentez là qu'un empoisonnement cadavérique, qu'un empoisonnement posthume. Il y a peu d'innocents qui échapperaient à une condamnation, si leur culpabilité était attachée aux résultats d'une enquête ainsi commencée et continuée ainsi. »

« N'eussé-je qu'un seul moyen d'expliquer, autrement que par un empoisonnement, la présence de l'arsenic dans les restes dépécés de ce cadavre, vous devriez, dès ce moment, élargir l'accusée. Or, au lieu d'un seul moyen, j'en ai cent, j'en ai mille : Ces traces arsenicales, que vous décèle l'appareil de Marsh, mais, puis-je vous dire, c'est la malveillance, c'est la jalousie, c'est la vengeance, c'est l'intérêt, c'est je ne sais quoi enfin de fatal qui en a infesté le cadavre après coup; c'est le hasard qui en a sailli les débris cadavériques enfermés, avec si peu de précaution, dans des bocaux qui devaient en être les dépositaires. Le vent en a jeté la poussière dans les vases, après avoir enlevé le papier qu'on avait si négligemment ficelé. Dans l'écurie, où la curiosité aura pu les laisser découverts, ils auront pu recevoir et les éclaboussures des immondices des fermes, où la *mort aux rats* occupe une si large place, et les fragments de tapisseries vertes, si communs dans la litière et dans le fumier. Dans votre greffe, la poudre de vos rayons peints en vert, les fragments de papier peint, que sais-je, enfin, tout autre rebut arsenical n'a-t-il pas pu s'y introduire? Énoncer de telles hypothèses, c'est presque les transformer en réalités, tant il suffit de les émettre, pour en démontrer la possibilité. »

« Or, si tout cela est possible, quel est celui d'entre nous qui, au milieu de tant de causes inoffensives et inertes d'un résultat chimique, s'obstinerait à ne vouloir en admettre qu'une autre, qui serait un crime? Qui oserait faire dépendre la culpabilité et la vie d'un accusé, de la constatation d'un fait qu'on peut expliquer de mille manières innocentes? »

On l'a osé contre Marie Cappelle, parce que nul ne s'est levé, pour présenter à l'accusation cette multiplicité d'interprétations diverses. Si la défense avait eu près d'elle un chimiste, afin de développer cet ordre d'idées, non, j'ai trop bonne opinion de la bonne foi des jurés, des témoins à charge, et du ministère public lui-même, pour ne pas être convaincu que, d'un accord unanime, tous se seraient réunis, pour déclarer qu'il n'y avait pas lieu à suivre; et Marie Cappelle aurait reçu une satisfaction solennelle, bien capable de la dédommager, devant

Dieu et devant les hommes, de la boue que l'indignation égarée lui a jetée à pleines mains.

La chimie eût-elle trouvé de l'arsenic dans le cadavre de Laffarge, il n'y aurait pas eu lieu à établir, dans l'espè-ce, une accusation d'empoisonnement.

Mais il me reste à établir que le cadavre de Laffarge ne renfermait pas même des traces appréciables d'arsenic, et qu'ainsi le corps du délit manquait même.

(La suite au numéro prochain.)

§ VIII. — CAUSERIES ET ANECDOTES DE MÉDECINE.

DONJON DE VINCENNES.

(*Suite.* — Voy. tom. II, 3ᵉ liv., p. 92.)

25 août.

On disait autrefois : « *Craignez un homme qui ne connaît qu'un seul livre, mais qui le connaît bien.* Mon cher lecteur, les archéologues (*) vont bientôt vous craindre ; car avec moi vous ne connaî rez peut-être qu'un monument ; mais vous le connaîtrez bien. Vous me lirez en sacrifiant vos promenades ; comme j'observe, faute de pouvoir me promener, même pendant le temps qu'on m'accorde pour la promenade sur la plate-forme, que nos prisonniers appellent, avec plus de raison, l'*impériale* de notre diligence embourbée. Comment, en effet, penser à se promener, les mains derrière le dos et la tête basse ou le nez aux vents, sur une telle toiture ? Autant vaudrait-il jouer à *colin-maillard* et à *casse-cou* sur un parquet dont on aurait enlevé les voliges. Là-haut on médite, au lieu de marcher ; on contemple en extase, au lieu de se donner du mouvement. La terre sur laquelle on plane paraît si vaste et si calme ! le ciel y est si beau, quand il fait beau ; et si majestueux, quand il tonne ! en passant par-dessus le donjon, le tonnerre semble y prendre les fières allures du canon.

Si j'écrivais là-haut, je crois que ma plume deviendrait électrique ; et Dieu m'en garde par le temps qui court ; je vais la rendre simplement botanique aujourd'hui. J'ai assez parlé le langage des géomètres, je vais aborder celui des fleurs. Je voudrais, cette fois, que les dames eussent envie, sur l'étiquette, de lire quelque chose de moi ; mais malheu-reusement, je crois qu'au lieu de jolies fleurs je n'aurai à m'occuper que de feuilles, et souvent de feuilles de chou en pierre ; délicieux objets d'art antique ; raretés calquées sur ce qu'il y a de plus commun ; aussi intitulerai-je cet aperçu :

FLORE LAPIDAIRE

DU DONJON ET AUTRES MONUMENTS DU FORT DE VINCENNES.

Avant que l'art de la guerre ne fût devenu, en France, un brigandage, et alors que tout se décidait sur le champ de bataille et que le vainqueur ne mettait à rançon que les soldats vaincus, les châteaux et manoirs n'étaient construits qu'en bois de charpente.

Mais tout changea avec les habitudes de la féodalité, et dès lorsque les châtelains se furent faits coupeurs de bourse et brigands de grand chemin. Comment se défendre dans ces châteaux de carte, quand une pierre lancée à la main suffisait pour percer une cloison, ou une pierre lancée par les catapultes pour abattre tout un pan de mur, et une allumette décochée au bout d'un trait pour réduire en cendres tout l'édifice ? Il se présenta alors un de ces hommes de génie, dont l'histoire, alors qu'elle n'écrivait que les crimes des rois, n'a pas conservé le nom, et qui vint dire aux châtelains : « Voulez-vous que je vous construise vos châteaux en pierre, où il n'entrera, même pour les accessoires les plus élégants, que de la pierre ; où le bois, le fer, le plomb seront en tout remplacés par de la pierre, et de sorte que vos palais de pierre, incombustibles et plus durables, ne pèseront cependant presque pas plus sur le sol que vos palais de bois ? » — « Manant, mets-toi à l'œuvre, lui répondit la châtelaine ; et si tu

(*) Amateurs et discoureurs d'antiquités ; du grec *archaios*, antique, et *logos*, traité.

manques à ta promesse, mon mari saura bien te faire casser les reins, et moi j'assisterai à l'exécution de la sentence. » Le manant tint parole : il imita avec la pierre tout un édifice de bois, tout, jusqu'aux arêtes ogivales de la charpente, jusqu'au treillage des fenêtres, jusqu'aux contre-forts des côtés, jusqu'aux gouttières de plomb, jusqu'au peu d'épaisseur des planches du cintre (en sorte que les voussures les plus vastes n'eurent pas le plus souvent six pouces d'épaisseur, comme cela se voit à la voussure de la chapelle du fort de Vincennes) ; enfin tout, jusqu'à ces plantes parasites des murailles antiques qui semblent en marquer les quartiers de noblesse et en ennoblir le blason. Je crois que si on l'avait laissé faire, il aurait fini par remplacer les portes de bois avec des dalles de pierre, qui auraient tourné dans des gonds de granit, et se seraient fermées avec des clefs de pierre; et même par donner à la pierre la transparence des vitraux. Il ne le fit pas, crainte d'avoir l'air de vouloir définitivement couper l'herbe sous les pieds aux menuisiers, serruriers et aux nobles vitriers ; c'était déjà bien assez que d'avoir réduit le charpentier à n'avoir plus qu'à dresser des échafaudages.

L'architecture gothique n'est en tout que la fidèle imitation d'une élégante charpente de bois; et les ornements qu'elle emprunte à la sculpture ne sont presque jamais que de jolies imitations des plantes les plus communes. les plus *rudérales* (*) des champs. Et il ne faut pas que notre sculpture moderne fasse fi de ces accessoires; je défierais bien nos plus habiles ornementistes d'exécuter un de ces morceaux avec plus de finesse et de fidélité; plus je les examine de près ici, ces plantes de pierre parasites de nos murs de cachots, et plus je rends justice à la légèreté du ciseau, à la scrupuleuse fidélité du dessin et à la prodigieuse variété de sujets exécutés ; j'en trouve peu qui se répètent, et je les trouve tous exactement semblables à l'objet que le sculpteur a voulu imiter. J'herborise, dans l'intérieur de ma vaste prison, comme dans les champs que j'ai tant aimé à parcourir, quand je vivais libre.

(*) Du latin *rudera*, décombres.

Si j'étais quelque chose dans l'administration, je proposerais de former, de tout ce que je vois, un herbier lapidaire par des moules en plâtre, que je placerais au muséum d'histoire naturelle, après en avoir exactement déterminé les genres et espèces ; je l'intitulerais . FLORE LAPIDAIRE DU QUATORZIÈME SIÈCLE ; et ce ne serait pas un petit recueil ; car à huit culs-de-lampe par étage et à cinq étages par tours du donjon, cela nous donnerait déjà cent soixante groupes ou culs-de-lampe ; puis, avec les clefs de voûte de ces étages et des quatre voûtes des grandes salles, nous pourrions aller jusqu'à compléter la double centaine.

1° FEUILLES DE CHOU.

Les feuilles d'un chou crépu remplacent les feuilles d'acanthe, sur tous les monuments qu'a fait construire Charles V. Nous les avons vues aussi nombreuses qu'ici dans son couvent des Célestins (*), au coin de la rue du Petit-Musc près l'Arsenal ; qu'ici, où elles forment un double rang d'ornementation autour de la corniche de la plate-forme, et un rang sous la corniche du *machicoulis*. Elles sont appliquées là parallèlement, le limbe en haut, deux à deux, en divergeant au sommet, comme si on les y faisait dessécher contre l'auvent d'une boutique d'herboristerie. Les chapiteaux des colonnes de nos cheminées de la grande salle en ont toujours quelques-unes, appliquées à rebours les unes des autres, d'un côté ; sur l'autre côté de la cheminée, elles sont remplacées, au troisième étage, par des feuilles de chêne avec des bouquets de glands, et au deuxième étage, par des expansions qui au premier coup d'œil,

(*) Un autre cachet non moins sûr des monuments de Charles V, et auquel nul n'a jamais songé avant nous, ce sont les quatre évangélistes ou leurs quatre attributs ailés, tels qu'il les a fait représenter dans nos grandes salles du donjon. C'est ainsi qu'on retrouve ces attributs sur les quatre coins du monument en cuivre, qui servait de tombeau aux restes d'Humbert, que l'on voyait dans l'église des Jacobins, de la rue St-Jacques, et que Millin a fait graver. (*Antiquités nationales*, tom. 4, xxxix. pag. 35.) On sait qu'Humbert céda tous ses droits sur le Dauphiné et son titre de dauphin à Philippe de Valois, à la condition que l'héritier présomptif de France porterait le nom de Dauphin. Jean le Bon fut le premier dauphin de France, et Charles V son fils le second.

auraient l'air de feuilles d'iris, tour à tour glaives et fourreaux, comme un faisceau d'armes disposées à plat, mais qui observées avec un peu plus d'attention, et par la direction des nervures, doivent être rapportées à ces larges feuilles de *Cnicus oleraceus*, qui s'étalent. au premier printemps, en rosaces, sur la terre.

On compte sur ces feuilles les nervures et les moindres accidents de surface; rien n'égale le moelleux des ondulations de leurs bords crépus; on y remarque les feuilles du *chou cabus* et celles *du chou brocoli;* je n'en ai pas rencontré deux groupes qui se ressemblent autrement que ne se ressemblent entre elles, les feuilles innombrables de nos espèces de choux cultivés; ressemblances spécifiques, mais jamais individuelles.

Pourquoi cette préférence donnée au chou par-dessus toutes les autres feuilles? Est-ce à cause de leur ampleur? Je l'ignore. Mais pourtant il serait possible que cette préférence eût un sens moral, et servît de *rebus* à quelque circonstance de ce temps.

Sur la tombe de la fille de Commines, morte en 1514, on avait placé, dit-on, en relief un globe et un *chou cabus* (*), avec cette devise qui expliquait le rébus: *Le monde n'est qu'abus.* Le chou caractéristique de l'ornementation du temps de Charles V ne serait-il qu'un rébus de ce genre? Y avait-il quelque analogie de prononciation. dans le langage familier et d'amitié ou de mignardise, entre *Carolus,* Carles, et *caulis*, chou; comme une mère dit aujourd'hui à son petit poupon : *mon chou, mon ange?* Et le sculpteur rappelait-il à Charles ces souvenirs maternels de son enfance, passée sous les ailes du pauvre roi Jean, alors prisonnier des Anglais? Question proposée et à résoudre.

2° Fleurs.

Dans cette Flore lapidaire, je ne rencontre nulle part des fleurs. Les fleurs passent trop vite, et se prêtent, moins que les feuilles. à la longue et minutieuse patience de l'imitation. Cette absence de fleurs rend la détermination de la plante, à la-

(*) *Cabus* vient du latin *caput*, tête, pomme; *chou cabus* ne signifierait donc pas autre chose bue *chou pommé,* d'après l'étymologie.

quelle appartiennent les feuilles, assez difficile. On doit éviter de prendre pour des fleurs des sommités de tiges feuillues, dont la régularité joue souvent fort bien l'organisation d'une fleur.

3° Culs-de-lampe.

Les culs-de-lampe qui supportent les arceaux ou arêtes de nos voussures, n'ont réellement qu'un tiers de leur circonférence, puisqu'ils s'incrustent dans l'angle de l'octogone qui forme le plan de nos cachots ou le plan interne des quatre tourelles angulaires du *donjon.* Il faut les examiner de près, à l'aide d'une échelle ou au moyen d'un portevue, pour en apprécier le travail et déterminer l'espèce de plante qui a servi de modèle à chaque groupe. L'artiste cherche à former un bouquet de ces feuilles, de manière à ne pas dépasser les contours tracés au cul-de-lampe et à ne pas déroger aux règles de la symétrie. Après ce tour de force, il s'en est proposé souvent un autre, qui consiste en ce que les feuilles se trouvent disposées entre elles de telle sorte. qu'en regardant le cul-de-lampe par-dessous, surtout lorsque le jour baisse, on croie qu'elles concourent à représenter une figure grotesque ou grimaçante. Quel dommage que notre architecte ait permis à l'artillerie de badigeonner à la chaux de pareils chefs d'œuvre? on ne saurait croire combien de détails le badigeonnage a masqués ou dénaturés! Cela dit, je vais tâcher de vous déterminer le sujet des huit culs-de-lampe qui servent de supports aux huit stigmates de ma capsule de coquelicot. c'est-à-dire de la cellule, large de 14 pieds et haute de 30 pieds, qui forme le deuxième étage de la tour angulaire *Nord-Est* du donjon, cellule numérotée 20 dans le catalogue de la vindicte publique. Nous commencerons par la gauche de la porte en entrant.

1er Cul-de-lampe.

Une bonne petite tête de vieux bon homme, à menton barbu et le chef couvert d'une calotte de velours qui lui cache les oreilles, se penche, pour servir de support à deux larges expansions foliacées d'iris (*Iris pseudo-acorus*, je pense), qui lui donnent l'air d'une tête de daim. Cette foliation aplatie est si bien travaillée, la pierre a été si habilement creusée en dessous, que les feuilles n'ont pas plus d'épaisseur en apparence que des feuilles de fer-blanc. Le cul-de-lampe est terminé et bordé par une nouvelle rangée de ces expansions foliacées, dont la médiane porte une fleur d'iris renversée comme la cassure de la tige.

2° *Cul-de-lampe.*

Ce cul-de-lampe est formé par un navet en pyramide renversée et tri-cannelé dans le sens horizontal; il est surmonté de feuilles crépues de navet (*brassica napus*), bien voisines des feuilles de chou (*Brassica oleracea*); le navet a une forme analogue à celle du *potiron bonnet de prêtre.*

3° *Cul-de-lampe.*

Sur une espèce de bassinoire s'élèvent, disposées avec grâce et travaillées avec une grande légèreté, des feuilles de chêne, bosselées, sur les bords, par des groupes de *petites galles* irrégulières, que nous savons aujourd'hui être l'œuvre de petits insectes nommés *cynips* ou *diplolèpes.*

4° *Cul-de-lampe.*

Une tête de vieillard à barbe, à longue chevelure et à chef couvert d'une toque, est penchée en support à une pyramide renversée de feuilles de chêne, dont quelques-unes portent sur leur champ la véritable galle de chêne, qui est sphérique. Ces têtes ont dû ressembler à quelqu'un; et pourtant, du temps de Charles V, on ne portait pas la barbe, du moins à la cour.

5° *Cul-de-lampe.*

Une tête, je crois sans barbe, coiffée d'un casque en calotte à côtes de melon convergentes au sinciput, et maintenu par une mentonnière, est penchée sous le poids de deux énormes expansions foliacées d'iris, que surmonte un second plan de ces expansions terminées par une fleur. Remarquez que ce 5° cul-de-de lampe forme le pendant symétrique du 1er que nous avons décrit.

6° *Cul-de-lampe.*

Le 6°, qui forme le pendant du 3°, se compose également de feuilles de navet supportées par un avant-train de léopard qui mord la queue à un dauphin, lequel semble avoir dévoré l'arrière-train du léopard; et l'intervalle qu'ils laissent entre eux figure en creux un véritable sept en chiffres arabes. Est-ce une allusion aux guerres qui duraient depuis sept ans entre la France et l'Angleterre, et qui étaient aussi ruineuses pour l'une que pour l'autre puissance? Au cinquième étage de cette tourelle, j'ai retrouvé exactement le même sujet en cul-de-lampe

7° *Cul-de-lampe.*

Une belle tête d'homme, de quarante ans, à barbe tressée bifide, et à chevelure tombante sur les épaules, se penche en appuyant les mains sur les deux pans de mur; de chaque côté de son dos part une touffe de tiges qui, le soir, semblent rayonner de sa tête comme les deux cornes de Moïse; elles sont surmontées de cinq autres tiges, chacune terminée par une espèce de fleur à quatre pétales trilobés, ayant au milieu un ovaire. Cette apparence de fleurs, considérée de plus près, n'est qu'une sommité d'une Labiée, sommité de fleurs serrées en tête, et débordées par quatre follicules trilobés ou feuilles terminales opposées-croisées. Elles me représentent une tête de fleurs de menthe des eaux ou de marrube des champs.

8° *Cul-de-lampe.*

Celui-ci offre beaucoup plus de difficultés à vaincre, tant le badigeonnage a effacé certains détails. Un pauvre vieux bûcheron est couché, ratatiné, sous une touffe de feuilles de chêne, avec galles de *cynips*, et surmontées d'une image difforme d'oiseau ou de toute autre chose, qu'à la distance où je suis placé, et à l'aide de mon lorgnon seul, il me serait impossible de déterminer. Je donne ici du personnage l'explication la plus décente: car en l'observant de plus près, on est tenté d'y voir un moine encapuchonné, accroupi dans une posture assez peu catholique, à côté d'une forme humaine, que cette fois le badigeonnage a couvert d'un voile intelligent et pudique. Remarquez que ce 8° cul-de-lampe fait pendant au 4° sous tous les rapports, et c'est celui dont l'ensemble, vu en dessous, représente le mieux un masque grotesque.

(La suite au numéro prochain.)

5e Livraison. REVUE ÉLÉMENTAIRE 15 Octobre 1848.

DE

MÉDECINE ET PHARMACIE

DOMESTIQUES,

AINSI QUE

DES SCIENCES ACCESSOIRES ET USUELLES,

MISES A LA PORTÉE DE TOUT LE MONDE.

§ Ier. — CLINIQUE DE LA NOUVELLE MÉTHODE,

OU

ÉTUDE PRATIQUE ET COMPARÉE DES CAS DE MALADIE LES PLUS DIGNES D'INTÉRÊT
QUI SE PRÉSENTENT CHAQUE JOUR A NOTRE OBSERVATION.

(Voyez tom. II, livr. 4e, pag. 97.)

ECZEMA MERCURIEL.

M. Legr..., officier retraité de l'armée et aujourd'hui adjudant-major d'une légion de la banlieue, se vit forcé d'entrer au Val-de-Grâce, il y a environ deux ans, pour se faire soigner d'une maladie assez peu grave. Il en sortit quand on le dit guéri, et se remit à ses occupations habituelles de commis aux écritures dans une maison de sa commune.

Mais au bout de quelque temps, son patron, qui jouissait d'une santé florissante, et dont les habitudes régulières de bon père de famille éloignaient toute idée suspecte, vint me montrer ses doigts, fendus à l'extrémité par des gerçures humides et suintant une sérosité de mauvaise apparence.

« A quoi avez-vous donc touché? lui dis-je.

— Mais à rien, pas même aux outils de mes ouvriers.

— Cependant ceci vous a été communiqué d'une manière ou d'une autre, à la faveur de la sueur de la main. N'avez-vous pas parmi vos employés quelqu'un qui soit affecté d'une maladie cutanée?

— Tiens, c'est juste! reprit-il : notre commis a les mains dans un fâcheux état, depuis qu'il est revenu du Val-de-Grâce; l'autre jour, les mains en sueur, je lui ai emprunté sa plume pour écrire un mot en toute hâte, et, dès le lendemain, je me suis vu les doigts dans cet état.

— Eh bien, dites à votre commis de se soigner comme vous allez le faire; car il en aura pour plus de temps que vous à se guérir. »

La guérison du patron n'ayant pas exigé plus de quinze jours, ce succès fit ouvrir les yeux au commis, jusque-là récalcitrant contre la nouvelle méthode; et il se décida enfin à venir aux consultations de la rue Culture-Sainte-Catherine, pour se soumettre à un traitement

II.

régu'er. Il était affecté, principalement sur les régions exposées au soleil, d'un *eczema* enflammé, sec et farineux sur le visage et la tête, et humide dans les join tures des doigts, le tout compliqué, com- ne à l'ordinaire, d'une démangeaison insupportable.

A l'aspect, il m'était impossible de douter que l'origine de ce mal atroce ne fût pas mercurielle; et cependant le malade, homme lettré, m'assurait n'avoir jamais rien lu dans ses ordonnances qui eût le moindre rapport avec le mercure. Quoi qu'il en fût, je n'hésitai pas à le traiter par la méthode antimercurielle.

1° Tisane de :

Eau. . . . . 1 litre.
Salsepareille. . . . . une poign.
Iodure de potassium. . . . 25 centigr.

Le tout bouilli un quart d'heure.

2° Tous les deux jours, bains sédatifs, avec frictions générales à la pommade camphrée au sortir du bain.

3° Coucher dans des bas, caleçons, chemise, bonnet de nuit graissés à la pommade camphrée.

4° Soir et matin, application, pendant un quart d'heure, de *compresses d'eau* sédative sur les portions affectées et non à vif, puis les recouvrir de compresses ou feuilles de *papier joseph* imbibées de pommade camphrée.

5° Quelque temps après, moutarde étendue dix minutes sur les surfaces; laver à l'eau de goudron; appliquer dix minutes une compresse imbibée d'alcool camphré, et recouvrir ensuite de compresses ou papiers imbibés de pommade camphrée.

6° Mais auparavant, et trois fois par jour, appliquer une heure de suite, tantôt sur une surface, tantôt sur une autre, les plaques galvaniques cuivre et zinc. (Voy. tom I, liv. 2°, pag. 50.)

7° Régime hygiénique de la méthode, avec aloès surtout trois fois par semaine.

La guérison fut complète en quelques

mois, et c'est alors qu'ayant rencontré un interne du Val-de-Grâce qui l'avait assisté dans sa première maladie, et qui l'avait regardé comme incurable dans sa seconde, il le pria en grâce de lui avouer si, au Val-de-Grâce, on lui avait administré le mercure sous une forme quelconque. L'élève, poussé à bout, lui avoua que oui.

« Mais dans quoi donc ? car je me rappelle encore, comme d'hier, toutes mes ordonnances, et je n'aurais jamais consenti à accepter rien de mercuriel; je l'avais dit au médecin.

— Eh bien, c'est dans vos bains qu'on vous l'administrait, par une dose assez forte de sublimé corrosif (*deutochlorure de mercure*) (*).

— Vous voyez que M. Raspail avait raison de ne pas vouloir démordre de son opinion et de déclarer que l'origine de ma nouvelle maladie était entièrement mercurielle; et c'est en traitant mon mal comme tel qu'il est parvenu à me guérir radicalement.

— Quant à nous, dans l'état actuel de la science, nous n'aurions pas pu vous en promettre autant. »

La guérison s'est soutenue depuis lors sans récidive, et le guéri ne craint pas de rendre hommage à la vérité de ce récit devant qui que ce soit, même depuis les dernières circonstances.

Observations sur ce cas.

Le mercure étant si souvent employé dans l'industrie, dans les laboratoires et les officines, nous ne cessons de faire remarquer combien il doit être fréquent de s'en infecter à son insu et à l'insu de tout le monde. Un enfant du peuple n'a qu'à barboter des mains dans l'eau la plus limpide du ruisseau, dans le voisinage d'un atelier de dorure, pour gagner à cet amusement une maladie qui lui

(*) Voy. *Revue élémentaire de médecine*, livr. 3° tom. I, pag. 90.

désorganise la peau et qui lui ronge même les os. Jugez de ce qui doit arriver près des pharmacies des hôpitaux, où l'entêtement de la médecine moderne fait un usage si immodéré et si irrationnel des préparations mercurielles !

De là vient en partie que, dans les grands centres de population manufacturière, les enfants du peuple, qui n'ont d'autre jardin et d'autre salon que la rue, sont, mille fois plus que tous les autres, affectés de maux dégoûtants à voir et difficiles à guérir, quand ils ne sont pas incurables. Ils s'infectent de poison jusqu'au milieu de leurs jeux.

Nous pousserons plus loin ces conséquences. Jusqu'à présent, le comité de salubrité publique, qui dort sur les fauteuils de la police, n'a nullement songé à forcer les fabricants de ces sortes de préparations à ne jeter que dans un puisard les eaux mères de leurs préparations arsenicales ou mercurielles. Avec une insouciance que ce comité n'apporte pas toujours dans des circonstances bien innocentes du reste, il permet à chacun d'infecter à sa façon les ruisseaux de la voie publique, lesquels vont infecter les égouts, et puis de l'égout la rivière, dont nous buvons les eaux. Jugez que d'occasions de maladies toxiques le hasard a de la sorte à sa disposition !

Quand je récapitule tous les cas de paraplégie qui affectent les savants, il me paraît de plus en plus facile d'en reconnaître l'origine dans le fait de leurs imprudentes manipulations avec le mercure. La paraplégie dont Berzélius est mort ne reconnaissait-elle peut-être pas d'autre cause.

Depuis que nous avons causé avec mon fils aîné de cette théorie que les faits d'observation confirment chaque jour, il lui est revenu à l'esprit une circonstance de son enfance qui nous donnerait peut-être une explication nouvelle de l'impuissance de nos efforts, pour paralyser le développement de cette énorme tumeur encéphaloïde qui, ayant dévoré la tête du tibia, a nécessité une amputation si maladroitement opérée, en dépit de nos injonctions (*). Mon fils m'a avoué que, dès que j'étais sorti, il s'amusait à tremper les mains dans mon bain de mercure, et assez souvent lorsque ses mains transpiraient beaucoup. Il se donnait ainsi, comme peuvent le faire sans y songer tant d'enfants ou d'élèves en chimie, il se donnait une assez longue friction mercurielle qui, à la suite, aura pu imprimer à la maladie une direction nouvelle et des caractères exceptionnels (**) ; car l'on ne s'aperçoit jamais tout de suite des ravages mercuriels. Le mercure, qui tend, même dans l'organisme, vers les parties les plus déclives, se loge assez souvent dans des tissus cartilagineux et ligamenteux, qui le conservent, pendant quelque temps, sans en être attaqués, jusqu'à ce qu'un hasard de la circulation ou de la commotion l'ait porté dans des régions dont les tissus aient plus d'affinité pour cette base, ou à qui le mercure, par sa présence comme corps étranger, soit dans le cas d'imprimer une tendance progressive à des développements insolites, parasites dévorants des organes normaux, et qui ne prennent un nom que dans le catalogue de mort.

Étymologie.

Eczema, mot grec qui signifie ébullition, de *ec*, au dehors, *zeô*, s'amasser par ébullition : écume que rejette un liquide en bouillant. On ne saurait trouver une meilleure analogie : l'*eczéma* est, comme dit le vulgaire, une *ébullition de*

(*) Dans l'entêtement où la chirurgie assistante était qu'il y avait carie du fémur, l'opérateur a amputé trois pouces trop près du grand trochanter, ce qui a privé le moignon d'une immense partie de sa force musculaire, et a contribué d'autant à rendre la marche pénible.

(**) Voy. *Histoire naturelle de la santé et de la maladie*, édit. de 1846, tom. III, pag. 319 et suivantes.

sang. C'est une écume impure rejetée au dehors par l'intermédiaire des vaisseaux lymphatiques, ces canaux naturels de la transpiration, sous l'influence d'une forte élévation de la température, qui active et met comme en ébullition la circulation sanguine. Mais cette écume, arrivée sous la peau, s'y oxygène, et altère ainsi les tissus organiques de manière à ce que le sang veineux s'extravase, *rougit,* et produit alors les caractères de l'*eczema sec :* inflammation granulée d'abord, tombant ensuite en écailles furfuracées, pour être remplacées par une nouvelle couche inflammatoire, et ainsi de suite *jusqu'à* ce que l'organisation n'ait plus à écumer.

Tout poison qui ne tarit pas du premier coup les sources de la vie est ainsi rejeté au dehors sous forme d'une ébullition, qui change de caractère, non-seulement selon la nature du poison, mais encore selon l'organisation de la peau, et les circonstances de la constitution individuelle. Les causes les plus fréquentes de ces sortes d'ébullitions sont l'arsenic et le mercure, quand leurs sels ou bases ne sont pas pris en assez grande dose pour occasionner la dégénérescence des tissus nécessaires à la vie. Tout empoisonnement incomplet par l'arsenic finit par une éruption (*) cutanée ; mais le *mercure* compte bien plus souvent ce phénomène morbide dans le cadre infiniment varié des désordres que ses nombreuses préparations apportent en foule dans l'organisme, selon qu'il agit sur tel ou tel organe, à l'état métallique ou à l'état de sel. De là vient que l'*eczema* revêt des caractères si variés, qu'il est rare de trouver un cas donné conforme à la description que les auteurs en tracent. Il faut à chaque fois en retrancher ou y ajouter.

(*) Du latin *erumpere,* rompre et crever la peau *pour se faire jour au dehors.*

ÉTUDES NÉCROSCOPIQUES (*) SUR LA DYSSENTERIE (**); par le Dr MARQUET.

Monsieur Raspail,

Dix-sept années d'études, pendant lesquelles j'ai été successivement aide d'anatomie, interne des hôpitaux et chirurgien militaire, m'ont permis de pousser assez avant mes investigations sur quelques-unes des maladies qui affligent et déciment l'humanité. Parmi ces maladies, la dyssenterie *est* une de celles que les circonstances m'ont mis à même d'observer avec le plus de détails. C'est plus spécialement à l'hôpital militaire de Versailles et en Afrique que cet état morbide a fixé mon attention. La première épidémie de Versailles (1841) me frappa, surtout en raison d'un bon nombre de symptômes qui lui donnaient avec le choléra, que j'avais étudié dans le Midi, un air non équivoque de parenté. La cyanose était souvent très-prononcée ; les vomissements n'étaient pas rares ; l'émaciation était des plus rapides ; les crampes se firent plusieurs fois remarquer par leur douloureuse intensité ; l'urine était supprimée, la voix soufflée, l'haleine froide, le pouls misérable ou suspendu dans les radiales longtemps avant la mort ; la cornée participait du dessèchement de tous les tissus, et devenait opaque ; enfin une foule de ressemblances incontestables dans les symptômes me firent plus tard donner à cette épidémie le nom de dyssenterie cholériforme.

Je me mis avec ardeur à observer sans idée préconçue. Ceux qui m'ont connu à cette époque savent que je poussais les recherches jusqu'à des détails bien pénibles et dégoûtants pour tout autre que pour un ami de l'humanité. Qui plus que vous peut savoir qu'on n'est vraiment

(*) Du grec *necros,* mort, et *scopein,* examiner. *Necroscopie,* recherche de la cause de la maladie dans la dissection du cadavre.

(**) Du grec *dusenteria,* composé de *dus,* avec vives douleurs, et *enteron,* intestin.

courageux, vraiment patient, que quand on n'attend et qu'on ne demande de ses labeurs d'autre récompense que celle d'avoir été utile?

Quand j'eus examiné sur une grande échelle les symptômes qui se présentaient pendant la vie ; quand j'eus colligé des observations microscopiques très-circonstanciées ; quand j'eus recueilli des détails nombreux sur les résultats sensibles de traitements nonseulement divers, mais opposés, qu'avait successivement expérimentés la dogmatique déroutée ; quand j'eus pris des notes sur les circonstances atmosphériques générales, sur les conditions particulières des malheureux frappés par l'épidémie, sur leur régime, leur habitation, leur constitution, leurs antécédents, leurs travaux habituels, je m'enfermai avec mes papiers, et m'efforçai de remonter à la cause du mal. La cause, c'est et c'était, surtout alors en médecine, l'énigme du sphinx, dont l'inintelligence a fait périr tant de voyageurs sur cette terre d'aveuglement et de misères.

La cause, je la cherchai vainement. Je dus donc me taire, et gardai mes papiers pour plus tard. D'autres se crurent plus heureux que moi ; ils avaient trouvé le mot de l'énigme avec la plus grande facilité ; seulement chacun avait sa petite solution, qui était la seule bonne. Cette époque était une de celles où l'humorisme revivait de sa plus belle résurrection ; on faisait alors dans l'école des cours et des traités sur les maladies du sang, de la bile, de la lymphe ; on tombait à bras raccourcis sur le vitalisme et le solidisme. A chaque chose son temps. Lutte curieuse et éternelle, cercle où tourne depuis des siècles l'aveugle cheval d'Esculape, arène où se roulent et se débattent les trois grands tronçons de l'unité humaine, le solide, le liquide et la vie. Je ne sais pas ce qu'on fait à l'école maintenant ; depuis ce temps-là, je n'ai vu que des Bédouins, des malades

et vos petits livres. Mais je suis bien sûr qu'ils n'en sont pas encore à Hippocrate, et qu'ils ne comprennent pas le *consensus unus, conspiratio una, consentientia omnia.*

Or, les uns avaient découvert que la dyssenterie était une maladie du sang. Que pouvait-on leur objecter ? le sang était-il de même aspect et de même nature que celui d'un apoplectique ou d'un guillotiné ? N'avaient-ils pas lavé, pesé, incinéré, dosé ? Qui pouvait leur prouver qu'ils s'étaient trompés en constatant une diminution relative de fibrine ? Avait-on besoin de tenir compte de ces déperditions épouvantables par les selles qu'on réparait en tenant les malheureux pendant des semaines entières, jusqu'à la fin de la maladie et du malade, à leurs quelques litres d'eau de gomme ou de tilleul ? La diète avait-elle jamais fait le moindre mal à personne, même la *diète militaire ?* Donc le sang contenant *moins* de fibrine que chez un individu bien nourri, la dyssenterie est une maladie du sang. Que répondre à cela ?

Que répondre ? Rien de plus facile : (Y a-t-il plus subtils dialecticiens que ceux qui sont nourris des solides principes de l'*alma facultas ?*) La bile était altérée ; donc, répondaient les humoristes de la bile aux humoristes du sang, la bile n'étant plus apte à opérer dans l'intestin la séparation des parties qui doivent fournir au sang la fibrine, la maladie prétendue du sang n'était qu'une conséquence, qu'un effet secondaire, et la dyssenterie était une maladie de la bile.

A tout cela, les disciples de Broussais répondaient par un seul mot, mais un mot bien victorieux, puisqu'il est à lui seul un système : C'est tout bonnement une inflammation ; voyez plutôt comme l'intestin est gonflé, boursouflé, rouge, désorganisé. Seulement ils ajoutaient : C'est une inflammation *sui generis.*

Ah ! si j'avais eu le bonheur de connaître alors autre chose de vos nombreux travaux que ceux sur la chimie organique ; s'il m'eût été donné d'en faire découler, pour l'étude et le traitement des maladies, les conséquences à jamais mémorables que votre génie a su en tirer, j'aurais peut-être trouvé le véritable nom de cette épidémie terrible, parce que j'en aurais vu la cause. Et cependant, chose singulière ! un jour que je me promenais à Alger, dans le jardin du dey, je considérais les ravages produits par une larve sur l'une des faces de la feuille d'un cactus opuntia, et le travail de cicatrisation consécutif à cette blessure. Comme j'avais présents, non-seulement les faits de cicatrisation de l'intestin que j'avais observés à Versailles, mais des cas plus récents encore constatés en Afrique, je fus frappé de l'analogie. La larve paraissait avoir rampé entre l'épiderme et les cellules les plus superficielles du parenchyme ; elle n'avait détruit qu'une épaisseur assez minime de ces dernières. Un épiderme nouveau s'était organisé sur les points qu'elle avait abandonnés, et cet épiderme était plus mince, plus transparent, et situé sur une dépression en sillon. Voilà, me dis-je, qui ressemble tout à fait aux cicatrices légèrement déprimées de l'intestin dans la dyssenterie, à ces cicatrices pellucides, à travers lesquelles on aperçoit souvent les fibres de la tunique musculeuse, quelquefois le péritoine. Je notai ce fait par écrit, mais je n'allai pas plus loin.

Vous allez voir maintenant, par un résumé succinct des lésions anatomo-pathologiques de l'intestin dans les cadavres des dyssentériques que j'ai observés, si j'étais ou non en droit de dénommer la maladie de Versailles : *dyssenterie cholériforme entomogène* (*).

Quand la mort avait lieu dans un es-

pace de temps qui variait de vingt-quatre heures à huit jours depuis que la maladie s'était bien déclarée, on rencontrait deux formes de lésions qui, primitivement, me parurent devoir être successives, et que, plus tard, je dus considérer comme distinctes.

Dans la première forme, l'intestin était parsemé d'élevures analogues aux boutons de la variole avant la suppuration. Au centre de ces élevures, on apercevait un point noir comme celui que laisse une barbe récemment faite. Comme dans la variole, ces élevures étaient plus ou moins confluentes ; elles avaient un volume à peu près uniforme : c'était celui d'une petite graine de chènevis. L'empâtement qu'elles formaient soulevait la muqueuse, et ne s'étendait pas jusqu'à la musculeuse. Elles étaient donc situées, développées dans le tissu cellulaire sous-muqueux. Je pensai qu'il y avait là un développement insolite des follicules de l'intestin ; ceci ne préjugeait nullement la cause. — Et aujourd'hui, à ceux qui me diraient pourquoi, si c'était une chose animée, elle s'était logée là plutôt qu'ailleurs, je crois qu'il ne serait pas difficile de répondre.

L'éruption varioliforme manquait dans le second cas ; tout le gros intestin était boursouflé, et ressemblait assez à une écorce de liége. Faut-il admettre, pour ce cas une, espèce différente de microscopique comme cause du mal, ou une invasion plus formidable. Je pencherais pour cette dernière opinion. Les sujets qui ont présenté à l'autopsie cette seconde forme étaient morts d'une manière plus rapide ; quelques-uns avaient été tués en moins de vingt-quatre heures, après tous les symptômes les plus terribles de la période algide ou cyanique.

Parmi les deux catégories de malheureux qui ont présenté après la mort l'une ou l'autre de ces lésions, il en est plusieurs qui n'avaient point encore rendu de sang par les selles ; ils avaient

(*) Voy. *Histoire naturelle de la santé et de la maladie*, 2e édit., 1846, tom. I, pag. 353, 367, 395 etc.

seulement expulsé des matières vertes, porracées, lesquelles matières se trouvaient encore tapisser tout le gros intestin, surtout dans la deuxième forme de la lésion anatomique.

Je vais signaler maintenant les changements qui s'opéraient dans les deux cas, lorsque le malade résistait aux premières atteintes du mal.

Le sommet du bouton varioliforme où nous avions précédemment vu le point noir s'érodait comme le sommet d'une tumeur cancéreuse ; il prenait une couleur rouge pointillée. Vu alors à un faible grossissement, il était parsemé, dans cette excavation encore peu profonde, de globules sanguins et offrait un grand nombre d'orifices vasculaires corrodés. Dès cette époque, les malades rendaient du sang, quelquefois pur, par les selles. L'érosion allait gagnant de plus en plus du sommet vers la base ; la petite tumeur, détruite progressivement, laissant à sa place une dépression à vif, saignante.

Cette destruction de tissu s'étendait alors de plus en plus en profondeur, jusqu'à perforation du péritoine dans quelques cas, et envahissait aussi les parties voisines en s'étendant en surface; ainsi, plusieurs ulcérations réunies par les progrès du mal finissaient par former une ulcération quelquefois très-vaste.

Dans la seconde forme d'altération, les rugosités de l'intestin se perforaient à leur point saillant, à leurs crêtes, d'une innombrable quantité de petits trous rouges et saignants comme dans le premier cas, et qui tendaient de même à se réunir et ne former plus qu'une vaste plaie. J'ai vu, dans cette forme, des intestins qui avaient littéralement perdu toute leur muqueuse. D'autres n'en conservaient que quelques fragments, sortes d'îlots isolés au milieu de ces immenses ulcérations.

Ce n'était que dans des cas bien rares que les diverses altérations que je viens de mentionner occupaient seulement le gros intestin, et s'arrêtaient à la valvule iléo-cœcale. En général, elles s'étendaient à quelques décimètres en dessus, et souvent elles occupaient presque tout l'intestin grêle ; elles étaient toutefois en pareil cas plus prononcées à sa partie inférieure, et diminuaient de fréquence à mesure qu'on se rapprochait de l'estomac.

Quand les malades avaient longtemps résisté aux atteintes du mal, l'estomac lui-même était envahi ; des vomissements survenus dans la dernière période devinrent pour moi le signe certain qu'à l'autopsie on trouverait dans cet organe l'éruption varioliforme ou l'ulcération.

Enfin, arrivaient, comme symptôme grave des derniers jours, la dysphagie et le hoquet continu, que rien ne pouvait calmer. Après quelques autopsies dans lesquelles je n'avais examiné que l'intestin et les gros viscères qu'on dépèce d'habitude, je voulus aller plus loin et disséquer, pour ainsi dire, tout le cadavre. Quel ne fut pas mon étonnement, de rencontrer l'éruption varioliforme et des ulcérations dans l'œsophage d'un malheureux que la dysphagie et le hoquet avaient tourmenté dans les derniers temps d'une manière horrible. Ce fait ne m'échappa point, et depuis, soit en France, soit en Afrique, j'ai prédit les ulcérations et l'éruption œsophagienne dans tous les cas de dyssenterie avec hoquet grave ; on me regardait avec étonnement et, pour ainsi dire, avec outre-cuidance, quand je parlais de cela à certains hommes qui étaient mes supérieurs par le galon; je leur montrais le fait matériel, et, comme on ne l'avait pas vu dans les livres des modernes, on disait : c'est un accident. Moi je dis encore aujourd'hui : le fait est constant.

La lésion anatomique débutait par le rectum; elle y acquérait son summum d'intensité. Quelquefois cependant elle m'a paru avoir commencé par le cœcum ou du moins avoir dans le cœcum et le rectum une date simultanée, date antérieure à celle des altérations intermédiaires du côlon. Puis elle s'étendait à travers l'intestin grêle, et de bas en haut jusqu'à l'estomac et même jusqu'au pharynx.

Cette reptation de proche en proche, d'un bout du canal intestinal à son extrémité opposée; ces caractères frappants de l'analogie des lésions de l'intestin, dans la dyssenterie, avec les altérations produites par la *piqûre* et le *séjour des insectes*, dans les tissus végétaux, me paraissent une preuve, pour moi suffisante, que les médecins traitants avaient affaire à une affection entomogène, et me font regretter de n'avoir pu à cette époque employer le seul traitement convenable. Ils me portent à former, dans l'intérêt des pauvres soldats que la dyssenterie décime tous les ans en Afrique, le vœu le plus ardent qu'on cesse enfin des médications reconnues au moins inutiles, qu'on laisse de côté la ventouse et la lancette, l'opium et le cachou, pour recourir aux vrais moyens qui s'adressent à la cause du mal et tuent l'helminthe, avant qu'il n'ait pullulé d'une manière si effrayante et si homicide.

MARQUET,
Docteur en médecine, ancien aide
d'anatomie, ancien interne des
hôpitaux et ex-chirurgien mili-
taire.

ŒDÈME (*) PAR SUITE D'UNE ENDOCARDITE (**).

Monsieur,

Le rapport très-succinct que je vous adresse a pour but de constater la réussite vraiment surprenante de l'emploi de votre méthode, dans un cas d'œdème général (anasarque), symptomatique d'une

(*) Du grec *oïdein*, enfler.

(**) Du grec *endos*, en dedans, et *cardia*, cœur, .nflammation interne du cœur.

affection du cœur, chez un garçon de treize ans.

Voici les faits :

Je fus appelé chez le sieur Louis Rolet, de Choisy-au-Bac, en juillet 1847, pour traiter son fils de douleurs arthritiques intolérables. Ces douleurs, comme dans beaucoup de cas, étaient concomitantes d'une endocardite.

Après l'usage des moyens ordinaires, l'état du malade s'améliora, les douleurs articulaires disparurent, le cœur devint plus calme, sans cependant rentrer dans l'état normal. Enfin, sous l'influence d'un régime convenable, le malade put reprendre, quelque temps après, ses habitudes et ses petites occupations.

Les choses en étaient là, lorsqu'en juin je fus appelé de nouveau. La maladie avait repris toute son acuité. Un œdème considérable se manifesta. J'employai vainement tous les moyens que la médecine indique en ces cas : diurétiques, purgatifs, frictions, etc. Ce n'est qu'après avoir pratiqué de nombreuses mouchetures que je parvins à quelques résultats heureux. Ce succès ne fut que passager. Bientôt, sous l'influence de l'état du cœur, l'œdème devint plus considérable que jamais, et le malade paraissait devoir succomber.

C'est alors que j'eus recours à votre méthode, que M. Bédier, propriétaire à Choisy-au-Bac, et que vous connaissez, a bien voulu appliquer et surveiller avec son exactitude et son obligeance habituelles. Ce traitement, commencé le 4 août dernier contre une pareille infiltration, a procuré contre mon attente, je dois le dire, la disparition complète de l'œdème en huit jours. Le malade est revenu à son état de maigreur habituelle ; restent toujours, toutefois, les pulsations du cœur, qui pourraient ramener l'œdème.

Dans ces circonstances, monsieur, je recevrais vos avis si vous aviez l'obligeance de me les donner.

J'ai l'honneur d'être, monsieur, votre zélé admirateur,

Choisy, *près Compiègne, ce 15 août 1848.*

MARTIN, D^r médecin.

Observations.

J'ai conseillé les additions suivantes :

Soir et matin, et de temps à autre, croquer gros comme un pois de camphre, et l'avaler au moyen d'un quart de verre d'eau salée (30 grammes de sel gris de cuisine dans un litre d'eau).

Aloès tous les deux jours (5 centigrammes).

Huile de ricin tous les huit jours.

Lotions fréquentes, tantôt à l'alcool camphré, tantôt à l'eau sédative, sur le dos et les reins, et friction ensuite à la pommade camphrée.

Appliquer une demi-heure, de temps à autre, sur la région du cœur, un cataplasme salin arrosé d'eau sédative.

Si l'enflure recommençait, appliquer, tantôt sur une place, tantôt sur l'autre, des plaques de cuivre rouge recouvertes de plaques de zinc trempées préalablement dans l'eau salée.

N. B. Cette maladie découle d'une maladie de cœur qui ne paraît pas être un anévrisme ; car elle n'est pas permanente.

Sa cause productrice peut être une cause vermineuse ou une infection mercurielle. La médication ci-dessus a pour but de combattre ces deux causes à la fois, d'une manière également inoffensive pour la santé générale. On pourrait ajouter la tisane de salsepareille iodurée à ce traitement.

---

§ II. — COURS ÉLÉMENTAIRE D'ANATOMIE

ET DE PHYSIOLOGIE HUMAINE ET COMPARÉE.

(*Suite.* — Voy. tom. II, liv. 4e, pag. 105.

Origine et analogie du système nerveux.

223. Quoique nous n'en soyons pas encore arrivés à l'histoire de la fécondation et du développement de l'embryon, cependant la nature du sujet nous force à emprunter à cet ordre de faits quelques circonstances.

Quand on a l'occasion d'examiner un œuf humain ou de tout autre vertébré, à l'époque du début de la gestation, on trouve l'embryon réduit à la forme d'un rein, ou bien d'un haricot d'un très-petit calibre. A ce moment, il serait impossible d'y découvrir le germe d'aucun des organes, qui plus tard lui serviront à se suffire à lui-même, et à n'être plus parasite de la nutrition d'autrui ; et l'on découvrirait encore moins l'ébauche de ses quatre membres ; car rien de tout cela n'est encore formé. Tout l'animal, comme la plante dans le haricot, est réduit à ses cotylédons (*) nourriciers et à sa plumule, germe de la tige future. Ses cotylédons sont son encéphale ; sa plumule, à peine dessinée, est le germe de la moelle épinière. Je le déclare, quelque distance qui plus tard doit séparer le vertébré d'une plante, à cette époque, sous le rapport de l'organisation, il n'existe pas, entre les deux germes, une fort grande différence.

224. A mesure que l'embryon grossit, la moelle épinière s'allonge et se dessine ; l'encéphale, qui en est le cotylédon, grossit, et l'animal, non encore pourvu d'organes accessoires, et réduit uniquement à son système nerveux, n'a

(*) On nomme *cotylédons* les deux lobes féculents qui sortent les premiers de terre, quand le haricot lève ; du grec *cotula*, écuelle, à cause de leur forme.

l'air que d'un infiniment petit têtard de grenouille, lequel ne semble être d'abord qu'une grosse tête sans crâne et munie d'une queue. Cet instant est l'analogue de celui où la plante commence à germer. Bientôt les organes des sens, espèces de radicelles des cotylédons encéphaliques, se dessinent à la surface de ce qui doit être la tête ; deux énormes cercles latéraux tracent la place des yeux, le premier organe qui soit reconnaissable. De pareils rameaux partent, soit de la base de l'encéphale, soit de la moelle épinière, pour venir former et les membres et les divers organes, tous les développements enfin qui constituent la diversité des espèces, et qui émanent d'un bourgeon nerveux.

225. On découvre alors que l'encéphale est formé de quatre cotylédons, séparés entre eux par autant de cloisons qui forment leur loge spéciale. Deux de ces cotylédons acquièrent de jour en jour un développement plus grand que les deux autres. De la réunion de ces quatre cotylédons part la moelle épinière, qui est comme la nervure médiane de cette page foliacée, laquelle, plus tard, formera, selon les espèces, l'homme, l'éléphant, le bœuf ou la souris ; admirable diversité émanée de l'admirable unité du type.

226. Ces quatre cotylédons se nomment, les deux plus développés, le cerveau (*cerebrum*), et les deux autres le cervelet (*cerebellum*), comme qui dirait le petit cerveau, le cerveau resté à un état imparfait de développement.

227. Donc, dans le principe, rien n'existe de l'homme que l'ébauche et le germe de son système nerveux ; et le système nerveux est le germe et l'origine de tous les autres développements qui n'en sont ensuite que les gemmes terminales ; en sorte qu'on peut établir, en règle générale, qu'aucun organe ne saurait se former qu'à la faveur d'une papille gemmaire et terminale d'un rameau nerveux qui en est le germe. Un organe sans communication avec le système nerveux, ce serait une fleur et une feuille sans communication avec une tige, et n'émanant pas d'une nervure végétale.

A. Encéphale ou Cervelle.

228. On nomme *encéphale*, ou cervelle, l'ensemble des appendices du système nerveux qui remplissent la boîte du crâne ; du grec *en* dans ét *kephalè* la tête (*). L'encéphale se compose du cerveau, du cervelet, de la moelle allongée et des paires de nerfs qui en émanent. Faites scier le crâne d'un mouton, de manière à en extraire la cervelle, dépouillée des membranes qui l'enveloppent et que nous décrirons en leur lieu, vous distinguerez du premier coup d'œil, en la regardant en place, quatre masses séparées par un intervalle cruciforme ; les deux masses antérieures bien plus considérables que les deux postérieures. Les deux antérieures forment le *cerveau*, et les deux postérieures le *cervelet* ou petit cerveau.

a. *Cerveau*, en latin *cerebrum* (**), en grec *enkephalos*.

229. Les deux masses parallèles qui forment le cerveau se nomment en anatomie les deux *hémisphères* du cerveau ; dénomination impropre ; car le cerveau n'a rien moins que la forme *sphérique*,

(*) Encore un terme grec dont la racine est hébraïque : *kaph* ou *keph*, ce qui renferme ; *Kephel*, qualité double d'un corps ou d'un organe, tel que le cerveau. *Kaph*, paume de la main qui saisit ou enserre ; radical hébreu des mots latins : *caput*, tête, ce qui renferme l'intelligence, le siège du sens commun ; *capere*, *capio*, saisir un corps avec la paume de la main, appréhender, saisir ou comprendre une idée avec la tête, *cap-ut*. De *kaphel*, hébreu, vient *kephale*, grec, qui signifie tête. *Cap-ut*, comme qui dirait *cap*, la boîte, *otos*, de l'ouïe ou de l'entendement.

(**) *Cerebrum*, du mot hébreu *quèrèb*, partie intime du corps ou de la pensée. *Cerbère*, gardien des enfers, dérive aussi de là. De *cerebrum*, vient cerveau, primitivement cerebeau, puis cerbeau.

tout au plus se rapprocherait-il de la moitié d'une sphère, et dès lors chacune de ses masses ne serait qu'un quart de sphère. Les anciens anatomistes se contentaient de les désigner sous le nom de cerveau droit et cerveau gauche, ou moitié droite et moitié gauche du cerveau. Ces deux hémisphères sont aplatis par leur point de contact longitudinal, et arrondis par la portion qui se moule sur les côtés du crâne, et qui est comme bosselée de vermiculations imitant les circonvolutions intestinales. Considérée dans sa partie inférieure, chacune de ces deux masses ou hémisphères semble se subdiviser en trois proéminences ou lobes, qui prennent les noms de *lobes antérieur, médian* et *postérieur* (*). La substance interne du cerveau présente deux larges couches distinctes par leur coloration; l'externe, qui est grisâtre, et que l'on nomme *substance cendrée ou corticale* du cerveau, et l'interne, blanc de lait, que l'on nomme *substance médullaire* du cerveau. Sous le rapport de la structure et de la composition chimique, ces deux régions se confondent dans la plus parfaite unité; elles ne diffèrent que par la coloration.

230. Il ne faudrait pas croire que les circonvolutions, qui se dessinent à la surface du cerveau, ne soient que des empreintes superficielles et indépendantes de la structure intime de cet organe. Sur un organe de nature aussi molle, de simples empreintes tiendraient fort peu et s'effaceraient bien vite. Chacune de ces circonvolutions est le relief d'un organe, grande cellule composée d'une foule d'autres cellules, soudées latéralement à des cellules congénères et implantées sur la base du cerveau. Le développement continu et indéfini de ces organes cellulaires les force à se presser, à se contourner sous l'effort de développements su-

périeurs, travail intime de relations qui se traduit à la surface par le relief de circonvolutions intestinales. De la différence de ces développements d'organes cérébaux chez les diverses espèces et les divers individus de la même espèce, doit résulter nécessairement une différence dans le jeu et la prédominance des facultés mentales. Nous reviendrons sur ce point de vue particulier.

231. Mais supposons que ces organes cellulaires, qui se dessinent à la surface par des circonvolutions, aient pris très-peu de développement à l'intérieur, se soient par conséquent très-peu distendus et très-peu enflés de matière cérébrale, que serait-il résulté de cet état d'atrophie? C'est que sous la pression des masses d'organes ambiantes, chacun d'eux se serait aplati dans le sens de la pression, et comme s'aplatiraient sous un tel effort les circonvolutions des intestins, vides de matières nutritives. Or, c'est ce qui est arrivé au cervelet.

b. *Cervelet*, ou petit cerveau; en latin *cerebellum*, diminutif de *cerebrum*; en grec *enkephalion*, diminutif d'*enkephalos*.

232. Le cervelet n'est qu'un cerveau atrophié. Comme le cerveau, il se compose de deux masses que l'anatomie moderne ne nomme plus hémisphères, mais portion droite et portion gauche du cervelet. Il a sa *substance médullaire* et sa *substance cendrée ou corticale*, comme le cerveau. Mais le développement de ces portions internes s'est arrêté à un si petit volume, que les circonvolutions, beaucoup moins distendues, et par conséquent plus saillantes, se sont aplaties sous l'effort des masses cérébrales correspondantes, et comme en autant de feuillets horizontaux. Le lobe postérieur de chacune de ces masses finit en une *éminence vermiforme*, et qui correspond par opposition au lobe antérieur de l'une

___
(*) Lobe, du grec *lobos*, gousse, écosse, silique.

des masses cérébrales situées du même côté. Quand on coupe avec un instrument tranchant l'une de ces masses cérébellaleś, la tranche figure une arborisation en feuilles de fougère, la substance médullaire formant la tige, que les anatomistes, en général peu ingénieux dans les analogies de leurs dénominations, appellent *pédoncule du cervelet ;* la substance *cendrée* ou *corticale* dessine les lobes foliacés.

233. Si le *cervelet* avait acquis, comme le cerveau, son développement complet, il aurait donné naissance aux mêmes organes des sens ; et la tête d'un vertébré aurait eu deux faces, comme la tête de Janus. L'antiquité aurait-elle eu l'idée de cet aperçu, dans cet emblème bizarre de sa théogonie?

(*La suite au numéro prochain.*)

§ III. — COURS ÉLÉMENTAIRE DE CHIMIE INORGANIQUE

APPLIQUÉE A L'AGRICULTURE, AUX ARTS ET A L'INDUSTRIE.

(*Suite.* — Voyez tom. II, livr. 4e, pag. 106.)

Pesanteur spécifique et densité.

157. *Pesanteur spécifique* se dit plus spécialement des solides et *densité* des liquides.

158. La *pesanteur spécifique* est le poids d'un corps comparé à celui d'un autre pris pour étalon. Pour que la comparaison soit possible, il faut que les deux corps soient pesés sous le même volume et la même pression.

159. Soient des liquides ou des gaz à comparer ainsi; il est évident qu'on n'aura qu'à les peser successivement dans un vase de même capacité, pour obtenir la différence de leur pesanteur spécifique.

160. Pesez successivement l'eau et l'huile dans une mesure d'un litre (cube de 10 centimètres de côté), et vous vous assurerez ainsi que l'huile pèse moins que l'eau. Mais comme les sels que l'eau dissout ajouteraient à sa pesanteur propre, et que, du reste, les variations de température sont dans le cas d'augmenter le volume de l'eau de la manière la moins uniforme, afin d'avoir, dans l'emploi de l'eau, un étalon invariable, on se sert de l'eau distillée, pesée dans le vide à la température de $+$ 4° centigrade. Un litre d'une eau ramenée à cet état de pureté et de densité se nomme l'étalon du kilogramme. Afin de ne pas être obligé de recommencer chaque fois une expérience aussi minutieuse, on prend pour étalon un volume d'un métal tel que le platine, le fer ou le cuivre jaune, qui a fait équilibre à ce volume d'eau distillée pesée à la température de $+$ 4°. On obtient ensuite des fractions et des multiplications de cet étalon, en subdivisant ce poids en moitié, en quart, en dixième, en centième et en millième. Le millième équivaut au poids d'un centimètre cube d'eau ; on l'appelle gramme. On dit un hectogramme pour le poids de 100 grammes (dixième du kilogramme). Le gramme se subdivise en centièmes (centigrammes) et en millièmes (milligrammes).

161. Rien n'est donc plus facile, en adoptant un vase d'un volume donné (un litre ou un dixième de litre), et y pesant successivement les divers liquides dont on veut connaître la densité, que d'établir les rapports de pesanteur spécifique de ces substances.

162. Mais pour les corps solides, il serait trop long de les ramener, par la scie et la lime, à une unité de volume, afin

de les comparer au même volume d'eau distillée. Pour obtenir leur volume, on les plonge dans un liquide incapable de les dissoudre ; il est évident que la quantité de ce liquide qu'ils déplacent équivaut à leur volume. Soit, par exemple, une éprouvette graduée, de manière que chacune de ses graduations représente une fraction du litre, et contenant une quantité d'eau dont la surface s'affleure à zéro. Si vous y plongez un corps insoluble, le liquide remontera dans l'éprouvette de tout l'espace qu'occupera ce corps ; le nombre de graduations qu'atteindra le liquide vous donnera le volume de l'espace occupé par ce corps. Le volume ainsi déterminé, vous n'aurez qu'à le peser ensuite, après l'avoir bien essuyé, pour avoir les deux éléments de sa pesanteur spécifique, et savoir de combien il pèse plus qu'un égal volume d'eau. Il vaut mieux le peser avant de prendre son volume, crainte d'avoir à le peser imprégné d'humidité ou usé par la nécessité de l'essuyer. On a alors le poids d'un corps obtenu sous le volume d'un autre corps dont on connaît déjà le poids ; la *densité* ou *pesanteur spécifique*, c'est-à-dire le rapport des deux poids, est le quotient du poids divisé par le volume.

163. Pour obtenir les rapports de densité des liquides, on a un moyen plus simple dans l'emploi de l'aréomètre que nous avons décrit (t. I, livr. 10, p. 325). Le principe de l'aréomètre est fondé sur la propriété qu'a un corps solide de s'enfoncer d'autant moins dans un liquide que ce liquide est doué d'une plus grande pesanteur spécifique. Soit une baguette calée de manière à se tenir perpendiculaire dans le liquide ; on n'a plus qu'à la graduer d'après deux liquides étalons d'une densité bien différente, pour avoir là un moyen de comparer les densités de tous les autres liquides. Baumé a pris les extrêmes de sa graduation, l'une dans l'eau salée à un degré donné, et l'autre dans l'eau distillée. Voyez la description que nous avons donnée de cet appareil.

164. La physique possède une foule d'autres moyens propres à donner les densités des corps. Nous dépasserions à les décrire les bornes que nous impose la nature de ce cours.

165. Un corps est d'autant plus dense que ses atomes sont plus rapprochés, et partant que sous le même volume il renferme un plus grand nombre d'atomes ; en d'autres termes, que la sphère de calorique qui enveloppe ses atomes est moins volumineuse.

166. Donc la densité d'un corps peut varier, selon qu'on l'observe à telle ou telle température ou après qu'il a eu à subir telle ou telle compression. Ainsi le cuivre à froid pèse plus que le cuivre échauffé, et le cuivre battu beaucoup plus qu'en sortant de la fonte. La chaleur, en effet, enveloppant les atomes d'une nouvelle couche de calorique, éloigne d'autant les atomes, que le froid ou la compression, par la raison contraire, rapproche. En sorte que, dans ce dernier cas, un même volume de ce corps doit contenir plus d'atomes que dans le premier. On conçoit ainsi que les rapports de densité des divers corps de la nature ne peuvent être considérés que comme de suffisantes approximations.

(*La suite au numéro prochain.*)

§ IV. — THÉORIE ATOMIQUE DES NOMBRES ET DES GRANDEURS.

ou

ESQUISSE DE MATHÉMATIQUES COMPARÉES.

(*Suite.* — Voy. tom. II, livr. 4e, pag. 111.)

83. Lorsqu'une ligne oblique (48) coupe deux parallèles (45), elle forme, par intersection, huit angles : quatre obtus, égaux entre eux, et quatre aigus, également égaux ; les aigus alternent de chaque côté de la ligne oblique avec les obtus, en commençant par les aigus d'un côté, et par les obtus de l'autre ; ce que montrera la figure suivante,

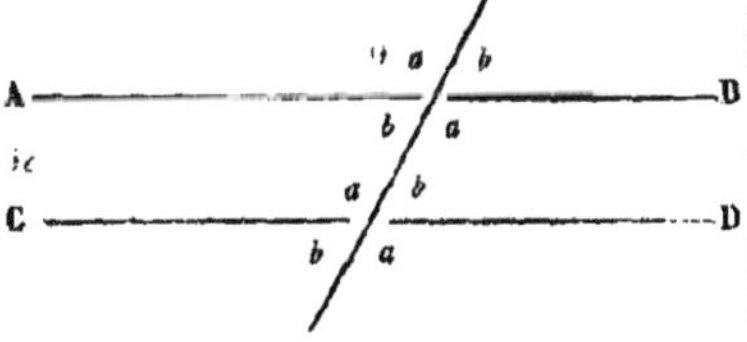

où les angles obtus sont marqués par *a*, et les aigus par *b*.

84. On pourrait en quelque sorte et dans la pratique, démontrer le théorème, en disant que ce qui se passe sur la parallèle inférieure C D n'est que la doublure et la reproduction de ce qui se passe sur la première ligne A B, en sorte qu'en superposant la ligne C D sur A B, les angles *a* et *b* se réduiraient de huit à quatre, en s'identifiant chacun à chacun, et nous en reviendrions dès lors au théorème que nous avons démontré plus haut, savoir: que *les angles opposés au sommet sont égaux*. Mais la démonstration ne serait telle que de convention, et, pour ainsi dire, après coup. En voici la démonstration par la théorie atomique.

85. Nous avons établi (45) que deux lignes A B et C D sont parallèles entre elles, quand tous leurs atomes respectifs de même numéro ou ordre sont séparés par une série linéaire composée d'un nombre égal d'atomes. Ces séries de séparation peuvent être perpendiculaires, c'est-à-dire continuer polairement la dimension zénithale de chaque atome, ou bien obliques, c'est-à-dire continuer polairement un rayon intermédiaire à deux dimensions ; en d'autres termes, deux lignes sont parallèles, quand leurs atomes respectifs sont séparés par des lignes égales, qu'elles soient perpendiculaires ou obliques.

Admettons le cas où la séparation aura lieu par des séries linéaires d'atomes ou lignes obliques ; il est évident, par ce que nous avons établi ci-dessus (80), que l'angle que cette ligne formera avec la ligne équinoxiale ou horizontale en dessus, sera égal à l'angle que la continuation de cette ligne formera en dessous avec la *même* dimension ou ligne équinoxiale ou horizontale, et que les deux angles seront opposés au sommet. Supposons que la ligne oblique passe par le 40e degré d'un des atomes de la ligne à compter de zéro de la ligne équinoxiale, évidemment sa continuation polaire formera un angle de 40° avec le 180° qui est à l'opposé de zéro de la ligne équinoxiale. Mais comme les 40es degrés de chaque côté seront alors les deux pôles des atomes dont la série linéaire forme la ligne oblique qui traverse les parallèles, il est évident que ce que nous disons d'un atome de cette série linéaire oblique s'appliquera à tous les atomes de cette série, en sorte que les pôles ou points mutuels de contact pour tous étant à 40° de leurs dimensions équinoxiales, parallèles entre elle, il s'ensuivra qu'arrivé à la dernière ligne parallèle C D, nous aurons, par l'intersection de la ligne oblique avec la parallèle qui se confond avec la ligne équinoxiale, nous aurons, dis-je, exactement les mêmes angles qu'à la première A B. c'est-à-dire deux angles de 40° opposés au sommet et deux angles de 140° également opposés au sommet, et de manière qu'en appliquant la ligne C D sur la ligne A B par les deux points d'intersection, les huit angles se superposeraient chacun à chacun et se confondraient en quatre ; mais que les œux lignes ainsi isolées formeront huit angles de deux ouvertures différentes, les aigus alternant avec les obtus de gauche à droite, ou de haut en bas. Ce qui était à démontrer.

86. En augmentant le nombre de parallèles coupées par la même ligne oblique, on augmenterait le nombre des angles, sans déranger en rien cette disposition alterne entre les angles obtus et aigus, et sans modifier en rien l'ouverture susdite des deux sortes d'angles. La troisième parallèle serait, par rapport à la deuxième, dans la même disposition que la deuxième à l'égard de la première, et voilà tout, et ainsi de suite pour un plus grand nombre de parallèles.

87. On observera que, dans cette hypothèse d'intersection des parallèles par les lignes obliques, les atomes de la surface totale de séparation ne seraient pas disposés carrément, comme dans l'hypothèse d'intersection des parallèles par des perpendiculaires (45). Dans l'hypothèse des intersections obliques, les dimensions zénithales des atomes ne se continueraient pas, mais alterneraient à des distances variables, selon l'ouverture de l'angle d'obliquité. La proposition contraire serait contradictoire dans les termes, car il serait contradictoire que des lignes qui ne continuent pas des dimensions soient réciproquement perpendiculaires (34).

(La suite au numéro prochain.)

---

§ V. — CURIOSITÉS ENTOMOLOGIQUES (*).

NUÉE NOIRE DE FOURMIS AILÉES.

Par une des dernières belles nuits du mois d'août, un de nos gendarmes ayant eu la fantaisie de monter sur la plate-forme de notre donjon, s'y vit assailli par les tourbillons d'une espèce de fumée noire ; c'était une nuée de petits moucherons noirs qui tourbillonnaient là-haut comme une fumée et se jetaient dans les yeux de la sentinelle et dans les siens. La sentinelle lui rapporta, d'après ses camarades, que le même phénomène se représentait depuis plusieurs soirs ; cette fumée montait chaque soir du bois de Vincennes et venait s'abattre en tourbillonnant sur la plate-forme ; le lendemain matin, il n'en restait pas de trace ; ces innombrables essaims avaient soin de se rabattre sur le bois de Vincennes aux premiers rayons du jour.

A mon heure de promenade sur la plate-forme, qui avait lieu de neuf à dix heures du matin, la sentinelle et le gendarme m'ayant fait part du phénomène, me dirent qu'il me serait facile de retrouver dans quelque coin un certain nombre de ces moucherons, qui restaient tous les soirs sur le champ de bataille. Effectivement j'en aperçus des tas amoncelés dans un renfoncement abrité derrière la tourelle de l'escalier où la brise du matin les avait balayés. Il y en avait tant, que

(*) Du grec *entomon*, insecte, et *logos*, traité ou science. *Entomon* vient lui-même de *en*, en, au milieu, par le milieu, et *temnô*, couper : à cause de l'étranglement qui sépare, chez la plupart des insectes, l'abdomen du corselet, comme chez les *libellules*, les *mouches*, la *fourmi*. En latin *insectum*, d'où vient insecte, est la traduction littérale d'*entomon* : *in* signifiant dans, par le milieu, et *sectum* étant le participe de *seco*, couper, diviser.

mou petit coq (*) (*donjonnier* comme moi, mais enfant du *cachot* où l'on me l'a apporté, il y a un mois et demi, sans plumes) en fit ses franches lippées, pendant plus d'un quart d'heure, fête bien rare pour lui dans ce donjon si pauvre en insectes et en moucherons. Il y en avait tant ce jour-là qu'il m'en laissa, faute d'appétit, une bonne partie pour en étudier la nature.

Au premier aspect, on les aurait pris pour des *cynips* noirs, ces petits fabricants des *galles* du chêne et autres maladies de plantes; mais à la loupe, il était facile de s'assurer que ce ne sont que des fourmis noires et ailées qui, ainsi que le font les cousins dans leurs saisons d'amour, venaient préluder à l'hyménée par des chœurs aériens, et célébrer le sabbat dans le désert silencieux de notre plate-forme. *Ici l'on danse,* écrivit-on, il y a soixante ans, sur l'emplacement de la Bastille; la république fourmilière a replacé pendant quelques jours cet écriteau sur notre donjon; la République française en accepte l'augure.

Quoi qu'il en soit du rapprochement, voici le signalement de ces nocturnes danseurs sur notre volcan de boulets et de poudre.

L'insecte est d'un noir luisant, ne se lavant de jaune obscur que sur la moitié postérieure de l'abdomen, sur le bout des antennes et sur les tarses. Sa longueur totale peut être de 6 millimètres de la tête à l'anus, quand il s'allonge tout à fait. Le corselet, fort gibbeux et guilloché très-finement, est séparé de l'abdomen par deux tubercules en grains de chapelet dont le supérieur s'attache par un pédicule à la base du corselet.

Le corselet est long de 2 millimètres et large de 1,5; l'abdomen est long de 2 millimètres, gibbeux et large de 1. Les deux tubercules forment 1 millimètre de long sur 0,3 de large.

Les antennes, longues de 2 millimètres, s'insèrent sur le devant de la tête en avant des yeux, par un petit tubercule surmonté d'un long article, qui forme le coude avec une série de 12 articles velus, moniliformes, c'est-à-dire en grains de chapelet, lesquels augmentent progressivement de volume à dater du neuvième

La moitié supérieure de l'abdomen, noire et lisse, forme comme un *surcot* d'une seule pièce, à la moitié inférieure jaunâtre, velue et composée d'articles.

Des quatre ailes, les supérieures sont longues de 5 millimètres, et ont, dans leur plus grande largeur, 2 millimètres. On y compte deux rangées de trois cellules sur chaque, les cellules de la première rangée allongées et décroissant de longueur en commençant par le dos, la médiane ayant plus de largeur que les deux extrêmes. Les trois cellules de la deuxième rangée se composent d'une dorsale triangulaire, d'une médiane ample et hexagonale, et d'une inférieure quadrilatère allongée. Les n°s 3 de la première et de la deuxième rangée envoient chacun un rayon au bord de l'aile, l'hexagonale en envoie deux, l'un par son centre et l'autre par son angle libre.

L'aile inférieure a 3 millimètres de long sur un de large. Elle n'a qu'une rangée de trois cellules qui envoient chacune un rayon au bord.

Le pattes sont un peu plus allongées que chez la fourmi ordinaire; les dernières ont 4 millimètres de long.

L'abdomen est aussi plus aplati sur les côtés que chez cette espèce de fourmi.

Les mandibules sont jaunâtres.

Je le répète, au premier aspect, on

(*) Ce pauvre petit poulet a eu le malheur d'éclore deux ou trois jours avant ses frères. Sa mère l'a repoussé à coups de bec, et l'aurait égorgé sans aucun doute, pour le punir d'être venu trop tôt. On me l'apporta peut-être comme une allégorie; car n'est-ce pas ainsi que notre bonne mère la *patrie* nous traite, quand nous avons la fatalité de *devancer* les autres? Malheur, en économie sociale, à qui vient trop tôt! La patrie le bannit, la prison le recueille!

prendrait ces fourmis ailées pour des *cy-nips* d'une grosse taille.

Si cette espèce n'a pas encore de nom bien positif dans nos catalogues, on pourrait la désigner sous celui de *Formica culicichora*, fourmi faux cousin (fourmi imitant les chœurs aériens des cousins).

Rapprochement.

Au commencement de l'automne de 1749 (*), le 4 sept., vers les cinq heures du soir, par un jour calme et serein, mais en partie couvert, Cl. Gleditsch fut témoin d'un pareil phénomène. Se trouvant près du village prussien nommé Wa-

(*) *Mémoire de l'Académie royale de Berlin*, 1749, pag. 46.

genitz, dans les prairies qui bordent la rivière *Havela*, il aperçut tout à coup comme une colonne de fumée qui s'élevait dans les airs, semblable à celle que l'on remarque dans les aurores boréales. Ces colonnes n'avaient pas plus de deux pieds de diamètre, et, quoique poussées au gré des vents, elles ne changeaient ni de dimension ni de forme. C'était comme un crêpe noir et transparent qui aurait volé dans les airs. Or ce phénomène n'était dû qu'à des myriades de fourmis noires et ailées qui simulaient en cela, dit Gleditsch, les chœurs des cousins. Il les rapporte à cette espèce de fourmis qui dévastent les prairies et que les Allemands nomment *Bisniere*.

Une des plaies d'Egypte n'avait peut-être pas d'autres auteurs.

---

§ VI. — PHYSIOLOGIE AGRICOLE (*).

CULTURE SIMULTANÉE DE POIS ET DE POMMES DE TERRE.

Nous lisons dans un journal français du mois d'août, le fait suivant, dont nous lui laissons toute la responsabilité :

« L'agriculture a des ressources infinies; malheureusement c'est plutôt le hasard que la science qui les fait découvrir. Dans la dernière réunion des agriculteurs du canton de Tipperary, le gentleman farmer O'Brien David Mac Conaught a fait connaître le fait suivant :

« Un des enfants d'O'Brien David, occupé à planter des pommes de terre, s'est avisé d'enfoncer un pois chiche dans la substance d'un tubercule. Ce champ ayant été atteint d'un botritis, on vit avec étonnement une tige de pois très-vivace couverte de cosses, à l'endroit où l'enfant avait planté sa pomme de terre inoculée. Le fermier, ayant

(*) *Agricole,* de deux mots latins, *ager, agri,* champ, terre labourable, et *colere, colo,* cultiver.

fouillé la terre, y trouva douze tubercules très-bien portants. L'année suivante, il planta tout un acre de pommes de terre inoculées, qui présente l'aspect d'un beau champ de pois; il obtiendra de la sorte une double récolte. Tous les fermiers vont le visiter à Southampton-Hech, où est située la ferme d'O'Brien David. Ce remplacement de la fane par une autre tige ne peut guère s'expliquer que par la *catalyse*, phénomène nouvellement observé par Liébig, qui paraît jouer un grand rôle dans la physiologie des plantes. »

Cette dernière phrase sent tellement la réclame allemande, en faveur de Liébig (**), qu'elle nous ferait suspecter à

(**) Les faveurs de la réclame ont été de tout temps exploitées avec succès par les savants plus avides de renommée que de réputation. Les lauriers obtenus en ce genre par Cuvier, Humboldt et Arago semblent empêcher de dormir Liébig, professeur de chimie à Giessen. A l'instar de Humboldt, ce savant a des correspondants offi-

elle seule l'exactitude du fait principal, si son énoncé seul ne le rendait pas déjà suspect d'exagération et de singularité.

Cependant, comme le fait est annoncé, il ne sera pas inutile d'évaluer, par la théorie physiologique, jusqu'à quel point il peut avoir quelque chose de vrai, et cela sans avoir recours à la *catalyse* de Liébig, dont nous ne connaissons ni la portée ni l'opportunité.

Ce n'est pas un fait nouveau que la greffe des tiges herbacées entre elles; qui ne sait que Tschudy en a produit de fort remarquables, et dont l'horticulture mercantile fait un emploi assez fréquent? N'est-ce pas ainsi que la plupart des dahlias, que l'on vend empotés au marché aux fleurs, ne sont que des tiges déta-

cieux dans toutes les capitales, et il est bien servi par les journaux, qui ne se doutent de rien.

Mais jamais il n'égalera, en ce genre, le rare bonheur dont jouissait chaque matin Arago, alors qu'il était comme le ministre occulte des dynasties déchues, pour le département de l'opposition scientifique. Je sache peu de jours où, le matin en me levant, je n'aie rencontré, dans quelque coin de la publicité, le nom d'Arago, à l'occasion de quelque chose, de la pluie ou du beau temps. Une lettre intéressante, sur un fait nouveau, arrivait-elle à l'Académie des sciences, dont Arago était secrétaire, le journalisme ne manquait pas d'écrire : M. Arago a lu à l'Académie une lettre sur, etc., tournure de phrase que les lecteurs du journal ne manquaient pas de prendre pour l'équivalent de la suivante : M. Arago a lu à l'Académie une note de son chef sur, etc. En sorte que les 365 jours de l'année auraient pu être marqués par une découverte d'Arago, en place des noms de saints du calendrier.

On lisait un matin, dans une de ces feuilles dévouées, la réclame suivante : « La France a failli perdre une de ses gloires scientifiques; un coup de vent a renversé M. Arago sur la plate-forme de l'Observatoire. » Un mauvais plaisant, qui entendait lire cette annonce, se mit à demander : « Est-on bien sûr qu'il y soit monté? Dans ce cas, le journaliste aurait eu raison de l'y suivre, afin de se rassurer sur ce danger imaginaire; car il aurait vu que la plate-forme est bordée d'un *garde-fou*. »

La presse n'a pas encore été jusque-là en l'honneur de M. Liébig.

chées et greffées par la base sur une pomme de terre? Qu'y aurait-il donc d'extraordinaire qu'un pois implanté dans une pomme de terre y germât, à la faveur de l'humidité de ce milieu, sauf à pousser ensuite successivement des racines dans le sol lui-même, par les articulations émergentes hors du tissu de la pomme de terre? Ne sait-on pas que toute articulation de la fane des pois prend racine, à mesure qu'on la *butte* de terre?

Quant à la pomme de terre elle-même, pour continuer sa végétation souterraine, elle n'a pas un besoin si absolu de la fane dont elle est la racine. La pomme de terre est une tige souterraine qui a plus grossi qu'elle ne s'est allongée; et qui, par suite de cet accroissement extraordinaire, s'est arrêtée dans son développement en longueur, et n'est point venue émerger, et s'organiser au soleil, pour porter fleurs et graines.

Quand on examine une pomme de terre à son début, on ne lui trouve aucune différence essentielle avec les tiges qui se préparent à percer la croûte du sol et à s'échapper dans les airs et à la lumière; elles sont couvertes d'écailles imbriquées, écailles qui, à la lumière, seraient devenues des feuilles. Ces écailles s'oblitèrent, à mesure que cette tige grossit en tubercule; et, dans l'aisselle de chacune, on rencontre un bourgeon ou *œil*, espoir et dépositaire d'un développement ultérieur.

Ainsi la pomme de terre pourrait à la rigueur végéter sous la terre, indépendamment de la fane qui végète dans les airs, et alors que cette végétation aérienne se trouverait étouffée par une végétation plus précoce qu'elle.

Mais cependant nous sommes loin de penser qu'on puisse étouffer ainsi la végétation aérienne de ce tubercule, par une végétation non pas parasite du tubercule (car la végétation du pois ne se ferait pas à l'aide d'un tubercule seul, qui ne peut lui servir qu'un instant de support), mais par une végétation plus précoce que la sienne, la nature ne procédant pas ainsi par substitution d'organes et de spécialités, et par des superfétations et des inutilités en fait de fonctions et d'organes. Donc, physiologiquement parlant, le fait dont parle le journal ci-dessus n'a rien que de bien inexpliquable; il est aussi explicable que cette prétendue greffe d'un grain de blé et d'une articulation de marcotte d'œillet, greffe dont tout le monde connaît aujourd'hui la méprise; d'après les crédules observateurs de ce mode de *marcottage*, le grain de blé aurait fourni les racines à la marcotte d'œillet qui aurait substitué sa tige au chaume, végétation par société et en participation, où chaque végétal aurait apporté sa part et son œuvre.

En économie agricole, si le fait physiologique était démontré, ce procédé serait un amusement dispendieux et un jeu en pure perte. Nos cultivateurs des environs de Paris en ont un mille fois meilleur; et nous le conseillons aux *gentlemen farmer* de l'Angleterre.

Dès le mois d'octobre, ils commencent à ensemencer les pois qu'ils veulent cultiver en primeurs, dans des sillons de six pouces, par plates-bandes, et à des époques plus ou moins reculées; afin non-seulement d'avoir des récoltes successives de pois au printemps, mais surtout, pour que les froids de l'hiver ne trouvent pas tous les plants aussi précoces, et que la récolte entière ne soit pas perdue d'un seul coup, par un temps trop rigoureux.

Au mois de mars suivant, et quand tous les plants poussent hors de terre, ils plantent, entre chaque sillon, une rangée de pommes de terre, travail qui leur sert en même temps à butter les pois; et si la saison les favorise, ils *étêtent* leurs pois dès le mois d'avril, pour que les fleurs qu'ils ménagent grainent plus vite en pois verts; ils ont ainsi des primeurs en pois verts, dès les premiers jours de mai; et quand les primeurs cessent d'être assez lucratives, ils abandonnent le restant de la récolte pour avoir des pois secs. Cela fait, ils arrachent les fanes pour les bestiaux, et *buttent*, par la même occasion, les pommes de terre qui montent en fane. Ce double travail de plantage et de buttage prépare admirablement le terrain pour les semailles de céréales.

§ VII. — PHYSIOLOGIE VÉGÉTALE CRYPTOGAMIQUE (*).

CLASSIFICATION EMPIRIQUE (**), PARCE QU'ELLE EST PHYSIOLOGIQUE, DU GENRE AGARIC (***).

1° Considérations préliminaires.

Bulliard a publié près de huit cents figures d'agarics recueillis dans les seuls environs de Paris; la mort le surprit avant d'avoir pu publier le texte de l'ouvrage. Son manuscrit tomba plus tard entre les mains de Ventenat, qui se chargea de l'éditer; mais la faillite du libraire, en livrant au pilon, comme papier d'emballage, les exemplaires en

(*) Du grec *crypté*, caché, et *gamè*, noces : dont les organes sexuels sont dérobés à notre vue.

(**) *Empirique* vient du grec *empirikos*, ce qui n'est basé que sur les données de l'expérience, ce qui ne peut servir qu'à guider l'expérience (de *peira*, essai, expérimentation), et ne s'enchaîne pas à la faveur du raisonnement et de la théorie. Une classification empirique ne distribue ses êtres d'une manière commode que pour les recherches, sans rien préjuger de leurs analogies et de leurs affinités; c'est plutôt une table de matières qu'une classification.

(***) Voy. *Revue élémentaire de médecine*, tom. I, livr. 5e, pag. 164, et tom. II, livr. 2e, pag. 51.

magasin, a rendu cet ouvrage tellement rare, que je n'en ai jamais rencontré qu'un seul dans le commerce de la librairie, et je pense qu'il est encore entre les mains de son acquéreur, mon ami M. Meilhac père, libraire, cloître Saint-Benoît (*). J'ai tout lieu de croire que Decandolle père n'a fait que mettre à contribution cet ouvrage, dans la partie cryptogamique de la Flore française de Lamarck, dont il a donné une nouvelle édition.

Persoon s'est fait un nom illustre dans la science par sa classification des agarics. Mais, depuis lui, le nombre des espèces de ce genre n'a cessé de grossir, par suite des nouvelles publications d'Angleterre, de France, d'Allemagne et d'Italie ; et chacune de ces publications semble venir donner un démenti à la classification, en signalant des incompatibilités avec les règles admises.

Comment en serait-il autrement? Les caractères des espèces d'un genre par lui-même aussi homogène ne sauraient se tracer qu'avec des couleurs et non avec des phrases descriptives, tant ils échappent à la fixité des formules et à la précision des évaluations. Or, comme les figures gravées ou lithographiées restent là invariables, pendant que tout varie dans la nature, selon les circonstances de la création, ceux qui ont foi aux livres et à l'immuabilité des formes, ayant à confronter avec la figure un individu qu'ils veulent déterminer, croiraient faire preuve d'irrévérence et d'hétérodoxie que de ne pas déclarer, sur la moindre différence de forme, d'accident de surface ou de coloration, que l'individu à déterminer constitue une nouvelle acquisition pour la science, une espèce nouvelle digne d'apporter au catalogue un nom et un signalement nouveaux. Cette multiplication de noms spécifiques

est sans doute plus pardonnable que la multiplication des figures ; et Bulliard. le cryptogamiste type, en a tellement multiplié de ces figures d'espèces, que plus tard il s'est vu forcé de les réunir sous un même nom. Cette manière de procéder était plus capable d'enrichir les catalogues de la librairie que les vrais répertoires de la science. Comme cette branche de commerce de la librairie ne va plus, en prenant le contre-pied des études d'alors, nous enrichirons la science, sans porter préjudice au commerçant ni atteinte à la propriété des gros sous.

2° *Variabilité des espèces en général.*

Ce n'est pas d'aujourd'hui que nous avons eu occasion de montrer avec quelle facilité les espèces les plus disparates et les plus fixes, dans nos catalogues, peuvent passer les unes dans les caractères des autres, sous l'influence des causes variables qui président à leur développement ; et il y a déjà bien longtemps que, théoriquement et pratiquement, nous croyons avoir démontré de la manière la plus péremptoire que le blé et l'ivraie peuvent se transformer réciproquement l'un en l'autre, selon les circonstances combinées de la culture et de l'exposition.

On n'est jamais tant porté à créer des espèces dans le règne organisé, que lorsqu'on récolte, au lieu d'assister jour par jour aux progrès du développement de la plante ou de l'animal, et à la comparaison des innombrables transitions d'un caractère à un autre. Celui qui verrait pour la première fois deux ou trois de nos innombrables variétés de tel ou tel animal domestique, du genre chien par exemple, ne manquerait pas de trouver une plus grande différence entre le barbet et l'épagneul, qu'il n'en existe entre le tigre et le chat, et il en ferait certainement deux espèces non susceptibles, par le croisement, de passer l'une dans l'autre. Quand on se contente de collec-

(*) Voyez la notice que j'ai publiée, en tête de *deux planches inédites de Bulliard*, chez Meilhac, libraire. In-4° de 4 pag. avec 2 pl. 1840.

ter les faits et d'en tenir catalogue, on est tenté de multiplier indéfiniment les êtres de la création : une étude superficielle multiplie les espèces ; une étude approfondie en réduit le nombre et tend de plus en plus à les ramener à l'unité. Or, s'il en est ainsi de l'étude des espèces dont on connaît l'origine et dont on peut reproduire à volonté la propagation, que sera-ce de ces espèces fugitives et presque *autochtones* (*) dont la génération nous échappe, et qui semblent, en fait de paternité et de filiation, ne relever que d'elles-mêmes, en sorte qu'on serait tenté aujourd'hui, comme jadis, de les considérer comme les filles capricieuses de la décomposition et de la pourriture, naissant sans avoir été engendrées, éclosant sans avoir eu besoin d'être couvées sous la coquille d'un œuf ? Car qui jamais a pu propager à volonté une fongosité quelconque, à part le champignon comestible, et encore par ce qu'on appelle le *blanc de champignon ?*

5° *Variabilité indéfinie des espèces d'agaric en particulier.*

La différence dans les formes n'indique rien moins qu'une différence dans l'espèce ; car autrement, sur le même arbre, chaque feuille constituerait une espèce particulière. L'espèce, c'est la forme générale qui se reproduit telle par la génération. Or, pourtant, si nous portons une attention sérieuse sur les caractères distinctifs des agarics et même des autres genres de fongosités, il nous sera facile d'établir que ces caractères ne reposent que sur des variations de forme, de couleur et de dimension que la propagation ne saurait jamais reproduire ; car ces caractères se modifient tous selon un concours de circonstances et d'influences qui n'arrivent jamais en

(*) Mot grec qui signifie *engendré par le sol lui-même.*

même nombre ni douées de la même intensité à chaque fois. Or, dès que l'une de ces influences faiblit ou manque, le caractère qui en découlait se modifie proportionnellement ou disparaît tout à fait.

L'*agaric* a pour caractère générique le signalement suivant :

Un CHAPEAU (*pileus*) toujours horizontal, lisse par le côté qui regarde le ciel, divisé, par le côté qui regarde la terre, en lamelles ou *feuillets* perpendiculaires (*lamellæ*), rayonnantes du centre à la circonférence, autour d'un PÉDICULE (*stipes*) droit quand le champignon naît sur une surface horizontale, arqué quand il pousse sur une surface perpendiculaire, et plus ou moins alors excentrique, selon que le chapeau éprouve plus de gêne dans son développement d'un côté que de l'autre.

Le champignon sort et éclôt d'une coquille molle comme lui, mais dont les fragments persistent quelquefois plus ou moins longtemps, sous forme de *volva*, autour de la base du pédicule. Dans le jeune âge, les FEUILLETS sont recouverts en dessous d'une MEMBRANE (*cortina*), qui s'attache d'un côté autour du point d'insertion du PÉDICULE, et de l'autre sur les bords du CHAPEAU. A un âge plus avancé, cette membrane se détache des bords et retombe sur le pédicule, sous forme de COLLERETTE ; ou bien elle se détache également et du pourtour du pédicule et des bords du chapeau, et coule alors le long du pédicule, sous forme d'ANNEAU (*annulus*).

Le pédicule est orné d'une gaîne (*vagina*) quand il a continué de pousser audessus de la *membrane* d'où émane l'anneau, en sorte qu'on dirait, par la différence de développement, qu'il sort d'une espèce de gaîne terminée par un anneau.

Dès qu'une fongosité offre ces caractères, elle rentre dans le genre AGARIC.

Mais quand il s'agit de distinguer comme espèces les diverses formes d'agarics, c'est alors qu'on s'expose à tomber dans l'arbitraire, en considérant ici, comme caractère invariable, ce qui plus loin est considéré comme susceptible de varier indéfiniment. Ce champignon est rencontré sans anneau, ou sans collerette, ou sans volva, trois organes qui disparaissent et se décomposent plus ou moins vite ; on considère alors l'individu comme étant né d'un œuf qui n'en produit invariablement que de tels : à peu près comme si nous faisions d'un jeune chauve une espèce différente d'un homme chevelu. Un simple changement dans les dimensions d'un organe ou dans la succession de la coloration, devient un signe caractéristique de spécificité, sans qu'on se demande si ces variations ne dépendraient pas des différences de parasitisme, d'habitation, d'exposition et de saison ; on classe empiriquement, comme on observe en courant, en sorte que si la nature pouvait lire nos livres, elle ne s'y comprendrait plus elle-même.

Comprenons-la dans son sens, nous qui sommes venus dans un siècle d'intelligence, où l'on admet que comprendre vaut mieux que collecter ; et posons des règles puisées dans ses principes ; or comme premier principe, persuadonsnous que l'étude que nous faisons ici de la classe la plus abjecte du règne végétal n'est pas aussi futile qu'on pourrait le croire ; car il n'est pas la plus petite œuvre de la nature, qui, maniée par les soins de la philosophie, ne puisse devenir féconde en graves enseignements.

PREMIÈRE RÈGLE. L'absence ou la présence d'un organe caduc ne saurait constituer un caractère spécifique, si par ce mot on entend un caractère de transmission et de races. Car la caducité varie en raison d'une foule de circonstances, variables à l'infini et étrangères à l'individu. En effet, est-ce un caractère que celui dont on peut dire : il a disparu aujour-

d'hui, mais il existait hier, avant-hier, ou quelques jours auparavant ? Tout ce qu'on peut faire de raisonnable alors, c'est de se demander par suite de quelles circonstances il a disparu.

2e RÈGLE. Les dimensions d'un organe sont dans le cas de varier, d'après l'énergie ou la faiblesse du développement ; et le développement varie selon que la nutrition est complète ou incomplète, et qu'une circonstance du milieu l'appauvrit, la suspend ou l'arrête. Exagérées sur telle écorce ou à telle profondeur du sol, ces dimensions sont capables de se réduire à presque rien sur tel autre débris, ou si l'individu pousse à la surface du sol.

3e RÈGLE. Les différences de coloration sont fugitives et variables comme les sucs qui alimentent et colorent l'individu ; la moindre acidité faisant virer le bleu au rouge, et la moindre alcalinité faisant virer le rouge au bleu, et la moindre quantité d'un autre principe pouvant modifier chromatiquement, et de mille manières différentes, le bleu et le rouge en amarante, en violet, en ochracé, etc.

4e RÈGLE. La décomposition d'un organe chez les fongosités, pendant que tous les autres restent intègres, n'est qu'un caractère de précocité, dépendant de la délicatesse spéciale de cet organe et de l'influence plus spéciale encore de ce milieu. Ainsi on observe que les feuillets de tous les champignons qui naissent sur le fumier en putréfaction et qu'on nomme pour cela *Coprins*, tombent de bonne heure en déliquescence noirâtre, qu'ils fondent pour ainsi dire en une encre, ce qu'on n'observe jamais chez les champignons qui viennent sur les écorces d'arbres ou les débris ligneux enfouis dans le sol. Mais ce qui arrive à ces champignons, arrive à toutes les plantes qui viendraient à germer sur le fumier en cet état d'échauffement ; aussi le jardinier qui veut semer sur couche attend-il pour cela faire que le fumier ait jeté son feu ; autrement la plante à peine éclose tomberait-elle en une déliquescence noirâtre ; elle *fondrait*, selon l'expression des jardiniers, sous l'influence de cette vapeur d'eau bouillante imprégnée de principes caustiques et ammoniacaux. Cette déliquescence est une décomposition organique par l'ammoniaque, dont on reproduit tous les caractères, en tenant un fragment de végétation herbacée ou de champignon le plus frais, plongé dans un bain d'ammoniaque caustique.

5ᵉ RÈGLE. Toute fongosité du genre *agaric* est parasite d'un débris végétal en état de décomposition ligneuse, et, si je puis m'exprimer ainsi, *fongique*. L'arbre le plus jeune a des fragments d'écorce vieux ; et la terre la moins riche en *humus* renferme pourtant des racines mortes sur la place. Or, le champignon peut varier de caractères fondés sur la couleur, la grosseur, les proportions et la fugacité, selon les essences d'arbres, les espèces de racines, l'état plus ou moins avancé de dessiccation, etc. Un champignon semblera donc constituer tout autant d'espèces nouvelles que son germe aura été attaché par le hasard à telle ou telle écorce de préférence.

6ᵉ RÈGLE. Dans le genre *agaric*, rien n'est donc invariable ; et le premier *gongyle* ou grain d'agaric venu peut donner la première venue des espèces de ce genre, s'il lui arrive de s'implanter et de germer sur tel débris, et à telle exposition où nous rencontrons ordinairement telle forme spécifique.

7ᵉ RÈGLE. Faut-il établir pour cela que le genre *agaric* ne se compose que d'une seule espèce ? Oui, si l'on entend par espèce l'ensemble des formes qui peu-

vent éclore de la même graine. Mais dans l'état actuel des progrès de la physiologie, l'espèce ne saurait plus être définie ainsi ; car elle n'émane pas seulement de l'œuf qui est son principe, mais de toutes les influences qui concourent au développement de son organisation :

L'ESPÈCE EST UN ENSEMBLE DE FORMES CONSTANTES DANS UN MILIEU ET DANS UN CLIMAT DONNÉ.

Ces formes spécifiques, il faut donc les classer et les décrire, non pas comme des êtres invariables, et se reproduisant identiquement, mais comme les signes d'un concours de circonstances que la science doit avoir pour but d'évaluer, en sorte que ce concours de circonstances étant donné, on soit en état de prédire ce qui doit en émaner, ou qu'une forme étant donnée, on puisse déterminer le concours des circonstances dont elle est le signe.

Ces formes si fugitives, la science ne doit pas les admettre comme durables ; mais elle doit avoir toujours pour but d'en rechercher les influences créatrices, d'en découvrir la loi et le moyen de les reproduire à volonté. Quant aux nuances, elle les néglige et se garde bien de les ériger en espèces, renvoyant leur étude après l'époque où elle aura pu résoudre la question relative à la forme principale, à laquelle seule elle a intérêt de donner un nom provisoire, en tête de son signalement descriptif, afin d'établir, entre tous les physiologistes, une certaine correspondance qui soit fixée sur les termes, et d'éviter les méprises dans les déterminations des objets de part et d'autre observés.

N. B. Ces questions préliminaires une fois résolues, par la seule manière dont nous venons de les énoncer, je vais tracer le plan d'une classification, destinée non pas à réunir entre elles des formes invariables (car je doute qu'il en existe dans ce genre une seule qui, sous l'influence de telle ou telle autre circonstance, ne soit dans le cas de revêtir les caractères de l'espèce en apparence la plus éloignée), mais comme la plus propre à conduire de l'examen d'une espèce donnée au nom qu'elle porte dans nos catalogues.

4° *Nomenclature.*

Je nomme *lignicoles* les champignons qui poussent sur le bois mort, écorce ou aubier ; *humicoles* ceux qui poussent sur les débris de racines enfouies dans le sol ; *fumicoles* ou *déliquescents* ceux qui, venant sur les débris végétaux en état de décomposition putride, fondent en noir par leurs feuillets à une certaine époque.

La chair d'un champignon est dite *mensurable* quand son épaisseur dépasse un millimètre, *immensurable* quand son épaisseur n'atteint pas un millimètre ; elle est *lactescente* quand en la coupant il sort des goutelettes d'un suc caustique en apparence lacté de ses surfaces mises à nu ; *cotonneuse* quand il ne suinte aucun suc de ses surfaces mises à nu. Le pédicule est *nu*, quand, à l'instant où on l'observe, il est dépourvu de collier, d'anneau, de gaîne et de volva ; il est *orné* quand il conserve, soit sa *volva*, soit sa gaîne (ou volva postérieure, qui reste adhérente au pédicule, et se termine en anneau), soit un anneau, soit une collerette. Les feuillets sont tous *égaux* ou *inégaux*, selon que les feuillets qui rayonnent du centre à la cirférence conservent ou non, vers les bords du chapeau, des petits feuillets intermédiaires, et qui n'arrivent pas jusqu'au pédicule. Les feuillets sont *lenticulaires* quand ils ont la forme d'une section de lentille ; *falciformes* quand ils imitent la forme d'une faux.

5° *Règles.*

La base de cette classification est fondée sur les rapports de l'épaisseur de la chair et de la longueur des feuillets avec la largeur de ces mêmes feuillets. La longueur des feuillets est, dans tout le cours de la classification, prise comme égale à 10, afin d'éviter, dans le 4° terme, les trop petites fractions.

Soit un champignon donné dont les feuillets aient 5 divisions quelconques de long, et 2 de ces divisions de large ; et que l'épaisseur la plus grande de sa chair soit de 2 de ces divisions. Si je veux retrouver cette espèce dans la classification, j'établis la proportion suivante, pour obtenir la rapport de la longueur à la largeur des feuillets :

$$5 : 2 : : 10 : x. \quad x = \frac{2 \times 10}{5} = 4 \; (^*)$$

Puis la suivante, pour obtenir le rapport de l'épaisseur de la chair à la longueur des feuillets :

$$2 : 2 : : 10 : x'. \quad x' = \frac{2 \times 10}{2} = 10$$

Je dois donc chercher ce champignon inconnu dans la formule 10 : 4, pour les rapports de longueur et de largeur des feuillets, dès que j'aurai constaté son

(*) Rien n'est plus facile que de comprendre le mécanisme de ces sortes d'équations par l'explication des signes. Les deux points : signifient *est par rapport à*, et les quatre points : : signifient *comme* ; x est le signe provisoire de la valeur inconnue que l'on cherche à éliminer par le calcul. Ainsi 5 : 2 : : 10 : x signifie 5 *est par rapport à 2 comme 10 est par rapport à un chiffre inconnu, qui serait contenu dans 10 autant de fois que 2 est contenu dans 5.* Pour obtenir le chiffre dont x tient la place, on multiplie, l'un par l'autre, les 2° et 3° termes, et on divise le produit par le 1ᵉʳ ; le quotient est le chiffre cherché. La formule de cette opération est la suivante :

$$x = \frac{10 \times 2}{5} = 4$$

(Voyez *Revue élémentaire*, tom. II, livr. 1ʳᵒ, pag. 19.)

caractère de division ou de subdivision. Or, si je constate que ce champignon est *humicole*, à *chair mensurable* non lactescente, à feuillets inégaux, les rapports de l'épaisseur de la chair à la largeur des feuillets étant 10, nous trouverons, par la classification suivante, que ce champignon porte, dans les catalogues, le nom d'*Agaricus coronilla*.

Ainsi, dès qu'on a mesuré la largeur de la chair (*a*), la largeur (*b*) et la longueur (*c*) des feuillets, on établit une première équation, pour avoir le rapport classificateur de la longueur des feuillets à leur largeur :

$$c : b :: 10 : x. \qquad x = \frac{b \times 10}{c}$$

Puis une autre proportion, pour ramener aux rapports classificateurs les rapports réels d'épaisseur de la chair (*a*) avec la largeur des feuillets (*b*) :

$$a : b :: 10 : x' \qquad x' = \frac{b \times 10}{a}$$

On cherche le chiffre des deux dans leurs colonnes respectives, et à côté on lit le nom de l'agaric.

Le plan de cette classification est donc un tableau en colonnes ; (et il en renfermera cinq) ; l'une contenant le nom spécifique de l'agaric, l'autre le n° de la planche des champignons Bulliard, sur laquelle cette espèce est figurée ; la 3e le rapport de l'épaisseur de la chair au chiffre de la largeur des feuillets = 10 ; la 4e le rapport de longueur des feuillets = 10 à celui de leur largeur ; enfin la 5e indiquant le diamètre en centimètres du chapeau.

Pour la 3e division et la subdivision B (*chair immensurable*), la colonne des rapports de l'épaisseur de la chair est supprimée de toute nécessité ; et, dans cette 3e division, nous l'avons remplacée par la hauteur du chapeau conique.

Quant aux divisions et subdivisions de cette classification, le tableau synoptique suivant va en faire comprendre la dichotomie :

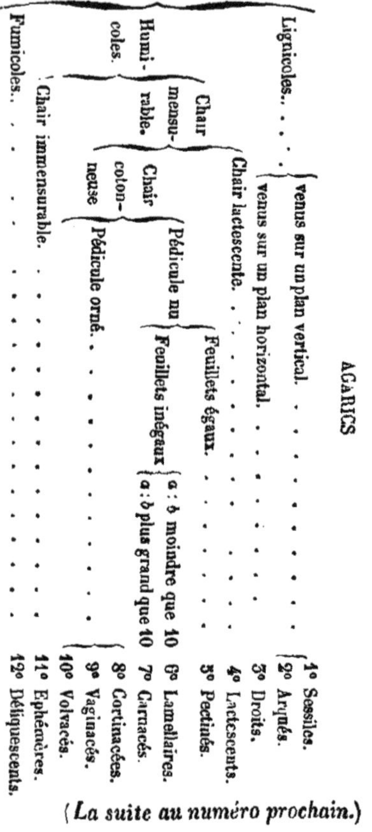

AGARICS				
Lignicoles	venus sur un plan vertical			1° Sessiles.
				2° Arqués.
	venus sur un plan horizontal			3° Droits.
	Chair lactescente			4° Lactescents.
Humicoles	Chair mensurable	Pédicule nu	Feuillets égaux	5° Pectinés.
			Feuillets inégaux { a : b moindre que 10	6° Lamellaires.
			a : b plus grand que 10	7° Carnacés.
	Chair colonneuse	Pédicule orné		8° Cortinacés.
				9° Vaginacés.
				10° Volvacés.
	Chair immensurable			11° Éphémères.
Fumicoles				12° Déliquescents.

(*La suite au numéro prochain.*)

§ VIII. BOTANIQUE DRUIDIQUE.

On lisait dans les journaux d'août 1848 l'extrait suivant du *Journal des Chasseurs* :

« M. Dampierre, inspecteur des forêts de Chantilly, a trouvé des pieds de *Gui* en pleine végétation sur deux chênes séculaires. Une branche portant encore sa végétation parasite avait été envoyée au

Jardin des Plantes. On ne pourra donc plus regarder comme fabuleuse l'existence du gui de chêne chez les anciens Gaulois. »

M. Dampierre est dans l'erreur de croire qu'on ait jamais regardé comme fabuleuse la présence du gui sur le chêne. Le gui, de notre temps comme du temps de celui des druides, venait communément sur le pommier, le peuplier, le tremble, etc., et fort rarement sur le chêne ; et voilà pourquoi les druides se mettaient à la recherche du gui du chêne, comme à la poursuite d'une révélation d'en haut, révélation de bon augure pour l'année qui commençait ; de sorte qu'à la découverte de ce fait rare et exceptionnel, le peuple criait : *au gui l'an neuf !* La rareté du phénomène le rendait sacré, et la découverte en était une fête. On n'en aurait pas célébré une telle pour la découverte du gui sur le pommier.

Le gui se trouve aujourd'hui sur le chêne tout aussi rarement qu'alors, et nous n'avons jamais pensé que sa découverte fût telle aujourd'hui que les drui-des de la presse dussent en crier, en signe de réjouissance, *au gui l'an neuf !* au mois d'août ; nous nous sommes contenté de mentionner le fait dans notre livre. Si l'on en veut un nouvel exemple, on n'a qu'à se rendre à Versailles, au bout du long tapis vert qui est en face du château, et autour du bassin du char embourbé, je crois, qui le termine ; tous les trembles séculaires qui entourent ce bassin du côté du château sont chargés de gui, les trembles qui s'étendent au delà n'en ont pas une branche ; mais on trouvera aussi une grosse touffe de gui sur un des jeunes chênes qui peuplent les carrés latéraux entourés de treillage. J'avais observé ce fait, en février 1846, et je m'étais bien gardé d'en faire le sujet d'une note académique. Mon fils Camille a été le vérifier, le vendredi 25 août 1848, et l'a trouvé exactement de même. Sur ce petit espace, on retrouve la proportion du temps des druides : 500 branches de trembles sont chargées de gui ; une seule branche des mil e chênes qui peuplent le parc en a une touffe.

---

§ IX. — CONTENTIEUX, MORALE ET JURISPRUDENCE.

RÉVISION DU PROCÈS LAFFARGE.

(*Suite*. — Voy. tom. II, 4ᵉ livraison, page 117.)

> Une condition lamentable est celle d'un homme innocent à qui la précipitation et la procédure ont trouvé un crime ; celle de son juge peut-elle l'être davantage ?.....
> Un coupable puni est un exemple pour la canaille : un innocent condamné est l'affaire de tous les honnêtes gens.......
> Je dirai presque de moi : je ne serai pas voleur ou meurtrier : mais je ne serai pas un jour puni comme tel, c'est parler bien hardiment.
>
> LABRUYÈRE. (*De quelques usages.*)

DEUXIÈME THÈSE.

Le corps de Laffarge ne renfermait point d'arsenic ; l'arsenic qu'y a signalé l'analyse chimique ne provenait que de l'équivoque des réactions, ou de l'impureté des réactifs employés.

Dans le cours de ce long procès, la procédure a réclamé quatre fois le concours de la science : la première fois pour l'examen cadavérique et le classement des organes devant servir de pièces au procès, et les trois autres fois pour l'analyse chimique de ces organes, conservés jusque-là, avons-nous déjà dit, avec une si insouciante négligence. Or, aucune de ces opérations n'a établi la présence de l'arsenic dans un cadavre qui, d'après l'hypothèse sur laquelle est fondée l'accusation, aurait dû offrir à l'analyse une quantité considérable de ce poison ; car, selon l'accusation, le malade en aurait été gorgé douze jours durant par son épouse, aux su et vu de toute sa famille. Nous allons établir notre thèse sur l'examen critique de toutes les opérations de *chimie médicale*, qui ont eu lieu, dans le but de rechercher les traces de l'empoisonnement.

1° *Autopsie pour la mise à part des organes destinés à l'analyse chimique.*

Le procès-verbal d'autopsie, qui eut lieu quarante-huit heures après la mort de Laffarge, ne constate aucun signe cadavérique qui caractérise un empoisonnement par l'arsenic. Au reste, c'est plutôt un procès-verbal judiciaire qu'une œuvre de laborieuse anatomie; les rédacteurs ont oublié de mentionner une circonstance des plus importantes de ce procès; c'est l'énorme quantité de colcotar que l'exhumation juridique retrouva encore neuf mois plus tard dans toute la longueur du tube intestinal. Nous avons déjà fait observer qu'eût-on trouvé des quantités pondérables d'arsenic dans les organes du corps de Laffarge, la présence de ce colcotar, par lui-même arsenical, aurait interdit à l'accusation le droit d'en attribuer la présence à une cause d'empoisonnement criminel. Au reste, l'accusation n'a puisé aucun renseignement dans cette pièce judiciaire.

2° *Première analyse chimique dont les résultats aient été invoqués par l'accusation.*

Afin de suivre pas à pas l'accusation dans la filière de ses preuves, nous sommes obligés de remonter jusqu'à l'essai par les charbons incandescents du docteur Lespinasse, le médecin qu'on appela à l'insu de celui de la famille, pour lui confier en secret que Laffarge se mourait empoisonné par l'arsenic, dont on lui montrait les traces pulvérulentes sur tous les meubles de l'appartement.

M. Lespinasse recueille un peu de cette poudre avec la barbe d'une plume, il en jette sur des charbons incandescents, et ne doute plus de sa nature arsenicale, à l'odeur alliacée qu'il prétend reconnaître et démêler. Le docteur s'arrête à cette expérience et se retire convaincu que Laffarge est victime d'un empoisonnement par l'arsenic, et que la coupable est son épouse même ; puis, fidèle aux errements de notre procédure criminelle, il semble attendre que le crime soit consommé pour faire mettre la main sur la coupable, la loi ayant pour but de réprimer et non de prévenir.

Eh bien, s'il était vrai que cette poudre fût arsenicale, l'empoisonnement, pour être démontré, réclamerait encore l'analyse des organes de Laffarge. Car il ne suffit pas de prouver qu'on trouve de l'arsenic dans une chambre, pour démontrer un empoisonnement par l'arsenic ; il faut encore prouver que cet arsenic a passé dans le corps du malade ; et nous soutenons, nous, qu'il n'y a pas passé, vu que la maladie n'a présenté aucun des symptômes qui auraient dû caractériser un empoisonnement semblable. Donc, si la poudre qui recouvrait en si grande abondance la surface de tous les meubles était arsenicale, cette circonstance ne servirait qu'à établir une simulation d'empoisonnement, et non un empoisonnement véritable.

Mais rien ne prouve que cette poudre fût réellement une poudre d'arsenic.

Car, d'abord, nous doutons fort que l'odeur signalée par le docteur ait été une odeur alliacée; l'expérience a été faite trop superficiellement pour qu'elle puisse compter pour une expérience. De plus habiles que le docteur s'y tromperaient, s'ils se contentaient de flairer une seule fois ; or le prétendu antidote administré démontre suffisamment que ce médecin n'était pas très-expert sur la question chimique d'un empoisonnement par l'arsenic.

Cependant, nous admettrons que l'odeur répandue par cette poudre sur les charbons incandescents ait été réellement alliacée ; cela ne démontrerait pas encore que cette odeur provînt de la poudre elle-même et non de quelques corps étrangers en train de brûler sur les charbons.

En effet, les épluchures du pot-au-feu n'ont qu'à tomber sur les charbons de l'âtre et s'y charbonner à leur tour, pour communiquer une odeur d'ail à la vapeur qui s'en dégage.

Les phosphates ammoniacaux, qui se réduisent par l'action du feu, sentent l'ail comme l'arsenic qui brûle.

Le fer rougi qui décompose l'eau, et produit de l'hydrogène ferré, répand une odeur d'ail. Or, que de parcelles de fer répandues dans l'âtre peuvent se trouver en contact avec l'humidité, sur un charbon incandescent !

L'antimoine répand, comme l'arsenic, une odeur alliacée, quand on le projette sur des charbons incandescents.

L'hydrogène phosphoré répand une odeur d'ail.

L'*assa fœtida*, l'*erysimum alliaria*, l'agaric alliacé, certaines truffes blanches dont on jette au feu les épluchures, sans parler d'une foule de simples exotiques, sentent l'ail.

La limaille d'étain projetée sur une chandelle allumée répand une odeur d'ail ; de même que l'étain qui fond.

On voit par là combien de circonstances, étrangères à un empoisonnement par l'arsenic, peuvent communiquer à une pareille expérience des caractères capables d'induire en erreur quiconque s'arrêterait à un essai qui est en état de de signifier tant de choses.

Cet essai doit donc être considéré comme non avenu, dépourvu qu'il est non-seulement de toute espèce de valeur

au fond, mais encore d'authenticité dans la forme.

3° *Seconde analyse chimique, ou plutôt, première analyse chimique, la première n'étant pas digne de ce nom.*

M. le juge d'instruction de Brives confie le soin d'analyser les organes extraits du cadavre de Laffarge à une commission composée de quatre médecins, assistés d'un seul pharmacien ; les deux médecins de Laffarge sont compris dans ce nombre ; les deux autres ne sont pas plus compétents qu'eux sur les questions de chimie légale ; nous présumons qu'on n'a invoqué leur témoignage en cette opération que pour déterminer la nature anatomique des organes à analyser ; donc l'analyse chimique qui va avoir lieu ne saurait être considérée que comme l'œuvre du seul membre de la commission qui était chimiste de profession, M. Lafosse, pharmacien à Brives.

Mais cette analyse est dirigée avec un laisser-aller qui se ressent de l'absence du contrôle de collègues compétents sur la matière ; aussi ses résultats sont dénués de tous les caractères d'une expérimentation exacte, et les conséquences qu'on en tire ne reposent que sur des réactions chimiques équivoques et de nulle valeur. C'est ce que nous allons démontrer, en suivant cette analyse pas à pas dans le rapport que ces messieurs ont signé le 22 janvier 1840.

A. On donne à analyser le restant du lait de poule que Mme Laffarge avait fait boire à son mari.

Ces messieurs décantent une partie du lait de poule et le traitent par l'acide hydrosulfurique aiguisé de quelques gouttes d'acide hydrochlorique ; d'où il résulte un précipité jaune-serin floconneux parfaitement soluble dans l'ammoniaque pure ; ce qui, à leurs yeux, dénote la combinaison du soufre du réactif avec l'arsenic que contiendrait le lait de poule.

On voit que le pharmacien, en raisonnant ainsi, n'avait devant les yeux que les premières éditions du *Traité de médecine légale* d'Orfila, où cette réaction était donnée comme un caractère infaillible de la présence de l'arsenic dans un liquide.

Mais les chimistes exacts ayant réfuté cette assertion erronée, Orfila, comme toujours, a changé d'idée dans la troisième et dernière édition, et il a réduit à néant ce caractère dont il admettait l'infaillibilité dans ses rapports d'expertise antérieurs à cette époque. *Vérité, avant que la tête ne tombe; erreur, quand elle est tombée.*

La réaction obtenue par M. Lafosse sur le lait de poule présumé arsenical, on l'obtiendrait par le même réactif sur toute espèce de lait de poule ordinaire. En effet, l'acide hydrosulfurique précipite l'albumine du lait de poule en le colorant en jaune, surtout quand cet acide est aiguisé d'acide hydrochlorique; mais tout précipité albumineux est soluble dans l'ammoniaque. Donc cette réaction n'est nullement l'indice spécial de la présence de l'arsenic dans un tel liquide.

Dans la croyance où était M. Lafosse que ce précipité pouvait être un sulfure arsenical, et dans le but de réduire ce sulfure en arsenic métallique, il le mêle à parties égales de carbonate de potasse et de charbon, dans un tube de verre qu'il chauffe jusqu'au rouge; il voit alors se déposer sur les parois ce qu'il appelle des granulations grises et brillantes, qu'il attribue à l'arsenic métallique.

Mais un précipité simplement albumineux, soumis à la même épreuve dans le même appareil, aurait déposé les mêmes taches en apparence métalliques. Donc cette seconde réaction n'était pas plus que la première un indice de la présence de l'arsenic.

L'expérimentateur jeta sur des charbons incandescents une certaine portion de la substance, et il s'en dégagea une vapeur blanche que l'on recueillit sur une lame en cuivre. Mais cette vapeur se dégage de tant de substances autres que l'arsenic, qu'elle ne saurait à elle seule dénoter la présence de l'arsenic d'une manière plus spéciale.

On versa ensuite une dissolution de deuto-sulfate de cuivre ammoniacal sur cette vapeur blanche adhérente à la lame de cuivre, et le liquide tourna au verdâtre, comme cela a lieu par un liquide arsenical. Mais cette réaction de coloration peut tenir à l'analogie du bleu avec le vert, au mélange du bleu et du jaune de la plaque de laiton, enfin à la présence du fer dans le liquide du lait de poule, aux doubles décompositions de deux sels. C'est une réaction du reste insaisissable sur une aussi faible quantité de liquide.

Je me fais fort d'obtenir tous ces résultats sur les laits de poule les plus inoffensifs qu'on voudra bien me soumettre.

Donc rien dans cette première expérience ne prouve que le lait de poule analysé ait renfermé de l'arsenic.

C'est à l'aide des mêmes procédés, et sans s'écarter en rien d'un aussi mince programme, que M. Lafosse croit être en droit d'établir que l'eau pannée et l'eau sucrée que madame Laffarge est censée avoir servie à son mari, que les matières contenues dans l'estomac, et l'estomac lui-même, contenaient des quantités appréciables d'arsenic; mais il déclare que les liquides vomis ne contenaient pas d'acide arsénieux. Quelle anomalie! Les matières sont arsenicales dans l'estomac; elles cesseraient de l'être, quand le vomissement les en expulse. Les matières d'un vomissement occasionné par l'ingestion de l'arsenic ne renfermeraient pas la moindre trace de cette substance! En vérité, nous n'aurions que cette preuve à invoquer, elle nous suffirait pour considérer une pareille analyse comme indigne de toute espèce de confiance, et n'offrant pas la plus légère trace de la moindre probabilité.

On frémit en pensant que c'est pourtant sur des analyses plus incomplètes encore que la justice des hommes a établi bien des fois la culpabilité d'un accusé ! Que d'innocents on s'exposerait à immoler encore, si, depuis nos luttes judiciaires, la justice n'avait enfin ouvert les yeux, et demandé à la science plus d'exactitude dans les recherches et de réserve dans les inductions.

Et d'un pareil travail les experts font découler cette terrible sentence : *La mort du sieur Laffarge est le résultat de l'empoisonnement par l'acide arsénieux.*

Ils trouvent ensuite, toujours par les mêmes procédés, de l'acide arsénieux dans une flanelle, mais rien dans une poudre qu'on leur avait soumise, comme étant de la *mort aux rats*. Rien encore dans une poudre blanche que l'on avait prise dans le *chauffe-pied* de madame Laffarge la mère. Ils trouvent de l'acide arsénieux dans un paquet de poudre que leur remet le docteur Lespinasse ; toutes circonstances accessoires auxquelles nous ne nous arrêterons pas plus que ne s'y est arrêtée la procédure.

C'est pourtant sur une telle pièce que l'instruction s'est basée, pour ordonner la continuation des poursuites. qu'elle aurait abandonnées, si les chimistes avaient tout d'abord déclaré que le corps de Laffarge, savamment analysé, n'offrait pas de traces d'empoisonnement.

Mais l'oracle de la commission ayant prononcé son arrêt chimique, le public et la justice, les yeux couverts d'un égal bandeau, et jurant en cette circonstance sur la parole des dépositaires de la science, comment soustraire l'accusée aux préventions qui pèsent sur elle ? De quel droit se dirait-elle innocente, quand la science la condamne ? Honneur à la science ! Honte à l'infâme, en attendant que la loi la frappe à tout jamais ! L'indignation publique lui jette à pleines mains la boue des rues ; l'amitié n'ose la défendre ; la foi chancelle en se heurtant contre ces éléments d'une conviction presque légale. Le cœur d'une mère aurait deviné l'innocence de l'accusée au milieu de ces cris d'imprécation ! Le bras seul d'un père aurait pu la préserver de tant d'insultes anticipées ! Mais, pauvre orpheline, elle ne peut qu'invoquer sa mère et son père qui sont dans les cieux ! Seule, ici-bas, tout conspire contre elle, tout, son isolement, et jusqu'aux grâces de son esprit et à la distinction de ses manières, jusqu'à son dévouement à l'amitié ! Avant toute espèce de condamnation, elle est plus qu'une empoisonneuse ; elle est déjà une voleuse !

(La suite au numéro prochain.)

§ X. — CORRESPONDANCE.

Paris, 17 août 1848

Monsieur,

Je crains qu'une lettre que je vous ai écrite le 5 juin dernier ne vous soit pas parvenue. Permettez-moi de vous répéter ce que je vous écrivais. Je suis arrivé, à cette date, de la Nouvelle-Orléans. Je devais avoir l'honneur de vous apporter, au nom d'un grand nombre d'habitants de cette ville, un témoignage de leur reconnaissance, une médaille d'or qu'ils avaient fait ou devaient faire frapper en votre honneur. Mon départ, trop prompt, quelques lenteurs de ceux qui étaient chargés de cette affaire, m'ont privé du plaisir de vous apporter ce don. Je suis heureux de vous dire que votre nom est béni de tout le monde, à la Nouvelle-Orléans ; votre médecine, pratiquée par mon ami, le docteur Souterre, et appliquée à la fièvre jaune, qui a été considérable cette dernière année, a eu un succès prodigieux. Sur quatre cents personnes environ attaquées de la fièvre jaune, traitées par Souterre, il n'en a perdu que deux, pour lesquelles il avait été appelé trop tard. Les autres médecins ont tous perdu un peu plus de la moitié de leurs malades. C'était inouï! Les champions de la vieille médecine, quand même, qui n'ont pas épargné la calomnie et les tracasseries de toutes sortes à votre méthode et à Souterre, sont stupéfiés ; quelques-uns, même. se disposent à faire amende honorable, et déjà vous empruntent bon nombre de médicaments : ils y sont forcés ; les malades ne veulent plus être traités que par le système Raspail.

J'étais, au mois de mars dernier, à Vera-Cruz ; quelques essais de votre médecine sur le *vomito* m'avaient bien réussi, et, quoique je ne fusse pas médecin, on venait déjà à moi pour connaître vos remèdes et s'en servir. Je me fusse sans doute attiré une réputation de par vous, si la nouvelle de la révolution ne m'eût fait revenir en France. . . . .

Excusez-moi. M. Raspail, de vous tant parler de moi et de mes mésaventures, à vous, qui êtes abreuvé de tant d'amertumes ; mais il me semble que c'est tout naturel que vous souffriez, vous : vous êtes, avec quelques autres, les martyrs-nés de la République ; c'est votre domicile naturel que la prison. Patience !

Je vous disais donc que j'allais retourner au Mexique. Ce n'est pas encore bien arrêté, mais c'est probable. Soyez assez bon pour me faire passer quelques indications qui me guideront dans l'achat des ingrédients qui constituent votre médication ; j'en veux emporter une caisse assortie. Je passerai par la Nouvelle-Orléans. Si je puis vous servir en quelque chose, disposez de moi, vous me ferez plaisir.

J'ai eu le désir, en vous écrivant. de vous procurer un moment de satisfaction, je serais content d'avoir réussi.

Salut et fraternité,

CLÉMENT DUHAMEL,
18, rue Beauregard.

———

M. A. Bols écrit, de la Louisiane, à une personne de notre connaissance, à la date du 25 mars 1848 :

« *P. S.* N'oubliez pas de faire usage du camphre pour votre santé. Dans ce pays, il n'y a pas de médecin ; chacun se traite avec le livre de M. Raspail, et s'en trouve très-bien. M. Raspail est porté au ciel, en Amérique ; je désirerais qu'il en ait connaissance, afin de prouver aux pays qui sont encore sous le poids du despotisme, que la liberté seule sait rendre justice aux grandes innovations. »

———

Notre excellent ami, M. de Coislin, nous écrit de Galles, île de Ceylan, à la date du 17 juin 1848 : ... « Nous trouvons votre nom partout et partout votre manuel. Comme en France, les médecins et les gens qui n'ont pas encore essayé l'application de vos principes, vous critiquent ; et, comme partout aussi, ceux qui une fois en ont usé vous rendent la justice qui vous est due. L'endroit où vous allez avoir le plus de partisans, c'est Maurice. Pendant les deux mois que nous y avons passés, vous y avez eu de grands succès, entre autres un enfant que Peira, notre ami commun, a soigné, et qui était condamné par toute la faculté de la ville ; quand nous sommes partis, il était sur pied... »

———

Mon neveu. Eugène Raspail, représentant du peuple, me communique l'extrait suivant de deux lettres que lui a adressées, des bords du Borysthène, son ami le docteur Lucien Stobieski, à la date du 20 mai et du 6 septembre 1848 :

Mon cher ami,

Je vous écris des bords du Borysthène. Je suis dans le pays le plus fertile du globe ; la terre est toute noire, spongieuse, exactement comme celle des vases à fleurs. Le fumier y est un embarras ; on le brûle ou on en fait des clôtures autour des champs. Il y a ici des forêts dans lesquelles on trouve autant d'arbres à fruits que de chênes. Les arbres ont-ils été plantés jadis ? je l'ignore ; toujours est-il que ces forêts sont certainement uniques en Europe.

Je n'ai pas encore touché le marteau depuis mon départ d'Avignon. J'ai donc négligé la géologie : comme vous, je n'ai vu jusqu'à présent que du terrain tertiaire. Je dois bientôt me rendre dans les Carpathes, pour y chasser l'ours, le sanglier et le cerf : la géologie absorbera bien quelques-uns de mes moments.

Le choléra est ici partout; je m'en moque : il n'est pas, du reste, très-méchant. Je camphre pourtant cette lettre par précaution, parce que ce fléau est réellement contagieux, au moyen des petits insectes qui le communiquent.

Je propage ici la méthode de votre oncle. Je me suis fait fabricant de cigarettes. Nos médecins conseillent l'ail, comme le meilleur antidote. Beaucoup d'autopsies ont démontré l'existence de petits insectes. Nos docteurs se sont contentés jusqu'à présent de constater ce fait sans décrire ces animalcules, dont la présence ne fait plus de doute. La théorie de votre oncle se trouve ainsi pleinement confirmée. On aura certainement bientôt l'occasion de constater ce fait en France, vu que le choléra avance rapidement, et que vous l'aurez certainement dans quelques mois.

C'est encore un cadeau des Russes. Huit jours après que leurs bataillons empestés ont traversé le Pruth, pour entrer dans la Moldavie en touchant à la frontière de la Gallicie, le fléau se déclara dans les villes et les villages de la fron-tière. Le même fait eut lieu en 1831 : le choléra suivit l'armée russe, lorsqu'elle entra dans la Pologne.

Votre oncle aura rendu un immense service à l'humanité en découvrant la source du mal. Que le camphre soit un spécifique souverain ou non, nous le saurons bientôt. Dans tous les cas, le remède n'est pas loin, quand le mal est connu.

J'espère que ma lettre trouvera votre oncle rendu à la liberté et à ses amis, au nombre desquels j'ose me compter : ici partout, son nom est connu comme celui d'un de nos meilleurs appuis. Son arrestation nous a tous consternés, etc., etc.

6 septembre 1848.

P. S. J'ai commencé ma lettre, à une vingtaine de lieues d'ici, il y a quinze jours. Le plus prochain bureau de poste de l'endroit où je me trouvais, était à une dizaine de lieues ; les lettres y restent cinq ou six jours, en proie à la curiosité d'un buraliste désœuvré.

J'ai préféré la porter moi-même ici à la poste. Le choléra est aussi ici, mais pas plus méchant qu'un rhume. Il ne sévit, au reste, que dans les villes où la population juive se trouve fortement agglomérée. Il ne frappe que les juifs ou les gens pauvres. Personne n'en est atteint à la campagne.

---

§ XI. — CAUSERIES ET ANECDOTES DE MÉDECINE.

Le relevé statistique des décès de la ville de Paris, pour 1847, porte la mortalité de cette année à 32,823, dont 12,276 dans les hôpitaux; le tiers des décès dans les hospices! et sur ce nombre la phthisie pulmonaire compte pour sa part 2,483 victimes. N'avons-nous pas raison de considérer les hôpitaux de Paris comme les charniers du pauvre? et ne serait-il pas temps d'enlever ces prétendus temples d'Epidaure aux pachas qui en font des temples de Saturne, des temples de la mort?

ENCORE UNE MORT PAR LE CHLOROFORME.

(Voy. tom. II, 2e livraison, page 61.)

Le docteur Hardingue, aux Indes, ayant à amputer le doigt du milieu d'une jeune femme, la soumit préalablement à une inhalation de chloroforme. Le sujet étant parfaitement endormi, l'opérateur procède à l'amputation, qui ne dure que quelques secondes; mais ce fut en vain que tous les moyens pour tirer l'opérée de sa torpeur furent employés, elle ne donna plus aucun signe de vie.

ERRATA DE LA 2e LIVRAISON

Tom. II; 15 juillet 1848.

Page 63, colonne 2e, ligne 50; 1 mètre, *lisez :* 1 mètre 50 c.

ERRATA DE LA 3e LIVRAISON,

Tome II; 15 août 1848.

Page 95, colonne 2e, ligne 18; 5 pieds, *lisez :* 6 pieds.

DE
MÉDECINE ET PHARMACIE

DOMESTIQUES,

AINSI QUE

DES SCIENCES ACCESSOIRES ET USUELLES,

MISES A LA PORTÉE DE TOUT LE MONDE.

§ Ier. — CLINIQUE DE LA NOUVELLE MÉTHODE,

OU

ÉTUDE PRATIQUE ET COMPARÉE DES CAS DE MALADIE LES PLUS DIGNES D'INTÉRÊT QUI SE PRÉSENTENT CHAQUE JOUR A NOTRE OBSERVATION.

(Voyez tom. II , livr. 5e, pag. 129.)

FAUSSE ANKYLOSE (*) d'après la nomenclature ancienne. — **CONDYLALGIE FÉMORALE INTUMESCENTE HYDRARGÈNE**, d'après la nomenclature de l'*Histoire naturelle de la santé et de la maladie* (tom. III, pag. 37, 55, 130, édition de 1815.)

Le fils de M. Quatremère, avocat près la cour royale, fut atteint, à l'âge de dix-huit mois, à la suite d'une dentition des plus pénibles, d'une grosseur, ayant la forme et le volume d'un œuf de poule, qui apparut tout à coup au-dessous de l'os métacarpien du gros orteil.

On frictionna la grosseur avec une pommade dans laquelle, d'après la note qui nous est transmise, il entrait de l'iodure de plomb pour une portion, mais qui, d'après les résultats consécutifs,

(*) Du grec *ankulosis*, courbure. On la dit fausse quand l'articulation joue encore et que les deux os ne sont pas soudés; mais, dans l'application, rien ne devient plus vague que ce mot.

devait contenir une préparation mercurielle.

L'effet de ces frictions fut de faire disparaître la tumeur; mais aussitôt le mal passa, comme par enchantement, dans le genou, qui commença dès lors à gonfler. Les frictions sur le genou, avec la même pommade, n'eurent d'autre résultat cette fois, on le conçoit bien, que d'aggraver le mal qu'elles avaient fait naître.

On eut recours aux frictions avec le baume de Fioraventi, dont l'effet fut de faire retirer la jambe presque instantanément; car ce baume, au lieu d'éliminer le mercure, ne servait qu'à emprisonner davantage, comme l'on dit, le loup dans la bergerie.

On appliqua alors des sangsues et des vésicatoires trois fois en deux années, ce qui permit à l'enfant de marcher trois semaines après chaque application.

Cependant, au bout de ces deux années, le genou augmenta de volume, et la jambe se retira tellement, que le talon finit par toucher presque la fesse.

Vainement soumit-on l'enfant aux bains de mer et aux eaux de Bourbon-l'Archambault ; en vain l'on pratiqua des cicatrisations, pour combattre par ces trois moyens le principe lymphatique auquel les médecins attribuaient cette maladie locale : le mal résistait à toutes ces tentatives.

On se décida à faire prendre à l'enfant de fortes dissolutions d'*iodure de potassium*, qui réduisirent le malade à ne pouvoir plus rien digérer, même de l'eau sucrée, et le firent tomber dans un état d'émaciation déplorable.

C'est dans cet état qu'on me l'amena, il y a près de trois ans (il avait quatre ans). La médecine ne parlait de rien moins alors que de la perspective d'en venir un jour à l'amputation de la cuisse.

Je soumis la santé générale à un régime, d'abord mucilagineux et au lait d'ânesse, pour combattre la cicatrisation des muqueuses de l'estomac, produite par l'emploi exagéré de l'iodure de potassium ; ensuite à notre régime hygiénique pour les enfants, avec camphre et aloès.

La maladie du genou avait son siége dans l'intumescence des deux condyles du fémur (*), qui, ayant fait saillie en devant, avaient forcé la jambe à se fléchir de la sorte ; la rotule ayant suivi le mouvement de rotation du tibia, laissait la rainure des deux condyles à découvert, et se dessinant en creux sous la peau.

Je commençai le traitement par faire appliquer trois fois par jour, autour du genou, une compresse imbibée d'eau sédative, pendant dix minutes, et envelopper ensuite le genou d'une compresse graissée à la pommade camphrée à demeure, jusqu'au prochain pansement. Lorsque l'action de l'eau sédative avait couvert la peau de boutons à vif, on en

(*) Voy. tom. I, 7ᵉ liv., pag. 210.

suspendait l'application pendant quelques jours, et l'on continuait l'application des compresses de pommade camphrée.

Plus tard, j'intercalai trois fois par jour, pendant dix minutes, avant chaque pansement, l'application d'une couche de moutarde de table.

Bains sédatifs avec friction au sortir du bain, tous les quatre à cinq jours.

Tisane de salsepareille avec cinq centigrammes d'iodure de potassium par litre, que l'on suspendait au moindre symptôme de dégoût de l'enfant.

Sirop antiscorbutique de temps à autre.

Et pour le reste, tout le *régime hygiénique des enfants* prescrit par le *Manuel annuaire de la santé*.

Les bienfaits de ce traitement ne tardèrent pas à devenir sensibles aux yeux des plus incrédules ; la santé générale se rétablit en quelques jours ; l'appétit revint de telle manière, que l'enfant, qui ne se nourrissait presque que de liquide auparavant, se mit à digérer la nourriture substantielle des grandes personnes.

Dès que je le vis en voie d'amélioration, je lui fis construire, par Grandcollot, un appareil orthopédique articulé, destiné à rouvrir de plus en plus la flexion de la jambe, et à permettre au malade de se faire peu à peu à la marche. Il ne fallut pas plus d'un mois pour que cet enfant, qui ne pouvait rester qu'assis ou couché, fût capable de faire une petite promenade autour de la chambre.

Plus tard, par suite de mes nouvelles recherches, nous fîmes l'application des plaques de cuivre et de zinc (voir la *Revue élémentaire*, t. I, liv. 2ᵉ, p. 59) ; puis des bains de sang de bestiaux au sortir de la veine.

A la suite de tous ces soins exactement donnés à l'enfant par la maman et la grande-tante, qui lui sert de seconde mère, l'enfant devint si pétulant pour marcher. qu'à force de courir. il a cassé plusieurs fois la mécanique de sa jambe en traitement.

Son père est venu m'annoncer, au milieu de septembre 1848, qu'il marchait aujourd'hui facilement sans mécanique, et qu'il tenait tête, pendant quelques heures de la journée, en courant, à des enfants plus forts que lui. Seulement, le soir il éprouve un peu de fatigue de croissance. Quant à la santé générale, elle ne s'est pas démentie un seul instant.

J'ai vérifié ce résultat dans une visite qu'il m'a faite au donjon, le 9 novembre dernier; seulement on m'a dit qu'il éprouve de la difficulté à marcher, à l'instant où il vient de se débarrasser de sa mécanique; c'est le matin, en se levant, qu'il marche avec le moins de gêne. Du reste. la jambe est droite, l'articulation joue assez; elle est presque arrivée à sa grosseur normale ; la rotule a repris sa position dans la rainure des condyles.

Observations.

Nos lecteurs doivent se souvenir d'avoir lu, dans la *Revue,* la description d'un assez grand nombre de cas analogues, et tous offrant le caractère invariable que l'intumescence hydrargène se circonscrit dans les deux condyles (*) de l'os fémur, sans intéresser en rien ni la rotule, ni la sommité articulaire de l'os *tibia.*

Dans le cas qui nous occupe, cependant, il résulterait des circonstances de l'observation elle-même, qu'au lieu de descendre vers les parties déclives, contre sa tendance pondérale, cette fois le mercure serait remonté vers des organes supérieurs à son point d'application.

(*) Du grec *kondylos,* éminence arrondie, nœud et articulation. Les deux condyles du fémur sont deux proéminences circulaires enduites d'un cartilage, séparées par une rainure, ce qui leur donne l'air d'une poulie incrustée dans l'extrémité inférieure du fémur.

Or, pour comprendre que cette anomalie n'est qu'apparente, il faut ne pas confondre les effets de l'absorption organique avec ceux de la tendance inorganique et pondérale du mercure.

L'absorption par les vaisseaux lymphatiques a la puissance d'attirer le mercure dans tous les sens, même vers les parties supérieures ; car l'absorption, c'est l'action du vide, comme l'aspiration.

Ainsi, dans cette circonstance, cette tumeur kysteuse de la plante du pied ayant été frottée d'une pommade mercurielle, le kyste a été désorganisé; mais les vaisseaux lymphatiques de la jambe, vaisseaux qui s'étendent longitudinalement du talon, à l'insertion des muscles solaire et jumeaux sur la partie interne des condyles du fémur, ont dû attirer par aspiration ce mercure jusqu'à cette région supérieure où il s'est fixé, apportant dans ces organes normaux et sains le désordre au moyen duquel il avait débarrassé la plante du pied d'un organe anormal et funeste par son parasitisme.

Nous avons expliqué ailleurs comment il se fait que cette intumescence des deux condyles du fémur force la jambe à se fléchir de plus en plus, par le seul mouvement de rotation articulaire; nous ne reviendrons pas ici sur ce point

L'intumescence des deux condyles n'est point l'analogue d'une tumeur, mais bien celle d'une exostose, c'est-à-dire d'un développement osseux par superfétation, et, si je puis m'exprimer ainsi, d'une hypertrophie osseuse déterminée par le parasitisme du mercure métallique.

On ne ramène pas en un jour un organe osseux à ses dimensions normales, et l'on n'élimine pas le mercure du fond de ces anfractuosités osseuses, aussi facilement que d'un ganglion engorgé ou d'une tumeur scrofuleuse.

Quoi qu'il en soit, en traitant ce mal avec persévérance d'après la nouvelle méthode, on préserve le malade de toute souffrance d'abord; on améliore ensuite la santé générale, et l'on sauve la jambe de l'amputation, unique et dernière ressource de la médecine scolastique aux abois.

DEUIL PEUT-ÊTRE PUÉRIL D'UN PRISON-NIER; EXCUSEZ-LE. — LEÇON SÉRIEUSE DE PRÉCAUTION, ADRESSÉE AUX MÈRES DE FAMILLE ET A L'AUTORITÉ, MÈRE DE LA GRANDE FAMILLE; ÉCOUTEZ-LA. — EMPOISONNEMENT PAR LE VERT AR-SENICAL DE SCHÉELE (*).

Je vous ai déjà fait mention d'un petit donjonnier à plumes et à éperons, pauvre coq gaulois en herbe, que j'avais élevé au sortir de l'œuf dans l'isolement de mon cachot (**). On me l'avait apporté vers le 15 août, de la part de ma bonne malade, qui me l'envoyait de son lit d'agonie, comme allégorie et comme souvenir. La malade est ressuscitée; et le pauvre *petiti* vient de mourir empoisonné le 4 novembre 1848; lui qui, jusque-là, s'était porté si bien ! Je ne vous dirai pas que j'ai versé des larmes à sa mort; vous en ririez, vous qui n'avez pas connu la prison avec ses joies et ses angoisses. Lisez ceci comme une fable, allégorie de l'histoire de deux amis. L'affection, vous devez un peu le savoir, n'a pas de caste distincte; Pélisson, l'ami fidèle de l'infortune Fouquet, devint, dans la prison de la Bastille. l'ami fidèle d'une araignée; il pleura comme un enfant, lorsqu'un geôlier la lui écrasa.

Or donc, ce pauvre petit poulet m'était arrivé presque sans plume; je l'élevai dans ces froides demeures, en le réchauffant dans mon sein; et, dès qu'il avait fini de prendre quelques becquées, il savait bien s'y réfugier, en poussant ses cris de *petiti*, *petiti*, qu'il terminait, en arrivant au but, par celui de *petit mignon* (*) prononcé, je vous l'assure, à haute et intelligible voix. Le jour, rien ne manquait à son bien-être; il accompagnait son maître qui se promenait; il volait sur le lit, quand son maître y montait le jour. l'y suivant *et se plaçant*, pour se reposer, comme un petit chien, à ses pieds, ou s'abritant sous les plis de sa robe de chambre, comme sous l'aile maternelle. A table, il prenait sa ration dans la même gamelle que lui. Tranquille à ses côtés, il devenait dépaysé et épouvanté dès qu'il ne le voyait plus; et il poussait alors des plaintes si déchirantes, que le prisonnier voisin ne pouvait les entendre sans en être attristé. Mais le soir, à la tombée du jour, à l'heure où le cachot devient si triste, surtout alors qu'il nous était défendu d'avoir de la lumière, il fallait voir cet enfant du cachot se réfugier, d'une seule volée, sur le bras de son maître, se coller contre sa poitrine, comme pour lui demander de ne pas l'abandonner aux ténèbres, et pousser son cri de détresse

---

(*) Cet article appartiendrait, par le commencement, au cours de morale comparée (voyez tom. II, liv. 3e, pag. 87), et par la fin à cette Clinique : en le lisant d'un bout à l'autre, on comprendra pourquoi nous n'avons pu diviser en deux tous ces détails qui s'enchevêtrent.

(**) Voyez la dernière livraison pag. 144.

(*) Les étymologistes de profession ne s'imaginent pas assez combien de mots de notre langue parlée nous avons empruntés à la langue piaulée, hurlée, croassée, etc., des animaux. Je défie, par exemple, qu'on me trouve une autre étymologie raisonnable aux mots *petit* et *mignon*, qui ne sauraient certes venir ni *du grec* ni *du latin*, ni du celte ni d'ailleurs. Mais les bonnes ménagères des campagnes me comprendront mieux que les étymologistes, quand je leur dirai que ces deux mots, dont elles se servent pour parler à leurs volailles, c'est à leur propre volaille, qui les entend et les comprend très-bien, qu'elles l'ont de tout temps emprunté. Voyez comme tous ces poussins accourent aux mots *pe-tits*, *pe-tits*, par lesquels on les appelle, et qu'ils prononcent tous distinctement, avant de les avoir entendus une seule fois. C'est le cri d'appel de la poule qui les couve. Dès qu'ils l'entendent dire à un autre, ils viennent à l'appel. *Mignon* est leur cri de satisfaction, de reconnaissance, équivalent de *merci*.

tsoc-tsoc, *tsoc-tsoc*, qu'il ne prononçait jamais qu'à cette heure-là. C'était bien pis encore, quand, à l'approche de la fermeture du cachot, et crainte de l'écraser la nuit, faute de le voir, je l'enfermais dans son panier, sous un édredon qu'on avait fait à sa taille. Ces cris, équivalents de nos sanglots, ont, dans les ténèbres nocturnes d'un cachot, quelque chose de sinistre. Mais dès que le sommeil avait assoupi ses plaintes, j'enlevais doucement le couvercle du panier; ce dont il profitait le matin, à la pointe du jour, pour voler sur mon lit, y cherchant le visage de son maître, et le becquetant sans le pincer; car il mettait, dans ses preuves de tendresse, tout le velouté de l'épagneul. Peu à peu il se fit à sa prison, résigné comme son maître, se garant comme lui des gendarmes et des mouchards, se promenant avec lui, se perchant, tranquille sur le bout de ses pieds, tant que son maître travaillait; alerte au moindre mouvement de son corps, et le consultant de l'œil, comme pour lui demander *qu'est-ce?* Quand la fatigue le prenait à la promenade, d'un bond il se juchait sur le bras, et y restait, tant que la promenade de dix pas durait.

La prison, c'était sa patrie, c'était son paradis, tant que son maître s'y trouvait; on lui ouvrait la porte de la grande salle, il se gardait bien d'y entrer, quelque avance que la politesse des surveillants lui fît, pour l'inviter à profiter d'un instant de cette liberté. Qu'est-ce que la liberté sans la patrie, et la patrie sans la fraternité? Son compagnon fraternel d'infortune n'allait pas dans la grande salle; qu'aurait-il été y faire, lui?

S'il m'arrivait de m'accouder à la fenêtre du couloir de mon cachot, pour y respirer l'air si pur du bois de Vincennes, il quittait tout pour venir d'un bond se placer sur le parement de la manche; il s'y accouvait et regardait, comme son maître, à travers les barreaux, qu'il n'a jamais eu la moindre idée de franchir, la garde qu'on relevait, les bataillons qui défilaient, les tambours qui battaient, les clairons qui sonnaient, les canons que l'on traînait, les boulets, bombes et obus que l'on encaissait, et tout le fracas enfin de notre fort, véritable place de guerre.

Quand ce spectacle l'amusait davantage ou qu'il avait assez allongé le cou, pour en prendre sa part, il se retournait du côté de son maître, lui demandant une caresse, ou lui prenant un peu de salive du bout du bec; c'était là son genre de baiser.

Caressant pour tous, méchant pour personne, pas même pour les dames, défaut dont tous les coqs ne sont pas exempts, dès que la société nous survenait, et après les premières caresses et mignardises d'usage, il s'accouvait par terre, aux pieds de son maître, comme l'aurait fait un petit chien, l'œil au guet et comme prenant part aux diverses causeries de la conversation.

On dit que l'éducation fait toutes les habitudes; on a tort; elle en gâte beaucoup plus qu'elle n'en fait. L'habitude est la fonction de l'organisation: au sortir de l'œuf le poulet *becquette*, le pigeon demande à être *gavé*.

Voici d'autres exemples:

Notre *petitit donjonnier* n'a certainement jamais entendu chanter d'autre coq; il faut avouer aussi qu'il a chanté fort tard, au bout de trois mois, le lendemain matin du jour où l'un de mes visiteurs avait imité le chant du coq. Mais ce matin, à l'instant où le surveillant venait de mettre la clef à la serrure, ce coq novice chanta trente-huit fois, après avoir battu des ailes et allongé le cou, selon l'usage antique des coqs élevés par leurs mères. Dans le jour, il répéta son nouvel hymne de surveillance; et depuis lors tous les matins, à la pointe du jour seulement, il saluait la lumière de ses trente-huit acclamations; dans la journée, repos.

Je n'avais pas d'abord de terre à lui offrir; il s'emparait du premier mouchoir de poche venu pour faire toutes les singeries d'un coq qui se pouille dans la terre poudreuse (*). Je fis venir de la terre des champs, que je plaçai dans un coin de mon couloir; oh! dès lors il n'eut pas besoin de leçons, pour s'y *espouldrer* selon toutes les règles de l'art.

La solitude silencieuse et abritée dans laquelle il avait été élevé, dès les premiers jours, lui avait fait contracter quelques habitudes anomales, et lui avait prêté certains défauts d'organisation. Ainsi privé de soleil, si ce n'est pendant quelques rares heures des belles journées, son plumage était assez mal venu; les plumes de la queue furent longtemps droites comme celles des poules; et quand celles-ci firent place aux plumes courbes, ces plumes courbes n'atteignirent jamais le quart de leurs dimensions ordinaires. Quant à la robe, jaune à la surface comme celle de son père, elle était étiolée blanche, et hérissée de canons sous cette enveloppe. Il était pattu, c'est-à-dire, ayant des plumes le long et à l'extérieur du *calcaneum*, et sur la suture externe des doigts. Sa collerette, pauvre et dégarnie, était l'emblème de l'humiliation des cachots, dont il se vengeait par une magnifique *crête double*. Le cou s'était allongé comme la tige d'une plante qui s'étiole. Aussi, au moindre rayon de soleil dont il faisait la conquête le matin sur mon lit, ou dans le jour sur la manche de mon habit, à travers les barreaux de la fenêtre, il s'étalait avec une délectation digne d'envie, les jambes étendues, la tête tombante, les ailes ouvertes, le plumage épanoui; et la première fois que j'allumai le poêle, il prit la flamme pour le soleil, et s'étala à ses rayons en s'étendant par terre.

Dans les premiers temps, et surtout après avoir croqué des grains de raisin, il rendait ses excréments sous forme liquide. Je pensai d'abord que ces matières étaient diarrhéiques, mais non; c'était encore là une particularité exceptionnelle. On sait que les oiseaux rendent leurs urines à l'état concret, que l'on distingue à la couleur blanche et calcaire qui forme la première portion de l'excrétion. Ces urines, du reste, ne diffèrent pas autrement des urines des mammifères par leurs éléments principaux; ce sont les sédiments de l'urine dont la partie liquide a été absorbée dans l'intérieur du cloaque et dans le rectum. Eh bien, la prison avait dénaturé encore chez notre petit coq cette fonction des volailles; il rendait ses urines à l'état liquide; on voyait surnager au centre les excréments solides et verts comme ils le sont, dans l'état normal, à la pointe du bol excrémentiel. Mais à peine ce liquide urinaire était-il étalé à la surface du sol, toujours couvert d'une poudre alcalino - potassique ou calcaire, qu'elles blanchissaient, devenaient opales par suite d'un dépôt blanc, et finissaient par marquer la place d'une tache de phosphate calcaire d'un blanc aussi nacré qu'on le remarque sur les excréments normaux de cette classe de vertébrés.

Mais, je n'ai cessé de le dire, et je le répéterai encore, jusqu'à ce que la société prouve qu'elle l'a bien compris, les besoins que la nature nous impose ont un penchant irrésistible à être satisfaits; ils arrivent à leur but par une aberration, quand ils ne peuvent pas obtenir une satisfaction normale.

La verdure manquait souvent à ce pe-

(*) Les Latins avaient, pour exprimer cet acte de propreté, un mot qui manque à notre langue : *se pulverare*, se couvrir de poussière en se débattant dans la terre, afin de se débarrasser de sa vermine. Le dictionnaire de Morel, 1558, traduit ce mot latin par celui de *s'espouldrer, se vautrer dedans la poussière*. Ce mot n'a pas été conservé; et il n'est pas l'équivalent de notre mot *se poudrer* qui ne s'applique qu'aux perruques.

lit donjonnier ; il croyait y suppléer par tout ce qui portait une teinte verte ou présentait le peu d'épaisseur d'une feuille des champs ; il avalait des petits bouts de verre vert de vitres ; il lacérait, comme un petit bourreau d'autrefois, les plus beaux livres qui lui tombaient sous le bec, à plus forte raison les feuilles de papier revêtues d'une couleur verte. Cet instinct dévoyé lui porta malheur.

EMPOISONNEMENT.

Le 4 novembre il avait chanté, mangé, folâtré, caressé dès le matin, comme d'habitude ; vers les deux heures, je sors dans le couloir pour me promener, il me suit ; je le vois avaler je ne sais quoi, en courant après moi ; et quelques instants après, il se pelotonne contre le mur, la tête enveloppée dans sa collerette, les plumes soulevées, la queue basse et l'œil stupéfait. Il continuait pourtant à me suivre ; mais les symptômes s'aggravaient avec rapidité. Tout m'annonçait qu'il s'était empoisonné, en avalant quelque boulette jetée peut-être par la malveillance. Mais quel était ce poison? De tels symptômes.ne se rapportaient à aucune substance toxique. Le camphre, l'eau sédative, l'alcool camphré restant sans effet, la maladie n'était pas vermineuse ; et du reste, en dépit de ces médicaments, la diarrhée involontaire continuait (*) ; bientôt il ne se déplaça plus que par un instinct de propreté, et pour ne pas s'exposer à se salir dans sa fiente ; pas le moindre cri, pas le moindre mouvement convulsif : tristesse, hébétude, ratatinement ; à la tombée de la nuit, commencement de paralysie des membres inférieurs, et chorée ou progression involontaire ; corps froid. A sept heures du soir, il s'abat sur le flanc ; respiration stertoreuse ; à sept heures un quart, il se roidit, allonge les pattes, bat violemment des ailes, se traîne sur le flanc à la faveur de ces mouvements convulsifs, et il expire tout allongé.

Je l'avouerai, seul à seul avec mon compagnon d'infortunes, dans ce cachot silencieux, à la faible lumière d'une bougie, au bruit du *qui vive* des sentinelles qui veillent autour de nous pour en écarter la liberté, dans ce silence maintenu triste et profond comme celui de la tombe par les soins des gendarmes de l'ex-royauté, cette agonie d'un insecte me faisait l'effet de l'agonie d'un camarade et d'un pronostic pour le survivant. « Après lui, moi, » me disais-je ; et le survivant ensevelit provisoirement le mort.

AUTOPSIE.

Le lendemain matin, je voulus me rendre compte des causes de cette mort inexplicable autrement que par un empoisonnement. Le corps avait conservé toute la rigidité cadavérique de la veille ; j'ouvris le péritoine ; tous les organes étaient sains et présentaient le vermeil de la vie ; point de perforations, point de taches, point d'épanchement, point d'inflammation ; à chaque organe abdominal, sa couleur naturelle.

J'ouvris le jabot ; il était plein de grenailles en voie de première digestion, et rien que de grenailles.

J'ouvris le gésier (estomac) ; là, tout était coloré de vert, jusqu'à deux petits morceaux de verre de vitre, dont l'un avait un centimètre de long sur trois millimètres de large ; enfin je tirai de ce magma deux morceaux de papier vert roulés et ployés en quatre, le plus fort ayant trois centimètres de long ; et cette trouvaille fut toute une révélation. C'étaient deux morceaux de papier vert que j'avais roulés entre les doigts dans ma poche, et que j'avais jetés par distraction et sans méfiance ; il les avait avalés aussitôt. Mes mauvaises pensées étaient

(*) Ces déjections liquides n'avaient rien de commun avec les urines dont nous avons parlé ci-dessus.

ainsi à demi dissipées ; car je soupçonnais que la coloration verte du papier était due à l'*acétite arsénieux de cuivre* ou *vert arsenical de Schéele.*

Je ne m'étais pas trompé ; car, brûlé au feu, ce papier se transformait en une feuille rouge métallique, qui cédait au vinaigre une couleur d'un beau bleu, d'où l'ammoniaque précipitait le cuivre rouge. Je répétai ces essais sur du papier semblable, dont un fragment m'était resté de la veille ; c'était un papier satiné et servant de couverture imprimée, soit à des livres, soit à des boîtes de bonbon ; car je n'en possédais que la marge avec les filets. Ces essais ne me laissèrent plus le *moindre* doute ; mon *petiti* était mort empoisonné par *le vert arsenical de Schéele* (composé d'acide acétique, d'acide arsénieux et de cuivre) ; victime de sa voracité trompée pour tout ce qui imitait la verdure des champs, et de mon insouciance à manier ce poison, avec lequel se joue le commerce d'ornements. Il en avait avalé, de ce poison, la valeur de deux grains environ.

SYMPTÔMES.

Mais, direz-vous, les symptômes de cette maladie ne ressemblent en rien à ceux d'un empoisonnement arsenical, tels qu'ils sont décrits dans les livres classiques.

C'est que les livres classiques généralisent presque toujours quelques cas particuliers, et que les symptômes des empoisonnements varient selon les constitutions individuelles, et surtout selon les espèces d'animaux.

J'ai cité ailleurs le cas d'une jeune fille qui ne donna aucun signe d'empoisonnement arsenical, quoiqu'elle eût avalé un gros d'arsenic, qui l'emporta au tombeau en huit heures.

Chez l'homme, l'arsenic occasionne presque tout d'abord des convulsions, parce que la muqueuse de son estomac est très-irritable et très-finement membraneuse, en sorte que les papilles nerveuses s'y épanouissent à découvert.

Chez le coq, au contraire, et autres volailles ou oiseaux, la membrane interne du gésier, qui est leur estomac, est si cartilagineuse, qu'elle peut, par le jeu de ses plis, broyer des cailloux et du verre, morceau contre morceau, sans que l'animal en éprouve la moindre agacerie.

Donc l'arsenic ingéré n'y produira pas plus d'irritabilité que dans une cucurbite ; il continuera à y infecter le chyle, qui le transmettra au sang, avant que l'irritabilité en reçoive la moindre atteinte. Le poison continuera son œuvre de mort, sans donner signe de sa présence ; son symptôme convulsif étant le dernier de ses symptômes (*).

AVIS AUX MÈRES DE FAMILLE ET A L'AUTORITÉ.

Il n'y a pas de petites leçons en ce monde, mes bonnes mères ; il n'y a que de petites gens ; et ceux-là dédaignent, en fait de leçons, jusqu'aux grandes.

L'autorité, dans son insouciance, nous laisse envelopper de poisons et des plus actifs ; l'arsenic s'étale sur vos papiers de tenture, sur vos jouets d'enfants, sur vos papiers d'enveloppe ; et vos enfants sont exposés chaque jour à l'avaler sous toutes les formes en s'amusant.

Dès ce moment, maladie indéfinissable, symptômes s'aggravant rapidement et convulsions terminales. Le médecin vous dit alors : Il est mort, votre enfant, de *convulsions des dents.*

Si l'un de vos enfants avait avalé la quantité de papier peint en vert qui a tué ma petite bête, il en serait mort en proie aux prétendues convulsions des dents.

Je vous en supplie, pour forcer le commerce à avoir plus de précaution

(*) Une foule de prétendues épidémies de volailles n'ont peut-être pas eu d'autre origine, vu la grande masse de papiers peints arsenicalement que l'on jette avec les épluchures au fumier.

que l'autorité, prenez dès à présent le parti de ne rien acheter, pour leur usage, qui soit peint en vert, et à ne rien laisser pénétrer de vert dans vos habitations.

Car si l'enfant ne suce ni n'avale ces sortes de couleurs, il peut les manier de ses mains délicates, se les porter aux yeux ou à la bouche, les absorber par ses pores en moiteur. De là, des ophthalmies graves dont nul ne connaît l'origine, et que certains oculistes aggravent davantage ; de là des maladies arsenicales des lèvres ou de la peau, que des médicastres insensés transforment ensuite, par leurs médicaments, en maladies mercurielles.

Vous éviterez tous ces malheurs en prenant toutes à la fois la résolution que je vous conseille.

Alors la sollicitude de l'autorité s'é- veillera de son insouciance : elle nous viendra en aide, quand nous n'aurons plus besoin de son concours, à peu près comme la procédure, qui s'éveille pour nous protéger contre le crime, dès que le crime a été consommé, ou que nous l'avons repoussé par nos propres forces et à nos risques et périls.

MÉDICATION.

Lorsqu'un enfant est pris de convulsions subites, il sera bon, en vue de l'hypothèse d'un empoisonnement, de lui administrer instantanément l'émétique, après lui avoir fait avaler du lait ; et ensuite huile de ricin.

Si les convulsions continuaient, on attaquerait la maladie comme vermineuse, par les moyens indiqués dans le *Manuel* et dans cette *Revue.*

---

§ II. — COURS ÉLÉMENTAIRE D'ANATOMIE
ET DE PHYSIOLOGIE HUMAINE ET COMPARÉE.

(*Suite.* — Voy. tom. II, liv. 5e, pag. 137.)

---

c. *Moelle allongée.*

234. Nous avons dit que le cerveau et le cervelet, sous le rapport de la forme, de la position, de la structure générale, et comme sources de la nutribilité et du développement des organes, étaient les analogues de quatre cotylédons de la plante, dont la *moelle épinière* serait la tige principale, nervure médiane de cette grande page organisée que nous nommons le corps des vertébrés.

235. Les anatomistes modernes ont donné le nom de *moelle allongée* à cette partie de la moelle épinière qui est contenue dans le cerveau, base et origine des cotylédons et de la nervure ou tigelle médiane. Les anciens anatomistes, et Vésale lui-même, n'avaient considéré cette portion du cerveau que comme le commencement de la moelle épinière, et ne lui avaient pas imposé de nom spécial ; ils la désignaient sous les mots de *dorsalis* ou *spinalis medullæ principium,* commencement et point de départ de la moelle épinière ; et ils étaient dans le vrai jusque-là, une fois qu'ils étaient convenus d'appeler la nervure médiane du corps, moelle épinière. On nomme celle-ci en français *moelle épinière,* parce que la série des vertèbres a pris le nom d'épine du dos, en latin *spina dorsalis,* à cause de ses apophyses dorsales dites *épineuses,* qui semblent hérisser d'épines ce tronc noueux.

236. Mais cette dernière expression s'écarte entièrement de l'analogie, et implique une idée de similitude erronée. On sait que les os des membres thoraciques et pelviens (*bras* et *jambes*) possèdent à leur centre un cylindre médullaire longitudinal entièrement clos, et analogue, par la consistance de la substance qu'il contient, au tuyau médullaire de certaines tiges végétales. En voyant, d'un autre côté, la nervure médiane émanée du cerveau avoir pour fourreau une série de vertèbres osseuses ajoutées bout à bout, ils ont pris cette disposition pour une analogie, et, pour l'un comme pour l'autre emboîtement, ils ont adopté le même mot, en latin, *medulla ;* en grec, *myelos ;* en français, *moëlle*. Ils ont dit *moelle dorsale* ou *épinière* (*medulla dorsalis*, en latin, *myelos rachidos*, en grec.)

237. Or la moelle de ces os longs n'a pas la moindre analogie avec le prolongement cérébral dont nous parlons. La moelle de ces os est la portion interne et non encore ossifiée de l'organe osseux, portion plus jeune en développement et destinée à accroître successivement, par couches, en ossifiant ses emboîtements externes, le nombre des couches qui se transforment chaque jour en une surface corticale, inerte et osseuse, et qui augmentent progressivement l'os de dimension.

238. Or la *moelle épinière* n'a aucun de ces rapports de fonctions avec le cylindre osseux qui lui sert de fourreau protecteur. On ne saurait concevoir une moelle des os indépendante et existant à part de l'os, tandis qu'on peut concevoir une moelle épinière existant, indépendante d'un fourreau osseux, vu que de la réalité d'un fait sur un point de l'organisation, on peut conclure au possible sur un autre. Or les animaux mous et les insectes ont une moelle épinière sans avoir de fourreau osseux vertébral. Que dis-je? la moelle épinière existe chez le fœtus, toute formée, bien avant que le fœtus ait le moindre petit os de formé. Les vertèbres n'accroissent pas, aux dépens des emboîtements de la moelle épinière, mais de leurs propres emboîtements internes. La moelle épinière n'a

avec elles qu'un rapport de contact et non d'organisation ; c'est le rapport de l'épée avec son fourreau.

239. Cette dénomination de moelle ne nous vient que des temps où l'anatomiste ne cherchait les analogies d'un organe que dans les apparences d'un autre organe du même corps, au lieu de les demander aux similitudes d'organes de même destination chez les divers êtres de la nature.

L'idée que nous nous sommes formée de l'analogie des cotylédons cérébraux, nous indique d'avance la véritable analogie de la *moelle épinière* et de la portion de cet organe que l'anatomie moderne désigne par le mot de *moelle allongée*, qui n'en est que la base et que la portion contenue dans la capacité du crâne, c'est-à-dire des vertèbres, qui rentrent dans la composition de la tête. La *moelle allongée* perd son nom et l'autre prend le sien au *trou occipital*.

La *moelle allongée* est l'analogue de la tigelle des graines, d'où partent la nervure médiane destinée à devenir tronc, et les premières feuilles germinatives et cotylédonnaires, qui se sacrifient au développement général de la plante et élaborent sa nutrition ; tous les développements ultérieurs, radicelles qu'attirent les ténèbres, ou rameaux qui visent au jour, partent et émanent de ce rameau principal, de ce tronc générateur. De même tous les nerfs des sens et les rameaux nerveux de la sensibilité et de la locomotion, sortent et émanent, non pas de la cervelle ou du cervelet, mais, à droite et à gauche, de cette grande tigelle qui part du crâne et aboutit au *sacrum*, protégée par le fourreau continu des vertèbres crâniennes, cervicales, dorsales et lombaires.

240. La *moelle allongée* et la *moelle épinière* devraient donc prendre le nom commun de *nerf médian*, analogue de la *nervure médiane* et génératrice de la feuille des plantes, ou bien celui de

tronc nerveux, analogue de la tigelle, qui devient plus tard tige ou tronc de l'être végétal. Les nerfs qui émanent de ce tronc animal en seraient les rameaux principaux.

241. Les anatomistes ont donné le nom de *pédoncules* du cervelet et du cerveau, aux points d'insertion de chaque lobe du cerveau et du cervelet sur la *moelle allongée*, dont ces cotylédons émanent. Ces *pédoncules* ne sont que les analogues des points d'insertion plus ou moins allongés des cotylédons sur la tigelle ou des feuilles sur la tige, que les botanistes désignent sous le nom de *pé-*

tioles. Les *pédoncules* du cerveau et du cervelet sont donc les pétioles de ces deux paires d'organes cotylédonnaires, l'une émaciée, et l'autre grandement turgescente et jouissant de toute son intégrité.

Il résulte de tout ce que nous venons de dire, que la moelle allongée s'étend, sur la base du crâne, dans la direction de la ligne qui part de la racine du nez vers le *trou occipital* du crâne, d'où elle sort avec le nom impropre de *moelle épinière*.

(*La suite au numéro prochain.*)

§ III. — COURS ÉLÉMENTAIRE DE CHIMIE INORGANIQUE

APPLIQUÉE A L'AGRICULTURE, AUX ARTS ET A L'INDUSTRIE.

(*Suite.* — Voyez tom. II, livr. 5e, pag. 140.)

167. La pesanteur spécifique des corps actuellement connus ne saurait donc être obtenue que comme une approximation suffisante pour les besoins de la science pratique. En effet, elle varie selon la température, la pression de l'air et la compression mécaniquement exercée. Or, on aurait tort de croire qu'il suffit de ramener un corps à une unité de température, de pression atmosphérique et de compression mécanique, pour pouvoir lui retrouver la pesanteur spécifique qui le caractérise. Cela peut suffire, à la rigueur, quand on opère sur des quantités minimes ; les différences paraissent alors si minimes, qu'on ne saurait en tenir compte. Mais ces différences deviendraient énormes, en opérant sur des masses, car on ne retrouverait jamais deux fois la durée pendant laquelle le corps a été exposé à la même température ou soumis à la même pression et à la même compression. Or, comme toutes ces influences qui tendent, en dépouillant les atomes de leur atmosphère de calorique, à les rapprocher entre eux et

à en augmenter le nombre dans le même espace ; comme toutes ces influences, dis-je, opèrent en commençant par les couches extérieures du corps qui leur est soumis, il est évident que les couches extérieures ne représenteront pas l'état des couches intérieures, l'influence dont nous parlons ne pouvant se transmettre que successivement. Ainsi la couche extérieure pourrait marquer zéro de chaleur, alors que les couches intérieures marqueraient des degrés supérieurs, dans le cas où la boule du thermomètre pourrait les atteindre ; de même pour la compression qui aura pu rapprocher les atomes sur les couches les plus externes, avant que la pression soit arrivée aux couches un tant soit peu plus profondes. Qui sait ensuite si les substances, sur lesquelles on opère, ont été obtenues au même degré de pureté dans la seconde expérience que dans la première ? Le mercure, par exemple, dont il s'agirait de constater la pesanteur spécifique, dissout tant de choses capables de se volatiliser et de se distiller comme lui, or, argent, étain, zinc, etc., qu'il est réellement impossible d'admettre qu'on l'ait jamais pesé dans le même état de mélange, et encore moins à l'état de pu reté complète.

168. De là viennent sans doute les divergences considérables que l'on observe entre les résultats obtenus par des expérimentateurs différents; en sorte que le dernier venu est toujours censé réfuter tous les autres.

169. Quelques exemples suffiront pour faire comprendre ce que nous venons de dire : le cuivre fondu pèse, une fois refroidi, 8,85, le poids de l'eau étant un; laminé ou forgé, il pèse 8,95; et, si on continuait à le laminer plusieurs fois, il irait à 9. Le fer fondu pèse, étant refroidi, 7,200, et, laminé ou forgé, il pèse 7,788; laminé plus fortement, il irait à 8. L'or fondu et refroidi pèse 19,26, et, laminé ou forgé, 19,36. Le platine fondu pèse 21,53, et, laminé, 22,06. Car le laminage ou le marteau a rapproché les atomes, en éliminant l'espace qui les séparait, c'est-à-dire quelques-unes des couches du calorique qui leur sert d'atmosphère.

170. Nous sommes persuadés que si l'on pesait, dans les mêmes conditions, le même minerai, au sortir de la mine, et ensuite après un séjour plus ou moins prolongé dans nos collections, on lui trouverait à chaque fois une pesanteur spécifique différente, d'autant plus facile à constater, que la masse soumise à l'expérimentation serait plus considérable. Car, une fois sortie de la mine et soustraite à la puissance de cette immense compression qu'exerçaient sur elle les couches géologiques, cette masse tendrait de plus en plus à se dilater, en enveloppant peu à peu ses atomes des couches de calorique soustraites à l'atmosphère; or ces couches s'équilibrant peu à peu, de la surface dans les profondeurs de la masse, seraient pour ainsi dire fixées et rendues latentes, de manière à échapper aux moyens toujours trop rapides que nous employons, pour constater la température des corps dont nous voulons évaluer la densité.

171. Il est évident, par tout ce que nous avons dit ci-devant, que le rapport des volumes de calorique qui enveloppent les atomes des divers corps de la nature est inverse de celui de leur pesanteur spécifique; puisque, plus la sphère de calorique qui enveloppe les atomes d'un corps est volumineuse et moins le corps est pesant, et réciproquement. Le tableau suivant est destiné à mettre en regard l'inverse de ces rapports entre les corps simples inscrits au catalogue, en prenant pour point de comparaison la pesanteur spécifique de l'hydrogène; on sait que l'hydrogène est le gaz le plus léger de notre atmosphère. La première colonne indique la pesanteur spécifique des corps simples ; la seconde colonne, le volume de la sphère de calorique qui enveloppe les atomes de chacun d'eux, ce volume chez le platine étant égal à un ; la troisième colonne indiquera la distance qui sépare les atomes du même corps entre eux, la distance des atomes du platine étant égale à un ; cette distance n'est autre que le diamètre de la sphère de calorique qui enveloppe l'atome central. La pesanteur spécifique, nous l'avons calculée d'après les anciennes expériences ; les modernes ne nous inspirant pas le même degré de confiance

NOMS DES SUBSTANCES réputées simples.	PESANTEUR spécifique de leurs masses.	VOLUME de la sphère de calorique qui enveloppe leurs atomes.	DISTANCE qui sépare leurs atomes entre eux.
Hydrogène.	1	234,676	77.72188
Azote.	14	16,664	14.93638
Air.	15	16,149	14.78053
Oxygène.	16	14,633	14.30331
Chlore.	36	6,539	10.93415
Potassium.	9,676	24	3.63424
Sodium.	10,873	21	3.476027
Eau.	11,185	20	3.419952
Phosphore.	19,798	12	2.884499
Carbone.	20,134	11	2.802039
Soufre.	22,259	10	2.714418
Diamant.	39,709	6	2.289428
Selenium.	48,698	5	2.154435
Iode.	55,324	4	2.000000
Tellure.	68,400	3.40	1.8793657
Antimoine.	73,838	3.10	1.8527018
Manganèse.	76,622	3.07	1.8499420
Zinc.	76,744	3.05	1.84809257
Étain.	81,555	2.87	1.8310694
Molybdène.	82,774	2.83	1.8271904
Fer.	87,114	2.69	1.7969914
Nickel.	92,606	2.53	1.7968627
Arsenic.	92,930	2.52	1.7958114
Cadmium.	96,241	2.45	1.7883734
Cobalt.	96,242	2.43	1.7862224
Cuivre.	96,496	2.35	1.7774980
Urane.	100,671	2.32	1.7741753
Bismuth.	100,866	2.23	1.7640321
Argent.	117,162	2.20	1.7605905
Palladium.	126,398	1.85	1.7179054
Plomb.	126,989	1.84	1.7166095
Mercure.	174,139	1.54	1.0753313
Or.	223,490	1.09	1.0618463
Platine.	234,676	1.00	1.0000000

§ IV. — CURIOSITÉS ENTOMOLOGIQUES

(*Suite.* — Voy. tom. II, liv. 5°, pag. 143.)

PULLULATION EXTRAORDINAIRE DU *Pediculus vetustatis* Nob. (pou des antiquailles) **DANS LE N° 20 DE NOTRE ANTIQUE DONJON DE VINCENNES.**

La première fois que j'eus l'occasion d'observer et de dessiner cet insecte, ce fut en 1824, dans des paquets de céréales antiques que j'avais rapportées du dépouillement d'une des momies de la collection de M. Passalacqua. Ce ne fut que vingt ans plus tard, au mois de novembre 1843, que je retrouvai, pour la seconde fois, cette espèce, dans mes vieux livres ; mon fils l'a dessiné et gravé, sous d'assez petites dimensions, sur la planche 6, fig. 3, de la dernière édition, en trois volumes, de l'*Histoire naturelle de la santé et de la maladie*, 1846.

Ce petit insecte a pullulé d'une manière incalculable dans le n° 20 de notre donjon, qui servait de magasin de cuirasses réformées, avant qu'on eût changé sa destination pour emmagasiner une capture du coup de filet du 15 mai. Je le retrouve, depuis le mois de mai jusqu'à ce jour, courant à travers tous mes livres et mon carnet, mais nullement sur mon linge ou mes habits. Jamais je n'en ai observé de cette taille et de cet embonpoint.

De la tête à l'anus, il a deux millimètres ; il est blanc comme la neige ; son abdomen est dilaté ; ses tarses sont plus longs que sur la figure de mon livre, et les jambes de la troisième paire sont de la longueur de l'abdomen. Les antennes, de la longueur de tout le corps, sont linéaires et filiformes, et se composent de 25 articles égaux, dont le premier double des autres ; elles sont implantées chacune au devant de l'un des deux yeux latéraux noirs et assez volumineux.

Nous sommes donc autorisés à lui donner le rang de variété et le nom de *pediculus vetustatis* var. *donjonensis* Nob., l'ou des antiquailles du donjon de Vincennes.

MUSCARDINE, MALADIE CONTAGIEUSE DES VERS A SOIE.

La muscardine a pour symptôme principal une espèce d'altération des tissus qui donne à la peau du ver à soie une coloration jaunâtre, une transparence morbide, à la suite de laquelle se déclare un état de décomposition organique presque toujours concomitant d'un développement des moisissures parasites des sucs en fermentation putride.

Nos entomologistes, prenant, à l'exemple des médecins, les effets pour le caractère essentiel de la maladie, ont vu dans la présence de ces moisissures la cause génératrice de ce mal singulier.

Nous lisons dans le *Moniteur* du 12 novembre que le citoyen Guérin-Méneville, chargé par l'Académie des sciences de la mission d'aller étudier sur les lieux cette étrange maladie, en aurait trouvé le remède dans l'emploi de fumigations d'essence de térébenthine. L'efficacité de ce remède, tout à fait conforme à notre système, démontrerait que la maladie des vers à soie est une maladie entomogène ; mais alors ce remède pourrait bien être aussi funeste au ver à soie, insecte malade, qu'à son ver parasite. Le cit. Guérin explique ses effets en disant que les molécules de la térébenthine évaporée servent à coller les gongyles de la moisissure contre les surfaces, et à s'opposer de la sorte à leur développement.

Il y a déjà bien longtemps que nous avons publié, contre cette maladie, un spécifique qui n'a jamais failli entre les mains de qui a voulu l'employer devant nous. Ce moyen préventif consiste à saupoudrer, chaque jour, de chaux vive, les vers à soie, avant de leur distribuer la feuille. La chaux aiguise leur appétit, purifie les miasmes de la litière, et préserve ces chenilles de la contagion. La soie qu'elles filent gagne par là en force et en éclat, et la mortalité est dès lors inappréciable.

§ IV. — PHYSIOLOGIE VÉGÉTALE CRYPTOGAMIQUE.

CLASSIFICATION EMPIRIQUE, PARCE QU'ELLE EST PHYSIOLOGIQUE, DU GENRE AGARIC.

(*Suite.* — Voy. tom. II, 5ᵉ liv., p. 147.)

AGARICS

Lignicoles : venus sur un plan vertical. . . . . 1° Sessiles — 2° Arqués.
venus sur un plan horizontal. . . . . 3° Droits.

Humicoles : Chair mensurable. — Chair lactescente. . . . . 4° Lactescents.
Chair cotonneuse. — Pédicule nu : Feuillets égaux. . . . . 5° Pectinés.
Feuillets inégaux : *a* : *b* moindre que 10 — 6° Lamellaires.
a : *b* plus grand que 10 — 7° Carnacés.
Pédicule orné. . . . . 8° Cortinacés. — 9° Vaginacés. — 10° Volvacés.
Chair immensurable. . . . . 11° Ephémères.

Fumicoles. . . . . 12° Déliquescents.

1ᵉʳ DIVISION : Agarics lignicoles.

(Agarics qui ne poussent que sur l'écorce des troncs hors de terre.)

a. ARQUÉS (*poussant sur un plan vertical ou oblique, sessiles ou dont le pédicule est arqué*).

NOMS spécifiques des AGARICUS.	PLANCHES de BULLIARD. (*Champignons de la* FRANCE.)	RAPPORTS de l'épaisseur de la chair (*a*) = 10 à (*b*) ou largeur des feuillets.	RAPPORTS de la longueur des feuillets (*c*) = 10 à leur largeur (*b*)	DIAMÈTRE du chapeau en centimètres.
Ulmarius.	510	: : 10 : 20	: : 10 : 2,2	24
Glandulosus.	426	— 18	— 0,9	14
Conchatus.	298	— 12	— 0,7	14
Palmatus.	216	— 13	— 2,5	12
Tesselatus.	513	— 7	— 1,6	12
Dimidiatus.	508	— 9	— 4,1	10
Orcellus.	573	. . . . . .	. . . . . .	8
Stypticus.	557	. . . . . .	. . . . . .	5
Petalodes.	Ibid.	. . . . . .	. . . . . .	2,6
Variabilis.	152	. . . . . .	. . . . . .	1,2

b. AGARICS DROITS (*poussant sur un plan horizontal et dont le pédicule est droit*).

NOMS	PLANCHES	RAPPORTS	RAPPORTS	DIAMÈTRE
Corticalis.	519	— 0	— 1	1,7
Lignalitis.	554	— 16	— 2	11
Pulverulentus.	178	— 5	— 2	7
Amarus.	30	— 10	— 1	5,5
Contortus.	36	— 12	— 4	4

2ᵉ DIVISION : Humicoles.

(Agarics qui poussent sur des débris végétaux enfouis dans le sol.)

A. Chair mensurable ou plus épaisse qu'un millimètre.

a. *Lactescents ou dont la chair suinte un suc blanc et caustique.*

NOMS spécifiques des AGARICUS.	PLANCHES de BULLIARD. (*Champignons de la* FRANCE.)	RAPPORTS de l'épaisseur de la chair (a) = 10 à (b) ou largeur des feuillets.	RAPPORTS de la longueur des feuillets (c) = 10 à leur largeur (b)	DIAMÈTRE du chapeau en centimètres.
Pyrogalus.	529	:: 10 : 14	:: 10 : 1,1	12
Azonites.	Ibid.	— 12	— 2,3	7
Azonites.	567	— 10	— 1,6	7
Camphoratus.	Ibid.	— 10	— 1,3	7
Acris.	565	— 8,3	— 1,2	12
Lactifluus.	200	— 8	— 0,8	15
Idem..	104	— 6,6	— 1,4	10
Piperatus..	292	— 5	— 1,1	15
Plumbeus.	282	— 3,5	— 0,6	12

b. *Cotonneux ou dont la chair est sèche et cotonneuse.*

I. Nus ou dont le pédicule n'a ni volva, ni gaine, ni anneau, ni collier.

1° (*Pectinacés*) ou dont les feuillets sont tous ou presque tous égaux.

Pectinaceus.	509	— 20	— 2,3	8
Bifidus.	26	— 30	— 1	10
Sanguineus..	42	— 9	— 1,14	11,5
Piperatus..	292	— 5	— 1,1	15

2° (*Multifoliacés*) feuillets inégaux.

a. (*Lamellaires*). *Rapport de l'épaisseur de la chair à la largeur des feuillets, ne dépassant pas 10.*

Aureus.	92	— 1	— 1	5,5
Lycoperdonoïdes. . .	166	— 1,2	— 0,8	1,6
Eryngii.	142	— 1,4	— 5	6
Fusiformis.	76	— 1,6	— 0,8	2,5
Contiguus.	240	— 4,4	— 0,8	12
Pileolarius.	400	— 5	— 1,2	12
Gymnopodius.	601	— 6,3	— 1,3	10
Eburneus.	118	— 6,6	— 1,1	6
Turbinatus..	110	— 6,2	— 1	15
Chrysenteron. . . .	556	— 8	— 0,5	5
Hybridus.	{ 556 / 398 }	— 10	— 1	11
Cyathiformis. . . .	248	— 10	— 2	3,5
Ramosus..	102	— 10	— 2	5,5
Coronilla..	597	— 10	— 4	3,5
Mollis.	38	— 10	— 0,34	5

b. (Carnacés). *Rapport de l'épaisseur de la chair à la largeur des feuillets dépassant 10.*

NOMS spécifiques des **AGARICUS.**	PLANCHES de **BULLIARD** (*Champignons de la* FRANCE.)	RAPPORTS de l'épaisseur de la chair (a) = 10 à (b) ou largeur des feuillets.	RAPPORTS de la longueur des feuillets (c) = 10 à leur largeur (b)	DIAMÈTRE du chapeau en centimètres.
Psammopodius. . . .	548	: : 10 : 11	: : 10 : 1,5	10
Crustuliniformis. . .	518	— 13	— 1,6	11
Ardosiaceus.	348	— 14	— 1,7	7
Repandus. . ✓ . . .	577	— 14	— 2,2	10
Nigresceus.	579	— 15	— 2	12
Cartilagineus.	589	— 15	— 2,14	7
Squamosus.	166	— 15	— 1,3	15
Nudus.	439	— 15	— 2	12
Hariolorum.	58	— 15	— 1,6	3,5
Nigricans.	212	— 16	— 4	15
Clypeolarius.	408	— 18	— 1,5	11
Frumentaceus. . . .	571	— 18	— 1,7	14
Sericeus.	413	— 20	— 1,5	7
Sulfureus.	545	— 20	— 3	7
Idem.	168	— 17	— 3,4	7
Glutinosus.	258	— 20	— 1,1	11
Amethysteus.	198	— 20	— 3	6
Tigrinus.	70	— 20	— 1,3	4,8
Vinosus.	54	— 20	— 0,66	6
Odorus.	556	— 20	— 1,5	11
Psammocephalus. . .	531	— 20	— 2,4	4
Lividus.	582	— 22	— 2,2	13
Phonospermus. . . .	540	— {22, 27}	— {2,2, 2,4}	} 10, 16
Helveolus.	531	— 25	— 5	5
Arcuatus.	589	— 25	— 2	10
Idem.	439	— 23	— 2,2	7
Fusipes.	106	— 25	— 2,2	15
Coccineus.	202	— 25	— 2,5	5
Longipes.	515	— 30	— 2,2	16
Roseus.	507	— 30	— 2	7
Idem.	162	— 20	— 2,4	10
Villosus.	214	— 30	— 3	6
Castaneus.	217	— 30	— 3	4,5
Fulvus.	558	— 30	— 2,4	9
Idem.	574	— 30	— 1,6	9
Hydrogrammus. . . .	564	— 30	— 2,6	6
Rimosus.	599	— 30	— 2,7	9
Murinaceus.	520	— 32	— 2,3	16
Glaucus.	521	— 35	— 3,5	6
Brevipes.	521	— 35	— 2,16	7
Xylophillus.	530	— 35	— 3,5	4
Longipes.	232	— 40	— 2,5	9
Cyaneus.	170	— 40	— 1.5	5
Phaïocephalus. . . .	555	— 40	— 3,4	9

6.

NOMS spécifiques des AGARICUS.	PLANCHES de BULLIARD. (Champignons de la FRANCE.)	RAPPORTS de l'épaisseur de la chair (a) = 10 à (b) ou largeur des feuillets.	RAPPORTS de la longueur des feuillets (c) = 10 à leur largeur (b)	DIAMÈTRE du chapeau en centimètres.
Purpureus.	598	: : 10 : 40	: : 10 : 4	7
Argyraceus.	423	— 40	— 2,3	6
Argyrospermus. . . .	602	— 43	— 2,4	10
Ovinus.	580	— 45	— 3,5	6
Croceus.	50	— 45	— 1,1	4
Molybdocephalus. . .	523	— 50	— 3	15
Ureus.	528	— 60	— 1,6	5
Cameleo.	545	— 60	— 2,1	4
Rimosus.	338	— 70	— 2,3	7
Grammocephalus. . .	594	— 80	— 3	14
Arundinaceus. . . .	403	— 80	— 2,6	5

II. Pédicule orné soit d'une volva, soit d'une gaine, soit d'un collier, soit d'un anneau.

a. Orne d'un collier (cortinacés.)

Togularis.	595	— 80	— 6	5,5
Hœmatospermus. . .	Ibid.	— 80	— 2	5,5
Araneosus.	431	— 40	— 3,3	5,5
Idem.	Ibid.	— 40	— 3,6	5
Ramentaceus.	595	— 35	— 2	5,5
Cretaceus.	374	— 33	— 2	10
Ochraceus.	561	— 23	— 2,3	6
Mucosus.	596	— 17	— 2,5	10
Hœmatochælis. . . .	527	— 15	— 2,4	12
Araneosus.	250	— 14	— 2,5	11
Idem.	96	— 8	— 2,3	13
Pudicus.	597	— 11	— 2	10
Colubrinus.	78	— 10	— 1,7	20
Id. peu développé.	583	— 15	— 1,36	18
Edulis.	518	— 8,2	1,7	10
Radicosus.	160	— 8	— 1,4	15
Mucosus.	549	— 5	— 1,4	10
Aureus.	92	— 1	— 1	5,5

β. Orné d'une gaine (vaginacés.)

Vaginalis.	512	— 30	— 2,2	7
Annularius.	377	— 16	— 1,7	9

γ. Orné d'une volva et d'un collier; feuillets en section de lentilles (volvacés.)

Ovoïdeus.	364	— 6,6	— 1,6	10
Bulbosus.	577	— 14	— 2,2	10
Vernus.	108	— 16	— 1,5	8
Solitarius.	48	— 15	— 3	15
Idem.	593	— 11	— 2	15
Volvaceus.	262	— 20	— 2,3	12
Verrucosus.	316	— 20	— 2,5	7
Pseudo-aurantiacus. .	122	— 35	— 2,3	16
Aurantiacus.	120	— 40	— 3,3	20
Volvaceus minor. . .	330	— 100	— 4	ou 3

B. Chair immensurable ou moins épaisse qu'un millimètre.

a. *Feuillets falciformes ; durables ou éphémères, mais non déliquescents.*

NOMS SPÉCIFIQUES DES AGARICUS.	PLANCHES de BULLIARD. (*Champignons de la* FRANCE.)	DIAMÈTRE du chapeau en centimètres.	RAPPORTS de la longueur des feuillets (c) = 10 à leur largeur (b)
Appendiculatus	392	6	:: 10 : 2
Ventricosus.	411	6	— 2
Polygrammus.	395	6	— 1
Grossypinus..	425	5,5	— 2,5
Titubans.	425	4,8	— 1,4
Fistulosus.	518	4,5	— 4
Papillionaceus.	561	4,5	— 4
Alliaceus.	528	4,5	— 1,6
Columbarius.	415	4,3	— 2,4
Nitens.	566	4	— 10
Umbilicatus.	411	3,5	— 5
Campanulatus.. Melanospermus.	554	3,5	— 4
Coprophilus..	566	3	— 11
Striatus.	Ibid.	3	— 2,3
Semiorbicularis.	420	3	— 4
Momentaneus.	Ibid.	3	— 0,4
Plicatus.	Ibid.	2,7	— 2
Bullaceus.	566	2,5	— 4
Perpendicularis.	422	2,5	— 4
Mesomorphus.	506	2,4	— 4
Geophilus..	522	2,5	— 3
Pellucidus.	550	2	— 8,3
Physaloïdes..	566	2	— 7,5
Caulicinalis..	522	2	— 3,3
Foraminulosus.	403	2	— 2
Pygmæus..	525	1,5	— 5
Fibula.	Ibid.	1,5	— 1,4
Nanus.	563	1,4	— 0,11
Clavis.	569	1,2	— 5
Corticalis..	519	1	— ?
Epiphyllos.	569	1	— 1
Tuberosus.	522	1	— 2
Tentatula..	560	1	— 4
Androsace.	583	0,7	— 10
Adonis..	Ibid.	0,7	— 2,5

3e DIVISION : Fumicoles ou déliquescents. Chair immensurable.

NOMS spécifiques des AGARICUS.	PLANCHES de BULLIARD. (*Champignons de la* FRANCE.)	HAUTEUR en centimètres du chapeau conique	DIAMÈTRE de la base du chapeau en centimètres.	RAPPORTS de la longueur des feuillets (c) = 10 à leur largeur (b)
Typhoïdes.	16	9	5	:: 10 : 0,6
Atramentarius. . . .	164	6	7	— 1,6
Picaceus.	206	5,5	7	— 1,6
Deliquescens.	558	4,5	5	— 2,2
Fumiputris.	66	4	4	— 1,7
Lacrymabundus. . .	525	3,5	11	— 1
Tomentosus.	138	3,5	1,8	— 0,66
Micaceus.	365	3,2	4,2	— 1,3
Extinctorius.	437	3	4,5	— 1
Congregatus.	94	2,5	1,5	— 0,8
Stercorarius.	542	2	3	— 2,3
Ephemerus.	Ibid.	1,4	2,3	— 0,5
Hydrophorus.	558	1,7	1	— 1,05
Digitaliformis. . . .	525	1,3	1	— 2,17

§ VI. — INDUSTRIE.

PROCÉDÉS DE DORURE AU BRUNI SUR BOIS, PIERRE ET PAPIER, SANS ASSIETTE.

Vers la fin de 1839, des industriels vinrent me demander un procédé pour pouvoir brunir l'or sur moulure ; car les moulures des cadres et autres ornements en bois étant en mastic oléagineux, elles prennent bien l'or ; mais le brunissoir enlève l'or sur de semblables surfaces, en le refoulant dans la pâte.

Quand ces messieurs furent possesseurs du secret, je ne les revis plus, et je n'eus connaissance de l'application que par le nom de ceux qui s'en donnèrent comme les inventeurs, auprès du gouvernement et dans la presse. La chambre des députés d'alors ne fut pas dorée par un autre procédé.

Cependant, comme je ne sache pas que le secret ait été divulgué à tous les gens du métier, je m'en vais le décrire.

Lorsqu'on veut appliquer les feuilles battues d'or sur des ornements, on couvre ceux-ci d'une couche de mastic à l'huile siccative, qui, à une certaine époque de sa dessiccation, happe et retient la feuille d'or ; c'est alors une dorure *mat*.

Pour obtenir une dorure susceptible de recevoir le *bruni*, on étend sur le bois une couche d'une pâte faite avec un mélange de colle de peau et de céruse ; on laisse sécher, on ponce pour unir et lisser la surface ; on passe alors par dessus une légère couche de sanguine délayée dans l'eau, ce qu'on appelle *assiette*; et quand elle est sèche, on n'a qu'à mouiller d'un peu d'eau au pinceau cette surface rouge, pour que la feuille d'or en soit happée. Le *brunissoir* (*)

(*) Toute substance lisse et arrondie pourrait à la rigueur servir de brunissoir ; mais on se sert de préférence d'un *agate* taillée en dos d'âne et

donne ainsi à cette dorure un poli qu'on désigne par *bruni*, vu que l'or a alors quelque chose de brun sur les ombres, comme les glaces de nos appartements.

Eh bien, il s'agit de pouvoir donner ce bruni à telle ou telle partie du relief des ornements, afin de brillanter les surfaces, et de relever avec éclat les parties qu'on laisse au *mat*.

L'*assiette* n'est pas d'une absolue nécessité pour faire happer l'or par la surface; on l'emploie principalement dans le but de communiquer, par transparence, à l'or bruni, un glacis tirant sur le rouge. Au moyen d'une couche de bleu ou de jaune, on pourrait prêter à l'or deux autres genres de glacis.

Mais on brunirait tout aussi facilement les feuilles d'or, en ayant soin de passer préalablement une couche légère de vinaigre; et j'ajouterai même que le bruni serait ainsi bien supérieur au premier et que la dorure serait bien plus solide.

On nous dira : Pourquoi alors ne pas couvrir les ornements oléagineux d'une couche de cette pâte à la colle de peau qui supporte si bien le bruni?

On le ferait, que le bruni ne prendrait pas mieux sur ces sortes d'ornements; car ces ornements n'en seraient pas moins élastiques et spongieux comme auparavant; et le *brunissoir* n'y enfoncerait pas moins l'or. En effet, c'est par sa nature spongieuse que cette substance s'oppose à l'effet du *brunissoir*.

D'un autre côté, la pâte à la colle de peau a besoin d'être polie à sec avec la pierre ponce, pour se débarrasser de ses aspérités. Or, la pierre ponce ne saurait jouer dans les accidents de surface de l'ornementation.

Il est donc nécessaire d'avoir recours à un autre procédé.

Conservez, si vous le voulez, la pâte à

emmanchée au bout d'une tige de bois. On emploie avec plus d'avantage un fragment poli et arrondi d'une pierre dite *sanguine*.

la colle de peau pour les plats; et puis fabriquez les ornements, non avec le mastic, mais en *carton-pierre*. Revêtez-en les surfaces, avec le pinceau, d'une dissolution de gluten de froment ou autre dans l'acide acétique rectifié. A un certain degré de dessiccation, et lorsque les surfaces conservent encore un reste d'humidité, hâtez-vous d'appliquer les feuilles d'or; vous obtiendrez dès lors le bruni le plus brillant que je connaisse, lorsque vous y passerez le *brunissoir* avec une main exercée à ce travail.

Le gluten de froment se prépare, en continuant à pétrir entre les mains, sous un mince filet d'eau pure, un morceau de pâte de farine, jusqu'à ce que l'eau qui coule des mains devienne entièrement limpide; ce qui reste entre les mains est le gluten élastique et filant. On trouve, dans le vase qui a recueilli l'eau, une couche proportionnelle d'amidon de froment.

Ce gluten ainsi préparé est introduit dans un flacon renfermant trois fois son volume d'acide acétique (vinaigre rectifié); on agite de temps en temps; et au bout de vingt-quatre heures, on décante le liquide qui est bon à servir de vernis à la pierre, pour happer l'or.

Cette dissolution glutineuse sèche et forme vernis, sans aspérité qui oblige de la poncer. Elle s'infiltre dans toutes les fissures, lacunes et failles de la pierre.

Au lieu de carton-pierre, on pourrait employer, au moulage des ornements à dorer, une préparation qui réunirait les deux avantages; je veux parler de la mie de pain frais, que l'on a soin de pétrir soit à la main, soit à la presse, jusqu'à ce qu'elle forme un tout homogène et comme transparent. Cette substance prend toutes les sortes d'empreintes, et les conserve sans les altérer en rien en séchant. On n'a, après sa dessiccation, qu'à passer avec le pinceau un peu de vinaigre sur la surface, pour qu'elle happe l'or pour le brunissage.

PROCÉDÉ POUR DONNER LE POLI DU PLUS BEAU MARBRE AUX ENSEIGNES, PAPIERS PEINTS ET COUVERTURES DES LIVRES, ET Y BRUNIR L'OR EN ORNEMENTS VARIÉS.

On sait que les lettres d'or des enseignes peintes à l'huile ne supportent pas le bruni, par la raison que nous avons exposée au sujet des moulures au mastic. On arrivera au but désiré par les procédés suivants :

Sur la surface d'une planche non rabotée mais hérissée de petites aspérités, qu'on applique une couche de deux lignes d'épaisseur d'une pâte formée avec un mélange de colle de peau et de céruse ; que l'on *ponce* à l'état sec ; qu'on la peigne alors à la détrempe avec une couche soit de bleu de cobalt, soit de bleu de Prusse, il suffira de la lisser avec soin au moyen d'une dent de cheval ou un brunissoir d'ivoire, pour lui donner le poli du plus beau marbre bleu pur. On pourra imiter toutes les autres espèces de marbre, en variant les couleurs reproduisant la marbrure. Cela fait, qu'on applique sur cette surface une série de lettres à jour, qu'on passe sur les vides une eau légèrement acidulée au vinaigre, et qu'on enlève avec précaution les lettres à jour ; et, lorsqu'on s'apercevra que les surfaces mouillées sont happantes, qu'on y applique les feuilles d'or battu ; qu'on époussette, et qu'on attende la dessiccation voulue ; les lettres ainsi dorées deviendront susceptibles de prendre un magnifique bruni. Il est évident que, de cette manière, on pourra appliquer sur la surface du tableau et y brunir toute espèce d'ornement.

Afin de préserver l'enseigne des injures de l'air et de l'humidité, il ne restera plus qu'à en couvrir la surface d'un vernis transparent au copal. (Voy. tom. II, livr. 2ᵉ, pag. 47.)

Si l'on veut marbrer et dorer de cette manière en bruni, par les ornements les plus variés, les papiers de tenture ou de toute autre destination, pour la reliure, par exemple, on n'aura qu'à passer à une forte presse le papier couvert de sa préparation et à l'état sec, pour lui donner le poli de marbre qu'on produit à la main sur les planches d'enseigne. On appliquera ensuite l'or de la même manière, en mouillant très-légèrement les ornements à jour et brunissant comme à l'ordinaire.

Quand on a soin de jasper de quelques veines de blanc ce fond bleu, on prendrait ces surfaces pour le marbre bleu le plus recherché par l'industrie. On passe le copal quand tout est achevé.

LE MARRON D'INDE TRANSFORMÉ EN SUBSTANCE ALIMENTAIRE !!!

C'est sous ce titre que nous avons vu reproduire une telle découverte dans presque tous les journaux politiques, qui, pour la plupart au moins, n'ont admis l'annonce que sous toutes réserves.

Il est fâcheux que les hommes d'étude aient ainsi recours à l'incompétence de la presse politique, sur la moindre petite innovation qu'ils croient avoir trouvée. Nous conseillons aux journaux de s'adjoindre un comité scientifique et industriel, auquel ils laisseraient le soin de décider de l'opportunité de l'insertion des faits de sa compétence. Cette mesure prêterait une certaine autorité à leur rédaction.

M. Flandin, auteur de cette annonce, connaît sans doute, par ses antécédents toxicologiques, tout le prix de la publicité politique. La toxicologie a été détrônée par la République, qui doit être le règne de la morale et de la fraternité ! les empoisonnements, en effet, sont un des plus beaux apanages de la monarchie.

La République étant essentiellement économe, M. Flandin a fait acte d'adhésion en devenant économiste. La première question qu'il s'est adressée est celle par laquelle tous les économistes ont commencé : *Nous ne produisons pas assez de céréales*, puisque tant de nos *concitoyens manquent de pain.* Et au lieu de se dire : *Tâchons de produire beaucoup plus de céréales*, ce qui est dans les possibilités humaines , il s'est ingénié à trouver un moyen de les rem·· placer, ce qui ne saurait être que dans les possibilités de la création.

Parmentier avait popularisé et presque importé un succédané, en propageant la culture de la pomme de terre.

M. Flandin pense avoir trouvé un succédané de la pomme de terre, qui à son tour est depuis quelques années en défaut, et cela dans le *marron d'Inde*, dont le fruit ne tombe que pour amuser les bonnes et les enfants, habitués du Luxembourg.

Malheureusement deux choses manquent à l'idée de M. Flandin : la première, c'est la nouveauté ; la seconde, c'est l'utilité pratique.

La nouveauté ! M. Flandin n'est pas le premier qui ait songé d'utiliser le *marron d'Inde* dans le régime alimentaire ou industriel. Si nous avons bonne mémoire, il est le dixième au moins. Parmentier en avait eu l'idée ; Baumé en avait trouvé le secret ; nous en avions parlé, en indiquant un autre procédé dans la 2ᵉ édition de *notre Chimie organique*, tom. I, pag. 528 ; voilà trois sources assez connues, pour que l'érudition n'ait aucune excuse de se trouver en défaut.

Baumé avait réussi à dépouiller la fécule du marron d'Inde du principe amer qui s'oppose à son emploi, en se servant précisément du procédé inventé soixante ans plus tard par M. Flandin ; il faisait macérer les marrons dans une lessive de sous-carbonate de potasse ; au lieu de potasse, M. Flandin emploie le sous-carbonate de soude ; la différence, pour un chimiste, n'est que nominale.

Quant a la question d'application, Baumé s'en était autant exagéré la portée que l'a fait M. Flandin, parce qu'à cette époque, et l'on était excusable alors, on ignorait la théorie de l'alimentation. On l'est moins aujourd'hui que cette théorie est connue même de ce que les savants appellent le vulgaire.

Car la fécule seule est un triste aliment ; sa nutribilité tient à son alliage avec la substance glutineuse.

Or, non seulement le *marron d'Inde* est dépourvu de gluten ; mais encore, alors même qu'il en posséderait, le procédé que vous employez, pour le dépouiller de son principe amer, lui en enlèverait jusqu'aux dernières traces.

En résumé, vous n'obtenez donc que de la fécule. Or, pour la rendre alimentaire, il faut la panifier, c'est-à-dire l'ajouter à de la farine propre à faire du pain. Mais vous dénaturez alors les proportions de cette farine, qui n'était panifiable qu'à cause de ses justes proportions entre le gluten et la fécule. Vous détruisez ces proportions ; vous détériorez donc la farine et la rendez moins propre à la panification ; vous l'augmentez en poids, voilà tout ; mais ce poids reste sur l'estomac, et voilà le pire.

Voulez-vous accroître la quantité de substances alimentaires ? Améliorez les terres labourables, défrichez les terres incultes ; ce procédé seul peut vous donner du bon blé, de la belle farine et de l'excellent pain.

Un auteur a visé moins haut, et a reconnu au *marron d'Inde* un autre genre d'utilité plus modeste et plus réel : c'était de faire servir son empois au *parement* de la tisseranderie, à cause de l'hygrométricité que lui prête à un haut degré la potasse qui abonde dans ce fruit. On appelle *parement*, chez les tisserands, une substance qui tient les fils dans un état constant d'humidité, ce qui permet au tisserand de travailler dans des endroits secs tout aussi bien que dans les bas-fonds ou les caves si funestes à sa poitrine.

§ VII. — CONTENTIEUX, MORALE ET JURISPRUDENCE.

(Suite. — Voy. tom. II, 5e livraison, page 134.)

> Une condition lamentable est celle d'un homme innocent à qui la précipitation et la procédure ont trouvé un crime; celle de son juge peut-elle l'être davantage?.....
>
> Un coupable puni est un exemple pour la canaille: un innocent condamné est l'affaire de tous les honnêtes gens......
>
> Je dirai presque de moi : je ne serai pas voleur ou meurtrier: mais je ne serai pas un jour puni comme tel, c'est parler bien hardiment.
>
> LABRUYÈRE. (*De quelques usages.*)

3e *Analyse chimique.*

A l'analyse si incomplète de Brives, la défense, aux débats, devait opposer une complète incrédulité. Aussi s'empressa-t-elle de demander une contre-expertise, réunissant cette fois toutes les garanties que la loi a mission d'exiger. La cour, faisant droit à la demande de la défense, ordonne qu'il soit procédé à l'exhumation du cadavre de Laffarge, pour que les organes en soient soumis à une nouvelle analyse chimique.

Remarquez que cette seconde analyse allait être faite dans des circonstances entièrement défavorables aux intérêts de la défense; car, ainsi que nous l'avons établi dans la première partie de cette dissertation (voir t. II, liv. 4e, p. 118), l'inhumation est dans le cas d'empoisonner après coup le cadavre d'arsenic.

La cour, voulant rendre l'expertise aussi contradictoire que possible, en confie le soin à onze experts, y compris les cinq experts de Brives ; mais, cette fois, les chimistes se trouvent en majorité dans la commission, sept sur onze. La commission ne pouvait pas être plus compétente; elle se composait de MM. Dubois père et fils, pharmaciens à Limoges, Dupuytren, pharmacien dans la même ville (c'est le frère du grand chirurgien),

Fillot, Fages, Bori, pharmaciens à Tulle et de l'ancienne commission de Brives MM. Lafosse, pharmacien à Uzerches Lespinasse, médecin à Lubersac, Massenat, médecin à Paris, Tournadour, médecin à Uzerches.

Ces messieurs commencent par opérer sur le foie, organe signalé par la médecine légale, comme ayant le plus d'affinité pour l'arsenic ingéré, et qui, dans les cas d'empoisonnement, en offre toujours à l'analyse les quantités les plus considérables.

Ils en prennent les deux tiers pesant environ 500 grammes, les dessèchent dans une capsule de porcelaine ; en cet état, la masse se réduit à 120 grammes ; ils en réservent 60 grammes pour les expériences ultérieures et carbonisent les 60 autres, à l'aide de 180 grammes d'acide nitrique à 41°. Le charbon pesait 21 grammes, qu'ils introduisent dans un petit ballon en verre, avec 90 grammes d'eau distillée, et ils abandonnent le tout à la macération pendant toute la nuit. Le lendemain, ils soumettent le tout à l'ébullition, et filtrent à travers un papier bien lavé. Ils obtiennent un liquide rouge-brun.

Évidemment, si le foie de Laffarge avait renfermé de l'arsenic (et, dans l'hypothèse de l'empoisonnement, il devait en renfermer des masses considérables), le liquide filtré aurait été le dépositaire de la totalité de la substance toxique.

Or, les experts n'y en constatent pas la plus légère trace, à l'aide des réactifs les plus sensibles.

En effet :

1° Ce liquide, traité par l'acide hydrosulfurique, aiguisé de quelques gouttes d'acide hydrochlorique, donne un précipité brun soluble dans l'ammoniaque, tandis que l'arsenic aurait donné un précipité jaune-serin.

Traité par le sulfate cuivre ammoniacal, il donne une coloration verte, il est vrai, mais qui s'est rembrunie en très-peu de temps ; réaction du fer et non de l'arsenic.

Traité par le nitrate d'argent, il donne un précipité jaune, mais qui devient également brun ; or les phosphates traités par le nitrate d'argent donnent le même précipité jaune que l'arsenic. Mais dans l'un et l'autre cas, ce jaune ne vire jamais au brun.

Traité par le nitrate d'argent ammoniacal, il a donné le même précipité jaune, virant également au brun.

Ainsi, jusque-là toutes les réactions sont négatives de la présence de l'arsenic dans le foie, organe qui aurait dû en offrir des quantités même pondérables.

C'est alors que les chimistes ont recours à l'appareil de Marsh, appareil si sensible, qu'il est en état de déceler les traces les plus fugitives de l'arsenic ; et l'appareil, fonctionnant d'après toutes les règles prescrites, garde le silence le plus absolu sur la présence de l'arsenic. Le foie du cadavre de Laffarge ne renfermait donc pas d'arsenic.

Ces messieurs soumettent aux mêmes expériences une partie extraite du thorax et de l'estomac, une partie du cœur, une partie des intestins. des détritus du cerveau, enfin une partie de la vessie et du poumon ; espèce de *compendium* de tous les organes du corps présumé empoisonné ; et de ces quatre points cardinaux de l'organisation en déliquescence, il n'arrive à l'analyse pas un souffle arsenical, pas une bouffée la moins équivoque.

Toute la commission à l'unanimité s'écrie : *Laffarge n'a pas été empoisonné !* La première commission confesse son erreur ; elle avoue n'avoir fondé son opinion que sur des réactions équivoques et avoir totalement ignoré les nou-veaux moyens de constatation juridique que la science avait conquis depuis quelque temps. Tous signent le procès verbal.

La pauvre accusée est sauvée !

Mais la justice ne se dessaisit pas si vite de sa proie.

La première opposition au procès-verbal émane du docteur Lespinasse, qui pourtant a signé le procès-verbal avec les autres, frappé comme les autres par l'évidence des résultats.

Ce docteur était prédestiné à porter malheur à l'accusée ; *alpha* de l'action judiciaire, une je ne sais quelle force irrésistible le pousse à en devenir l'o-*méga*.

Interpellé à l'audience par M. le président sur son opinion personnelle : *Comme chimiste*, dit-il, *je dois reconnaître qu'il n'existe pas d'arsenic dans le corps de Laffarge. Mais poussé en sens contraire par M. l'avocat général, il ajoute : Comme médecin, je persiste à croire qu'il y a eu empoisonnement par l'arsenic.*

Singulier homme, qui, comme médecin, pense qu'il y a eu empoisonnement, sans qu'on puisse trouver trace de poison !!! qu'il y a eu crime, sans qu'on puisse constater le corps de délit !!! Que de têtes ne ferait-on pas tomber avec un pareil système !

Sur cette déclaration vraiment contradictoire, l'accusation conçoit des doutes, et demande une nouvelle expertise à la cour, expertise confiée aux *princes de la science ;* car il y avait alors des princes omnipotents, absolus en fait de science, et puis des savants, vassaux taillables et corvéables à merci : la fiction constitutionnelle prêtait un certain droit d'infaillibilité à ces augustes souverains de la chimie.

La Cour ordonne qu'une nouvelle expertise aura lieu par les soins d'une commission composée de MM. Orfila, uvergie et Chevallier, chimistes de Paris, mandés par le télégraphe.

Afin de ne gêner en rien la liberté d'esprit des nouveaux experts, ceux de la dernière commission ne devaient avoir que le droit d'assister à l'expertise.

La Cour avait compris que la commission, composée de la sorte, offrirait une garantie réelle, à cause des termes d'opposition dans lesquels ces trois chimistes se trouvaient vis-à-vis les uns des autres à Paris. Animés de cet esprit de rivalité, ils n'auraient pu que se contrôler, se surveiller et s'éclairer réciproquement. Mais les bonnes intentions de la Cour furent paralysées par la fatalité qui a dirigé le cours de ces débats, et qui a soustrait un à un, à l'infortunée Marie Cappelle, tous les bénéfices de la discussion.

4° *Expertise chimique.*

Orfila arrive de Paris; et, chose peu explicable, il arrive accompagné, non pas de MM. Duvergie et Chevallier, qu'il n'a pas mis en demeure de le suivre, mais accompagné de MM. le docteur Olivier (d'Angers) et le pharmacien Bussy, auxquels la Cour n'avait pas un seul instant pensé; et cette substitution de personnes si grave dans la circonstance actuelle, la défense n'y pense pas plus que l'accusation, pas plus que la Cour et le public; car chacun a dû prendre ces deux personnages du choix d'Orfila pour les deux chimistes qu'avait nominativement désignés la Cour.

Or, chacun de nous sait qu'Olivier (d'Angers), en tout ce qui ne se rapportait pas à la médecine, avait la bonne foi de se déclarer incompétent et de se contenter d'opiner du bonnet. Mais, ce que tout le monde ne savait pas encore, c'est qu'Olivier (d'Angers) était le médecin privé d'Orfila: car de même que les prêtres ne se confessent pas eux-mêmes, les médecins, quand ils deviennent ma-

lades, se constituent en toute humilité clients d'un autre médecin. A Tulle et dans les repas officiels, Olivier se plaçait à droite d'Orfila, et lui indiquait les plats qui lui paraissaient le mieux convenir à sa constitution et à son idiosyncrasie. On conçoit donc que ce n'est pas dans la personne d'un docteur aussi complaisant qu'Orfila avait à redouter le *veto* d'un contrôle.

Bussy, chimiste instruit il est vrai, occupait alors une position dépendante de la faculté, et qui établissait entre lui et Orfila des rapports d'obséquiosité peu en harmonie avec la sévérité d'un contrôle officiel et d'une surveillance d'égal à égal.

Nous insistons sur ces détails, parce qu'à eux seuls ils étaient dans le cas d'annuler toute cette partie de la procédure, si la cour de cassation n'avait pas été détournée de leur examen approfondi par une assertion inexacte du procureur général Dupin.

On procède à l'expertise confiée en réalité à l'omnipotence d'un seul homme, qui avait, pour faire pencher la balance de son côté, le prestige des réclames parisiennes, la haute opinion de la Cour et l'ascendant des dignités universitaires, sans parler ici du caractère d'intimidation espagnole qui est inhérent à ce personnage et qui a toujours fait son défaut dominant.

Nous devons à cette expertise l'honneur d'une analyse détaillée, non pas à cause de sa valeur intrinsèque, mais à cause du résultat déplorable qu'elle a eu le malheur d'amener (*).

Les renseignements que nous allons fournir ont été puisés aux sources mê-

(*) Voyez, pour les pièces justificatives, notre *Mémoire à consulter à l'appui du pourvoi en cassation de dame Marie Cappelle*, veuve *Laffarge*; in-8° de 172 pag., oct. 1840; et notre *Réponse à la réfutation d'Orfila*, insérée dans les numéros des 17, 19, 22, 24, 26 déc. 1840; 2, 5, 7 12 janvier 1841 de la *Gazette des hôpitaux*, qui depuis...

mes ; une enquête scrupuleusement pour-suivie les a mis à notre disposition ; tous peuvent être attestés au besoin. Le plus grand nombre a été publié et présenté à la cour de cassation ; après la cour de cassation, une discussion posthume ne fit que les confirmer davantage ; et aujourd'hui ils ont, aux yeux des hommes compétents, force de faits acquis aux débats que nous provoquons dans l'intérêt de la justice.

Observons d'abord que le sieur Orfila, dans toutes ses expertises, a toujours eu la précaution d'absorber, par l'analyse, toutes les pièces de conviction, et de ne jamais laisser le moindre résidu au contrôle d'une analyse subséquente.

Les experts de Brives n'avaient point cherché à brûler tout le cadavre ; les experts de Tulle avaient laissé à part la moitié intacte des objets qu'on avait soumis à leur expérimentation ; et c'est sur ces débris qu'Orfila a opéré. Mais cette fois, il a, lui *prince de la science*, absorbé toute la matière, en sorte qu'il nous a été impossible de refaire ses analyses à notre tour. Une telle manière d'agir annonce la volonté d'être cru sur parole ; et nous sommes fort peu croyants sur ce point ; nous avons nos raisons pour ne pas l'être.

En second lieu, Orfila n'a cherché à constater la présence de l'arsenic, dans tout le cours de ses expériences, qu'à la faveur de l'appareil de Marsh, et sans avoir recours à aucune autre réaction préalable.

Les experts de Tulle, outre les autres réactions, avaient eu recours de leur côté à l'emploi de l'appareil de Marsh ; et ce procédé, affirmatif entre les mains d'Orfila, était resté opiniâtrément négatif entre leurs mains, en opérant exactement sur la même nature d'organes.

A quoi cette divergence diamétralement opposée de résultats tiendrait-elle?

Au plus ou moins d'habileté de l'expérimentateur ?

J'ai voulu causer avec les expérimentateurs de Limoges, MM. Dubois père et fils, et Dupuytren ; et, à la suite de notre entretien, il m'est resté démontré qu'en fait de connaissances acquises et de rectitude de jugement, ces messieurs, modestes savants de province, n'avaient rien à apprendre du sieur Orfila, et que l'un ou l'autre d'entre eux aurait pu remplacer avec succès feu le préparateur d'Orfila, Barruel, dont la place a laissé un si grand vide dans la réputation d'Orfila.

Cela tiendrait-il à un certain tour de main que tout le monde ne connaîtrait pas aussi bien qu'Orfila lui-même? L'appareil de Marsh est d'un emploi si facile, si banal, et d'un résultat si infaillible, qu'il ne faut l'avoir vu fonctionner qu'une seule fois, pour en savoir là-dessus autant que tout le monde. Je me fais fort de le faire manœuvrer par un enfant avec autant de facilité que par un chimiste.

En effet, voici à quoi se réduisent et l'appareil et l'expérience :

Soit un flacon à deux tubulures : adaptez à l'une un entonnoir qui sera ensuite remplacé par un bouchon, et à l'autre un tube recourbé et effilé en une ouverture fort mince. Introduisez dans le flacon des lamelles ou de la grenaille de zinc distillé, de l'eau et de l'acide sulfurique, plus quelques gouttes d'acide hydrochlorique : le zinc, pour s'unir en sulfate à l'acide sulfurique, décomposera l'eau et en dégagera l'hydrogène, qui s'échappera par le tube recourbé, une fois que vous aurez bouché l'autre tubulure du flacon. Si vous approchez une allumette de l'orifice de ce tube, l'hydrogène s'enflammera pour former de l'eau, en se combinant avec l'oxygène de l'air. Mais l'hydrogène, en se dégageant de l'eau, a la propriété de s'unir aux métaux qu'il rencontre ; si l'eau du flacon contenait des parcelles d'arsenic, l'hydrogène sortirait du tube à l'état d'hydrogène arséniqué. Or en se brûlant alors à la flamme, et, se combinant avec l'air, il déposerait son arsenic à l'état métallique sur la première surface polie que vous offririez à sa flamme; surface de verre ou, ce qui vaut mieux, de belle porcelaine. Là l'arsenic s'étalerait en taches d'autant plus bleues et miroirantes que l'hydrogène serait chargé de plus d'arsenic.

Quoi donc de plus facile que cette opération? Vous réduisez en charbon la substance à examiner, et cela au moyen de l'acide nitrique. Vous laissez macérer cette masse charbonnée dans l'eau distillée pendant douze heures, et vous versez cette eau dans le flacon préparé comme ci-dessus. Si le liquide renferme de l'arsenic, moins même qu'un milligramme, il est impossible que la flamme ne dépose pas sur la porcelaine des taches d'arsenic réduit. Remarquez : moins même qu'un milligramme ! en sorte qu'il est impossible de trouver jusqu'à ce jour un instrument plus sensible ! en sorte que, s'il ne donne aucune tache, on peut affirmer que le liquide ne renferme pas la moindre trace d'arsenic.

Mais il ne s'ensuit pas que toutes les taches que l'appareil dépose sur la porcelaine soient toujours des taches d'arsenic, et ne puissent être que des taches d'arsenic; car l'hydrogène ayant autant d'affinité pour tous les métaux que pour l'arsenic, est dans le cas de donner des taches de fer, d'antimoine, de cuivre, d'or, etc., dont il vous restera ensuite à faire l'analyse par le moyen des réactifs, pour en reconnaître la nature.

Or, les experts de Tulle opèrent avec cet instrument, d'après toutes les règles de l'art, exactement de la même manière qu'Orfila a opéré après eux et devant eux; avec les mêmes réactifs et le même appareil, sur les mêmes substances, pièces au procès; et pourtant, pour eux, pas de taches; et, comme par enchantement, les taches apparaissent (en petite quantité, il est vrai) sous les mains d'Orfila ! Je dis que cela ne serait possible que par un de ces tours de gobelet du hasard qui se joue quelquefois de la surveillance des plus consciencieux et des plus habiles; cela est impossible à expliquer autrement; je le déclare hautement, toute autre explication serait impossible, en supposant une égale bonne foi de la part des deux ordres d'expérimentateurs.

On peut révoquer en doute les résultats de l'appareil de Marsh, quand il donne des taches; car il faut chercher alors si ces taches ne seraient pas d'une autre espèce métallique que l'arsenic; et, dans le cas où l'analyse ultérieure en démontrerait la nature arsenicale, il s'agirait de démontrer que cet arsenic ne provient pas de l'impureté des réactifs, ou du liquide, ou du zinc lui-même.

Mais quand l'appareil de Marsh se tait et ne dépose aucune tache, pas la moindre tache ; oh ! alors, il est impossible de ne pas en conclure que le liquide essayé ne renferme pas la plus petite quantité d'arsenic ; car s'il en renmait un centième de milligramme par litre, l'appareil donnerait des taches en certain nombre. L'analyse des experts de Tulle étant toute négative, ne pouvait donc pas devenir affirmative entre les mains de qui que ce fût, à moins que la nouvelle analyse ne s'entachât de quelque méprise ou de quelque inadvertance.

Or, nous allons démontrer, au lieu de soupçonner, que ces inadvertances ont eu lieu, et que cette dernière analyse a apporté l'arsenic dans la substance, au lieu de l'en éliminer.

(La suite au numéro prochain.)

§ VIII. — CAUSERIES ET ANECDOTES DE MÉDECINE.

« Par saint Loyola, disait l'autre jour Dumas (non pas l'Alexandre ni l'Adolphe des Dumas, mais le Dumas du jardin des Plantes) ; par saint Loyola, mon Dieu, doux Jésus ! un mécréant ne s'avise-t-il pas de publier, depuis 1840, un remède infaillible contre le *choléra ;* et un remède qui a fait des conversions dans toute l'Europe ; car il guérit à coup sûr ? Par Loyola, cette calamité est grande, et semble donner au prince des ténèbres raison de se prévaloir contre les enfants de la lumière, tels que nous. Comment ? nous, les serviteurs dévoués de ta colère vengeresse, nous n'avons pu, avec toute la science que nous tenons à la disposition du père Rotohan, préserver trente mille individus de se voir dévorés, en 1852, par le fléau venu de l'Asie mahométane ; et ce mécréant, que nous poursuivons sans relâche depuis trente ans, et qui se rit de nous, aujourd'hui plus que jamais, ce mécréant écrit, sur une feuille de papier imprimé, deux ou trois mots magiques ; cette feuille fait le tour du monde, triomphant de tous les obstacles et fière de tous les succès qu'elle a obtenus : le choléra ! par son infernale influence, on s'en débarrasse comme d'un rhume !

O Loyola ! si ingénieux dans tes pieuses ruses, n'aurais-tu pas quelque tour pour nous tirer de ce mauvais pas ? »

Ainsi priait le fervent adepte ; et il eut une vision d'en haut.

Du côté de l'orient, il vit apparaître un point, qui s'avançait rapide comme le fléau qu'il conjurait sur son passage, et qui, peu à peu, prit la forme d'un homme et le nom de M. Landerer.

—Landerer, envoyé de Dieu, que m'apportes tu ?

— Je t'apporte la copie, qu'à la voix de l'ange de miséricorde, j'ai pu prendre à Smyrne, ce pays de mécréants, sur un manuscrit hébreu, que possède, depuis dix siècles, de père en fils (sans en avoir usé une page, sans en avoir écorné un feuillet, sans en avoir encrassé un bout de marge), un rabbin hébreu de l'Orient !

—Par Loyola, faut-il donc encore que la lumière nous vienne d'un rabbin ? désolation !

—Est-ce que la lumière ne vient pas du charbon ? qu'importe la source ! prends et lis. Cette recette est infaillible ; je la savais tellement infaillible, que je l'ai appliquée à douze cholériques, bien sûr d'avance de les sauver ; et je les ai sauvés.

— Par Loyola, Landerer, comment étais-tu aussi sûr de son infaillibilité, avant de l'avoir éprouvé ?

— La foi, la foi sauve l'âme ; et à l'obédience aveugle rien n'est impossible ; as-tu oublié qu'un jour saint Philippe de Néry a marché sur l'onde, comme sur un plancher, par cela seul que son supérieur lui avait ordonné de le faire ?

—Landerer, ta foi te placera au rang des bienheureux comme lui. Parle, j'ai foi en toi, et j'irai confesser, avant toute épreuve, ma foi à l'Académie. Mais permets encore une question à ton serviteur indigne. Le choléra faisait des ravages affreux à Smyrne avant l'apparition du livre du mécréant ; la recette du rabbin, qui date de dix siècles, y était donc méconnue ?

— Silence ; et que t'importe qu'on ne les connaisse pas encore ? Puisque je te l'apporte, c'est que moi seul l'y connaissais.

— Lis-moi, Landerer, ta divine recette.

— « 1° Appliquer sur l'estomac de la

personne atteinte du choléra un cataplasme fait avec du poivre noir et de la farine de moutarde. »

— Tiens, cela remplacera le cataplasme vermifuge du mécréant.

— « On enveloppe le malade d'un drap de lit. »

— Mais une couverture, ne serait-ce pas la même chose ?

— « Un drap de lit —silence, et crois.

— « Une personne *s'agenouille au bas de* la poitrine du malade *(sic)*, pour empêcher *les* mouvements antipéristaltiques....»

— De la poitrine ?

— ..Chut ! « Et faire cesser les vomissements. »

— De la poitrine ?

— Vas-tu te taire ?

— « 2º On doit frotter les *mains* et les pieds du cholérique avec un morceau de flanelle... »

— La flanelle était donc inventée, il y a dix siècles ?

— Pourquoi pas, puisque Dieu l'a inventée neuf siècles plus tard. Tout vient de *Dieu*, et Loyola est son prophète ! Je continue : « de la flanelle trempée dans un mélange de sel commun et d'esprit-de-vin. »

— Bien ! voilà qui se rapproche de moitié de l'*eau sédative* !

— « 3º Exprimer le jus et l'huile essentielle d'une orange.... »

— On connaissait donc l'huile essentielle il y a dix siècles !... Prodigieux !

— « Et la faire avaler au malade, jusqu'à complète cessation des vomissements. »

— C'est l'orangeade du mécréant.

— « 4º Quand les vomissements ont cessé, on remplace ce médicament par une teinture de mistichina. »

— Bien ! alcool camphré du mécréant ! Mistichina ! mistichina ! c'est mystique ! C'est singulier, comme tous nos termes de chimie moderne avaient été devinés par le manuscrit de dix siècles !

— « On fait prendre cette potion de dix minutes en dix minutes. »

— Pardon ; vous disiez une teinture. et voilà que c'est une potion ; expliquons-nous.

— Potion de *potum*, tout ce qui se boit. Je continue :

— « 5º Pendant toute la durée du traitement, qui dure (*sic*) quatre à six heures, on fait prendre au patient, pour étancher sa soif, une infusion de *menthe pulegium*.

— Bien ! cela remplacera la bourrache avec feuilles d'oranger du mécréant.

O bienheureux Landerer, j'ai tout écrit sous ta dictée, et de ce pas je m'en vais lire ta révélation au grand sanhdrin des savants du roy...., je me trompe, de la République française ; et je leur dirai : Dieu est Dieu ; et jusqu'à présent nous tous, savants docteurs doctissimes, nous n'avons été que des sots ; nous avons laissé périr, en 1832, trente-deux mille chrétiens, qu'un manuscrit juif de dix siècles aurait pu sauver. Je vous apporte l'extrait de ce manuscrit. Je crois, croyez, qu'ils croient ; et que le mécréant soit enfin démonétisé ; vous le voyez, il n'a rien inventé. Le *misticha* était connu il y a dix siècles ! *misticha*! *misticha*! *misticha*! dites seulement ces trois paroles, et vous exorciserez le choléra. Trompettes de la publicité, allez, et cornez le *misticha* aux quatre parties du monde.

Et les trompettes ont corné, le jour des morts, 31 octobre 1848.

HÔPITAUX DE PARIS (*).

On lisait dans la *Réforme*, 20 septembre :

« Il se passe des choses plus qu'étonnantes dans l'administration des hôpitaux. Nous nous bornerons aujourd'hui à en citer une seule, mais qui a une importance très-grande dans ce temps de misère, car elle accuse une négligence coupable ou un manque d'humanité qui touche à la cruauté.

« Une malheureuse femme, dont nous avons le nom et la demeure, est sortie d'un hôpital de Paris le 28 août, après y avoir séjourné plusieurs semaines, et par conséquent dans l'état de dénûment le plus complet. Il y avait donc lieu de la secourir très-promptement ; eh bien, le croira-t-on, le 8 septembre au soir elle n'avait pas encore été visitée.

(*) Nous avons hésité longtemps à publier cet article, qui était composé dans nos cadres, nous avions voulu attendre l'effet de certains conseils intimes émanés d'une vieille confraternité, avant d'en venir à la sévérité d'une leçon à ciel ouvert.

Et pourtant il y a dans l'administration des hospices un bureau spécialement chargé de secourir à domicile ; des employés chargés de visiter les malheureux, surtout des hôpitaux, et qui manquent de tout ! Que devons-nous conclure de ce déplorable état de choses ? Que l'administration des hôpitaux est dans un état de désordre tel, qu'il devient urgent d'y remédier au plus tôt. Cependant le gouvernement a nommé un délégué, le citoyen Thierry, pour réorganiser cette administration ; mais depuis six mois que le citoyen Thierry est investi d'un plein pouvoir, on n'a remédié à rien, on n'a rien réformé ; tous les ressorts administratifs sont détendus ; l'énervement est partout. Le citoyen Thierry, responsable de ces faits, restera-t-il toujours impassible en leur présence ? »

Nous ajouterons :

La révolution de février a remué la fibre d'une foule de médiocrités ambitieuses, qui se sont ruées à l'occupation des sinécures de la monarchie, sans mesurer leurs forces et se demander préalablement si elles étaient de trempe à transformer ces dignités en occupations utiles à l'humanité, et les tailler sur le patron de la République. De là vient que, arrivé ainsi inopinément à la réalisation de vieilles convoitises, on s'est trouvé débordé par son insuffisance et son manque de pratique ; dévorant le budget plus que ses devanciers, et produisant mille fois moins qu'eux. Hommes de coterie avant d'être administrateurs, ces messieurs sont restés hommes de coterie au sein de l'administration même. Qui a donc droit de se plaindre, quand ces messieurs sont si contents de leur propre sort ? Est-ce que le malade ne doit pas officiellement se trouver mieux, alors que ces bons camarades, francs et joyeux convives, au lieu de s'occuper du soin malencontreux de la formule, s'attablent aux festins princiers de la présidence, et apportent, par le jeu de leurs mâchoires, leur contingent à la réclame rassurante du lendemain. Le service du *gala* et du raout officiel ne dispense-t-il pas du service des *hôpitaux* ? Matériellement par-

Ces conseils, on en a ri : car l'ambition égare l'esprit tout autant qu'elle dessèche le cœur en tout ; donc ce n'est pas nous qui aurons failli à l'amitié en imprimant ces vérités.

lant nous pensons que oui. Mais alors on ne devrait pas imposer ces deux services au même homme.

Parlons sérieux : l'administration des hôpitaux, c'est la bouteille à l'encre, où jusqu'à présent l'œil le plus perspicace n'a vu que de la boue et du noir. Les abus y font croûte, et une croûte d'une certaine épaisseur ; il faudrait un violent coup de marteau pour la casser et porter en dessous la lumière. Que de gens vivent de cet état de choses, qui en fait tant mourir d'autres ? Il est vrai que ceux qui en meurent appartiennent à la canaille, et que ceux qui en vivent sont les amis et défenseurs de la *famille* et de la *propriété*. De là vient sans doute que, sur 20,000 décès, on en met à Paris 6,000 sur le compte des hôpitaux.

Quoi qu'il en soit, nous qui nous rappelons cette belle parole que Jean Gerson prononça sur un grabat d'hôpital : *N'appelez pas une tête vile celle pour laquelle Christ a daigné mourir,* nous demandons qu'on mette au concours ou à l'élection tout le personnel de l'administration des hôpitaux, et que comme indemnité on nomme, sans concours, le docteur Thierry, membre de toutes les commissions présentes et futures, de tous les conseils municipaux et généraux, puis grand maître de l'artillerie parisienne, et, par-dessus tous ces titres, grand maître du palais de la présidence de la République française. A la faveur de cette promotion, en huit jours de temps, les *hôpitaux* seront rendus à leur destination primitive, et les malades couvriront de leurs bénédictions la *juste* récompense accordée enfin, par la République, aux bons et loyaux services de son cher et féal docteur Thierry.

***

BILAN DE LA CHIRURGIE.

Le bilan de la chirurgie, déposé à l'Académie de médecine, dans sa séance du 8 août, par MM. Baudens et Malgaigne, porte que, sur 46 amputations traumatiques, c'est-à-dire opérées à la suite de plaies d'armes à feu, 34 ont été suivies de mort ; environ les trois quarts de morts sur un quart de guéris, et guéris comment et à quel prix ! Remarquez de plus que ce chiffre de sauvés, sur tant de morts, est un beau succès, aux yeux de la chirurgie, et que chacun la félicite de n'avoir pas dépassé ce budget de mort! quand vous aurez trop de population à nourrir, égoïstes de ce monde, comptez sur Malthus et sur la chirurgie officielle; l'un pour prévenir et l'autre pour réprimer le trop-plein.

PARACELSE ET SON SECRÉTAIRE OPORINUS, OU LES PIEUSES RUSES DE L'ESPRIT DE CORPS.

Paracelse a laissé un nom qui fait époque et des écrits que nul de nous ne comprend. Ses écrits sont donc des énigmes dont lui seul et ses adeptes gardaient le mot par devers eux. Ainsi rédigeaient les alchimistes, les francs-maçons, les rose-croix, tous les génies du temps coalisés, par le secret de l'association, contre les préjugés d'une foule fanatisée par l'ignorance; nation organisée à part la grande nation, ils parlaient entre eux une langue nationale, une langue sacrée inintelligible aux profanes; et voilà pourquoi les architectes de ces beaux monuments, merveilles de génie et de patience, n'ont pas laissé un seul écrit sur le prestige de leur art.

Paracelse n'a presque laissé que les souvenirs de la puissance de guérison de sa pratique; mystères dont l'esprit de corps médical de son temps a fait de vains efforts pour lui enlever le secret. L'ingratitude, dont il fut assez souvent victime, le rendit encore plus réservé qu'il ne l'était naturellement. Les chirurgiens et les barbiers, êtres ignorants et grossiers, qui ne visaient qu'à surprendre la pratique de ses moyens opératoires, le trahissaient assez vite, dès qu'ils les avaient surpris: quel intérêt avaient-ils à en apprendre davantage?

Il n'en fut pas de même d'un jeune homme fort lettré et très-érudit, fils d'un peintre nommé Jean Hauscherbster, mot que, selon l'usage des savants d'alors, il précisa et transforma en celui d'*Oporinus*, qui, comme le mot allemand, signifie automne.

ean Oporinus, né à Bâle en 1507, fut d'abord maître d'école; il s'adonna ensuite à la médecine, et s'attacha à Paracelse avec une obséquiosité qui, du rôle de secrétaire, le faisait souvent descendre à celui de valet; il pouvait ainsi mieux surprendre la pensée du maître, dans ses moments de rêve, d'ivresse ou d'inspiration; or ce valet, adroit et instruit, était un espion des facultés médicales, travaillant du reste un peu en cela pour son propre compte et à son profit. Mais il ne tarda pas à voir que ses peines, avec un homme aussi secret, seraient sacrifiées en pure perte; quittant dès lors ce vilain métier, il s'est en quelque sorte réhabilité, aux yeux de l'histoire, en devenant professeur de littérature grecque à Bâle; mais là, ayant essuyé une vexation de la part de l'académie, et encore imprégné de la fierté de son maître, il résigna ses fonctions et fonda une imprimerie, dans laquelle il a rivalisé, trente ans de suite, avec les illustres typographes ses contemporains Plantin, Alde Manuce et les deux Etienne, par le nombre des ouvrages sortis de ses presses, par la correction des textes, et la beauté de l'exécution. C'est lui qui a publié la première et la plus belle édition de Vésale en 1542. Il vendit son imprimerie en 1567; le catalogue des livres sortis de son officine, qu'il publia en guise d'inventaire, est si volumineux, qu'il serait difficile de dénombrer le titre des ouvrages.

Un seul dépare, aux yeux de la postérité, une collection si digne d'envie: c'est la *Vie de Paracelse, son ancien maître*, la seule que nous possédions de cet homme célèbre. Cet ouvrage est une longue et continuelle diffamation contre la mémoire du grand homme, qu'il avait tant flatté de son vivant.

Oh! que d'Oporinus nous avons connus dans notre vie! et que nous serions malheureux de penser qu'un jour on dût ne nous connaître que par leurs diatribes! Heureusement que nous n'avons pas la prétention d'être un Paracelse, et que tous nos secrets, nous les divulguons. Cette précaution protégera sans doute notre mémoire!

7e Livraison. REVUE ÉLÉMENTAIRE 15 Décembre 1848.

DE

MÉDECINE ET PHARMACIE

DOMESTIQUES,

AINSI QUE

DES SCIENCES ACCESSOIRES ET USUELLES,

MISES A LA PORTÉE DE TOUT LE MONDE.

§ Ier. — CLINIQUE DE LA NOUVELLE MÉTHODE,

OU

ÉTUDE PRATIQUE ET COMPARÉE DES CAS DE MALADIE LES PLUS DIGNES D'INTÉRÊT
QUI SE PRÉSENTENT CHAQUE JOUR A NOTRE OBSERVATION.

(Voyez tom. II, livr. 6e, pag. 161.)

MALADIE INEXPLICABLE AUTREMENT QUE PAR UN EMPOISONNEMENT. GUÉRISON.

Avant-propos.

J'ai attendu deux mois avant de publier l'histoire de cette cruelle maladie ; j'ai voulu rasseoir mes idées, mûrir mon opinion, et me tenir à une telle distance de l'événement, que l'émotion n'exerçât chez moi aucune influence sur le jugement. Avant d'écrire ce que je vais raconter, j'ai donc eu le temps d'en peser toutes les circonstances, avec autant d'impartialité que si elles ne m'avaient pas touché de si près.

Mes vieilles luttes contre le jésuitisme ont façonné de longue date mon caractère à la mansuétude. Autant je suis violent dans la résistance, autant je suis calme et oublieux après la souffrance ; j'en raisonne alors comme si je n'avais pas souffert. La calomnie m'a toujours fait horreur, même contre mes ennemis les plus coupables ; qu'aurais-je besoin, du reste, d'inventer des torts à ceux qui me persécutent? La fable en ce genre resterait toujours, en dépit de mon imaginative, bien au-dessous de la vérité ; mon intérêt bien entendu serait encore de rester véridique, si l'intérêt seul me faisait mouvoir.

Je vais donc faire de la science froide et toute pure, et non de la passion ; j'écris, pour ainsi dire, sous la dictée de la malade.

Historique.

Le *samedi* 22 *juillet* dernier, je reçois dans mon cachot la visite d'une partie de ma famille, le plus jeune de mes enfants avec sa mère. Je ne sais par suite de quelle fantaisie ou appréhension, ma famille se plaît à manger, de préférence aux provisions qu'elle m'apporte, les plats un tant soit peu rustiques que la loi nous sert en prison.

Ce jour-là, j'avais laissé intact un plat de haricots et de viande. Le plus jeune de mes enfants, âgé de sept ans et demi, s'affrianda de la viande, et la mère mangea les haricots.

Mais il ne s'était pas écoulé plus d'un quart d'heure, qu'ils sont pris tous les deux de violentes coliques, et la mère de dévoiement. Le petit ne parla de ses coliques qu'en route, à l'occasion des plaintes que faisait entendre sa mère ; mais il en fut quitte pour se passer un peu d'alcool camphré sur l'abdomen en arrivant au logis ; observons que cet enfant n'avait pas touché aux haricots. Quant à la mère, l'alcool camphré ne lui procura pas le moindre soulagement ; elle éprouvait un malaise indéfinissable et un abattement qui allait toujours croissant.

Elle se coucha en arrivant, dans l'espoir qu'un peu de repos couperait court à ce malaise, qu'elle attribuait à la fatigue du voyage ; il n'en fut rien.

A onze heures du soir, épreintes violentes, diarrhée. Elle prend sa dose ordinaire d'aloès, et se recouche. Mais au bout d'une heure, elle éprouve instantanément un besoin violent d'aller à la selle ; et cela recommence toutes les deux heures, et dure toute la journée du *dimanche 23 juillet.*

Le *lundi* 24 matin, le mal empire ; la dyssenterie succède à la diarrhée ; les selles sont mêlées de caillots de sang ; elles se succèdent toutes les cinq minutes ; et ce flux de ventre résiste à tout ce qui l'arrête ordinairement : lotions sur l'abdomen à l'alcool camphré ; lavements au son et au sel.

Bientôt la malade se trouve dans l'impossibilité de se mettre sur le pot, et les selles deviennent continues ; le ventre se ballonne.

Le *mardi* **25**, on accourt me prévenir à Vincennes de ce fâcheux état ; mais on ignorait l'origine du mal, la malade n'osant pas le révéler, et ayant même hor-

reur d'y arrêter sa pensée, ainsi qu'elle me l'a dit plus tard. A mes yeux, dans l'ignorance de la circonstance originelle et dans l'impossibilité où je me trouvais de deviner les caractères des déjections et de me faire une idée des signes externes, je ne pouvais raisonnablement porter mes conjectures que sur une maladie vermineuse. Par toute ma longue pratique, j'étais autorisé à croire qu'à l'instant la violence du mal allait céder à l'application des cataplasmes vermifuges sur le ventre, aux lotions fréquentes d'alcool camphré et aux lavements, plus à une très-faible dose de calomel. Mais tous ces moyens, ordinairement si efficaces contre les coliques et les épreintes les plus violentes, et qui les soulagent instantanément, ne firent qu'empirer le mal et redoubler les souffrances. La malade ne put les endurer.

Mercredi 26. On vient me rendre compte de l'insuccès de ces moyens ; et jugez de mes angoisses ! L'idée d'un empoisonnement me vint pour la première fois à l'esprit !! Un instant de retard pouvait perdre la malade ; et il faut deux heures pour arriver de Vincennes chez nous. J'ordonne des lavements tantôt au lait et tantôt au blanc d'œuf.

Le lavement au lait redouble les souffrances ; le second lavement au blanc d'œuf les calme ; on s'en tint au blanc d'œuf.

Il est probable que le lavement au blanc d'œuf, si l'on avait commencé par là, aurait eu le sort du lavement au lait ; à moins qu'on ne doive attribuer les souffrances occasionnées par le lait, à ce que le lait a aigri, en se caillant dans les intestins. On continue donc les lavements au blanc d'œuf. Immédiatement après, le visage se couvre de taches d'un rouge livide, espèce d'éruption que détermine toujours un empoisonnement arsenical, quand le malade y résiste quelque temps.

Le *jeudi* **27** *juillet*, j'ordonne de

l'huile de ricin pour le vendredi matin. On prépare dès le soir la malade par le bouillon aux herbes, et l'on continue les lavements au blanc d'œuf.

Vendredi 28 juillet, à peine a-t-elle ressenti les premiers effets de l'huile de ricin, qu'elle tombe dans une défaillance effrayante pour tous les assistants ; les yeux s'enfoncent dans l'orbite ; la pâleur est extrême, la prostration totale ; on la croit morte. Mais au bout de quelques minutes elle revient à elle ; elle va à la selle, et les coliques disparaissent comme par enchantement. Elle rendait habituellement comme des glaires décomposées et des râclures de boyaux ; mais cette fois, après un effort violent, elle rendit une boule grosse comme un œuf de pigeon, et qui renfermait du sang décomposé d'une odeur putride. Elle éprouve un bien-être général et tel, que, pendant quatre heures de suite, on pensa qu'elle dormait. Dès ce moment, disparition des crampes ; elle peut, pour la première fois, relever les jambes, dont elle avait presque perdu l'usage ; elle prend quelque chose avec appétit, et le digère avec facilité ; on la lotionne avec l'eau sédative, ce qu'elle ne supportait pas auparavant. Mais voilà que les coliques la reprennent ensuite, jusqu'au *dimanche 30 juillet*.

Le dimanche on m'explique que ces coliques n'avaient plus le caractère des premières ; qu'elles tenaient à une certaine pesanteur qui se déplaçait selon les positions de la malade. Ce qui me porta à croire que les ligaments de la matrice ayant participé à l'affaiblissement général de tous les organes, cette pesanteur et par suite les douleurs simulant une colique, pouvaient bien n'être dus qu'à un relâchement de matrice. Sous l'influence de cette hypothèse, j'ordonnai qu'après avoir placé la malade sur un plan incliné, le bassin un peu plus haut que la tête, on appliquât sur les aines deux tampons de coton ou de laine, maintenus par une serviette en ceinture ; ce qui la soulagea tellement qu'elle ne se plaignit plus de ce genre de colique, et qu'elle passa une excellente nuit, en comparaison des nuits précédentes.

Le lundi 31, la bouche était si sèche, que la malade avait peine à articuler des sons, et que les tisanes qu'elle prenait suffisaient à peine à lui humecter la langue et les parois buccales. Revenant encore à ma première idée de maladie vermineuse, à laquelle me ramenaient sans cesse les renseignements incomplets que je recevais, je fis prendre une décoction de *semen contra*. Mais à peine l'avait-elle avalée, que le sang lui monte à la tête, que la figure devient pourpre, et qu'elle recommence à se trouver mal.

Le mardi 1ᵉʳ août, elle déclare qu'elle ne peut plus rester dans le lit qu'elle occupait depuis sa maladie, et qui est placé sur la partie déclive du plancher de l'appartement. Les secousses qu'imprimait au plancher le passage des wagons du chemin de fer, qui est à une portée de fusil de l'habitation, le pas seul d'une personne qui entrait dans la chambre faisait éprouver à la malade des tortures atroces jusque dans la moelle des os. D'un autre côté, elle n'osait remuer ni bras ni jambes, crainte de voir se renouveler les mêmes douleurs. Le moindre frôlement lui faisait pousser des cris. Son existence finissait par devenir une torture continuelle. Cette portion de ses souffrances diminua de beaucoup, lorsqu'on l'eut transportée dans le lit qui est placé sur la partie la moins flexible du plancher de l'appartement.

De ces douleurs atroces on m'en cachait une bonne moitié ; mais ce qu'on m'en disait suffisait pour me faire prévoir quelque accident sinistre, et je ne pouvais la secourir que de mes conseils toujours tardifs et de mes vœux que le ciel semblait ne pas entendre. Ceux qu ne se seront pas trouvés en prison dans une position semblable à la mienne, les eût-on mis vingt fois à la question, ne peuvent pas se vanter d'avoir épuisé, comme moi, le calice des cachots jusqu'à la lie.

Cependant, à force de lavements, de lotions, de cataplasmes salins sur les points douloureux, et à l'aide d'une nouvelle dose d'huile de ricin, une certaine amélioration ne laissait pas que de se manifester dans l'état général de la malade. Mais les forces diminuaient de jour en jour, la figure se décomposait; un certain air d'hébétude et d'égarement dominait dans la physionomie. Nul n'osait me le dire, car chacun frémissait, rien qu'en y pensant.

Enfin *le mardi 8 août*, une dame de la connaissance de M° Faivre, avocat, ayant été rendre visite à notre malade, fut tellement effrayée de cette situation, qu'elle courut de ce pas inviter M° Faivre à faire des démarches auprès du citoyen Ducoux, alors préfet de police, pour obtenir de lui la permission de me laisser aller embrasser une fois la mourante, on juger de son état par mes propres yeux. La permission, demandée à mon insu, ne fut accordée que pour le jeudi 10 août.

Le jeudi matin, je vois arriver dans mon cachot, à neuf heures du matin, le directeur, accompagné de deux sbires, l'un édenté et à faux-toupet, et l'autre gros, gras et fleuri comme un moine, et qui m'expliquent le but de leur mission, avec la désinvolture de gens qui seraient venus me prendre pour aller à une noce. Le *directeur s'appliquait à me faire comprendre la haute faveur de police dont j'étais l'objet; mais l'on exigea de moi une promesse par écrit que je ne ferais rien pour m'évader. Pendant que je la signais, l'idée me vint de demander à ces messieurs, combien de temps l'on m'accordait pour soigner la malade :

« Une heure, me dit-on; à la soixantième minute, nous avons ordre de vous ramener, sauf à vous arracher du lit.

— Et vous ne me laisserez pas seul à seul avec elle?

— Certes non; toutes nos mesures sont prises contre une tentative d'évasion; nous sommes armés.

— Et fort peu à craindre, répondis-je, si vous n'êtes que vous deux. Mais je soupçonne vos manœuvres.

Une heure, ajoutai-je, pour juger de l'effet d'un traitement ! Des recors dans la salle d'une mourante ! Il y a là de quoi l'achever en un instant. Eh bien, moi, je refuse cette indigne faveur. Allez dire à votre préfet, que s'il agit en cela comme médecin, il prouve qu'il n'a jamais su un mot de vraie médecine; que, si c'est comme préfet de police, il est digne de ses devanciers. Allez; moi je reste; vous m'accorderez bien de n'être pas votre complice dans cet acte de barbarie; et à la grâce de Dieu. »

Ils partirent, pour revenir, le lendemain matin, m'annoncer qu'on m'accordait 3 heures, de la part du préfet.

— En votre présence, leur dis-je, ces 3 heures seraient plus funestes qu'une seule.

Là-dessus le directeur, avec ce sourire narquois qui distingue sa physionomie officielle, se met à m'expliquer la haute faveur qu'on m'accordait, et à laquelle il prêtait lui-même les mains à ses risques et périls; car il avait reçu du pouvoir exécutif les ordres les plus sévères à mon égard; et il lui était défendu, de la part de M. Cavaignac, de m'ouvrir les portes, sans l'avoir prévenu, même dans le cas d'une ordonnance de non-lieu.

— Cela, lui dis-je, ne prouve pas grand courage de la part de mes incarcérateurs, et ne m'occupe guère. Mais ce que je tiens à noter, c'est qu'un préfet de police, médecin, pense qu'on puisse limiter à une médication une heure fixe;

je dirai cela un jour à la médecine de tout l'univers.

— Mais ce n'est pas au médecin qu'on accorde cette permission, me répondit toujours en souriant notre directeur; c'est au mari, pour aller donner un dernier adieu, s'il y a lieu, à son épouse.

— Laissez-moi, leur dis-je, je n'irai pas.

Après les avoir éconduits, comme on éconduit en pareille circonstance, je vous laisse à deviner ce qui se passa dans mon cachot, quand je me trouvai seul; et j'avais bien besoin que ce moment arrivât vite. Grand Dieu, combien tu éprouves, depuis des siècles, ceux qui se sacrifient à la cause du peuple !

Mais, ce qu'il est bon de noter, c'est que je n'ai rien à me reprocher, pour avoir refusé l'insigne faveur de la préfecture.

Car à peine les sbires étaient-ils partis, qu'on venait en toute hâte de la maison me prévenir de ne pas m'y rendre; depuis le matin la rue offrait un mouvement inusité : Des agents de police, échelonnés de distance en distance, avaient la précaution d'avertir les habitants que j'allais arriver escorté; les portes de mon habitation, du côté de la rue et des champs, étaient gardées par des mouchards qui jouaient au bouchon, selon leur habitude.

De tels préparatifs avaient l'air d'une espèce de provocation à l'adresse du bataillon de Gentilly, dont j'étais le commandant. Une lutte se serait probablement engagée à la suite; et les cris arrivant à la malade, auraient certainement achevé l'œuvre du poison.

Par une fatalité qui compliqua encore les angoisses de la malade, la dame dont j'ai parlé plus haut, revint le vendredi, pour assister à l'entrevue et nous prêter le concours de ses soins; elle révéla à la pauvre affligée qu'elle venait de voir rôder, dans la rue, le sieur Orfila prescrivant quelques dispositions à deux indi-

vidus ayant l'air de docteurs. Or, comment révoquer en doute cette assertion? Cette dame a habité un an la même maison que cet ex-prince de la science, dont on connaît le bon vouloir envers tout ce qui m'appartient; et, après tant de circonstances dont nul n'a perdu la mémoire, comment ne pas entrevoir un mauvais présage dans cette rencontre, pur effet sans doute du hasard? Jugez si ce rapprochement d'idées dut échapper à celle qui croyait entendre déjà les clameurs d'une provocation de police !

Jusqu'à présent ma prévoyance a été ma providence et celle des miens. La situation, je l'avais mesurée d'un coup d'œil; j'avais tout deviné. Je m'enfermai dans ma résignation, dans mon espérance et ma foi en ma bonne étoile, et j'attendis tout du Dieu des bonnes gens.

M⁰ Faivre, instruit de ces indignes dispositions, les dénonça au préfet de police, qui lui certifia que tout cela s'était fait à son insu, que c'était l'œuvre d'un certain Elouin, vieux réactionnaire de tous les régimes, que quelques jours plus tard il remercia de ses services; le préfet s'offrit même à venir me prendre lui-même dans sa voiture, sur ma simple parole d'honneur. Je ne crus pas devoir accepter cette nouvelle faveur; la malade me faisant annoncer qu'elle se croyait en voie de guérison; et elle ne s'est pas trompée.

Cependant, le progrès du mieux n'était pas bien rapide. Elle commença à pouvoir rester quelques minutes sur son séant; on la descendait de son lit, elle pouvait se soutenir quelques instants sur les jambes. Mais présumant déjà trop de ses forces, elle eut l'idée un jour, en l'absence de madame Michaut, une de nos voisines qui ne l'a pas abandonnée un seul instant, pendant toute sa maladie, elle eut l'idée de vouloir se lever et s'habiller toute seule; mais à peine avait-elle mis pied à terre, qu'une chorée, impossible à décrire, la poussa, en la faisant bondir sur le plancher, jusqu'à la fenêtre ; c'est la jambe droite qui était affectée de cette danse de saint Guy. Heureusement le mur arrêta le cours de ce mouvement désordonné, qui aurait certainement abouti à une chute désastreuse ; on accourut au bruit, pour la ramener à son lit.

J'ai déjà parlé de cet effet du poison arsenical sur les membres pelviens.

Les crampes ne la quittaient pas ; elle souffrait, si elle étendait trop les jambes ; elle était forcée, pour avoir un instant de répit, de tenir les genoux rapprochés de l'abdomen. Elle a remarqué long-temps, au-dessous de la peau de l'abdomen, comme un gargouillement qui montait et descendait sous forme d'espèces de bosselures. La crainte qu'elle éprouvait à parler de sa maladie l'a poursuivie assez longtemps. Après même qu'elle fut rendue à la santé, elle n'osait pas arrêter sa pensée sur le souvenir des dangers qu'elle avait courus.

Quoi qu'il en soit, en continuant les frictions, les lavements, l'aloès, elle parvint peu à peu à descendre seule et à se promener dans le jardin ; ses forces revenaient quoique bien lentement ; et, avec les forces, un désir de plus en plus prononcé de faire une visite au donjon de Vincennes.

Ce vœu de tous ses instants de convalescence, elle ne put l'accomplir que sept semaines après qu'elle était tombée malade, le 10, je crois, du mois de septembre ; sa fille l'accompagnait. En route elle se sentit sur le point de perdre deux fois connaissance ; le sang lui portait à la tête dans la voiture ; l'eau sédative qui l'aurait soulagée avait été oubliée ; elle serrait la main de sa fille, en recommandant son âme à Dieu. Enfin, elle arriva sans accident ; elle se mit à écheller une à une les 92 marches de l'escalier qui conduit à ma cellule. Les forces lui revinrent en me voyant ; je vous laisse à concevoir ce que fut la sépara-tion, quand l'heure de partir nous fut signifiée ; et quelle nuit je dus passer dans mon cachot, en songeant à tous les accidents qui pouvaient survenir pendant le trajet de Vincennes au domicile.

Enfin, la Providence n'abandonne pas tout à fait dans ses épreuves, qui ont l'air d'un oubli. Huit jours plus tard, elle revint sans malaise, et depuis lors elle a renouvelé ses visites trois fois la semaine, ayant même la force de m'apporter, comme l'oiseau du désert à saint Paul, ermite de la Thébaïde, la provision de chaque jour. Aujourd'hui, 10 décembre, on ne se douterait plus qu'elle ait tant souffert.

Observations.

Je viens de donner, aussi techniquement et aussi froidement qu'il m'a été possible, le journal de la maladie. Le peu de lignes qui peuvent avoir l'air d'une récrimination n'en tiennent pas moins au sujet, à titre de renseignements ou de circonstances du diagnostic.

J'ai été froid et comme impassible dans le cours de la narration ; on me permettra d'être logique et sévère dans les inductions. Je n'ai rien hasardé dans les faits ; j'ai le droit de ne reculer devant aucune des conséquences susceptibles d'en être déduites.

. Cette longue et cruelle maladie intestinale ne saurait reconnaître que deux causes possibles : la vermine intestinale ou le poison.

Or, ce n'était pas une maladie vermineuse ; car elle n'aurait pas résisté un instant, quant à ses ravages au moins, à l'action toute-puissante des premiers vermifuges que nous avons employés.

La preuve comparative de cette assertion s'est présentée deux fois à côté de la malade. Le plus jeune de ses enfants monte un jour, la figure blême et décomposée, en proie à de violentes coliques ; il était pris de la cholérine régnante alors. On lui passe de l'alcool camphré sur le ventre, et tout se calme à l'instant ; le soir, un peu d'aloès suffit pour dissiper le restant des symptômes. Le lendemain ou le surlendemain, le même accident arrive à la sœur de la malade ; même médication, même spontanéité dans la guérison.

Ces effets de la médication n'ont jamais comporté d'exception jusqu'à présent. La maladie dont nous parlons n'était donc pas vermineuse.

Quelques esprits, habitués à la routine des écoles, pourraient y voir les suites d'une indigestion. Mais l'indigestion, embarras de l'estomac, inertie de l'organe chymificateur, ne débute jamais et subitement par une diarrhée ; le passage des aliments de l'estomac dans le duodénum ne peut s'effectuer qu'après que la fonction stomacale s'est accomplie ; or, dans l'indigestion, il y a absence de fonction. Si l'estomac avait à se décharger subitement, dans un pareil cas, il ne le ferait réellement que par le vomissement.

Mais la continuité des déjections liquides d'abord, et sanguinolentes ensuite, les épreintes subites après l'ingestion de l'aliment, cause primitive de ces désordres ; les *crampes*, les *douleurs ostéocopos*, *l'éruption cutanée qui arrive à la suite*; la prostration, l'hébétude, la conscience intime qu'avait la malade de l'origine et de la gravité de sa position, la crainte de penser à sa situation et d'en parler aux autres ; la paralysie incomplète des membres pelviens ; l'horripilation émanée du simple frôlement des corps étrangers ; les souffrances éprouvées au moindre ébranlement du plancher ; *la chorée ou danse de saint Guy qui s'empare de la malade à la descente du lit; le soulagement apporté par les lavements au blanc d'œuf et l'huile de ricin ;* la résistance de cette affreuse désorganisation de la muqueuse des intestins aux médicaments qui en arrêtent si puissamment les progrès dans les circonstances ordinaires ; ce sont là

tout autant de caractères qui ne permettent pas un seul instant de douter que la maladie ait été un empoisonnement arsenical, à dose heureusement incomplète pour amener instantanément la mort.

Le poison avait passé subitement dans les intestins, ce qui arrive toutes les fois que la dose n'en est pas assez forte pour paralyser complétement les fonctions digestives, en désorganisant les parois stomacales.

De là épreintes et diarrhées d'abord ; puis, l'action du poison sur les parois intestinales devenant plus profonde, ulcérations, coagulations sanguines dans l'épaisseur des parois ; décomposition fétide du sang extravasé, qui aurait fini par donner la mort, sans l'emploi antiseptique des lotions d'alcool camphré.

Les lavements au blanc d'œuf soulagèrent les douleurs, en enveloppant dans le magma de l'albumine coagulée les parcelles éparses ou dissoutes du poison.

L'huile de ricin produisit, au premier abord, les désordres affreux dont nous avons parlé, en détachant, par tout autant de déchirements douloureux, des parois intestinales, les produits tuméfiés des ulcérations, et son second effet, réparateur du premier, parvint à soulager, par l'expulsion de la majeure partie des éléments du désordre.

Mais les ulcérations intestinales ne se réparent pas en un jour, et leur présence, obstacle incessant à la régularité de la fonction, est une cause incessante de nouveaux désordres et de nouvelles tortures ; de là les défaillances, la prostration, les crampes, la paralysie incomplète des nerfs sciatiques, la débilitation des organes ambiants, le relâchement des ligaments de l'utérus.

L'emploi de l'alcool en lotions sur le ventre a prévenu l'infection générale, en bornant l'action de l'arsenic dans les parois intestinales. Les lotions d'eau sédative ont coupé court à la fièvre et aux congestions qui auraient produit l'œdématisation ; *quand la cause du mal a été entièrement expulsée, le temps a effacé lentement ces ravages, et remis, par l'effet du développement réparateur des organes, les fonctions sur leur ancien pied.*

Qu'aurait opposé la médecine scolastique à cette affreuse maladie, qu'elle eût considérée comme un *typhus ?*

La *saignée* aurait appelé l'arsenic dans le torrent de la circulation, et accompli l'œuvre de l'empoisonnement.

La diète aurait achevé d'enlever à l'économie le peu de forces qui lui restait pour dominer et réparer ces ravages.

La fièvre, avec le cortége du délire, aurait appelé à son aide la saignée et la glace sur la tête.

La malade, ainsi jugulée par le mal et par le remède, serait morte en trois ou quatre jours, et un peu de terre aurait recouvert ce mystère.

Conclusions.

Vous me demanderez si je suis convaincu de la nature toxique de cette maladie.

Le souvenir fixé sur toutes mes lectures et *observations personnelles, je vous réponds :* Oui.

Vous me demanderez si je pense que cet empoisonnement était à mon adresse.

La main sur la conscience, je vous réponds : Oui.

Mais j'ai attendu le soir pour écrire cette réponse, et j'ai passé une nuit aussi calme que si je vous avais répondu : Non.

Clément XIV ne succomba qu'à la troisième tentative de ce genre ; moi, qui ne suis pas pontife, et qui n'ai en toute propriété que mon 35 millionième de souveraineté nationale, ce qui ne comporte l'assistance ni de flatteurs, ni de valets, il m'en faudra encore plus d'une, avant que je succombe ; et j'en suis à ma troisième.

Mais, grâce à ma médication et à ma *sobriété, je me porte si bien, que je ne puis succomber à présent qu'à de semblables tentatives.*

Comme simple rapprochement, et sans prétendre en tirer la moindre induction positive, on m'a rappelé que, quelques jours avant ce terrible événement, j'avais éprouvé, deux jours de suite, des coliques atroces et un dévoiement que rien ne pouvait parvenir à calmer ; j'avais recommandé à ma famille de n'en parler à personne.

Or, c'est quelques jours avant ces deux accidents, alors que je me portais à merveille, le lendemain enfin d'une visite que nous fit le citoyen Cormenin, auquel je m'étais plaint des coups de fusil qu'on nous tirait à travers nos barreaux ; c'est ce lendemain, dis-je, qu'une réclame presque officielle fut insérée, avec les mêmes termes, dans tous les journaux à la fois qui paraissaient à cette époque :

« D'après cette réclame, on me représentait comme étant en proie à une grande exaspération. Je parlais la nuit ; je me promenais, disait-on, en déclamant et répétant ma défense, et je tombais le matin dans une prostration telle, que les gendarmes étaient obligés de me frotter les tempes avec de la glace, pour me rappeler à la vie. »

En lisant cette monstruosité, j'avais dit à mes enfants : Ceci est plus qu'un pronostic.

Vous me demanderez comment je pense que l'accident a pu arriver.

Je vous répondrai : Je l'ignore et ne veux pas le rechercher.

Vous ajouterez : Vous croyez donc vos ennemis capables de pareilles choses?

Je répliquerai : Après ce dont vous avez été témoin, en doutez-vous?

Vous me direz : Mais c'est affreux que

de vivre sous l'impression de pareilles pensées !

Je me contenterai de vous répondre : C'est bien plus affreux que de ne rien faire pour ramener les hommes à ces principes de morale et de fraternité, qui préserveraient la société de pareils accidents et de pareils soupçons.

Je terminerai enfin par cet avertissement :

Heureux du siècle! par l'appât de votre fortune, vous êtes exposés aux mêmes dangers que moi par le radicalisme de mes opinions. La société, telle que vous la voulez, n'est qu'un vaste champ de bataille, qu'un vaste champ clos d'expropriations, où l'on prend la victoire pour le bonheur, et où la victoire a les caprices de la fortune. Je vous propose la paix dans le progrès : acceptez; car autrement, sachez qu'avec vos principes matérialistes, riches, vous êtes plus exposés que moi aux atteintes du poison; je vous le dis, parce que je le sais de bonne source. Vous êtes maintenant avertis.

***

ÉPIZOOTIE (*) DE L'ESPÈCE BOVINE.

Nous recevons de notre jeune ami, le citoyen Ribeyrol, la lettre suivante, accompagnée de pièces à l'appui :

Crandelles (Cantal), ce 14 novembre 1848.

Monsieur Raspail,

Je suis presque sûr de vous procurer un moment de distraction. Encore un nouveau service rendu, dans l'intérêt de tous, à l'aide de votre médication !

Permettez-moi de vous faire part de mes expériences, et en même temps de vous prier (au nom d'un grand nombre de malheureux paysans) de nous envoyer, à

(*) *Épizootie*, maladie contagieuse des animaux, du grec *epi*, relatif à, *zoon*, l'animal. Les maladies contagieuses de l'espèce humaine se nomment *épidémies*, de *epi*, relatif à, *demos*, le peuple.

travers les barreaux de votre cachot, un rayon de lumière à ce sujet. Tous nos patentés savants (ceux qui vous tiennent en prison) se trouvant fort au dépourvu, quand on se permet de leur demander quelle peut être la cause d'une telle maladie.

Je vous envoie ci-joint le dernier rapport des hommes de l'art, au préfet.

Dans certaines localités, la pluralité des bestiaux succombe à cette terrible affection; cela paralyse toutes les transactions, et est par conséquent une véritable cause de ruine pour toute la contrée, l'espèce bovine étant à peu près sa seule ressource.

Il est parfaitement reconnu, par les hommes sensés, qu'en suivant à la lettre la formule médicale ou autres moyens employés par de nombreux charlatans, tels que le séton au poitrail, piqûres sur les côtes où l'on place une cheville de bois, afin d'exciter à la suppuration, une bonne moitié des animaux attaqués se meurt; les autres sont considérés, en général, par l'agriculteur, comme impotents pour toujours.

Voici de quelle manière j'ai appliqué votre médication :

Faire avaler à une bête, deux jours de suite (suivant son âge et son calibre) une dose d'aloès de 6 à 30 grammes, dissous dans deux litres d'eau pour la plus forte dose; ajouter, au moment d'administrer, essence de térébenthine, dans les mêmes proportions de 6 à 30 grammes.

Lavements vermifuges avec tabac, quatre par jour; deux fois par jour larges lotions d'eau sédative très-forte sur toute la longueur de la colonne vertébrale, les intervalles intercostaux, le cou, avec forte friction par-dessus à la pommade ou huile térébenthinée.

Avec ce mode de traitement, la maladie prise au début (c'est-à-dire quand l'animal cesse de manger avec appétit quelquefois ne mangeant pas du tout, quand la respiration *est devenue plus fréquente*, double de l'état de santé) disparaît le plus souvent au bout de trois ou quatre jours ; quelquefois tous les symptômes disparaissent après les premiers pansements.

Par mesure de précaution, pendant une huitaine de jours, leur faire avaler à jeun une certaine dose de pâtée camphrée ou d'huile térébenthinée.

J'ai remarqué : 1° que cette maladie s'attaque de préférence aux laitières ; 2° qu'elle sévit avec plus de rigueur là où le sol est bas et humide, rarement sur les coteaux, là où l'herbage est le plus aromatique : à cet égard, *tout le monde est du même avis*. Il est à re-marquer aussi qu'ayant plu cet automne, à quatre reprises différentes, toutes les fois plusieurs nouveaux cas de cette maladie se sont déclarés.

Depuis de fortes gelées que nous avons eues, la maladie semble avoir cessé complétement.

Recevez, monsieur Raspail, l'assu-rance de mon dévouement.

P. Rebeyrol.

P. S. J'ai eu un succès à peu près complet ; une seule mort, sur plus de 30 cas, et encore est-il établi, de l'avis de tous, que la vache a succombé étranglée par une angine survenue à la suite des signes d'épizootie.

Aujourd'hui, 28 novembre, deux nou-veaux cas de maladie se présentent avec variation dans les symptômes.

Réponse,

Rapport officiel. — A la lettre du citoyen Ribeyrol, est joint un exem-plaire du bulletin officiel de la préfec-ture du Cantal, renfermant le rapport des médecins et vétérinaires commis par l'autorité, pour aller étudier sur les lieux la susdite épizootie. La commission se compose des citoyens Meynial, Dur, Bouygues, docteurs en médecine, Pé-rez, vétérinaire de la succursale des re-montes militaires, et Sage, vétérinaire du dépôt d'étalons.

D'après ces docteurs de médecine hu-maine ou vétérinaire, l'épizootie ré-gnante dans ces montagnes serait une pleuropneumonie généralement aiguë, rarement chronique, compliquée de pé-ricardite. .

Au début, la bête tousse de temps en temps, principalement le matin et le soir ; toux quelque peu sifflante, sèche et courte. Respiration devenant peu à peu triple de l'état normal (40 à 45 res-pirations par minute). 150 pulsations par minute, tandis qu'à l'état normal elles ne dépassent pas 25 à 40. Bruit respi-ratoire très-fort en certains endroits, très-faible dans d'autres ; ou bien bruit de crépitation ; matité vers le bas des côtes. A l'autopsie on trouve les pou-mons gorgés d'un liquide roussâtre, où surnagent des flocons de matière fibrino-albumineuse. Les plèvres considérable-ment épaissies, et recouvertes d'une couche de la même nature. Idem du pé-ricarde. La maladie est considérée par eux comme contagieuse.

A une pareille maladie qu'opposent les médecins de la commission ?

« Diète sévère ; quelques poignées d'herbe fraîche, 1 kilo au plus de bon foin par jour ; eau blanchie avec de la farine pour boisson. Mettre sur le corps de bonnes couvertures ; bouchonner sou-vent et jusqu'à la transpiration, avec de la paille sèche. Saignée de 3 à 4 kilog. pour les bêtes de trois ans, de 2 à 2 ½ pour les jeunes bêtes. Deux ou trois heu-res après, quatre grammes d'émétique dans un demi-litre d'eau tiède, breu-vage répété pendant seize à dix-huit heures ; après quoi nouvelle saignée ; pour les bêtes grasses, on en prati-quera une troisième vingt heures après. L'action de l'émétique terminée, on fera prendre 5 à 6 litres de tisane de mauve ou d'orge, avec 4 grammes de sel de nitre par litre pour les grands animaux, et 1 à 2 grammes pour les petits.

Si ces soins n'amènent pas d'amélioration sensible, disent les médecins, on appliquera de chaque côté de la poitrine, un large vésicatoire. »

On conçoit que les médecins promettent à l'autorité monts et merveilles de cette médication ; mais ce que je conçois moins, c'est que le citoyen préfet n'ait pas été instruit des résultats tout contraires à l'espoir des médecins, et que, dans un bulletin officiel, et avant une contre-enquête préalable, il ait conseillé et préconisé un mode de médication aussi irrationnel. Un préfet venant de Paris ne devrait pas se mettre ainsi à la remorque d'une médecine stationnaire et entêtée dans sa vieille routine.

Nous posons en fait qu'une semblable médication n'aura pas préservé une seule bête bovine des accidents désastreux de cette maladie ; les paysans l'ont repoussée avec juste raison ; et c'est ce dont les docteurs se plaignent à M. le préfet. La médecine officielle n'entend pas raison sur la désobéissance à ses ordonnances ; ils emblerait, à l'entendre, qu'on ne saurait jamais mourir par sa faute.

Détermination de la cause de cette épizootie. — Le citoyen Ribeyrol fait justement remarquer que les vaches qui paissent sur les hauteurs sont exemptes de la contagion, et que l'épizootie n'atteint que les bestiaux qu'on mène paître dans les prairies marécageuses.

Nous soupçonnons dans cette maladie une invasion du dragonneau ou filaire, qui, se jetant avec préférence sur les poumons, traverse de là la plèvre et le péricarde ; car ce terrible helminthe est assez grêle pour passer *incognito* à travers toutes les espèces d'organes, et assez puissant pour laisser sur ses traces le ravage et la désorganisation. S'il entre dans les naseaux, coryza ; s'il s'arrête

aux premières voies respiratoires, angine et étranglement, mort par suffocation ; s'il descend et pullule dans les poumons, les symptômes suivront en intensité la marche croissante de sa pullulation.

La filaire abonde dans certains terrains marécageux, et au fond même de certains puits.

Il pourrait se faire que ces marécages renferment aussi, en une certaine abondance, le *stipa pennata*, graminée dont la balle, en pénétrant dans les chairs des animaux, les laboure dans tous les sens, et y détermine les ravages les plus irréparables. Nous avons décrit cette maladie dans l'*Histoire naturelle de la santé et de la maladie*, tom. I, pag. 273, édit. de 1846. Mais si l'épizootie actuellement régnante dans le Cantal reconnaissait une telle cause, ses effets morbides prendraient une foule d'autres dénominations, selon le lieu d'invasion sur lequel le hasard aurait projeté la graine ; or ici la maladie affecte toujours le même caractère et le même siége.

Enfin une troisième cause pourrait être la qualité mercurielle ou arsenicale des eaux du Cantal, eaux si perfides pour les pauvres femmes de ce pays (voyez *Revue élémentaire*, tom. I, livr. viii, pag. 244). Il serait intéressant de s'assurer, par l'analyse, de ce que cette hypothèse peut avoir de fondé ; car nous sommes convaincus que, dans beaucoup de localités montagneuses, bien des épizooties indéfinissables ne reconnaissent pas d'autre cause morbifique. Cependant la marche graduée de la maladie régnante s'accorde peu avec une pareille hypothèse ; et ses caractères sont trop limités à l'organe respiratoire, pour que le mercure, qui s'attaque, avant tout, aux systèmes ganglionnaire et osseux, en soit l'auteur. D'un autre côté, le succès obtenu par le citoyen Ribeyrol, qui n'a eu, pour opérer des guérisons, qu'à employer la médication vermifuge, démontre suffisamment que cette fois la maladie est vermineuse

MÉDICATION.

1° Dans l'hypothèse que les eaux qui dégorgent des montagnes dans les marécages de ces pays, aient pu passer accidentellement sur quelques filets de minerais mercuriels si fréquents dans les montagnes granitiques, nous conseillons aux habitants de faire usage, pour leurs besoins particuliers, de fontaines de cuivre étamées avec soin, ou bien de tenir, au fond de leurs fontaines en grès, de la grenaille d'étain, qu'ils auront soin de faire refondre tous les quinze jours, et de jeter, ainsi fondue, dans un baquet d'eau, de la hauteur du bras. Cette fusion suffira pour dépouiller, par évaporation, l'étain de la quantité de mercure qu'il se serait assimilée ; et, en le jetant dans l'eau tout encore en fusion, on en divisera la masse en une nouvelle grenaille.

On placera de cette grenaille dans toutes les auges des bestiaux.

2° Mais, comme tout concourt à établir que cette maladie est essentiellement vermineuse, il sera bon, chaque matin, de donner, de chaque côté de la lèvre inférieure et des naseaux, un coup de pinceau trempé dans l'essence de térébenthine, afin que l'aspiration constante de cette vapeur vermifuge écarte les helminthes qui seraient dans le cas de vouloir faire irruption dans les voies respiratoires.

Dès que l'invasion a lieu, en dépit de ces précautions, on lotionne le cou, les naseaux, le chanfrein avec de l'eau-de-vie camphrée, trois fois par jour.

On administre une once (30 grammes) d'aloès pour les bêtes de trois ans, et une demi-once pour les autres, le tout dissous dans une suffisante quantité d'eau blanche, dans laquelle on a battu une demi-once (15 grammes) d'essence de térébenthine.

Tous les matins, lavement à l'eau de farine limpide, avec un gros (4 grammes) d'essence de térébenthine par litre d'eau, et une once (30 grammes) de sel gris de cuisine.

Soir et matin, on mêle à la boisson de la bête une once de sel gris de cuisine. On asperge de sel sa paille et son foin.

On lotionne le front, le garrot, les flancs avec de l'eau sédative, jusqu'à ce que le pouls soit redescendu à quarante pulsations ; et l'on recommence toutes les fois que le pouls remonte.

On reprend l'aloès au bout de quatre jours, si le mieux n'était pas obtenu, ce qui sera fort rare.

Nous garantissons la guérison complète de l'animal, si cette médication est employée dès le début, ou si l'animal n'a pas été exténué et tout à fait jugulé par la méthode irrationnelle de l'école.

Avis à l'autorité, si l'autorité a le sens commun ; mais avis aux paysans qui, en ce qui les concerne, ont plus de bon sens que l'autorité dans son ensemble. Que les paysans, aujourd'hui électeurs, s'associent et s'assurent entre eux enfin contre le danger des instructions officielles, comme on s'assure contre la grêle et les autres fléaux du ciel. De ces calamités, je ne sais le plus souvent pas quelle est la pire.

§ II. — COURS ÉLÉMENTAIRE D'ANATOMIE

ET DE PHYSIOLOGIE HUMAINE ET COMPARÉE.

(*Suite.* — Voy. tom. II, liv. 6e, pag. 169.)

Ventricules du cerveau.

242. Il n'est personne qui, en ouvrant et disséquant, pour ainsi dire, des fruits à gros cotylédons féculents, tels que le marron, la châtaigne, la châtaigne d'eau, n'ait eu l'occasion de remarquer assez souvent une cavité avoisinant le point d'insertion, cavité à surface bosselée de différente manière ; de même, dans la partie ventrue de certaines racines pivotantes et dans le voisinage du collet ; on en remarque une semblable constamment dans le périsperme farineux du maïs.

243. Ce sont des cavités analogues que les anatomistes ont nommées *ventricules du cerveau*, ventricules, parce que, par le profil, les deux principales de ces cavités affectent, en quelque sorte, le dessin linéaire de l'estomac ou ventricule des entrailles. Du reste, toute cavité centrale a reçu des anatomistes la dénomination de ventre, les muscles eux-mêmes ; et de là est venu la dénomination des deux muscles *digastriques* (à deux ventricules, c'est-à-dire à deux renflements).

244. Après avoir établi cette analogie nominale, et ne voulant pas s'arrêter en si beau chemin, ils ont transporté toute la nomenclature des organes de l'arrière-train du corps dans ces régions, pour dénommer des accidents de surface, dont nul de nous ne connaît le moins du monde la destination, et qui, assez constantes chez une espèce de vertébrés, ou disparaissent entièrement chez les espèces plus ou moins voisines ou s'y modifient ; en sorte qu'en décrivant cet organe sublime de l'intelligence et des no-

bles et pures idées, on a l'air de parler le langage des mauvais lieux. Nous voilerons, tant que nous pourrons, l'ignominie de ce langage lubrique, en tâchant de le remplacer par un autre genre de dénominations moins indignes d'un tel sujet.

Deux premiers ventricules.

245. Les deux premiers ventricules sont parallèles, symétriques, égaux en tout, par les dimensions, la forme générale et les accidents de surface. Ce sont deux cavités centrales, pratiquées chacune dans un hémisphère du cerveau et dans le voisinage de ce que nous avons appelé les *pédicules* du cerveau.

Lorsqu'on tranche horizontalement ces deux hémisphères par une coupe qui intéresse ces deux cavités, les deux ventricules présentent, en quelque sorte, le délinéament d'un *w* allemand. Par une coupe verticale, au contraire, chacun de ces ventricules affecte le délinéament de la cucurbite stomacale, la grande courbure en haut et dirigée sur le devant de la tête, la petite courbure pylorique placée postérieurement et en bas.

246. Ces deux cavités sont séparées, on le conçoit, par les parois contiguës mais amincies des deux hémisphères, parois réunies en une espèce de cloison de séparation, que les anatomistes ont dénommée *septum lucidum*, cloison transparente, et que Galien appelait le *diaphragme du cerveau,* expression impropre, si elle implique une analogie quelconque avec le diaphragme abdominal. Les deux cavités que sépare cette cloison ne sont nullement vides, mais

remplies d'un liquide à un état d'organisation commençante, d'un aspect opalin, espèce d'organisation rudimentaire analogue à celle que l'on remarque, au début de leur développement, et, avant leur complète maturité, dans le centre des cotylédons de l'amande ou de la pêche, et de tous les fruits à noyau. Un organe, en effet, soit végétal, soit animal, ne se régénère et ne fournit à son développement continu que du centre à la circonférence ; ce qui fait que la substance du centre, toujours plus jeune et première en date, affecte une organisation de plus en plus molle et de moins en moins compacte, à mesure qu'on avance des couches externes aux couches internes, les couches externes devenant de plus en plus corticales et couches de rebut, à mesure que les progrès du développement, c'est-à-dire de l'âge, tendent à les remplacer par les couches plus internes et plus jeunes. Le liquide opalin, renfermé dans les ventricules, peut donc être, jusqu'à un certain point, considéré comme le liquide nourricier du cerveau, et les ventricules comme une espèce de laboratoire incessant du développement progressif de cet organe, qui continue jusqu'à l'époque où le cadre de ce développement est épuisé.

247. Il est évident que cette cloison diaphragmatique ne conserve pas partout sa mince épaisseur et sa transparence. A mesure que ses deux parois tendent à s'éloigner l'une de l'autre et à se dédoubler pour ainsi dire, alors chacune de son côté semble épaissir ; on nomme *piliers de la voûte* ces deux épaississements postérieurs et divariqués.

248. Tous les autres accidents de surface ont reçu des noms divers : à l'une de ces régions, on a donné le nom de *corps calleux;* à l'autre, celui de *corps cannelés;* à une autre, celui de *plexus choroïde,* à cause de son apparence réticulée ; à une dernière, enfin, celui de

couches de nerfs optiques. La plupart de ces proéminences sont des rudiments d'organes qui se sont arrêtés à leur premier développement, organes incapables de fonctions et non susceptibles de dénomination caractéristique. Elles se répètent avec symétrie, exactement et parallèlement, dans l'un et l'autre de ces deux ventricules.

3e *ventricule.*

249. Derrière les deux piliers de la voûte, on trouve une troisième cavité, creusée dans la substance de la moelle allongée et non dans celle du cervelet. Ce troisième ventricule en formerait deux à son tour, si sa cloison médiane ne s'était pas oblitérée dès le principe. Car on y remarque le même parallélisme dans tous les accidents de surface qui le bossellent. Malheureusement ces accidents de surface, par la bizarrerie de leur conformation, ont imprégné d'une certaine lubricité la nomenclature anatomique ; et ce cynisme du vocabulaire date d'Hérophile et de Galien.

250. En commençant du côté des piliers, on remarque un orifice que les anatomistes ont nommé la *vulve,* puis la *glande pinéale,* à cause de sa ressemblance avec un *cône de pin;* ensuite deux proéminences qu'on a nommées *les fesses* (en latin *nates*), et au-dessous deux autres, qu'on a nommées *les bourses* (*testes*), et au-dessous, sur la ligne médiane, un autre orifice qu'on a nommé *l'anus;* en un mot, un hermaphrodisme complet dans l'organe sublime de la pensée.

Nous proposons aux anatomistes de substituer à une aussi immonde nomenclature la suivante :

Orifice antérieur (au lieu de *vulva*), orifice postérieur (au lieu d'*anus*), paire antérieure de protubérances (au lieu de *nates*), paire postérieure (au lieu de *testes*).

251. Nous ne parlerons que pour mé-

moire de l'*entonnoir*, de l'*aqueduc de Sylvius*, et de la *grande valvule du cerveau*, accidents de surface que le dessin seul peut bien faire connaître.

4e *ventricule.*

252. Enfin un quatrième ventricule, oa plutôt une simple dépression, existe, à la suite du troisième ventricule, dans le sens de la longueur de la moelle allongée; l'*aqueduc de Sylvius*, du troisième ventricule, y conduit. Mais ici rien de remarquable, si ce n'est une certaine ressemblance de délinéation, quand on l'a découvert, avec le bout taillé d'une plume à écrire; ce qui l'a fait appeler par Hérophile *kalamos graphicos*, mot que les latins ont traduit par celui de *calamus scriptorius*, roseau à écrire. Les anciens, en effet, se servaient, pour écrire, de tuyaux de paille ou de roseau, qu'ils taillaien à peu près comme nous taillons nos plumes d'oie, avec la différence que le bec n'avait pas plus de longueur que les angles des deux échancrures latérales. Or, le quatrième ventricule présente assez exactement cette configuration. Du reste, il n'offre aucun accident de surface susceptible de porter un nom. Seulement il est facile d'y remarquer une certaine symétrie qui indiquerait que, dans le principe, il a pu être séparé en deux compartiments parallèles, par une cloison qui se sera oblitérée.

(*La suite au numéro prochain.*)

§ III. — COURS ÉLÉMENTAIRE DE CHIMIE INORGANIQUE

APPLIQUÉE A L'AGRICULTURE, AUX ARTS ET A L'INDUSTRIE.

(*Suite.* — Voyez tom. II, livr. 6e, pag. 171.)

Pesanteur de l'air atmosphérique.

172. Est-ce dû à la paresse d'esprit de l'homme ou aux efforts que l'absolutisme a opposés si longtemps à la marche du progrès; il n'en est pas moins vrai que la plupart de nos vérités modernes ne sont que les conséquences immédiates des principes adoptés dès les premiers temps historiques. Seize cents ans écoulés entre le principe et ses conséquences! on se récrierait à moins contre le système stationnaire et conservateur qu'a adopté le catholicisme, et dont il semble ne pas vouloir se départir. La découverte de la pesanteur de l'air ne date que du xviie siècle; et celle de sa combinaison avec les métaux que du xviiie, quoique ces deux vérités se tiennent intimement entre elles; et pourtant la force de l'air, comme moteur, est connue de toute antiquité; or, qu'est-ce que la force sans la pesanteur?

173. Il faudrait remonter au berceau du monde, pour assigner la date du jour où l'on remarqua que le vent vient de l'air agité et poussé par une force quelconque. Or, le vent qui renverse horizontalement les obstacles, doit être regardé comme pesant, puisqu'il les pousse de haut en bas, quand il arrive perpendiculairement; il fait alors pencher la balance. Donc l'air agité est pesant; pourquoi l'air en repos ne le serait-il pas? Sénèque allait plus loin, et il reconnaissait que la voix n'est que l'air en vibration (*vox nihil aliud est quam ictus aër,* Senec. *Quœst. nat.*). Or, qui n'avait vu dès lors qu'il suffisait de souffler sur le plateau d'une balance pour le faire tomber, ou former contre-poids à l'autre plateau? Car d'après ces mêmes anciens le souffle n'était que de l'air expiré.

174. Et pourtant le dogme physique de la pesanteur de l'air, d'où découle

presque .oute la météorologie, ne date véritablement que de Galilée !

175. Un jour les fontainiers de Rome vinrent demander à l'illustre physicien la raison qui faisait que, dans les pompes, l'eau ne pouvait monter qu'à la hauteur de 52 pieds. Galilée leur répond : Parce que la nature a horreur du vide (*natura abhorret a vacuo*), forme de langage qui lui est inspirée par l'axiome catholique : *Ecclesia abhorret a sanguine*, l'Église a horreur du sang.

Les physiciens d'aujourd'hui trouvent cette réponse de Galilée peu digne de son vaste savoir. Est-ce parce que le grand physicien ne s'est pas servi de leur manière d'exprimer la même pensée ? Quant à moi, je n'y vois qu'une métaphore qui devait suffire à l'intelligence de ses interlocuteurs, et quant au fond de la pensée, elle est équivalente à l'idée de la pesanteur de l'air. Avec le piston, vous faites le vide, une force naturelle y pousse l'eau avec violence ; cette force, tout porte à croire que Galilée la voyait dans le contre-poids de l'air.

176. Mais c'est à son disciple Toricelli qu'était réservé l'honneur de démontrer expérimentalement cette vérité. Ayant rempli un tube fermé de mercure par le bout inférieur, et l'ayant ensuite renversé pour le plonger dans un petit bain de mercure, il vit la colonne de mercure s'arrêter à chaque fois, après un certain nombre d'oscillations, à une hauteur constante, équivalente à 75 centimètres environ de nos mesures actuelles (près de 28 pouces d'alors). Or, 28 pouces (75 centimètres) de mercure équivalent en poids à une colonne d'eau de même base et de 52 pieds (10 mètres 24 centimètres), le rapport de pesanteur spécifique de l'eau au mercure étant de 1 à 13.598.

Une colonne de mercure, du même poids qu'une colonne d'eau de 52 pieds d'élévation, faisait donc le même contre-poids que celle-ci à l'air. L'air était donc pesant.

177. Cette conclusion surprit le monde savant ; Pascal fut frappé de son évidence, et il signala tout aussitôt à so beau-frère Périer, qui habitait Clermont, le moyen d'en vérifier l'exactitude. « Prenez deux tubes de Toricelli , lui écrivit-il, et en même temps qu'on observera la hauteur de la colonne mercurielle au bas du Puy-de-Dôme ou de toute autre hauteur, qu'on observe l'autre au sommet de la même hauteur ; vous devrez remarquer que sur le sommet de la montagne, la colonne mercurielle aura moins de hauteur que dans la plaine. Car sur le sommet de la montagne, la colonne d'air faisant contrepoids à la colonne de mercure sera diminuée de toute la portion qui la complète en se continuant jusqu'au bas de la montagne ; donc cette colonne d'air, sur le sommet, pèsera moins qu'à la base. Donc l'air est doué de pesanteur. » Et l'expérience dirigée par Périer confirma les prévisions de Pascal.

178. Le tube de Toricelli se nomme *baromètre* (du grec *barus* pesant, et *metron* mesure), c'est-à-dire instrument destiné à mesurer la pesanteur de l'air.

On conçoit que tous les liquides pourraient remplacer le mercure dans la confection de cet appareil ; mais on a choisi le mercure à cause que c'est le corps liquide le plus pesant que nous connaissions, ce qui fait que le tube qui sert à l'appareil est de moindre longueur, et que l'appareil peut devenir portatif. Car si on employait l'eau à cet effet, le tube devrait avoir 52 pieds (10 mèt. 24 cent.) de hauteur ; et il serait bien plus élevé encore, si l'on se servait comme liquide d'huile d'olive et d'alcool absolu. Car pour l'huile le tube devrait avoir 11 mèt 30 cent. A ce premier avantage, le mercure joint celui de ne jamais se congeler dans nos climats tempérés.

179. Ainsi, le baromètre, réduit à sa

plus grande simplicité, est un tube de verre de 80 centimètres de longueur environ, fermé par un bout et ouvert par l'autre ; remplissez-le de mercure exactement ; bouchez-le avec le doigt, renversez perpendiculairement et introduisez en l'extrémité ouverte, sans lâcher le doigt, dans le fond d'un petit bain de mercure de la capacité d'un godet à demi plein ; lâchez le doigt, et vous verrez alors le mercure descendre et s'arrêter, après quelques oscillations, à la hauteur environ de 75 à 76 centimètres dans la plaine. Cette hauteur variera à chaque instant du jour, selon que l'air sera plus ou moins lourd, et pèsera plus ou moins dans le plateau de cette balance atmosphérique.

180. Si vous introduisez un tel appareil, cette fois beaucoup plus court, sous la machine pneumatique, et que vous y fassiez le vide ; à chaque coup de piston vous verrez le mercure descendre, l'air qui lui faisait contre-poids diminuant proportionnellement de densité et de poids ; en sorte que, dans une excellente machine, on pourrait amener le mercure du tube barométrique au niveau de celui de la cuvette, ce qui indiquerait l'absence complète de l'air qui lui faisait contre-poids, dans la capacité de la cloche, où l'on a pratiqué mécaniquement le vide.

181. Vous devez déjà entrevoir que le baromètre est un excellent instrument pour déterminer les hauteurs des localités ; on les mesure par les degrés d'abaissement de la colonne mercurielle, puisque plus l'on monte et plus le mercure baisse. On a pris pour zéro de cette échelle le niveau ordinaire de la mer, qui est censé être partout à la même distance du centre de la terre, et à la surface de laquelle le baromètre marque 76 centimètres. On trouve que l'abaissement de 1 millimètre, correspond à une élévation de 12 à 13 mètres, après toutes corrections pour la température et

la latitude. Nous renverrons ces détails au cours de physique.

182. Si l'air est doué de pesanteur, il doit rendre plus pesants les corps avec lesquels il se combine. Eh bien, la combinaison de l'air avec les corps est encore une découverte plus récente d'un siècle que celle de la pesanteur de l'air lui-même. Qui aurait pu penser, jusque-là, que l'air fût susceptible de se solidifier ?

183. Bayen publia, en 1773, un travail sur la calcination du mercure, tendant à prouver que, pendant cette opération en plein air, le mercure augmentait de poids, ce qui ne pouvait venir que de l'absorption de l'air lui-même. A cette occasion Lavoisier fit ouvrir, dans une séance de l'Académie, un paquet cacheté, qu'il avait déposé au secrétariat l'année précédente, pour prendre date au sujet d'un travail, dans lequel il était arrivé aux mêmes conséquences que venait de publier Bayen.

184. Mais alors Bayen, dépossédé par l'empire des dates, exhume un vieux livre ignoré de tout le monde, qui dépossède Lavoisier autant que lui. En 1650, un pharmacien médecin de Bugue, en Périgord, nommé Jean Rey, publia un opuscule sur la recherche de la cause pour laquelle le plomb et l'étain augmentent de poids, quand on les transforme en litharge et calcine, en les brûlant au contact de l'air ; et il était arrivé à cette conséquence que leur accroissement de poids venait de l'air, *qui*, dit-il, *dans le vase, a été épaissi, appesanti et rendu aucunement adhésif, par la véhémente et longuement continuée chaleur du fourneau... non autrement que l'on appesantit le sable que vous jetez et agitez en icelles, pour l'amollir et adhérer à ses moindres grains.*

Ce livre avait passé inaperçu ; car, en 1670, Boyle n'en avait aucune connaissance, puisqu'il ne le cite pas dans son traité de la pesanteur du feu et de la flamme. Lemery en ignorait l'existence, lui qui ne voyait l'explication de l'accroissement en poids des corps calcinés que dans leur union avec les corpuscules ignés ; comme Charras l'attribuait à l'union des acides du bois et du charbon.

La théorie de Jean Rey avait un tel air de jeunesse, que pendant plusieurs jours Lavoisier douta de l'authenticité du livre, et crut voir, dans la révélation de Bayen, une mystification à son adresse. Nous sommes tous faits de la sorte ; nous sommes tous portés à croire que l'idée qui nous vient n'a jamais pu se présenter à personne autre.

185. Mais cette idée n'était pas venue seulement à l'esprit de Jean Rey, comme on le professe, depuis Lavoisier, dans tous nos cours de chimie sans exception. Nous l'avons retrouvée dans plusieurs écrits tout aussi ignorés, qui datent de cette époque de fermentation intellectuelle.

186. Ainsi, dès 1673, Olaus Borrichius (*) disait dans une simple note : « Plusieurs personnes pensent que les plombs qui couvrent les édifices augmentent en poids, par l'amalgame, pour ainsi dire, de certaines particules qui se trouvent dans l'air et dans l'eau de la pluie. » Olaus a vu le régule d'antimoine augmenter de poids (de 12 à 13 drachmes), après avoir été traité par l'acide nitrique et fortement calciné.

187. A la même époque Ettmuller faisait de son côté des remarques analogues : « En calcinant l'antimoine par le miroir ardent, dit-il, il se fait une chaleur suffisante pour ramollir l'antimoine, sans le fondre.... dans cette expérience l'antimoine fume beaucoup, et il s'en exhale autant de matière que lorsqu'on le calcine sur des charbons ardents. Cependant, au lieu de diminuer de poids, comme il fait sur le feu, il en augmente si fort, qu'à la balance on le trouve plus pesant que lorsqu'on l'y a mis. »

(*) Act. de Copenhague, 1673. Obs. 73.

188. Nous trouvons un passage encore plus significatif, chez un auteur dont on connaît le nom en pharmacie, mais dont nul chimiste de l'époque actuelle n'a peut-être eu l'occasion de lire une seule fois le livre. Je veux parler de l'abbé Rousseau, dit le capucin du Louvre, inventeur, comme tout le monde le sait, des *gouttes opiacées de Rousseau*, et, ce que l'on ne sait plus, du *baume tranquille* (*).

L'abbé Rousseau est mort en 1694. Son manuscrit n'a été publié qu'en 1708, par son frère, afin de revendiquer en sa faveur la priorité des découvertes que bien des plagiaires s'attribuaient. A la page 49 et suivantes, il donne beaucoup d'expériences, propres à démontrer que certains métaux augmentent de poids en se combinant avec l'air..... Il ajoute ailleurs : « Il ne peut se faire aucune fermentation, si l'air n'y coopère ; parce que, quoi qu'en puissent dire certains philosophes, le premier dissolvant du monde réside dans l'air ; et il est constant, comme on le démontre sans contredit, qu'il y a un esprit universel, invisible et insensible qui se corporifie et se spécifie dans tous les genres et dans toutes les espèces, et dans tous les individus du monde sublunaire..... Si on observe combien la terre, dont on tire le salpêtre, aura pesé avant et après, on trouvera qu'elle n'égalera pas le poids du salpêtre qui en est produit. »

189. Ainsi, cette idée primitive qui a fait le fondement de la gloire de Lavoisier, et a été le germe de la nomenclature chimique actuelle, était venue à l'esprit de bien d'autres observateurs que Jean Rey. Mais il était réservé au génie de Lavoisier de la rendre féconde, en la poursuivant jusque dans ses dernières conséquences.

(*La suite au numéro prochain.*)

(*) Secrets et remèdes de l'abbé Rousseau, in-8°, Paris, 1708, pag. 151.

§ IV. — ÉCONOMIE AGRICOLE.

LE FROMENT, LA POMME DE TERRE ET LE BANANIER.

FABLE OFFICIELLE.

La République devrait être le gouvernement des aptitudes ; l'esprit de coterie en a fait le capharnaüm des prétentions incapables. Toute place convient aux ambitions excentriques : un fumeur d'estaminet s'improvise ministre des travaux publics ; un pauvre médecin sans clientèle lui succède, et hérite tout à coup de l'omniscience de son prédécesseur ; les ministères donnent toutes les connaissances, que leur administration suppose, au premier venu, entre les mains duquel la fortune fait choir un portefeuille. On est émerveillé d'entendre ces ignorants de la veille, parler, le lendemain, de tout, avec une assurance qui semble garantir la pertinence.

Pourquoi pas ? N'ont-ils pas entre les mains les bouts de note que leur ont transmis leurs commis ?

Ces réflexions ont eu plus d'une occasion de nous revenir à l'esprit, depuis l'époque de la grande curée ; et nous prenions soin de les écarter loin de nous, comme tout autant de réalisations de nos plus fâcheuses prévisions. Mais nous n'avons pu résister à la tentation de rompre le silence, à l'occasion d'une outrecuidance de ce genre qui laisse bien loin toutes les autres.

Chacun sait que, dans la saison la moins propice de l'année, on se hâte d'envoyer, pour coloniser quelque désert de l'Algérie, le trop-plein de notre infortuné Paris, les familles enfin qui, préférant les périls de l'exil aux tortures de la plus affligeante misère, se trouvent encore fort heureuses d'obtenir la faveur de ce pis-aller.

Avant de partir, nos racoleurs officiels leur dorent l'espérance, à la manière des racoleurs d'autrefois pour l'*el dorado* ou les mines d'or du Mississipi. Dans ces déserts, comme dans ceux de l'ancienne époque, la manne du ciel doit tomber chaque matin, et la terre doit presque produire sans culture.

C'est ce que leur dit chaque fois un ministre du gouvernement, puis un ministre de l'Évangile ; et, entre ces deux *speeks*, le bon M. Trélat, en sa qualité d'ex-ministre descendu maire de Paris, trouve toujours le moyen d'intercaler une de ses tartines les plus vertueuses.

Dans l'une des plus récentes de ces solennelles et tristes occasions, le docteur-médecin de la Salpêtrière, en sa qualité de maire du 12ᵉ arrondissement, a voulu aborder les grandes questions d'économie agricole (*).

« Je vous présente et vous confie, a-t-il dit à ces pauvres colons grelottants de froid, un plant de bananier, que l'on m'a remis au Jardin des Plantes. Si vous parvenez à l'acclimater, votre fortune est faite, ainsi que celle de la colonie. Car le produit du bananier est à celui de la pomme de terre, comme 41 est à 1 ; et à celui du froment comme 133 est à 1 ; en sorte que si, sur un espace donné, le froment produit 800 kil., la pomme de terre produit 2,400 kil. et le bananier 106,000 kil. »

Il n'y a qu'un inconvénient dans ces rapports : c'est qu'ils ne portent nullement sur les mêmes données. De ces sortes de syllogismes, on dit, dans la scolastique, que l'argument a quatre termes, alors que, selon les règles qui en garantissent l'exactitude, il ne doit en avoir que trois, et pas une fraction de plus.

(*) *Moniteur* du lundi 11 décembre 1848.

En effet, le bananier d'abord ne vient bien que là où la pomme de terre et le froment viendraient mal; et il ne vient pas du tout dans les climats où le blé et la pomme de terre prospèrent.

Supposons cependant qu'il s'acclimate en Afrique, malgré l'ingratitude du sol; supposons encore que son produit y égale celui que ses plants donnent sous les tropiques; en poids, sans doute, ce produit surpassera de beaucoup celui de la pomme de terre et celui du blé; mais en nutribilité, il restera bien inférieur et à l'une et à l'autre des deux premières récoltes.

Car la majeure partie de son poids consiste en molécules aqueuses, en eau pure qui ne manque jamais à la rivière, et qu'on n'a nul besoin de récolter à tant de frais. Quant au résidu solide qui constitue la minime partie de ce produit, par lui-même il ne saurait suffire à une alimentation complète; et son poids, égalât-il celui du poids total de la banane, sous le rapport économique, serait encore bien inférieur à celui du blé, dont la farine, pour être nutritive, n'a besoin que d'être pétrie avec une simple addition d'eau.

Le raisonnement officiel irait si loin, qu'il nous porterait à admettre que, toutes choses égales d'ailleurs, une récolte de pommes de terre serait autant préférable à une récolte de blé que le poids de l'une dépasse l'autre; or, demandez au commerce des denrées s'il pourrait entendre, sans éclater de rire, soutenir de pareilles billevesées.

En effet, la partie nutritive de la pomme de terre consiste exclusivement dans le résidu féculent; or, la fécule ne saurait devenir réellement alimentaire que par son mélange proportionné avec l'albumine ou le gluten, qui n'existe pas dans la pomme de terre, et qu'il faut lui ajouter après coup; tandis que ces deux principes complémentaires de la nutrition se trouvent réunis, à l'état le plus compacte et le plus dense, dans les céréales, et surtout dans le beau froment,

Soumettons maintenant ce problème au calcul.

Un hectare de terrain qui peut produire 50 hectolitres, c'est-à-dire 3,750 kil. de froment, produira, l'année suivante, 22,400 kil. de pommes de terre

Vous allez vous écrier que la récolte de la seconde année est bien supérieure à celle de la première, et qu'une économie bien entendue consisterait à ne planter jamais que des pommes de terre; car 22,000 kil. sont sept fois plus pesants que 3,000.

Mais rappelez-vous que la pomme de terre est aqueuse, et qu'ensuite son principe nutritif réside dans sa fécule.

Or, défalquons de son poids l'eau et le tissu cellulaire peu digestif, et bornons-nous à peser la fécule; nous trouverons qu'en poids cette partie, seule profitable de la récolte, se réduit à 3,750 kil., juste le même poids que la récolte de céréales.

Mais ce poids est loin d'équivaloir à l'autre, en fait de nutrition, puisqu'à lui seul le froment est nutritif, et que, pour que la fécule de pomme de terre soit nutritive, il faut de toute nécessité l'associer, soit à du gluten, soit à de la viande : il faut que l'art de la manipulation obtienne d'elle, à grands frais, ce que la nature produit chez le froment par le seul effet de la culture.

Vous voyez à quoi l'on s'expose à raisonner d'après des chiffres, dont on n'a pas demandé la valeur fixe à la science de l'observation des faits.

Ce que nous avons dit de la pomme de terre s'applique, avec bien plus de raison encore, au produit beaucoup plus aqueux du bananier.

Mais comment vouloir établir une comparaison entre la pomme de terre, qui ne vient que dans les régions tempérées, et le bananier, qui ne vient que dans les pays brûlants?

Comment établir une similitude entre deux récoltes qui ne sauraient se produire comparativement sur le même sol? Allez donc essayer de cultiver le bananier sur les hauteurs de l'Atlas où poussent et prospèrent le froment et la pomme de terre !

Au lieu de diriger l'attention de nos infortunés exilés vers des essais impossibles, que ne leur rappelez-vous les bonnes données des résultats obtenus, dans tous les siècles, sur ce sol africain?

La terre d'Algérie était le grenier d'abondance de Rome ; le froment y poussait comme par une bénédiction ; la profondeur et l'humidité du sol, l'élévation de température, ces trois éléments de la richesse des moissons, ne se trouvent-ils pas réunis partout dans ces vastes plaines voisines de quelque ruisseau?

Selon Pline (*), et de son temps, dans les plaines africaines de Bysacène, un boisseau de blé produisait cent cinquante boisseaux. D'après cette donnée, un hectare de terrain, qui exige 2 hectolitres de semence, devait y produire 300 hectolitres ou 22,500 kilos de blé ; ce qui, à 14 fr. l'hectolitre, donnerait une somme de 4,200 fr., dont on aurait à défalquer 28 fr. de semence et les frais de labours et de fumage, soit 400 fr. Il resterait donc en bénéfice net 3,800 fr., par hectare.

(*) *Hist. nat.*, lib. 18, c. 9.

Avec du travail et de l'intelligence, l'Afrique, cultivée en blé, serait donc un *el dorado* pour la France.

Pour appuyer son assertion, Pline rapporte que le gouverneur de ces contrées envoya à Auguste une gerbe de 400 tiges de froment, qui étaient venues d'un seul grain de blé. Le même gouverneur, dit-il, en envoya à Néron une semblable, composée de 340 tiges. Admettez seulement 30 grains par épi dans ces sortes de gerbes, il s'ensuivrait que la semence s'était reproduite 12,000 fois dans le premier exemple, et 10,200 dans l'autre.

Ces deux faits prodigieux sont des résultats de culture exceptionnelle, que l'on peut reproduire même en France, en ayant soin de butter chaque jour le chaume cultivé à part. Duhamel du Monceau cite un exemple semblable obtenu en France par un vigneron qui, à force de soin, fit produire, à un simple grain d'orge, 200 épis et 30 tuyaux retardataires.

Mais enfin, en nous arrêtant aux faits ordinaires d'une culture normale, on voit que la terre d'Afrique, cultivée en céréales, peut encore aujourd'hui devenir le grenier d'abondance de la métropole, et qu'il faut ignorer les principes les plus vulgaires de la science agricole, pour avoir été puiser, en parlant aux colons, un engouement officiel dans la culture intertropicale du bananier.

§ V. — INDUSTRIE.

PAPIER DE SÛRETÉ CONTRE LES FALSIFICATIONS EN ÉCRITURE. — IMPUISSANCE DES CORPS SAVANTS. — PROCÉDÉ INFAILLIBLE POUR INDÉLÉBILISER L'ÉCRITURE.

Historique.

Ce n'est plus un secret aujourd'hui que le moyen d'enlever, sans laisser aucune trace du subterfuge, l'écriture à la main de quelque papier que ce soit, l'encre dont nous nous servons étant au principal un gallate de fer, que le chlore décompose et blanchit.

De là la facilité avec laquelle se commettent chaque jour les falsifications les plus coupables.

Contre de pareils crimes, dit l'autorité, nous avons les dispositions rigoureuses de la loi qui réprime ; le coupable va expier son talent à mal faire dans les bagnes et dans les prisons. Quant à celui que la falsification a ruiné, de quoi a-t-il à se plaindre ? N'avons-nous pas puni son voleur de manière à ce qu'il n'y revienne plus ?

Mais pourtant, à côté de cet inconvénient, il en existait un autre qui devait intéresser plus activement l'autorité. C'est que l'autorité se trouvait passible de ce procédé d'effaçage, et que, par un malheur plus grand encore, elle n'avait pas le droit de s'en plaindre à la justice comme d'un faux.

L'industrie s'était imaginée de laver au chlore les actes écrits sur papier timbré, ce qui enlevait l'écriture à la main et blanchissait le papier, comme s'il n'avait jamais servi, tout en respectant le timbre sec et le timbre imprimé à l'encre d'imprimerie. Le papier ainsi lavé pouvait servir à de nouveaux actes ; on le revendait comme papier timbré, moins cher que le papier provenant immédiatement du timbre ; les huissiers et notaires y trouvaient leur compte, et l'administration perdait tous les ans à ce trafic une vente de deux millions de papier timbré.

Cela valait la peine que l'autorité s'occupât de mettre fin à cette source scandaleuse de falsifications faites, non plus seulement au détriment des particuliers, mais bien à celui de l'État.

Mais à qui devait-elle s'adresser de préférence, si ce n'est à l'Académie, qui fait profession de parler de tout, *de omni re scibili*, à l'Académie des sciences. L'Académie, en huit jours, crut avoir résolu ce petit problème ; ce n'était qu'une bagatelle pour sa haute intelligence.

Le chlore attaque l'encre ordinaire qui est un gallate de fer, se dit-elle ; laissons là de côté le gallate de fer, et servons-nous, à la place, de l'encre de Chine, qui est un composé de charbon,

que le chlore ne saurait blanchir, et que rien ne saurait dissoudre.

Mais on lui fit observer que cette encre, bonne pour le pinceau, se refuse à l'écriture à la plume, qu'elle ne coule pas, qu'elle encrasse le bec et empâte les déliés et les traits. Darcet et Dumas crurent être parvenus à surmonter cette difficulté, en délayant l'encre de Chine dans une solution de potasse. Mais nous fîmes observer (*) que l'action de la potasse, en rendant hygrométrique le papier et conservant sa déliquescence après l'écriture, finirait par réduire tôt ou tard en pâte le papier écrit de cette façon. On y renonça donc dès le principe, et avant d'en avoir fait la moindre application.

Cependant l'administration ne prenait pas ce désappointement avec autant d'indifférence que l'Académie. Elle insistait auprès du corps savant, pour que sa science fût bonne enfin à quelque chose de pratique et de profitable à l'État, qui la paye pour cela.

Alors l'Académie, crainte de compromettre une seconde fois sa réputation d'omniscience et d'infaillibilité, proposa au ministère de mettre la question au concours ; et l'administration, se conformant volontiers à cet acte de modestie de la docte assemblée, proposa, en 1837, une somme de 36,000 francs à celui qui résoudrait le problème.

Dès ce moment, on ne voulut plus entendre parler d'encre indélébile ; le résultat de la première tentative rendait ce mot un tant soit peu dur à l'oreille des académiciens. Mais, comme il est d'usage que l'Académie rédige le programme de toute espèce de prix, en sorte que tout ce qui s'écarte du programme est impitoyablement mis hors de concours, la commission ne se départit pas de ce droit en cette circonstance ; seulement, au lieu de renvoyer la distribution des primes à la séance solennelle de l'Aca-

(*) *Nouv. syst. de chim. org.*, tom. III, pag 589, édit. de 1838.

démie, elle se constitua en permanence.

La commission, écartant les encres ayant la prétention d'être indélébiles, s'arrêta, dans le but de prévenir le faux, à un papier de sûreté, c'est-à-dire à un papier qui portât après coup la trace de la falsification, si elle avait lieu par le chlore.

Le premier programme, qui était un tant soit peu de l'enfance de l'art, consistait à se servir d'un papier filigrané par une couleur susceptible d'être enlevée par l'action du chlore, en même temps que le serait l'encre de l'écriture.

Mais, ainsi que nous le faisions observer, je ne sais plus dans quel écrit, on allait ouvrir par là une large carrière aux procès en falsification et fournir aux falsificateurs un moyen péremptoire de se faire absoudre.

En effet, qu'on eût le malheur d'abandonner ce papier sur une surface salie par un acide quelconque, même acétique, il est évident que la couleur de sûreté eût été altérée à la place qu'eût touché l'acidité. De là procès pour prouver, par témoignage, que l'altération de la couleur du papier ne tenait pas à une autre cause.

Mais alors tout falsificateur se serait rejeté sur la même donnée, pour expliquer l'origine de l'altération de la couleur, à la place où se serait commis le faux réel.

Enfin, comme ce qu'on a fait une fois on peut le refaire une autre, qui empêcherait de rendre au papier sa couleur officielle, une fois que le faux aurait été parachevé.

Ce programme fut dès lors modifié.

Des fabricants de papier suggérèrent à la commission, de nouveau désappointée, l'idée d'un papier renfermant dans sa pâte un filigrane coloré et susceptible d'être enlevé par le chlore falsificateur. Comme le filigrane aurait été dans la pâte, il eût été impossible à l'art du falsificateur de le rétablir après coup. Pour cela, ces fabricants se servaient de deux feuilles très-minces de papier, qui s'appliquaient l'une sur l'autre, dès que l'une d'elles, encore fraîche, venait d'être revêtue du filigrane sur sa surface d'application. L'Académie crut tenir en cela la solution du problème, et elle était sur le point d'adjuger le prix, quand l'administration, moins crédule, parce qu'elle était plus intéressée que l'Académie aux résultats des expériences, demanda quelques jours de répit.

Le fabricant de l'administration nous apporta plusieurs feuilles d'un papier fabriqué par Kneck, qui paraissait être *in petto* le lauréat de l'Académie. Les feuilles signées Kneck portaient une phrase dont l'administration proposait d'enlever un mot, sans que la contexture du filigrane interne en parût altérée.

Ce papier renfermait, entre les deux feuilles accolées, un filigrane de couleur très-faiblement purpurine, et composé de rangées d'hexagones d'un millimètre de diamètre. A la loupe on le distinguait parfaitement bien par réflexion, à plus forte raison par transparence.

Or, il y avait trois manières de falsifier ce papier. La première était de décoller, à la faveur de l'humidité, les deux feuilles, en tout ou en partie, et de remplacer la portion de feuille écrite, dont la falsification avait intérêt de faire disparaître les dispositions, par un autre fragment de feuille portant les dispositions frauduleuses ; le filigrane n'aurait pas reçu ainsi la moindre trace d'altération, par suite de cette *substitution mécanique*.

La seconde manière était de laver au chlore la partie du papier dont la falsification avait en vue de faire disparaître les dispositions écrites, et, après le séchage, de remplacer à la main le filigrane par un nouveau dessin conforme au reste, mais exécuté avec une dissolution opaline d'albumine ou de gomme, qui, par réflexion, n'aurait pas sali le papier, et aurait apparu par transparence exactement comme l'autre. Enfin le chlore n'ayant fait que blanchir la couleur du filigrane, il eût été facile de trouver un réactif qui eût ravivé et ressuscité cette couleur effacée.

Mais la troisième manière, beaucoup plus prompte, n'exigeait ni tant de précautions, ni tant de connaissances ; et c'est celle que j'adoptai de préférence pour effacer le premier mot venu de l'écriture de Knech, sans porter la moindre atteinte au filigrane interne. J'usai avec délicatesse le papier, à la place du mot choisi de préférence, en le frottant avec un *os de seiche* ; quand le mot eut disparu, je passai un peu de sandaraque ou de poudre de gomme, afin de rendre à la place l'apprêt qui l'empêchait de boire, et je transmis ces résultats au fabricant qui s'était adressé à moi.

L'administration eut moins de peine que l'Académie à comprendre que ce procédé de fabrication ne remplissait aucune des conditions du problème.

Pour se consoler de sa nouvelle déconfiture et couper court aux récriminations des fabricants qui lui reprochaient de les avoir entraînés, par la rigidité de son programme, dans des essais fort ruineux, l'Académie partagea entre eux, comme indemnité, la somme de 36,000 francs qui était réservée à celui qui serait venu à bout de résoudre le problème.

Quant à nous, à peine le concours avait-il été ouvert, que nous nous adressâmes aux hommes de lois et de procédure, magistrats ou commerçants, pour leur demander d'ouvrir un concours, en leur nom, laissant de côté une Académie aussi incompétente ; leur déclarant que quant à nous, nous leur présenterions un moyen si simple de prévenir toutes les sortes de falsifications, que le premier venu serait apte à le comprendre, et que la dépense pour l'exécution serait presque égale à zéro.

Cette lettre mit en émoi et la police du château et l'Académie, et les spéculateurs. Nous étions à l'époque où la police du château nous tenait par tous les bouts dans la conspiration du silence, où les républicains de sa police étaient maîtres absolus de la publicité. Ce concours dérangeait ses plans, et à tout prix il fallait que le projet échouât d'une manière ou d'une autre.

Aussi, sur ces entrefaites un marchand de papier, que je croyais connaître, se présente pour m'inviter à exploiter ce secret. — C'est si peu de chose, lui dis-je, que quand vous le connaîtrez, vous le traiterez d'enfantillage, et pourtant je vous défie de ne pas dire alors que le problème se trouve résolu.

— Mais ce peu de chose ne peut-il pas être exploité commercialement ?

— Oui, si l'Etat l'adopte.

— Est-ce une encre indélébile ?

— Non, il ne faut plus penser ni à une encre, ni à un papier. Je me servirai de toute espèce d'encre et de toute espèce de papier.

— Mais prenez donc avec moi un brevet d'invention.

Je refusai, en lui assurant que cela n'en valait pas la peine, tant que le gouvernement s'obstinerait à ne pas adopter le procédé.

Le marchand soutenait qu'il faudrait bien qu'on l'adoptât. Je refusai encore.

Mais le lendemain, le marchand revient muni d'un acte tout rédigé d'avance, dans lequel il s'engageait à faire tous les frais de l'entreprise, sauf à partager les bénéfices avec moi. Il me supplia, les larmes aux yeux, de signer cet acte, et de ne pas priver ma famille de cette belle occasion de faire fortune.

Je signai cet acte pour me débarrasser de tant d'importunités ; je rédigeai la description du procédé pour le brevet d'invention ; je démontrai au marchand le procédé dont la simplicité lui fit l'effet de l'œuf de Christophe Colomb ; et nous allâmes ensemble prendre un brevet de quinze ans ; il paya la moitié du droit et s'engagea à payer l'autre dans six mois.

L'affaire lui paraissait excellente ; il allait tout mettre en œuvre pour l'exploiter.

Mais , ô malheur , une voiture à livrée d'écrevisse cuite, arrive à sa porte, juste au moment où je passais dans la rue ; et voilà le lendemain la guerre allumée ; notre industriel ne voulut déjà plus de son brevet. Un papier timbré m'arrivait tous les jours, avec nouvelles injonctions et nouvelles menaces ; j'en ai la valeur d'un gros in-4°, et lui n'a pas reçu de moi une seule feuille ; le brevet, je ne sais plus ce qu'il sera devenu. Mais enfin l'Académie et l'autorité connaissaient le secret. L'autorité me fit proposer certaines conditions politiques que je repoussai ; et depuis lors on n'a pas trouvé mieux, et l'Académie cherche encore. Je me trompe : après quatorze ans de recherches infructueuses, elle en revient, à son de trompe, à l'idée d'une vignette délébile, et menace, dans les journaux, d'adjuger le prix au citoyen Grimpré ; comme si l'art du falsificateur qui imite et rend, avec une si désespérante fidélité , les dessins les plus hardis et les plus compliqués de nos billlets de banque, ne sera pas en état , à la faveur du décalque seul même , de reproduire en tout ou en partie, la vignette de M. Grimpré.

Quoi qu'il en soit de cette odyssée de la science académique, à la recherche d'un procédé officiel, voici en quoi consiste le nôtre.

Procédé pour rendre impossible toute espèce de falsification d'écriture.

Sur un papier quelconque, tracez des lignes d'écriture avec l'encre que vous voudrez, même avec de l'eau gommée pure ; et avant que l'écriture sèche, poudrez le papier d'une poussière quelconque. Quand l'écriture est sèche, secouez la feuille de papier, pour la débarrasser de la poussière qui ne se sera pas attachée aux lettres ; si alors vous faites passer ce papier sous le rouleau d'une presse à lithographier, par exemple , ou sous celui d'une espèce de laminoir, il est évident que, sous l'effort de la pression, toute la poussière rentrera dans la pâte du papier, et s'y incrustera.

De deux choses l'une alors, ou bien cette poussière sera soluble dans les acides, ou bien elle sera inattaquable à toute espèce de réactifs et indélébile.

Dans le premier cas , l'écriture disparaîtra, à la vérité, par sa couleur et semblera s'effacer ; mais en réalité on la retrouvera, surtout par transparence, gravée dans le papier même, témoignage indélébile d'une falsification. Dans le second cas, l'écriture conservera sa couleur dans les acides, qui finiront par ronger et dénaturer la substance du papier même avant de toucher à l'écriture.

Mais le charbon donne une poussière inattaquable et indélébile ; si l'on s'en sert, écrivît-on avec de l'eau gommée pure, les lettres n'en paraîtront pas moins aussi noires que si on les avait tracées avec l'encre à écrire ordinaire.

Or, pour obtenir une poussière charbonnée plus pesante que la poussière pure de charbon, qu'on fasse tremper un instant de la fine limaille de fer ou d'acier dans une eau gommée légèrement, qu'on triture de nouveau après dessiccation et qu'on soumette la poudre à la carbonisation ; il est évident que chaque petite molécule de fer sera revêtue à sa surface d'une couche charbonnée. Une telle poussière réunira donc à la fois l'indélébilité du charbon et la pesanteur du fer ; elle pénètrera ainsi plus avant dans la pâte du papier, et se prêtera mieux au but que l'on désire atteindre.

Il y a plus, si le cylindre est métallique et gravé d'un guillochage, ce guillochage se reproduisant sur le papier, rendra impossibles les additions et les surcharges, vu que le guillochage déformerait toutes les lettres que l'on voudrait de nouveau tracer sur un tel papier, et ferait à chaque mouvement cracher la plume.

J'ai donné une foule d'essais de ce procédé à toutes les autorités, et nul n'a pu en effacer une lettre, sans laisser les traces d'une manifeste et profonde altération dans le papier.

Et pourtant, je n'avais indélibilisé l'écriture de ce papier, qu'en la comprimant à l'aide d'un simple marteau.

L'exploitation du brevet avait pour triple objet : la préparation de la poudre indélébile; celle d'une encre d'une dessiccation un peu lente, afin de n'être pas obligé de poudrer chaque ligne en détail, mais simplement la page entière; et enfin celle d'une machine composée 1° d'un pupitre, 2° d'un poudroir en mouvement, déversant la poussière sur la feuille qui avançait à fur et mesure que l'on arrivait vers la fin de la page, et 3° d'un laminoir guilloché sous lequel passait la feuille au sortir du poudroir.

Mais cette dernière machine aurait pu se borner au laminoir; la feuille de papier pouvant être poudrée tout entière, d'un seul coup, à la faveur d'une déliquescence suffisante de l'encre préparée.

Je porte le défi qu'on oppose une seule objection à ce système; jusqu'à présent au moins on n'en a opposé aucune.

Mais l'entêtement systématique de l'Académie, et de ce directeur qu'un procès célèbre a qualifié du nom de *père trente sous*, ont préféré faire perdre à l'administration 30 millions de vente en papier timbré depuis quinze ans (ce qui n'est pas du reste un bien grand malheur pour les contribuables), sauf à exposer ensuite le commerce et les successions à une foule de falsifications, et la misère à de coupables tentations, plutôt que d'adopter l'idée d'un homme dont le nom, conservé pur au milieu de nos turpitudes politiques, fait monter le rouge au front de tant d'individus :

Virtutem videant, intabescantque relictâ.—Pers.

En face de l'honneur qu'ils sèchent de regret.

---

§ VI. — CONTENTIEUX, MORALE ET JURISPRUDENCE.

RÉVISION DU PROCÈS LAFFARGE.

(*Suite.* — Voy. tom. II, 6e livraison, page 184.)

> Une condition lamentable est celle d'un homme innocent à qui la précipitation et la procédure ont trouvé un crime; celle de son juge peut-elle l'être davantage ?.....
> Un coupable puni est un exemple pour la canaille, un innocent condamné est l'affaire de tous les honnêtes gens......
> Je dirai presque de moi : je ne serai pas voleur ou meurtrier : mais je ne serai pas un jour puni comme tel, c'est parler bien hardiment.
>
> LABRUYÈRE. (*De quelques usages.*)

Ce que j'ai à dire dans cette partie de ce travail, pourra paraître au premier abord d'une gravité telle, que bien des gens seraient tentés de suspecter mon impartialité, et de rejeter la sévérité de mes jugements sur la satisfaction de quelques vieilles rancunes.

Ces personnes connaîtraient mal mon caractère. De l'homme dont je vais parler, je n'ai jamais été le rival ni le concurrent. Ses places, je les aurais conspuées, comme une insulte à mes convictions et à ma probité politique, si on me les avait offertes. Sa science, fort problématique, ne saurait lui créer aucun envieux. Les persécutions occultes dont il s'est fait l'instrument envers moi, sous les deux derniers règnes, le succès a démontré que j'aurais dû les provoquer, si, dans ces sortes de luttes, j'étais jamais animé du désir de confondre cet homme.

Je déclare donc que, dans tout ce que je vais exposer, ce n'est pas Orfila que j'ai devant les yeux, c'est son analyse. Cette analyse fût-elle émanée de Lavoisier ou de Berzélius, si jamais Lavoisier ou Berzélius avaient pu se rendre coupables d'une pareille insulte à la gravité de la science et à la majesté de la justice; eh bien, je n'aurais pas supprimé une seule conclusion du jugement que je vais déduire logiquement des faits, ni une seule syllabe de la contexture de mes phrases.

1er tour de prestidigitation..... du hasard des réactions.

Orfila se met à l'œuvre; c'est lui qui règle le programme d'expérimentation; ses deux collègues opinent du bonnet; les onze autres experts assistent sans avoir le droit de rien dire.

Il lui plaît de répéter l'expérience des onze experts par l'acide nitrique, au moyen de l'appareil de Marsh, sur les restes de l'estomac, des matières contenues dans cet organe et des matières du vomissement.

Il se sert à cet effet du procédé de ces messieurs pour carboniser, et brûle par l'acide nitrique les matières ci-dessus. Il emploie l'acide nitrique, le même acide nitrique qu'ont employé les premiers experts. Il soumet le liquide à l'appareil de Marsh. L'appareil fonctionne; Orfila prie ces messieurs d'approcher de la flamme une assiette de porcelaine.

L'appareil ne donne aucune tache.

Quinze fois de suite, et à des intervalles éloignés, ces messieurs recommencent l'épreuve.

Quinze fois de suite l'appareil est muet, et ne souffle pas la moindre teinte suspecte sur la surface de l'assiette.

C'est alors qu'Orfila prend une autre assiette. Il l'approche de la flamme de l'appareil de Marsh; et ô prodige du tour de main! ô prestige de l'effluve chimique! ô don sacré inhérent à la personne du chimiste! l'assiette d'Orfila se ternit de 24 taches. Il en approche une seconde qui en miroite une trentaine.

Ignorants chimistes de province, qui ne savent pas même recueillir les taches qui pleuvent de l'appareil de Marsh!

Ignorance, il est vrai, de l'art de la prestidigitation; car, ici, tout a consisté dans le passage d'une assiette dans les mains d'un autre! Or, je ne sache pas une seule main en ce bas monde qui, en chimie, ait le don de révélation d'un réactif, à l'exception de la main d'Orfila.

Donc il y a, en ce fait, beaucoup plus ou beaucoup moins que de la chimie.

Raisonnons.

Un appareil de Marsh qui, quinze fois de suite, ne donne aucune tache, ne saurait renfermer un atome d'arsenic.

Donc l'appareil de Marsh, essayé sur les matières du vomissement et de l'estomac de Laffarge, avait suffisamment et plus que suffisamment certifié, à la quinzième tentative, que ces matières étaient exemptes des traces mêmes d'un empoisonnement arsenical.

D'où vient donc que l'assiette présentée à la flamme par la main d'Orfila fournit une indication contraire?

Si l'appareil de Marsh ne contient point d'arsenic, et qu'une assiette approchée de la flamme se couvre de taches arsenicales, c'est évidemment que l'arsenic absent de l'appareil était d'avance étalé sur l'assiette; il n'y a pas une autre hypothèse pour expliquer ce fait.

Or, j'ai examiné avec un soin scrupuleux les deux assiettes susdites dans le greffe de Tulle; je les y ai numérotées des lettres A et B sur le dos. Elles offrent des taches miroitantes, mais d'un gris doré à peine distinct du gris de l'assiette elle-même; un souffle ne ternirait pas autrement une surface de ce genre-là.

Eh bien, je pose en fait que l'appareil de Marsh pourrait bien souffler sur une assiette de porcelaine une ou deux taches de ce genre; mais que jamais il n'en donnerait 24 de cette même teinte et de cette même uniformité. Non, jamais; j'en porte le défi. Quand un tel appareil est en état de couvrir une assiette de 24 taches et une autre de 30 environ, les taches, au moins les premières, étalées, seraient beaucoup plus larges, bleues de gorge de pigeon et miroitantes, présentant, pour ainsi dire, une plus grande épaisseur par leur coloration plus profonde.

Non, ces taches ne sont pas provenues de l'appareil de Marsh renfermant les débris de l'estomac de Laffarge et des matières en provenant. Non, trois fois non.

D'où provenaient-elles donc?

De la surface des assiettes elles-mêmes.

Voulez-vous obtenir et le même tour du hasard, et le même caractère des ta-ches, avec leur coloration pâle, blafarde, fugitive, et leur uniformité d'aspect? essuyez-en préalablement la surface avec le plat de la main qui aura manié un seul instant une bribe de papier peint en vert de Schéele, rien que cela, moins que cela encore; et si vous présentez à la flamme de l'appareil de Marsh une assiette ainsi essuyée, en avançant de proche en proche, vous couvrirez l'assiette de taches ayant toutes le caractère d'uniformité que l'on remarque sur les assiettes A et B qui doivent être encore déposées au greffe de Tulle.

Il en sera de même, si vous essuyez la surface de l'assiette avec le plat de la main qui aura manié un bocal d'arsenic, une boîte de réactif, par exemple, de l'École de médecine, boîte arsenicale jusque dans ses plus petits pores, à force d'avoir servi aux empoisonnements expérimentalement arsenicaux sur les chiens et les chats immolés en hécatombes, depuis si longtemps, aux pieds de l'Esculape de la toxicologie. Une main ainsi exercée est dans le cas de communiquer à vingt assiettes la faculté miraculeuse de révéler la présence de l'arsenic dans l'appareil le plus exempt de cette substance.

Nous n'accusons pas le moins du monde, en tout ceci, la bonne foi de l'expérimentateur; telle n'est ni notre pensée ni notre mission, en donnant à son expérience le nom de merveille de prestidigitation. De la manière dont nous venons d'expliquer le tour, on voit que tout autre chimiste pourrait bien devenir prestidigitateur de même force, sans s'en douter le moins du monde.

Mais un fait de prestidigitation, volontaire ou involontaire, a dans les deux cas cela de particulier, qu'il éblouit les esprits les plus sceptiques et confond les plus récalcitrants.

Les assistants éprouvèrent les effets de cette stupéfaction, à la vue de ce prestige; ils en restèrent littéralement confondus; ils n'avaient pas la clef du sortilége; et ils le laissèrent passer sans l'exorciser par une contre-épreuve bien simple, qui était de reprendre l'assiette muette quinze fois, et de l'approcher de la flamme, immédiatement après que les deux de la main d'Orfila avaient parlé. Évidemment on aurait vu qu'il y avait du sortilége, si la même première assiette, présentée à la flamme par une autre main que celle d'Orfila, s'était obstinée à rester une seizième fois encore muette.

Cette idée ne vint à personne; mais elle aurait dû venir à Orfila; c'était à lui, abdiquant l'hypothèse d'une puissance qu'il ne devait pas se reconnaître, et se soupçonnant une puissance d'altération dont ses expériences, à l'École de médecine, devaient lui rappeler l'étendue; c'était à lui de venir au-devant de toutes les objections, et d'avoir la bonne foi de provoquer la contre-épreuve. Il s'en est bien gardé; il a été plus loin; dans son rapport écrit, pas plus que dans son rapport oral, il n'a pas dit le moindre mot de cette filière de circonstances, de cette anomalie dont la bizarrerie aurait frappé la clairvoyance de la défense et relevé le courage de l'expertise de Tulle. Ces révélations, je les ai obtenues dans l'enquête que la défense m'a chargé de faire à Tulle et à Limoges; je les ai publiées en 1840; et elles n'ont pas reçu le moindre démenti, de la part des personnes dont j'invoquais le témoignage.

L'arsenic étalé en vingt-quatre taches sur l'une de ces assiettes, et en une trentaine sur l'autre, ne provenait donc pas des matières extraites du corps de Laffarge, mais de la surface essuyée arsenicalement de ces deux assiettes.

J'ajouterai que, ces taches eussent-elles émané des matières du corps de Laffarge, il n'eût pas été permis de déclarer en justice que Laffarge était mort empoisonné. Car elles se réduisent à si peu de chose, qu'elles ne formeraient pas à elles toutes la millionième partie de la quantité la moins pondérable.

Il ne serait pas rare d'en obtenir autant et même davantage d'une foule de cadavres morts à la suite d'une maladie spontanée.

2° *tour de prestidigitation... du hasard des réactions.*

Celui-ci est le plus fort; il dépasse de mille coudées l'autre. Recueillons-nous pour le narrer; dépouillons-nous de tout sentiment hostile; éloignons de nos cœurs toute tendance à l'indignation. Restons calmes comme la loi; nous ne découvrirons que mieux ainsi la ficelle de ce second prestige; passez-moi, s'il vous plaît, cette prosaïque expression.

Il était évident, aux yeux de tous les assistants, que, sur d'aussi équivoques résultats, nul n'aurait jamais eu le courage de fonder la base d'une probabilité même d'empoisonnement.

Et pourtant, on avait carbonisé la substance par la méthode préconisée par Orfila, comme étant supérieure à toutes les autres, à l'effet de mettre à nu l'arsenic caché dans les replis d'un tissu organisé.

Que fait alors Orfila? il abandonne subitement cet excellent procédé de carbonisation, pour arriver à un procédé dont il a lui-même déprécié les avantages; il veut carboniser le restant des matières à l'aide du nitrate de potasse (salpêtre).

Mais cette fois se sert-il du nitrate de potasse pris dans la boîte de réactifs des experts de Tulle et de Limoges, comme il y avait pris l'acide nitrique qui l'a si mal servi?

Non; il a apporté de Paris, lui, sa boîte de réactifs.

Cherche-t-il à constater, de concert avec ces messieurs, la pureté des réactifs qu'il a apportés de Paris?

Nullement; qu'a-t-il besoin de démontrer à ces messieurs ce qu'il leur assure; n'a-t-il pas été proclamé par les magistrats, *prince de la science?*

Il prend donc dans sa boîte le nitrate de potasse qu'il a apporté de Paris, et il carbonise les matières, en les brûlant, dans le creuset, au moyen de ce nitrate de potasse.

On se demande comment il se fait que cet opérateur, sans contrôle, n'a pas pris le salpêtre dans la ville ou chez un pharmacien de la ville; ne sait-on pas que le salpêtre est partout exempt d'arsenic? en tout cas, on aurait pu, par une expérience préalable, en constater la pureté.

On trouve du salpêtre partout; pourquoi prendre la peine d'en apporter une quantité de Paris, comme une relique? C'est son secret.

Quoi qu'il en soit, il carbonise les matières à l'aide du nitrate de potasse; il fait macérer le charbon dans l'eau distillée; il soumet le liquide à l'appareil de Marsh; et, ô merveille, au même instant, sans délais, sans hésitation, sans se faire attendre et tromper quinze premiers essais, cette fois l'appareil de Marsh dégorge une pluie de larges et noires taches miroitantes d'arsenic, qui, en un clin d'œil, couvrent et colorent toute la surface de l'assiette de porcelaine! Tout le monde de se récrier; l'opérateur est stupéfait lui-même de son résultat; il recule devant l'idée de soumettre une seconde assiette à la flamme de l'appareil de Marsh; il se hâte de souffler sur la flamme; et, assourdi par les cris d'incrédulité des assistants... (écoutez! écoutez!...) Orfila s'empresse de déclarer que, puisque ces messieurs élevaient des doutes sur la pureté des ingrédients employés, il abandonnera cette assiette comme non avenue, et ne la présentera pas à la cour.

Mais, de quel droit un expert arrête-t-il le cours d'une expérience? Pourquoi ne pas présenter à la flamme de l'appareil de Marsh autant d'assiettes que la flamme pourra en salir? et je déclare qu'au train dont fonctionnait l'appareil, six cents assiettes se seraient vernies d'une croûte d'arsenic. Six cents assiettes!

Ce résultat a été prévu par l'opérateur, sans doute; et il en est resté comme décontenancé, épouvanté, glacé d'effroi.

Les chimistes lui pardonnent l'expérience et n'insistent pas sur le comment et le pourquoi, dès qu'Orfila coupe court au doute, en supprimant cet essai.

— Cette assiette sera non avenue, s'écrie-t-il —Mais alors, ajoute son collabo rateur Bussy, quel parti voulez-vous tirer des deux autres? elles ne sauraient constituer un commencement même de preuve, en faveur de la thèse d'un empoisonnement. Sur ce le *prince de la science* lève la séance et va rédiger son rapport.

La cour l'invite le soir à présenter le rapport de ses opérations d'expertise ; en ce moment le tonnerre grondait, la grêle brisait les vitres de la salle d'audience ; les éclairs éblouissaient les ténèbres de l'auditoire ; l'orage des montagnes mugissait un augure sinistre ; l'intérêt qu'on portait à la pauvre accusée plongeait les assistants dans le silence lugubre d'une terrible anxiété. On prête l'oreille, l'oracle parle :

Laffarge est mort empoisonné, s'écrie-t-il, *je vais le démontrer.*

Et quelle preuve apporte-t-il, à l'appui de son opinion?

Quelle preuve? l'assiette elle-même qu'il avait regardée comme non avenue, l'assiette provenant de cette expérience écrasante, à laquelle il s'était hâté de mettre fin dès le début.

Cet acte, ce n'est pas à moi à le qualifier ; je me suis contenté de le dénoncer au monde.

L'auditoire reste atterré; les chimistes, convaincus de l'inutilité de leurs efforts, perdent la voix de stupeur, et désespèrent de pouvoir rendre hommage à la vérité.

L'accusée est perdue ; qui pourrait la sauver une seconde fois?

Mais nouvelle lueur d'espérance ! un ami part aussitôt pour Paris ; il vient me soumettre toutes les pièces; j'entrevois les vices de l'expertise, et je pars en poste me rendant à l'appel de la défense ; je ne demande que le temps de recueillir de quoi suffire à mes dépenses, calculant les heures, les minutes que devaient dévorer les plaidoiries et les répliques.

Les instants semblent longs comme des siècles, par ces chemins de montagne.

Mais nouveau contre-temps ; la voix du télégraphe me devance avec la vitesse du vent. Les gendarmes jalonnent la route, pour jeter, sous mes roues, quelque bâton de la formalité. On presse les débats ; Orfila demande avec instance ses passe-ports et la permission de prendre congé de la cour.

J'arrive. Fatalité ! l'arrêt avait été prononcé il y avait à peine quatre heures la cour avait refusé de renvoyer le prononcé au lendemain.

A notre arrivée, les citoyens, dans la consternation, nous accablaient de reproches. nous accusant de n'être pas arrivés plus tôt : nous avions fait cent lieues en quarante-quatre heures !!! On ne nous pardonna que le lendemain matin, alors qu'on eut calculé les heures et le trajet.

La cour l'a condamnée, me dis-je ; mais la cour de cassation nous reste; et, de concert avec la défense, je commençai une enquête. Je vois les assiettes ; je demande les réactifs. Les réactifs, me fut-il répondu, le pharmacien Bori, de Tulle, a reçu en cadeau les réactifs renfermés dans la boîte d'Orfila; le maître lui a fait cette gracieuseté, ce cadeau de bon souvenir, tous ses réactifs....

Mais (écoutez encore !) à la condition de ne pas toucher au nitrate de potasse qui avait servi à l'expérience que, d'un commun accord, on avait condamnée au silence, et que le lendemain, de sa propre autorité, Orfila avait présentée à la cour comme la preuve la plus irrécusable de l'existence de l'empoisonnement.

Pourquoi donc tant tenir à rapporter à Paris un flacon de salpêtre qui ne valait pas 50 centimes, alors qu'on faisait un cadeau de tous ses réactifs, dont la valeur s'élevait à près de 50 francs?

Pourquoi ne pas mettre sous les scellés un flacon dont l'emploi venait de décider de la condamnation d'une accusée?

Pourquoi n'avoir pas consenti à en faire l'analyse, dans le but de constater la pureté de ce réactif révélateur ?

Le pourquoi de toutes ces choses est au fond de la conscience de celui qui a fait reparaître à l'audience l'assiette de taches, qu'il avait regardée la veille comme non avenue.

Je continue mon récit.

Je reviens à Paris, après avoir terminé mon enquête, et je me hâte, par une lettre publique, de mettre en demeure de se prononcer sur ces anomalies, l'expert accusateur que j'appelle à la barre de l'opinion.

L'arsenic que vous avez obtenu dans votre expertise de Tulle, lui dis-je hautement dans tous les journaux de la capitale, ne provenait pas du cadavre de Laffarge, mais bien de vos réactifs.

A la lecture de cette lettre, qui avait mis tout Paris en émoi, un avocat va trouver Orfila, pour lui poser ce dilemme : ou M. Raspail est un calomniateur, et dans ce cas assignez-le à comparaître, ou vous êtes coupable aux yeux du public.

— Je ne l'attaquerai pas devant la justice, répond Orfila.

— Répondez-lui au moins dans les journaux.

— Je ne répondrai pas.

En effet, il ne pouvait pas répondre ; il avait littéralement perdu la voix.

Seulement, deux jours après, il fait dé-poser, par un tiers et en son nom, un paquet cacheté à l'Académie de médecine ; et la réclame des journaux annonce que ce paquet contenait les réactifs qu'on avait fait venir de Tulle.

La réclame ne fit pas attention que le paquet n'était autre qu'une simple lettre, et qu'en deux jours les réactifs n'auraient pas pu être expédiés de Tulle.

En effet, ce paquet n'avait pour but que de réclamer la priorité, sur M. Conerbe, d'une découverte dont nul aujourd'hui ne veut plus être l'auteur.

Quelques jours après, nouvelle réclame des journaux annonçant qu'Orfila venait de déposer contre nous une plainte au parquet. Rien ne pouvait mieux servir nos projets de réhabilitation pour la pauvre accusée. Mais cette plainte n'existait pas ! silence absolu !!!

Savoir faire, puérilités, dans une circonstance aussi solennelle ! et puis silence complet sur le fond de l'accusation que je renouvelai formellement, nettement, explicitement, dans le *Mémoire à l'appui du pourvoi en cassation*, *de Marie Capelle*, *veuve Laffarge* broch. in-8°, que je distribuai à la magistrature, et que l'on mit en vente chez tous les libraires.

Même silence, pendant deux mois ; silence absolu, sauf quelques jeux de gobelet chimiques, devant un auditoire composé de familiers et d'employés d'administration. Puérilités sur puérilités, et point de réponse !!!

(La suite au numéro prochain.)

DONJON DE VINCENNES.

(*Suite.* — Voy. tom. II, liv. 4e, pag. 125).

FLORE LAPIDAIRE DU XIVe SIÈCLE.

Il n'est pas si facile que vous pourriez le penser, lecteur, de voyager dans ces froids parages et d'en visiter les curiosités. Il y a plus loin de mon cachot à la cellule voisine, que d'ici chez le plus éloigné d'entre vous ; la distance qui m'en sépare, c'est le corps de deux ou trois gendarmes, flanqué de réquisitoires et de mandats d'arrêt.

Mon travail ne saurait donc aller bien vite ; au reste, les travaux exécutés à Vincennes ont tous ce caractère de lenteur. La chapelle, fondée par Charles V, n'a été achevée que par François Ier et Henri II. J'espère que ma flore ne mettra pas ainsi deux cents ans à ajourner sa fécondité ; mais pourtant tout m'annonce qu'elle subira encore assez longtemps la stupide loi du gendarme et de la consigne.

Voici ce qu'elle a pu leur soustraire déjà :

Cellule du 5e étage de la tour Nord-Est.

Des huit arceaux de sa voûte, l'architecture moderne, par ses réparations, en a déjà fait disparaître quatre ; et si l'incurie des gouverneurs continue, tout me porte à croire que les quatre autres ne tarderont pas subir le même sort, rongées qu'elles seront par les infiltrations pluviales ; car, dans le but de faire contre-poids à une poulie pour monter les pierres de remplacement du machicoulis qu'on a cessé de réparer, les maçons ont enlevé en plus d'un endroit les faîtières de la plate-forme, et ont laissé ainsi à nu les jointures des dalles de recouvrement.

Quoi qu'il en soit, les culs-de-lampe des quatre arceaux restant de la voûte de la susdite cellule, se trouvent dans en assez bon état de conservation. En commençant par la droite de la porte, le 1er cul-de-lampe, qui anciennement était le 5e, se compose d'un fragment de haie, formé par les branches et feuilles de l'érable champêtre (*Acer campestre* L.), le tout partant d'une espèce de loupe de tronc d'arbre.

Le 2e, en suivant à gauche, est formé de feuilles de navet (*brassica napus*) qui partent comme d'un navet rongé, imitant un avant-train de léopard rongeant la queue d'un dauphin, qui lui ronge à son tour l'arrière-train. (*Voyez livraison* ive, *tome* II, *pag.* 128. 6e *cul-de-lampe.*)

Le 3e est un assemblage de feuilles et sommités de tiges quadrifoliées de bouillon noir (*Verbascum nigrum* L.).

Le 4e, enfin, est un groupe de feuilles de chêne et de bouquets de glands.

Clefs de voûte de la grande salle du 2e étage.

Les arceaux des voûtes de nos salles et des cellules des tours sont en plein cintre, et même surbaissés dans les salles, ce qui déroute beaucoup de nos archéologues visiteurs, qui seraient tentés de donner à ces constructions une date beaucoup plus récente que celle de Charles V.

Sans doute le donjon offre des traces d'une architecture plus récente, en certains endroits, à cause des réparations qu'on a été obligé d'y faire successivement, surtout à l'époque où Louis XI songea sérieusement à transformer en prison ce palais déjà un peu délabré. Ainsi, les fenêtres qui se dessinent en ogives à l'extérieur, sont à plein cintre à l'intérieur des grandes salles et dans les corridors qui conduisent, pour chaque étage, de la tour Sud-Est à la tour Nord-Est. Elles sont carrées à l'intérieur de ma cellule, ce qui indique une réparation bien récente, quoique l'architecte ait eu le soin de continuer horizontalement la baguette qui borde les angles.

Les portes des cachots sont toutes carrées et non ogivales. Louis XI, et les autre incarcérateurs, comprirent bien que la forme ogivale n'offrait pas les mêmes garanties de solidité, la portion correspondant à l'imposte devant rester libre de gonds, et n'étant assujetti par rien du tout à la muraille.

Mais quant aux arceaux en plein cintre, on concevra qu'ils sont l'œuvre de Charles V. Car l'ogive peut bien se prêter à dessiner une porte, une fenêtre, ou les combles d'un édifice, mais nullement la voûte des divers étages superposés ; le plein cintre étant seul capable de se prêter à l'économie de l'espace et à la légèreté du plancher. Les architectes de

ce temps n'étaient pas des esprits exclusifs, des fanatiques d'un système, mais des profonds et hardis calculateurs, qui savaient varier leurs moyens, en raison de la destination et des moyens et ressources que le caprice du maître mettait à leur disposition.

Cette digression une fois vidée, et en passant aux clefs de voûte de notre grande salle, nous avons déjà décrit (pag. 32, livr. 1re, tom, ii, en note) celle de la voûte partielle à droite en entrant.

Les trois autres sont ornées de feuillages. Elles sont circulaires, mais divisées en quatre compartiments par deux traits de scie qui se croisent à angle droit. Chaque compartiment est couvert par une sommité de feuille biternée d'une ombellifère, qui me paraît appartenir au maceron ou au céleri sur la clef de voûte à gauche en entrant, et au *Laserpitium latifolium* pour la suivante ; celle du fond (car on sait que notre salle a quatre clefs de voûte), celle du fond est ornée de feuilles de chêne.

Clef de voûte de ma cellule, n° 20, 2e étage de la tour Nord-Est.

Deux génies ailés, revêtus d'une toge ou longue chemise très-fine, soutiennent un écusson écorné et détérioré, qui semble avoir représenté un plan d'édifice analogue à celui du donjon.

Guirlande qui borde le manteau de la cheminée de la salle.

Cette guirlande me paraît se composer d'une tige de vigne vierge (*Ampelopsis quinquefolia*, Mich.), ornée de ses feuilles à cinq lobes, dont les deux inférieurs entiers et à angle droit; on compte les nervures confluentes au sommet des feuilles ; le pétiole de pierre s'insère sur la tige, à une certaine profondeur, isolé de la pierre, comme s'il était en fer. Ce travail est exécuté avec une exquise délicatesse et une grande légèreté. On observe, dans le fond sur la tige, des traces de son ancienne dorure.

N. B. En attendant qu'il me soit loisible de porter mes explorations dans d'autres cellules, je vous décrirai, la prochaine fois, la *flore lapidaire* qui orne l'extérieur de la chapelle, que j'ai devant les yeux.

(La suite au numéro prochain.)

8ᵉ Livraison. REVUE ÉLÉMENTAIRE 15 Janvier 1849.

DE

MÉDECINE ET PHARMACIE

DOMESTIQUES,

AINSI QUE

DES SCIENCES ACCESSOIRES ET USUELLES,

MISES A LA PORTÉE DE TOUT LE MONDE.

§ Iᵉʳ. — CLINIQUE DE LA NOUVELLE MÉTHODE,

OU

ÉTUDE PRATIQUE ET COMPARÉE DES CAS DE MALADIE LES PLUS DIGNES D'INTÉRÊT QUI SE PRÉSENTENT CHAQUE JOUR A NOTRE OBSERVATION.

(Voyez tom. II, livr. 7ᵉ, pag. 193.)

JAMBES A COUPER D'APRÈS L'ANCIENNE MÉDECINE. — JAMBES SAUVÉES D'APRÈS LA NOUVELLE MÉTHODE.

1° Madame Rifflet, dont j'ai déjà parlé dans le *Manuel annuaire* de 1845, pag. 29, comme étant en voie de guérison, pour des caries à la portion inférieure du fémur, est venue me voir au donjon sur la fin d'octobre dernier, entièrement guérie, et marchant avec la même aisance que si sa jambe n'avait jamais été malade.

Une gène au genou, une espèce d'hydarthrose lui étant survenue, par hasard ou accident, il y a près de huit ans, cette brave femme d'un ouvrier laborieux, se voyant quelques économies devant elle, se jeta dans les bras de la médecine payée ; et la médecine d'alors, voulant d'abord calmer les douleurs articulaires, se mit à faire frictionner le genou avec des pommades mercurielles, selon sa fu-

neste habitude. Les douleurs ne cédaient pas plus facilement que l'enflure ; on augmenta progressivement la dose de la pommade et le nombre des frictions. Mais le remède ne tarda pas à être pire que le mal : des ulcérations se manifestèrent sur toute la périphérie du genou, des fistules, indices de carie de l'os, se formèrent ; la marche devint impossible ; le moindre frôlement faisait pousser des cris affreux ; c'était bien pire quand la patiente voulait appuyer le pied à terre.

Madame Rifflet, originaire d'Aix en Provence, est d'une forte constitution et d'une forte corpulence ; mariée jeune, elle a conservé, comme toutes les femmes du Midi, où les mariages sont toujours des mariages d'amour et non de convenance, une conduite irréprochable, ainsi que son mari.

Dans le principe, la maladie n'était qu'un simple accident, susceptible d'être guéri à bien peu de frais.

Pour se faire ainsi ruiner la santé, elle avait ruiné sa petite fortune ; 3,000 francs d'économie avaient passé en honoraires de médecin et en comptes d'apothicaire.

A bout de ses ressources, comme le médecin était à bout de son rouleau d'ordonnances, la pauvre femme vint, en 1844, me consulter clopin-clopant, et en ayant soin de faire des stations de borne en borne. Huit jours après, elle revint avec facilité me faire part des heureux effets de la médication. Les applications de compresses d'alcool camphré dix minutes trois fois par jour, et les pansements à la pommade camphrée, avaient du coup fait disparaître, et les douleurs et la fétidité des plaies, et le noir de mauvais augure des escarres. Mais à mesure qu'une fistule se fermait, il s'en ouvrait çà et là une autre que nous pansions et faisions fermer de même.

A force de continuer avec exactitude cette simple médication, plus la médication interne antimercurielle, et plus tard l'application des lames de cuivre et zinc, la peau désorganisée a tombé plaques par plaques en lamelles noires ; la nouvelle peau s'est refaite peu à peu ; les fistules se sont cicatrisées ; aujourd'hui leurs traces ne se montrent que par de simples rougeurs ; la jambe et le genou guéris ne diffèrent en rien de l'autre. On compte près de vingt traces de fistules sur la moitié inférieure de la cuisse, et la malade ne se ressent plus de rien ; le mercure se trouve donc entièrement éliminé.

2° M. A. Baré, pharmacien à Vitry (Seine), partisan zélé et consciencieux de notre méthode, nous écrit, à la date du 22 décembre, qu'un habitant du canton, atteint d'un mal à la jambe tellement aggravé par l'emploi des moyens ordinaires de la médecine, qu'il s'agissait, en désespoir de cause, d'en venir à l'amputation, eut recours à notre méthode et se guérit en quelques semaines, guérison qui a paru miraculeuse à tous les gens du pays.

———

CHUTE DE CHEVAL. FRACTURE COMMINUTIVE (*) DU CRANE. GUÉRISON, PAR M. LAINÉ, médecin à Saint-Laurent-Médoc.

St-Laurent-Médoc, 5 déc. 1848.

Le 5 juillet 1848, Wouillam Porge, jeune enfant de 10 ans, d'un tempérament sanguin, habitant chez son oncle, M. Ducasse, instituteur privé de la commune de Saint-Laurent-Médoc, est jeté, au détour d'une rue, par mon cheval, qu'il avait eu l'imprudence de monter sans bride, et qui s'était épouvanté par le froissement de son chapeau au haut du portail de l'enclos ; au détour de la rue, il est lancé à dix pas sur le pavé et ramassé comme mort. C'est alors qu'on vint me chercher en me disant de me hâter, que mon fils aîné était tombé de mon cheval et qu'il était mort. A peine fus-je dans la rue, que je l'aperçus s'en venant tristement monté sur ma vieille jument, et vis M. Ducasse portant son neveu et au désespoir d'un pareil accident. Je le priai de porter le petit malade chez lui, et là, après l'avoir visité, je pus me convaincre que toute la chute avait porté sur le crâne. Une énorme tumeur occupait toute la partie antérieure et supérieure de l'os frontal, et presque la moitié de l'os pariétal ; on sentait seulement la dépression le long de la tumeur. Toute la portion occupée par la tumeur recouvrait les parties des deux os radicalement broyés. Les pulsations du cœur commençaient à se faire sentir ; la chaleur revenait.

J'arrosai largement le crâne d'eau sédative ; compresses bien mouillées de la même eau sur la tumeur, autour du

(*) Comminutive, du latin *comminuere*, broyer, briser. Fracture comminutive signifie fracture qui broie un os et le brise en éclats.

cou, autour des poignets ; pour boisson, de l'eau de bourrache avec du suc de citron, pour combattre les vomissements qui se succédaient toutes les demi-heures.

L'assoupissement était continuel ; il ne répondait à aucunes questions. J'ordonnai de continuer ce traitement toute la nuit, et de venir m'avertir si la fièvre paraissait. A minuit, M. Ducasse vint me faire lever, en disant que Wouillam avait la fièvre, qu'il était brûlant. Il y avait de la fièvre ; mais la tumeur avait presque disparu, et me permit de bien voir la fracture. En mettant la main dessus, on sentait le battement de l'artère du cerveau, ce que je fis toucher à M. Ducasse comme preuve de la fracture comminutive. Je fis de nouveau arroser le crâne d'eau sédative, puis mettre une bonne compresse autour du cou, sur la région du cœur, autour des poignets ; la fièvre après cinq minutes n'existait plus ; on ne sentait plus le battement de l'artère du cerveau. Le lendemain, il y avait du mieux ; l'enfant avait répondu à une seule question de son oncle ; il avait pu faire sept à huit pas appuyé au bras de son oncle. Cependant, l'assoupissement continuait. La camarilla du bourg de Saint-Laurent était aux abois. « On aurait dû le saigner, » disaient les uns ; « on aurait dû lui appliquer des sangsues, » disaient les autres. D'autres, plus dévoués, leur disaient : « Pour le traitement d'une affection aussi grave, je ne m'en tiendrais pas à M. Lainé ; je voudrais voir un autre médecin. A votre place, je ferais venir M. Croski, remplaçant de M. Verrière. » (C'est mon ancien collègue, qui, voyant que la médication Raspail l'avait terrassé, a abandonné sa clientèle à un autre, parce que la vieille médecine est en danger.) On me demanda donc si je voudrais m'entendre avec ce monsieur pour donner des soins au petit malade. Je répondis alors que cela m'était parfaitement indifférent , mais qu'on devait savoir que je ne pourrais m'entendre avecM. Croski, nos principes étant tout à fait différents. Cependant il fallut subir la consultation avec ce monsieur, et son recueil d'observations de M. Lallemand, de Montpellier, sur l'emploi de l'émétique en pareille circonstance. Je le remerciai de cette communication. Je lui dis que je connaissais M. Lallemand et ses excentricités ; mais que je ne voulais nullement faire vomir, puisque je voulais, au contraire, calmer les vomissements. Mais comme dans ces pauvres consultations il faut, pour en finir plus tôt, se faire des concessions mutuelles, je consentis donc, pour le moment, à son émétique et à quelques sangsues le long du cou. Mon eau sédative fut continuée comme par le passé. M. Ducasse avait assisté à cette consultation et n'avait pas compris ce que nous voulions dire par tartrate antimonié de potasse.

Lorsqu'il vint chercher le fameux remède, je fis part à M. Ducasse que M. Croski avait l'intention de faire prendre l'émétique à son neveu, et que, pour moi, si on consentait à faire prendre ce remède, je me retirais. M. Ducasse dit : « Attendons ma sœur et ma mère, et de concert nous prendrons un parti. » Il fut convenu qu'on continuerait les soins d'après mes indications, et on fit entendre à M. Croski que l'enfant ne pouvait rien prendre sans vomir. On ne voulait plus ni de Croski ni de son émétique ; mais on me proposa un autre docteur, parent de la famille, qui se rendit dans la même journée. Il fallut encore accepter, pour faire plaisir à la famille. Celui-là en amena un autre ; pour ne pas manquer aux convenances, M. Croski fut aussi appelé.

Nous voici en grande consultation : l'un ne voyait de salut que dans l'émétique ; l'autre n'en voyait d'aucune façon. M. Verrière, mon ancien collègue, qui prit la parole avant moi, dit que la médication nouvelle serait aussi impuissante que l'ancienne, et que nos soins seraient inutiles. On me demanda enfin ce que je pensais, et si je croyais remettre le malade en état.

C'est alors que je leur répondis que, pour la médication ancienne, je reconnaissais que c'était une affection très-grave, mais que, pour la médication nouvelle, il n'y avait rien à craindre, si on continuait les soins comme je l'avais indiqué. C'est alors que le collègue Verrière me dit : « Il paraît, monsieur Lainé, que vous avez bien foi dans la médication Raspail ! Pour moi, je ne suis pas comme vous. Dernièrement, j'ai voulu en faire une application sur un pleurétique ; je lui ai fait faire des lotions avec l'eau sédative, et des frictions avec la pommade pendant cinq jours sur le côté, sans pouvoir en obtenir le moindre résultat. — Voilà, monsieur, comment se comportent ceux qui ne connaissent pas la médication Raspail, et qui veulent en faire l'application, lui dis-je. Si, au lieu d'eau sédative, vous eussiez appliqué des compresses d'alcool à 40 degrés, nul doute que vous n'eussiez obtenu un résultat immédiat. »

Revenons à notre petit malade. Je dis à ces messieurs que le parti que nous avions à prendre en pareille occurrence, c'était de laisser aux parents la liberté de choisir entre la médication nouvelle et l'ancienne. Il fut donc convenu que M. Bert irait trouver la famille, qu'il leur raconterait exactement ce qui venait de se passer entre nous, et leur exposerait mes espérances et leur désespoir. Il fut convenu également qu'immédiatement après le choix fait par la famille, la vieille ou la nouvelle médecine se retirerait. Les parents évitèrent de renvoyer celui qui leur donnait de l'espérance en continuant ses soins. Je continuai donc à soigner mon petit malade ; dès le lendemain, j'annonçai à ses parents qu'il irait à la messe le dimanche suivant. On ne pouvait y croire. La prédiction eut lieu, au grand étonnement des habitants de Saint-Laurent, qui, se fiant au diagnostic des médecins, croyaient cet enfant sans ressources. Il devait mourir au bout d'abord de trois jours, après au bout d'un mois, de trois mois, et maintenant d'un an. Quelle sottise !

Pour compléter le traitement, je vous dirai que j'ai fait appliquer des compresses d'alcool à 40 degrés saturé de camphre ; j'ai fait prendre l'aloès ; et administré quelques lavements vermifuges. J'ai laissé manger le malade à sa volonté, malgré les avis contraires, qui pleuvaient de tous côtés : « Mais cette nourriture va l'étouffer, » disaient les émissaires des médecins, qui furent définitivement attérés d'un si rude coup.

J'ai l'honneur de vous saluer,

Lainé, médecin.

CONVULSIONS CHEZ LES ENFANTS, PAR M. LE Dr LAZOWSKI, médecin à Jonzac.

Jonzac, 7 décembre 1848.

Le 1er novembre 1848, mon enfant, âgé de dix-sept mois, ayant passé une mauvaise nuit, je lui fis prendre 15 grammes de sirop de chicorée ; dans la matinée, voyant une tendance très-prononcée vers le sommeil, et trouvant un peu de fièvre, je lui lotionnai le corps à l'eau sédative et en appliquai les compresses sur le crâne. Un lavement camphré fut donné dans la journée. Vers les deux heures après midi, on vint me chercher en toute hâte pour un homme de campagne qui se trouvait à la dernière extrémité ; je laissai Bronislaw aux soins tendres et éclairés de sa mère. Un quart d'heure après mon départ, des convulsions terribles faillirent l'emporter ! Après quelques secousses, l'enfant devint roide comme une barre de fer : on aurait dit que la vie avait fui à jamais. La respiration était presque nulle, les dents (il n'a que quatre incisives) étaient serrées, leur grincement se reproduisait d'une force vraiment étonnante. La pauvre mère, effrayée de cet état et ne sachant que faire, mit dans la bouche du petit un peu de sel ordinaire, enveloppa la tête des compresses imbibées d'eau sédative, donna un lavement camphré au lait, et fit couler dans la bouche un peu d'eau salée au jus de citron. L'état d'insensibilité dura une heure à peu près. Les bonnes voisines l'engagèrent à avoir recours à d'autres médecins pendant mon absence, mais la mère ne voulut point ; car sa conviction est telle, que, si les remèdes employés ne faisaient rien, nul autre traitement n'aurait pu agir plus efficacement. Sur ces entrefaites, je suis arrivé, bien étonné, je vous avoue, de voir avec quelle vitesse les symptômes les plus alarmants s'étaient succédés.

Voici la position de l'enfant :

Un coma vigil très-prononcé, les pupilles bien dilatées, la figure rouge, enflée, la respiration bruyante, gênée de temps en temps, de légers mouvements se faisaient sentir dans tout le corps, la peau des membres était vergetée, le ventre dur, rebombé.

L'enfant garde quatre lavements.

J'eus recours à l'instant même aux lavements vermifuges (*Manuel annuaire*, p. 119, nº 224, excepté le tabac) ; je jetai un peu de camphre en poudre dans la bouche, je lotionnai tout le corps à l'eau sédative ; un instant après, j'exerçai de vigoureuses frictions à la pommade camphrée sur la poitrine, le ventre et entre les deux épaules ; une flanelle, imbibée d'eau salée chaude et arrosée d'eau sédative, couvrait son ventre. Au bout d'une demi-heure, je recommençai les mêmes frictions et les mêmes lotions. J'aurais voulu que toutes les mères, dans un moment si pénible et si critique où nous nous sommes trouvés pendant toute une journée, fussent présentes : elles auraient trouvé, comme nous, une ré-

compense bien douce à leur cœur en voyant le succès couronner leurs efforts ! En effet, après une troisième lotion à l'eau sédative et autant de frictions à la pommade camphrée, l'enfant commençait à revenir, à reprendre ses sens ; on aurait dit qu'il sortait d'un long sommeil. En ouvrant les yeux, tous les objets qu'il rencontrait lui parurent étranges ; ses jeux ordinaires n'eurent pour lui aucun charme de prime abord. Il lui fallut un certain laps de temps pour qu'il pût s'orienter.

Depuis il se porte à merveille, et les voisins doivent le comprendre à satiété par le bruit qu'il ne cesse de faire sur son tambour.

Observation sur ce cas.

Comment reconnaître la cause des convulsions, ou, pour mieux dire, où placer le siège du mal, surtout lorsqu'on voit les symptômes les plus effrayants se développer comme par un coup de foudre ?

Un enfant, de gai qu'il était, devient triste ; cette tristesse amène un léger assoupissement, accompagné d'un petit cri plaintif ; le sommeil est agité, la fièvre se déclare, les symptômes cérébraux augmentent ; l'enfant éprouve des secousses fréquentes ; un mouvement spasmodique des mâchoires se fait observer ; les yeux roulent dans leurs orbites ; tout le corps se roidit ; la respiration est saccadée, et la vie semble s'échapper au milieu des torsions de tout le corps, et tout cela dans l'espace d'une minute !...

S'il était permis, au moyen âge, de croire à une espèce de sorcellerie et de regarder ces effrayants symptômes comme le signe certain de la présence du démon, il serait beaucoup plus absurde, ce me semble, avec les idées de notre siècle, de chercher l'explication de ce phénomène ailleurs que dans la cause animée, source de tous nos maux. Ici seulement, la raison, à l'abri de toute partialité, peut trouver une solution logique et satisfaisante. Pour connaître, en effet, la cause du mal, il ne s'agit pas de diviser les mouvements de telle ou telle partie du corps ; cette division ou cette classification des symptômes n'éclaire en rien l'indication des moyens que le médecin doit employer pour enrayer le cas maladif, et puis je me demande si, en divisant de cette manière les symptômes, on remonte à l'origine du mal. Ainsi, que les convulsions soient toniques ou classiques, que ce soit un trismus, une contracture ou le tétanos, je ne serai pas plus avancé pour cela, et le traitement que je mettrai en pratique doit nécessairement subir les fâcheuses conséquences de mon incertitude. L'incertitude! quelle pierre d'achoppement aux prétentions dogmatiques de tous les médecins !...

Dans l'état où se trouvait mon enfant, ne pouvait-on pas supposer, vu son âge et sa force, que la dentition ne fût la cause première des convulsions? Il est vrai que l'enfant n'a que quatre dents incisives, et que les canines sont susceptibles de faire éprouver quelques crises nerveuses; mais, dans l'espèce, l'idée même de la dentition ne pouvait avoir lieu ; et puis je suis convaincu, par mon expérience, que la médecine a trop exagéré le rôle que le développement des dents joue dans l'organisation enfantine. J'ai une petite fille de cinq ans, bien délicate et bien nerveuse; elle avait, comme son frère, la dentition tardive, les gencives bien enflées, et pourtant je ne me suis aperçu de rien! Je suis d'autant plus autorisé à croire à cette exagération, que, chaque fois que j'ai remarqué les enfants plus maussades que d'habitude, j'étais sûr d'avance que la défécation se faisait mal. Un enfant en bas âge doit faire ses petits besoins deux à trois fois par jour; autrement le trouble de sa digestion,

qui fonctionne avec tant de rapidité, pourra occasionner les nombreux désordres qu'à tort on attribue à la dentition.

L'ancienne médecine aurait eu recours aux émissions sanguines réitérées, par l'application des sangsues derrière les oreilles ou au creux de l'estomac; aux dérivatifs vers les extrémités, tant supérieures qu'inférieures, tels que : vésicatoires, sinapismes, etc.; usage de potions calmantes et vermifuges, si les symptômes s'aggravaient, chose qui arrive presque toujours; enfin applications de la glace à la tête. Je viens de parler de potion vermifuge dans l'ordonnance du médecin; elle ne joue qu'un rôle bien secondaire. Les helminthes, d'après les idées de la Faculté, peuvent séjourner dans notre corps sans lui occasionner le moindre trouble possible; les milliers de ces entozoaires peuvent vivre, se nourrir de nos sucs, se développer sans que l'organisation en éprouve le plus petit dérangement; car leur présence, nous dit-on, est produite par la *génération spontanée*. Est-ce clair? N'allez pas lui demander en vertu de quelle loi agit cette génération spontanée : vous vous feriez moquer de vous! Fi donc! la génération spontanée n'a pas de lois: c'est un principe *sui generis;* il lui prend envie de produire telle ou telle chose; il fait, et voilà tout! Des absurdités pareilles feraient rire, si derrière elles nous n'avions rien; mais, lorsqu'il s'agit de la conservation de notre santé, je ne vois pas pourquoi il ne nous sera pas permis d'en dévoiler l'ignorance!

Les personnes qui lisent la *Revue* doivent être habituées aux effets des remèdes que produit la nouvelle médication, pour qu'il me soit permis de n'entrer dans aucun développement. Mon observation me dispense de me livrer à des redites inutiles. Quant à l'appréciation des causes des convulsions, on n'a qu'à ouvrir l'*Histoire naturelle de la santé et de la maladie*, de notre maître Raspail, pour expliquer les mouvements désordonnés que subissent les personnes atteintes des convulsions.

JEAN-JACQUES LAZOWSKI,
Dr-médecin à Jonzac.

ADDITION A L'ARTICLE 2e DE LA CLINIQUE (6e livraison, à la suite du 2e alinéa, 1re colonne de la page 168).

J'ai constaté que cette couleur verte était à base de cuivre, ce qui suffisait, dans l'état actuel de l'industrie, pour établir que cette couleur était de l'*acétite arsénieux de cuivre*. Je n'avais pas à ma disposition ma boîte de réactifs, ni un appareil de Marsh, à cette époque, et l'approche de l'apparition de la livraison nous pressait et ne nous permettait pas d'attendre.

Depuis lors, et en vue de compléter ma conviction, je me suis mis en mesure. Un carré de ce papier vert, de 2 centimètres de côté, m'a donné, par l'appareil de Marsh, à dater du moment que je l'ai jeté dans le liquide, plus de cent taches arsenicales, jaunes ou gorges de pigeon, miroitantes, les plus grandes ayant 4 millimètres de diamètre et les plus petites 2. L'appareil a semblé dès lors à ne plus donner signe d'arsenic. Mais le lendemain, ayant repris l'expérience, j'en ai obtenu une centaine d'autres tout aussi bien caractérisées, mais dont deux d'un bleu noir et larges de 5 millimètres. La couleur avait achevé de se dissoudre pendant la nuit.

Donc cette couleur était évidemment un *acétite arsénieux de cuivre*.

CHOLÉRA RAVAGEANT LES CIVILISÉS ET ÉPARGNANT LES SAUVAGES.

On lit, dans le *Journal d'Odessa*, une lettre intéressante de M. Guersévausff que reproduit le *Journal de Saint-Pé-* tersbourg de la fin du mois de décembre.

L'auteur s'est assuré sur les lieux que la population de Pérékop, qui n'est pas moins de 6,000 âmes, a été préservée des atteintes du choléra, tandis que les populations voisines en ont été ravagées. Voulant connaître la cause de cette différence, il a fait, à cet égard, une enquête détaillée qui l'a amené à ce résultat, à savoir que les Tatares-Nogaï ont été dans tous les temps moins exposés aux atteintes du choléra que les populations de l'autre côté du fleuve. Ainsi, en 1831, les districts de Berdiansk et de Mélitopol, sur une population de 404,100 individus, n'avaient compté que 662 cas de choléra et 228 décès, ce qui ne fait qu'un décès par 1,772 habitants. En 1848, les effets du choléra y ont été à peu près nuls.

M. Guersévansff explique ce phénomène par la nature du sol qui est imprégné de sel marin, et répand dans l'atmosphère des exhalaisons de chlore; mais il fait judicieusement observer qu'on ne saurait attribuer la salubrité de Pérékop aux soins que prennent les Tatares-Nogaï et à leurs précautions hygiéniques; « car, dit-il, ce sont bien les peuplades les plus crasseusement sales et les plus ennemies de toute espèce de médecine. »

Quant à nous, c'est autant dans l'action du chlore de l'atmosphère et de la nature saline du sol, que dans la crasse oléagineuse qui couvre habituellement la peau des Tatares, que nous trouvons la raison du phénomène qui préserve ces nations du choléra, maladie, d'après nous, uniquement entomogène.

On sait à Constantinople que les porteurs d'huile sont à l'abri de la peste, et nous savons de même que les ouvriers, dans la partie des huiles et savons, sont à l'abri de la gale, et que les galeux se guérissent rien qu'en entrant comme ouvriers dans ces établissements. L'huile en effet, asphyxie les insectes.

Quinte-Curce rapporte qu'à l'embouchure du Gange l'armée d'Alexandre fut atteinte de la gale, et que son seul remède consista en lotions à l'huile (lib. 9, c. 10).

Dans sa *Monachologie*, ouvrage originalement irrévérentieux envers l'espèce monacale, sans doute, mais où les moines sont distribués d'après le système linnéen, par classes, genres, espèces et variétés, de Born, qui en est l'auteur, décrit ainsi les moines minimes, les plus crasseux de tous : « Les téguments intérieurs, dont le minime ne se dépouille jamais, pas même la nuit, ont une odeur d'huile très-forte. Le moine minime est gras au toucher ; sa démarche est imbécile et incertaine ; il exhale une odeur rance qui soulève l'estomac et cause des nausées. Rien de plus infect que les vents dont il est rempli : *il n'a ni poux ni puces, ni aucun insecte qui fuit l'huile.* »

Ce genre de moine était de fait préservé de la gale, et peut-être du choléra.

Ainsi le sel, que proscrivait la Faculté, est un préservatif de cette terrible maladie ; et la crasse de la pauvreté même ; compensation à la misère !

Est-ce à dire pour cela que nous conseillions à l'homme de loisir de se plonger dans la crasse ? Dieu nous en garde, nous qui voudrions, au prix de notre liberté, procurer la propreté de l'aisance à tous ceux que la misère afflige aujourd'hui. Mais nous faisons observer au riche qu'il est des cas où le pauvre est sûr de se porter mieux que lui, et que c'est déjà là quelque chose.

La crasse est un remède que nous voulons remplacer par un équivalent et un succédané plus agréable, et moins sujet à d'autres accidents ; au lieu d'un succédané, jusqu'à ce jour la Faculté ne l'avait remplacée que par des prohibitions dont s'accommodait fort bien la cause morbipare ; et voilà pourquoi le choléra, qui épargnait des sauvages, moissonnait impitoyablement, à côté d'eux, les populations civilisées et confiantes dans les bienfaits de l'art de guérir.

Au reste, chacun a pu remarquer que grâce à la vulgarisation de notre système, la médecine ayant, sur tous les points du globe, modifié son programme de traitement, les ravages du choléra se sont réduits à fort peu de chose. Quant à nous, il n'y a pas à Paris un homme du peuple qui n'ait fait ses gorges-chaudes d'un avis de police qu'a fait afficher, en entrant au pouvoir, le plus curieux préfet médecin que février ait fait éclore. On voyait bien que la spécialité de cet homme ne s'était jamais élevée jusqu'au-dessus du calcaneum ; monsieur le préfet, en fait d'art de guérir, n'avait jamais été que pédicure.

§ II. — COURS ÉLÉMENTAIRE D'ANATOMIE

ET DE PHYSIOLOGIE HUMAINE ET COMPARÉE.

(*Suite.* — Voy. tom. II, liv. 7ᵉ, pag. 205.)

e. Membranes de l'encéphale.

253. Ainsi que certains fruits, la capacité crânienne est divisée en quatre loges membraneuses, dans chacune desquelles est renfermé et isolé de ses congénères, l'un des quatre cotylédons cérébraux et cérébellaux. Ce qui forme quatre cloisons disposées en croix, par la réunion, vers leurs points de contact médian, des cloisons respectives des quatre loges.

254. La cloison qui sépare les deux hémisphères du cerveau, les anatomistes l'ont appelée *la faux*, à cause de la forme qu'elle affecte, quand on l'isole.

Celle qui sépare le cerveau du cervelet, ils l'ont nommée *la tente* du cervelet ; les deux lobes du cervelet sont séparés entre eux par une autre cloison.

255. Mais, nous le répétons, ces quatre cloisons ne résultent que de l'agglutination des quatre loges à leur point de contact. Elles sont formées de trois couches de tissus, qui offrent une contexture d'autant plus résistante qu'elles approchent de plus près du crâne qui, à la rigueur, pourrait en être considéré comme la quatrième enveloppe. Car il en est du cerveau comme de tous les organes végétaux ou animaux, sous le rapport de l'accroissement et du développement organique : le développement ayant lieu du centre à la périphérie, les couches les plus jeunes refoulant les plus anciennes au dehors, celles-ci, en s'épuisant au profit du développement des autres, finissent par devenir corticales et inertes. ligneuses chez les végétaux et osseuses chez les animaux

256. Ce nouveau système de développement que nous avons nommé *spirovésiculaire*, sert comme de fil conducteur, pour nous retrouver dans le dédale de la nomenclature anatomique ancienne, qui isole sans cesse ce que la nature a modelé sur le type de l'unité.

257. Ainsi la masse cérébrale qui commence par être gélatiniforme au centre, devient d'une consistance de plus en plus ferme et plus compacte. Ses couches externes se détachent épuisées, sous forme de membranes, qui tendent de plus en plus à la solidification et finalement à l'ossification.

258. Ces couches externes, qui forment les parois des quatre loges, se nomment en grec *méninges*, et en français *membranes* du cerveau. Rien de plus ridicule que les dénominations qui servent à les désigner. La plus interne, celle qui tapisse l'intérieur de chaque loge et se trouve en contact immédiat avec les circonvolutions cérébrales, on l'appelle la *pie-mère ;* c'est la plus fine et la plus pelliculeuse. La seconde se nomme l'*arachnoïde*, à cause d'une ressemblance éloignée de sa contexture avec une toile d'araignée. La suivante, plus consistante que la seconde, se nomme la *dure-mère :* elle tient intimement aux parois internes de la boîte osseuse, qui peut être considérée comme la quatrième enveloppe ossifiée de l'encéphale. Ces quatre membranes forment une unité de tissu qui ne s'exfolie que par une espèce de déchirure de ses couches superposées. On retrouve le type de cette organisation et l'on peut reproduire une telle exfoliation mécanique sur une foule de loges des fruits ; les parois internes étant séparées des externes et corticales par un tissu cellulaire d'une contexture plus lâche et à réseau vasculaire moins oblitéré.

259. Nous avons dit que les os du crâne peuvent être considérés comme un quatrième système de *méninges*. Aussi remarquons-nous que les deux pariétaux et les deux temporaux correspondent aux côtés des deux hémisphères du cerveau, les deux os frontaux à la partie antérieure, et forment à eux six la paroi externe de la loge qui renferme l'un et l'autre, et que les six moitiés d'os réduites, et soudées pour former l'occipital, correspondent chacune à la paroi externe d'une des deux loges qui contiennent un hémisphère du cervelet.

260. D'après ce que nous venons d'expliquer, on conçoit que les cloisons qui séparent le cerveau du cervelet, et les hémisphères les uns des autres, aient le double de la consistance que présentent les méninges sur toute autre portion de la périphérie, puisque ces cloisons résultent de l'agglutination de deux membranes contiguës.

260. Nous démontrerons plus tard, ce que nous avons depuis longtemps établi ailleurs, à savoir que le réseau vasculaire n'est formé que par le dédoublement de cellules contiguës, qu'en un

mot, il n'est qu'un réseau interstitiel ; or cette loi se met surtout en évidence à l'occasion des méninges ou membranes du cerveau : un gros vaisseau que les anatomistes nomment *sinus* s'étant formé à chaque point de contact des quatre loges. On nomme *sinus longitudinal* celui qui longe la *suture sagittale* du crâne, c'est-à-dire, le point de contact des deux os pariétaux ; il se divise en deux branches qu'on nomme *sinus latéraux*, pour suivre le dédoublement de *la tente*, correspondant à la *suture lambdoïde*, c'est-à-dire, aux points de contact de l'os occipital avec les deux os pariétaux, et aller de là déverser le sang qui leur est arrivé des artères carotides, dans les deux veines jugulaires. Hérophile a nommé cet embranchement le *pressoir*, à cause d'une certaine ressemblance de son dessin avec les branches d'un pressoir antique, dont le *trou occipital* formerait le plateau.

262. Les *sinus* sont les équivalents des capillaires par la fonction ; car ils servent d'intermédiaire entre les artères et les veines ; mais ce sont des capillaires d'un calibre gigantesque. La coupe transversale de l'un de ces sinus, vient à l'appui de la théorie du dédoublement interstitiel vasculaire ; car elle est triangulaire avec un côté convexe, correspondant au crâne, et deux côtés concaves, correspondant chacun à une des deux loges cérébrales.

L'anatomie étudiée de la sorte se débarrasse du fratras de sa nomenclature, et se rattache, par ses analogies, à la nomenclature même de l'anatomie végétale.

263. Les insectes et les mollusques n'offrent rien d'analogue aux quatre co-tylédons que nous venons de décrire dans l'encéphale des vertébrés (*homme, mammifères, oiseaux, reptiles ou batraciens, et poissons*). Leur encéphale est réduit purement et simplement à la moelle allongée, cette tigelle d'où partent principalement tous les nerfs terminés par une papille des sens.

264. La moelle allongée possède à son tour son fourreau membraneux et cortical, qui se continue dans toute la longueur de la *moelle épinière*.

265. Chez les mammifères, l'énergie de la puissance morale et de la virilité est en raison du volume du cerveau ; les grands dominateurs ayant tous été doués d'une vaste cervelle, et l'homme ayant le crâne plus développé que la femme en général.

266. Quant à la puissance de l'intelligence, elle tient beaucoup plus à la finesse et à l'énergie des organes des sens qu'au développement de la masse cérébrale. Quoi de plus intelligent et de plus industriel que l'abeille et la fourmi! et pourtant elles sont dépourvues d'hémisphères cérébraux.

Les crânes de Fourier de l'Institut et de Laplace auraient pu être pris pour ceux de jeunes filles, tant en était petite la capacité, et tant la surface en était lisse; mais ces deux puissants esprits étaient timides et fort peu dominateurs.

Puissance de génie et faiblesse de la volonté, cela concorde avec le faible volume de l'encéphale.

L'encéphale volumineux indique la puissance de la volonté, qui tient lieu de génie, en asservissant le génie d'autrui à son but et à son œuvre.

(*La suite au numéro prochain.*)

§ III. — COURS ÉLÉMENTAIRE DE CHIMIE INORGANIQUE

APPLIQUÉE A L'AGRICULTURE, AUX ARTS ET A L'INDUSTRIE.

(*Suite.* — Voyez tom. II, livr. 7e, pag. 207.)

Vide.

190. Par le mot de vide, on ne doit entendre que l'absence de l'air ou des vapeurs et des gaz. Le vide n'existe pas dans la nature ; l'éther-calorique est l'océan infini dans lequel et à l'aide duquel les innombrables mondes se meuvent au-dessus de nos têtes. Nous avons suffisamment expliqué le mécanisme de ce mouvement, dans les leçons précédentes.

191. Pour produire le *vide*, tel que nous l'entendons, dans un espace donné, il faut purger d'air ou de gaz cet espace ; et, pour cela, il faut que les parois qui limitent cet espace ne soient pas perméables à ces gaz. Quant à l'éther calorique, il ne rencontre nulle part de parois réellement imperméables.

Les parois en verre sont celles qui s'opposent le mieux à l'introduction de l'air extérieur ; mais comme l'ouverture par laquelle on attire l'air au dehors du vase en verre ne saurait jamais être considérée comme étant hermétiquement fermée, il s'ensuit que jamais la capacité ne saurait être exactement vide de gaz ou d'air. L'air y pénètre toujours plus ou moins lentement à travers les fissures ou les jointures.

192. Prenez un ballon en verre à parois très-épaisses, terminé par un long col de plus en plus effilé mais ouvert par le bout. Si vous exposez peu à peu et avec précaution la panse de ce ballon à un feu de plus en plus ardent, l'action de la chaleur, à force de dilater les molécules d'air qui le remplissaient, les expulsera successivement, et fera ainsi le vide dans cette capacité. Si, lorsque le verre commence à rougir, vous scellez l'extrémité effilée du col en la soudant à la flamme du chalumeau, vous pourrez admettre que la capacité hermétiquement close du ballon est aussi bien purgée d'air qu'il nous est donné de l'obtenir avec nos moyens bornés ; le *vide* y existera, et cette capacité ne renfermera plus que l'éther-calorique.

193. Si vous remplissez une éprouvette de mercure longue de 80 centimètres ou plus, et qu'en tamponnant comme il faut l'ouverture, vous la renversiez pour plonger cette ouverture dans un bain de mercure, il est évident que le mercure descendant dans l'éprouvette à 76 ou 75 centimètres (175), on aura un vide de 4 à 5 centimètres dans le haut : le mercure ne se saturant jamais d'air, et ne le laissant pas passer à travers ses molécules.

194. Enfin, si vous fermez hermétiquement l'extrémité ordinairement libre d'une pompe aspirante et foulante remplie d'air, et que vous fassiez agir le piston jusqu'à ce qu'il refuse d'obéir à la puissance la plus forte possible de la traction, vous finirez par en éliminer l'air intérieur, de telle sorte que vous pourrez en regarder la capacité comme étant occupée par le vide aussi complet qu'il nous est possible de le produire, et comme étant uniquement remplie de calorique-éther.

195. Pour comprendre le mécanisme de cette pompe foulante et aspirante, soit une seringue ordinaire, coupée au milieu par un diaphragme sur lequel s'applique une soupape susceptible de s'ouvrir de devant en arrière, au-dessous de laquelle il existe, sur les parois du tube

de la seringue, une ouverture fermée par une soupape susceptible de s'ouvrir de dedans en dehors ; on concevra, avant toute explication théorique, qu'en tirant le piston pour aspirer, la soupape du diaphragme s'ouvrira, et que la soupape de l'ouverture de la paroi se fermera. Le contraire arrivera quand on refoulera le piston ; la soupape interne s'appliquera contre le diaphragme et en bouchera l'ouverture, tandis que la soupape de la paroi s'ouvrira pour donner passage à l'air que le piston avait attiré en deçà du diaphragme ; en sorte que lorsque le piston sera venu s'appliquer contre la soupape du diaphragme, c'est que l'espace compris entre le diaphragme et le piston se sera vidé d'air par l'ouverture de la paroi. A force donc d'aspirer et de refouler, on parviendra à faire passer tout l'air de la première chambre dans la seconde, d'où on l'expulsera par la soupape externe ; à une certaine époque on pourra regarder la première chambre comme vide d'air, et dès lors le piston refusera d'aspirer et de revenir en arrière, sous l'effort d'une puissance de traction ordinaire. Or voici l'explication théorique de ce mécanisme.

196. La première chambre de la pompe ou seringue est pleine d'air, le piston étant appliqué contre la soupape du diaphragme médian. Supposons que les atomes de cet air soient enveloppés d'une sphère de *calorique-éther* égale à un. Si vous retirez le piston et que la seconde chambre de la pompe ait la même capacité que la première, il est évident que pour que la quantité d'air enfermé dans la première chambre en occupe deux, il faudra que la distance qui sépare ses atomes soit double de la première, et que, par conséquent, chaque atome s'enveloppe d'une nouvelle couche de calorique de même volume que la première ; la sphère de calorique des atomes de cet air intérieur sera donc double de leur sphère primitive ; ses atomes

auront entre eux le double de distance, ils pèseront deux fois moins que ceux de l'air extérieur ; ils en seront donc repoussés, et ne pourront plus faire contre-poids à la soupape externe, que le poids de l'atmosphère appliquera ainsi hermétiquement contre la paroi de l'ouverture.

Si alors vous refoulez le piston vers le diaphragme, la force de la compression repoussera la soupape interne contre le diaphragme, et fermera ainsi hermétiquement la première chambre ; mais, en même temps, cette force foulante repoussera la soupape de la paroi au dehors, ce qui donnera issue à l'air refoulé et permettra de vider d'air toute la deuxième chambre.

197. Si, de nouveau, vous retirez le piston, vous aspirerez l'air de la première chambre dans la deuxième, par suite de la même loi que ci-dessus. Mais alors les atomes d'air s'envelopperont d'une sphère de calorique-éther égale à quatre ; ils seront quatre fois moins pesants que les atomes de l'air extérieur ; l'air extérieur fermera donc quatre fois plus fortement la soupape externe ; et quand on refoulera le piston, il faudra employer pour vider d'air la deuxième chambre deux fois plus de force que la première fois.

198. A la seconde aspiration du piston, les atomes de l'air interne prendront une sphère de *calorique-éther* égale à huit ; l'air extérieur pèsera huit fois plus fortement sur la soupape externe ; et pour vider la deuxième chambre d'air en refoulant, il faudra employer une force double de la deuxième fois et quadruple de la première. Ainsi de suite par une progression géométrique dont la raison sera deux : 2 : 4 : 8 : 16, etc., jusqu'à ce que la force manque pour refouler. On dira alors que le vide existe dans cette double capacité. Mais, en réalité, cette capacité ne devra jamais être considérée comme étant mathématiquement vidée d'air ; seulement, les molécules d'air qui

y resteront seront distantes entre elles d'un espace incalculable, enveloppées qu'elles seront d'une sphère de calorique d'autant plus volumineuse qu'on aura eu la force de recommencer plus de fois l'aspiration du piston.

(La suite au numéro prochain.)

§ IV. — HORTICULTURE.

MOYEN PEU DISPENDIEUX D'ÉTIQUETER LES PLANTES.

On connaît des établissements d'horticulture qui renferment plusieurs milliers d'espèces cultivées, et qu'il est nécessaire d'étiqueter, afin d'en retrouver la place au besoin

Or s'il fallait graver le nom de ces plantes et leur numéro d'ordre sur tout autant d'étiquettes particulières, comme cela a lieu au Jardin des Plantes, la dépense de l'étiquetage absorberait tous les profits de l'établissement.

On a essayé bien des moyens pour obtenir le résultat sans la dépense, et tous nous ont paru incommodes ou trop compliqués.

En voici un qui nous semble à l'abri de tous les inconvénients que méritent à nos yeux les autres.

Que l'on se procure des carrés de zinc de dix centimètres de long sur cinq de large, percés de quatre rangées parallèles de neuf trous chaque ; plus un petit trou en haut et en bas au-dessous de la ligne médiane perpendiculaire. La première rangée ou la rangée supérieure marquera les mille, la deuxième au-dessous les centaines, la troisième les dixaines, et la quatrième les unités. Les deux petits trous de la ligne médiane serviront à fixer la plaque contre la tête d'un bâton, au moyen de deux petites vis.

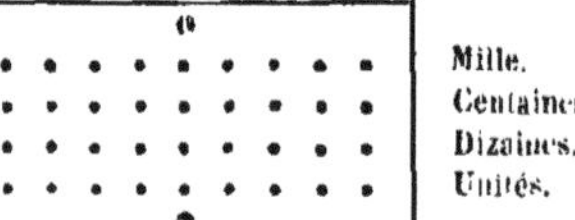

Mille.
Centaines.
Dizaines.
Unités.

Pour numéroter les plantes, on n'aura plus qu'à fixer dans les trous correspondant aux chiffres, un clou flexible de zinc, la tête en dehors et la queue ployée par derrière. Soit à rendre le chiffre 3,566 : on fixera un clou de zinc dans le troisième trou de la première rangée, un autre dans le cinquième de la deuxième rangée, et deux autres dans les sixièmes trous des troisième et quatrième rangées. Quand on sera arrivé à 9,999, tous les neuvièmes trous des quatre rangées auront un clou. La plante suivante, qui sera la dix millième, ne possédera aucune étiquette. On commencera alors une nouvelle numérotation avec des clous en zinc d'une autre couleur, et ainsi de suite à tous les dix mille.

Chacun de ces numéros renverra au numéro d'un catalogue, à côté duquel sera inscrit le nom de la plante. On n'écrira ces numéros et ces noms que sur le *verso* des feuillets du catalogue, le *recto* du feuillet suivant étant destiné aux annotations.

A côté de ce catalogue par ordre de chiffres, on aura un dictionnaire par ordre alphabétique, où le nom de la plante sera suivi du numéro correspondant. Sur le catalogue par numéros, on numérotera chaque dix mille par 1, 2, 3, en marquant en tête le spécimen de la couleur qui lui est propre.

Avec ce système, on pourrait augmenter indéfiniment le nombre des plantes.

On conçoit que la main-d'œuvre de ces étiquettes coûterait fort peu de chose ; car elle n'exigerait qu'un seul emporte-pièce.

§ V. — INDUSTRIE.

CONSTRUCTION PRÉSERVATRICE DE LA FUMÉE.

J'ai décrit, dans le *Manuel annuaire de la santé* de 1848. p. 20, un moyen préservateur contre la fumée, en prenant la construction de la cheminée par le foyer.

Mais il est des expositions tellement ingrates, que le vent qui vient d'en haut surplombe avec une violence irrésistible sur la fumée qui monte du bas. Contre cette colonne d'air venue d'en haut, le tirant, si bien organisé qu'il soit par le bas, se trouve encore mille fois trop faible. Quoi qu'on fasse alors, la cheminée se trouve forcément en défaut.

Ce n'est donc plus par le bas qu'on doit s'occuper de remédier à l'inconvénient, mais bien par le haut de la cheminée.

Il s'agit, pour réparer le mal, de donner à la colonne d'air qui vient d'en haut une direction qui l'empêche de surplomber en bas.

A cet effet, à une hauteur voisine du faîte, on divise en T le tuyau de la cheminée, et l'on fait aboutir par un coude chaque branche du T à une exposition différente.

Dès ce moment, la colonne d'air qui s'engouffre dans l'une des branches du T, éprouvant plus de résistance de la part de la fumée et de la chaleur qui monte par le tuyau principal que de la colonne d'air stationnaire dans l'autre branche, prend cette direction plutôt que la direction verticale, et chasse par là la fumée, la branche opposée ajoutant en cela encore au tirant de la cheminée, puisque la colonne d'air chaud obéit alors à deux forces agissant dans le même sens, à sa force ascensionnelle et à la force impulsive de la colonne sous le vent.

Je viens de faire l'application de ce système, avec le plus grand succès, au poêle de ma haute cellule du donjon de Vincennes, qui n'a pas de cheminée. La cellule, de 30 pieds de haut, possède deux longues fenêtres, dont la base est à 2 mètres de hauteur au-dessus du sol. L'une de ces fenêtres est exposée au sud-sud-est, et l'autre au nord-nord-est. Je fis appliquer le tuyau contre la fenêtre sud-sud-est; or, la fumée rabattait par torrents et remplissait ma cellule, quand le vent soufflait dans cette direction.

Je fis diviser alors le tuyau en deux branches à une hauteur de 15 pieds environ, chaque branche du T aboutissant à une des deux fenêtres.

Depuis lors, nous avons eu des tempêtes venant du sud-sud-est, et il n'est pas sorti du poêle une bouffée de fumée.

PROCÉDÉ ARCHITECTURAL DU MOYEN AGE POUR CONCENTRER ET CONSERVER LA CHALEUR.

En entrant dans ma grande et haute cellule, on se demande s'il ne faudrait pas une voie de bois par jour pour chauffer cette espèce de chapelle. Eh bien, avec quelques allumettes dans le poêle, on y sent déjà la chaleur. A quoi cela tient-il ? Le voici :

Une bonne moitié de la hauteur de la cellule se trouve à l'abri des courants d'air, les fenêtres ne s'élevant pas au-dessus de 15 pieds. Toute la quantité de chaleur qui se loge sous ce dôme y séjourne, et en redescend dès que la moitié inférieure commence à se refroidir. Il y a plus, c'est que la voûte elle-même forme, pour ainsi dire, réverbère, et reflète et concentre, avec le mécanisme des miroirs concaves, les rayons calorifiques qu'elle reçoit d'en bas (*). Je suis persuadé qu'un simple lustre de cinq becs, suspendu à la clef de voûte de cette cellule, suffirait pour échauffer cet appartement; et ce n'est peut-être pas autrement que les habitants primitifs de cette ex-royale demeure y maintenaient la chaleur en hiver, et se dispensaient ainsi de l'inconvénient des cheminées, si grossièrement construites à cette époque.

D'un autre côté, l'épaisseur de nos murs est telle, que le froid et la chaleur du dehors ne sauraient y pénétrer que par la porte et les fenêtres, ce qui fait que la chaleur s'y maintient longtemps, une fois qu'elle y a été produite, et ne saurait y rentrer que fort lentement en été, en sorte que ces sortes de constructions sont froides en été et d'une température supportable en hiver.

Il y avait donc bien encore du *savoir-vivre* et du *savoir se garantir* à cette époque.

ADDITION A L'ARTICLE DE LA 6ᵉ LIVRAISON SUR LE MARRON D'INDE, pag. 183.

Nous aurions pu faire remonter plus haut que Baumé l'emploi des carbonates alcalins pour dépouiller les fruits de leur amertume; car, de temps immémorial, ce n'est pas autrement qu'on rend comestibles les olives vertes.

En effet il faut savoir, ce dont on se doute peu dans le Nord, que les olives vertes ne sont rien moins que bonnes à manger quand on les cueille sur l'arbre, puisque, sous cette forme, elles ne sont pas encore mûres; et malheur prendrait à celui qui aurait le courage de les croquer ainsi, tant l'amertume en est in-

supportable. Pour les dépouiller de ce principe amer, les habitants du Midi les laissent macérer quelques jours dans de la cendre de bois suffisamment humectée d'eau. Or, la cendre de bois est, au principal, un sous-carbonate de potasse. Au sortir de ce bain alcalin, on les lave à grande eau, et on les conserve dans une saumure; il ne faut pas d'autre préparation pour leur rendre les qualités dont les amateurs sont si friands.

Le principe amer, en général, nous paraît une combinaison saline ammoniacale, que décompose le sous-carbonate alcalin, de manière à volatiliser ou rendre soluble dans l'eau l'ammoniaque qui en forme la base. On sait que la potasse élimine l'ammoniaque de tous ses sels.

IMITATION DE L'ESSENCE DE ROSE CONCRÈTE.

L'essence de rose concrète à la température ordinaire et pure de tout mélange, serait d'un prix qui en interdirait l'usage à la majeure partie de nos élégantes. On la sophistique dans le commerce, en en mêlant quelques gouttes à de l'huile ordinaire. Mais pour lui rendre ensuite la faculté de se congeler à la température ordinaire, on la mêle avec une graisse susceptible de se figer; la qualité odorante de l'essence de rose ne semble rien avoir perdu de son intensité par cet état de division, et en se délayant dans un mélange si volumineux. Cependant il manquerait quelque chose encore à ses caractères, pour un connaisseur exercé, si le mélange, en se figeant, ne prenait pas un aspect fébrillaire et rayonnant.

Pour produire cet effet, on sature l'huile imprégnée d'essence de rose avec une certaine quantité de la substance des bougies dites stéariques et une faible portion de camphre.

(*) J'ai déjà dit ailleurs que ma cellule est un octogone de 14 pieds de diamètre, s'élevant, comme un prisme, à la hauteur de 30 pieds, où elle se termine par une voûte soutenue par huit arceaux à plein cintre.

DISSOLVANT DU CAOUTCHOUC; ÉTOFFES RENDUES IMPERMÉABLES, IL Y A DÉJA 50 ANS.

Dans le mémoire que nous avons déjà eu l'occasion de citer ou plutôt d'exhumer (*), le Dr Simon Morelot indique le procédé suivant pour dissoudre le caoutchouc :

« On coupe, dit-il, la gomme élastique en morceaux; on la met dans un matras; on verse par-dessus un mélange d'une partie de camphre nitrique saturé, vulgairement *huile de camphre*, et de sept parties d'alcool saturé de camphre. Le caoutchouc s'y ramollit très-promptement. On le sépare de l'huile qui surnage, et on l'expose à l'action de l'essence de térébenthine. La dissolution s'opère alors à froid.

« C'est avec cette dissolution que l'on prépare des sondes creuses, les canules, les seringues d'injection, etc., etc., en appliquant avec un pinceau des couches de cette dissolution sur des moules de cire ou d'argile.

« On trempe aussi dans cette dissolution les étoffes de soie que l'on veut rendre imperméables à l'eau, et on les fait sécher à l'air. »

(*Recueil de la Société de médecine de Paris*, tom. X, pag. 313, 1799.)

(*) Voyez tom. II de la *Revue élémentaire*, livr. 2e, pag. 47. L'orthographe du nom a été estropiée par une faute de copiste. C'est Simon Morelot, et non Simon Morelet qu'il faut dire dans cet article.

---

§ VI. — CONTENTIEUX, MORALE ET JURISPRUDENCE.

RÉVISION DU PROCÈS LAFFARGE.

(*Suite.* — Voy. tom. II, 7e livraison, page 218.)

> Une condition lamentable est celle d'un homme innocent à qui la précipitation et la procédure ont trouvé un crime; celle de son juge peut-elle l'être davantage?.....
> Un coupable puni est un exemple pour la canaille; un innocent condamné est l'affaire de tous les honnêtes gens......
> Je dirai presque de moi : je ne serai pas voleur ou meurtrier; mais je ne serai pas un jour puni comme tel, c'est parler bien hardiment.
>
> LABRUYÈRE. (*De quelques usages.*)

Marie Cappelle n'a été condamnée que sur le rapport d'Orfila.

Ce rapport n'était fondé que sur deux expériences dont nous venons de démontrer la fausseté.

L'arsenic indiqué, dans le rapport, comme venant du cadavre de Laffarge, n'existait que dans les réactions chimiques de la manipulation.

Ces réactions sont poursuivies par nous, et au nom du tuteur de la condamnée, comme ayant porté un faux témoignage.

Aux termes de l'article 445 du Code d'instruction criminelle, il y a donc lieu à révision du procès.

Cependant les faits que nous venons d'avancer, et dont nous sommes plus que jamais en droit de garantir l'authenticité, sont si graves, que bien des lecteurs auront de la peine à se les expliquer.

Comment, se diront-ils, celui que la renommée donnait alors comme le premier chimiste du monde, ne se serait pas aperçu de l'impureté de ses réactifs? Le doyen de la Faculté de médecine de Paris aurait commis une étourderie que l'on ne pardonnerait pas même au plus novice de ses préparateurs?

Mes chers lecteurs, sous le régime du bon plaisir, la renommée est toujours trompeuse; on se crée ce que l'on veut, en fait de talents, de vertus et de mérites, quand on a à sa disposition les journaux du monopole et l'oreille du pouvoir. *Il fallait un mathématicien*, disait Beaumarchais, *on prit un danseur*. Le danseur de tous les temps a eu tous les genres de talents dans le bas des jambes.

Laissons donc de côté ce que disait la renommée, et ne raisonnons que d'après les faits.

Vous n'osez croire que, dans le procès Laffarge, les réactifs d'Orfila aient recélé de l'arsenic. Cependant les faits sont là pour l'établir dans ce cas d'une manière péremptoire; et j'ajouterai, ce n'est pas la première fois que sa bonne fortune a joué de pareils tours à cet expérimentateur.

En effet, et ceci est consigné dans les journaux de l'époque, un an environ avant le procès Laffarge, Orfila annonça à l'Académie de médecine, et par l'Académie à toutes les trompettes de la publicité, qu'il n'était pas un bouillon de Paris qui ne renfermât de l'arsenic; ce résultat lui était démontré par le soin qu'il avait eu de soumettre à l'appareil de Marsh des bouillons pris dans presque tous les restaurants de la capitale.

Une annonce aussi positive ne laissa pas que de rencontrer des incrédules dans le sein de l'Académie même; elle était assez effrayante pour y produire un tel effet.

Quelques médecins demandèrent à Orfila qu'il voulut bien les rendre témoins de ce phénomène et de cette nouveauté scientifique. Alors ceux-ci, mieux avisés que le doyen, voulurent constater la pureté des réactifs, avant de commencer l'expérience; et la mystification devint complète à l'adresse du prince de la science; l'arsenic qu'il avait cru découvrir dans le bouillon des restaurants de Paris n'existait que dans les réactifs de l'École de médecine. Orfila fut forcé de rétracter le fait.

Un autre jour, Conerbe, ayant confié à Orfila qu'il venait de découvrir de l'arsenic normal dans les os de l'homme et des animaux, Orfila rêva que cette découverte, il l'avait faite lui-même, et il se mit à la répéter. Effectivement, il trouva de l'arsenic dans tous les os sou-

mis à l'appareil de Marsh, et il annonça cette découverte au monde savant, pour en réclamer la priorité sur Conerbe, en faisant décacheter le paquet adressé par lui à l'Académie de médecine, quelques jours après notre arrivée de Tulle. Vous le voyez, pour procéder à cette expérience, il avait dû se servir de la boîte de réactifs qu'il avait rapportée de Tulle.

Eh bien! quand il se présenta à l'Académie des sciences, et qu'on voulut répéter l'expérience à l'aide de réactifs vérifiés par la commission qui le jugeait, les os ne donnèrent pas la moindre trace d'arsenic; il fut démontré, de cette manière, que si Orfila les avait trouvés arsenigères dans son laboratoire, cela ne pouvait venir que de l'impureté de ses réactifs.

Ces deux ordres de faits vous suffiront-ils maintenant pour ne plus vous révolter contre l'évidence du troisième, qui nous occupe d'une manière spéciale?

Mais voici une bien autre révélation, qui n'est plus aujourd'hui un mystère, et qu'on s'est dit longtemps très-haut.

Après avoir constaté l'impureté des réactifs du laboratoire de l'École de médecine, la première question qu'on pouvait adresser à la dupe de cet accident, c'était de savoir dans quelle fabrique de produits chimiques il se les était procurés.

Or, tous les réactifs de cette fabrique se trouvèrent purs d'arsenic; comment devenaient-ils arsenicaux par leur simple séjour dans le laboratoire de l'Académie de médecine?

La Providence traite la vanité à la manière de la puérilité; elle aime à humilier les superbes, et elle prend plaisir à faire tomber d'autant plus bas qu'on a voulu s'élever injustement plus haut.

Chacun sait qu'Orfila s'en remet, pour le soin de poursuivre ses recherches et de veiller à ses expériences, sur le talent de ses préparateurs. C'est ainsi que Barruel jusqu'à sa mort tint lieu de talent et de génie à Orfila ; Barruel dictait et Orfila signait. Mais Barruel ne fut remplacé par personne ; nul ne voulut, comme ce modeste savant, se sacrifier tout entier à une réputation postiche ; dès ce moment, Orfila fut forcé de n'avoir d'autres préparateurs que de simples élèves.

Or chacun connaît l'espièglerie d'un étudiant.

L'un d'entre eux se dit : En donnant des triomphes à mon maître, mon maître me les rendra un jour en protection et en avancement ; flattons son amour-propre, rendons-le plus habile que les autres à trouver de l'arsenic ; qu'il soit dit qu'il en trouvera des masses, là où les plus instruits n'en rencontrent pas même des traces ; et dans ce but le malin écolier avait soin de jeter dans chaque réactif une parcelle d'arsenic.

Il ne voyait en cela qu'un tour d'écolier, qu'une inconséquence d'obséquiosité et de loyal dévouement à son maître ; qu'importait, en effet, que les os fussent oui ou non arsenicaux, que le bouillon de Paris fût accusé de renfermer des traces d'arsenic ?

Mais quand les conséquences de cette supercherie devinrent terribles et lui apparurent faisant marcher droit l'innocence à l'échafaud, épouvanté de son ouvrage, une mauvaise honte l'empêcha de confesser son méfait ; et, de gré ou de force, il abandonna le laboratoire de l'Académie de médecine.

Nos révélations furent à cet égard le premier trait de lumière accusateur.

Quand on le voudra, nous produirons sur ce fait le témoignage de docteurs-médecins.

Si la justice vient à constater cela en son nom, comme il l'est pour notre conscience, Marie Cappelle est innocentée de droit et doit l'être de fait ; mais elle ne sera pas la seule à qui reviendra ce bienfait parmi les accusés que les rapports d'expertise d'Orfila ont fait condamner. L'infortuné Mercier, vieillard oc-

togénaire, devra être extrait des galères, s'il n'y est pas descendu de honte et de désespoir dans la tombe.

Résumé de la discussion chimique.

J'ai démontré qu'avant l'expertise d'Orfila, il n'était pas possible de soutenir que le corps de Laffarge eût renfermé de l'arsenic.

Quant aux deux catégories d'expériences dues à Orfila :

La première, obtenue à l'aide de la carbonisation par l'acide nitrique, n'aurait jamais pu servir de base à une accusation d'empoisonnement, dans le cas où elle aurait été non suspecte ; mais il est évident que les taches d'arsenic qu'elle a paru fournir ne provenaient que de la couche inappréciable d'arsenic qu'une main arsenicale avait étalée sur l'assiette de porcelaine en l'essuyant.

La seconde catégorie, qui a motivé la condamnation de Marie Cappelle, est entachée d'un double faux témoignage ; l'un qui revient à l'impureté du nitrate de potasse apporté de Paris par Orfila, et l'autre à Orfila lui-même, qui a osé présenter à l'audience cette assiette comme étant le résultat d'une expérience authentique, alors que lui-même avait été obligé, en face des chimistes ses collègues, de la désavouer, et de la regarder comme non avenue.

Sans ce rapport d'Orfila, Marie Cappelle était innocentée.

Ce rapport est faux dans le fond et dans la forme.

La main sur la conscience, en face de Dieu et des hommes, j'ai le droit de soutenir que l'on doit au plus tôt réhabiliter cette victime d'une aberration chimique ; à moins que l'accusation ne produise de nouvelles preuves à l'appui de son hypothèse.

Car je ne sache pas de plus grand crime au monde, que de continuer à torturer froidement, dans la prison des grands coupables, une infortunée, sur l'innocence de laquelle s'élèvent, de toutes parts, de si graves et de si tranchantes inductions.

POURVOI EN CASSATION.

Tous ces faits furent exposés, avec les pièces à l'appui, dans le mémoire imprimé dont j'ai déjà parlé, qui fut distribué à tous les membres de la cour de cassation ; et nous savons que bien des convictions en furent ébranlées dans les rangs de cette haute magistrature. Les avocats de Marie Cappelle, MM^{es} Davennes et Lanvin, assistés de Me Paillet, croyaient d'avance à la cassation, surtout après la conférence que nous eûmes ensemble.

Mais qui peut compter en ce monde sur le succès d'une démonstration à un instant donné?

Chacun voyait bien que, s'il était démontré à la Cour que Marie Cappelle avait été condamnée sur le témoignage d'Orfila, l'arrêt devait être frappé d'une nullité complète.

Le procureur général Dupin, qui voulut porter en personne la parole dans cette grave et solennelle affaire, pressentit l'importance de ce côté de la question ; aussi prit-il soin de l'éliminer et de transporter le débat sur un tout autre terrain.

Il s'attacha à démontrer que, dans tout le cours de la procédure et des débats, nulle des formes légales n'avait été violée ; arrivant enfin à la question chimique, et à l'analyse de notre mémoire à consulter, il rendit justice à la forme de la rédaction et à la logique des inductions ; il ne révoqua pas un seul instant en doute l'exactitude des renseignements que j'avais recueillis dans mon enquête : « Sans doute, s'écria-t-il, si Marie Cappelle n'avait été condamnée que d'après les preuves chimiques, le mémoire de M. Raspail pèserait d'un grand poids dans la balance de vos convictions, et donnerait lieu de notre part à une analyse approfondie du livre. Mais est-ce que les jurés s'appuient jamais sur les données si conjec-

turales de la chimie? Est-ce que la chimie est entrée pour quelque chose dans la condamnation de la Brinvilliers? Est-ce qu'on recourut alors aux lumières de l'expertise, pour reconnaître la culpabilité de cette empoisonneuse? De même il est certain que ce n'est pas sur les preuves apportées par le sieur Orfila, mais seulement sur les preuves morales de la cause, que Marie Cappelle, veuve Laffarge, a été condamnée ; or la cour n'a pas à les discuter. Je conclus, en conséquence, au rejet du pourvoi. »

Et la cour, par une majorité de trois voix, adopta les conclusions du ministère public.

Or M. Dupin se trompait sur les faits passés et sur le fait présent.

La Brinvilliers ne fut condamnée qu'à la suite d'une longue et minutieuse analyse chimique de ses poisons, faite par les soins des *apothicaires jurés* de Paris. Et, en effet, comment savoir qu'elle était empoisonneuse, avant d'avoir constaté qu'elle se servait de poisons? et qui a droit de constater la nature d'un poison, si ce n'est la chimie? Donc, dans ces sortes de causes, c'est la chimie seule qui fixe la conviction et fait la base de la procédure ; si ses oracles sont entachés de fausseté, toute la procédure est fausse.

L'argumentation de M. Dupin était donc fondée sur un paralogisme.

Quant à madame Laffarge, la preuve qu'elle n'avait été condamnée que sur les prétendues preuves chimiques apportées par Orfila, c'est qu'avant l'arrivée d'Orfila, son acquittement était assuré aux yeux de tout le monde, public, juges et jurés. Or nulle preuve morale nouvelle n'a été acquise aux débats depuis cette expertise. Donc c'est cette expertise qui a décidé seule de la condamnation. Si cette expertise est un faux témoignage, et nous l'attaquons hautement comme tel, toute la procédure tombe, et il y a sujet à révision.

Il y a plus, et la main sur la conscience, nous soutenons avoir recueilli, dans notre enquête à Tulle, la déclaration suivante, qui nous a été faite par les notables de la contrée, dont il serait facile de retrouver les noms : cette déclaration ne rencontra aucune contradiction à la table à laquelle ces messieurs nous invitèrent, et où nous avions pour commensaux, entre autres personnes, trois des jurés, l'un des juges de Marie Cappelle, M. Babaud-Laribière, je crois, aujourd'hui représentant du peuple, et M. de Violaine, beau-frère de Marie Cappelle, etc. Là il fut rapporté (*) que la plupart des

(*) Cette conversation, je l'écrivis le soir sur mon livre de notes, et depuis lors j'en ai souvent parlé, sans avoir été contredit.

jurés, hommes honnêtes et timorés, ébranlés dans leurs convictions par les monstruosités et les contradictions de cette foule de témoignages, s'étaient adressés au préfet du département, dans le but d'éclairer leur religion au foyer des convictions administratives. Or le préfet leur aurait répondu : « Vous n'avez qu'à vous conformer à l'opinion de M. Orfila; ce guide ne saurait vous égarer. »

Et ces jurés suivirent dès lors avec confiance le conseil du pouvoir administratif.

Donc madame Laffarge n'a été condamnée que d'après les preuves chimiques. Si ces preuves sont fausses, nous le répétons encore, il y a lieu à révision.

(*La suite au numéro prochain.*)

§ VII. — CORRESPONDANCE.

MALADIES VERMINEUSES.

Au citoyen F.-V. Raspail,
représentant du peuple, au donjon de Vincennes.

Citoyen,

Je manquerais à la reconnaissance que je vous dois tout particulièrement, en passant sous silence un des milliers de faits qui prouvent l'excellence de votre méthode pour le soulagement de ceux qui souffrent.

Dans un voyage que je fis dernièrement dans le département de la Haute-Marne, département où est né mon père et où habite sa famille, je trouvai, à mon arrivée à Aprey (commune du canton de Longeau et de l'arrondissement de Langres), une de mes cousines, personne de vingt-six ans, dans un état de santé peu satisfaisant. Depuis le mois de janvier 1847, elle était languissante et avait eu plusieurs fois recours aux médecins, sans

en avoir obtenu beaucoup de soulagement.

Je trouvai auprès de son lit, qu'elle ne quittait presque pas depuis six semaines, son médecin, M. Tibe, de Prangeai (commune à deux lieues d'Aprey et du même canton), jeune homme de vingt-huit à trente ans. Je lui demandai le nom et le caractère de ce qu'éprouvait ma cousine. C'est, me répondit-il, une affection assez commune dans ces pays, et que nous nommons fièvre muqueuse. — Qu'est-ce qu'une fièvre muqueuse? — Une variété de la fièvre typhoïde, mais moins dangereuse. — Fièvre vermineuse, dis-je à part moi; et aussitôt qu'il fut parti, je me fis raconter par la malade ce qu'elle avait ressenti depuis le commencement de sa maladie et quelle médication les médecins avaient employée.

Dès le 1er janvier 1847, mal de tête, mal de côtés, de reins, ventre ballonné, picotements jusque dans la gorge et suppression des règles. Médication employée par M. Guillaume (de Prangeai), beau-père de M. Tibe, exerçant l'état de médecin dans ce canton depuis longtemps: « Le 2 janvier 1847, saignée; eau d'orge miellée pour boisson. Au bout de quelques jours, ce médecin apporta une potion blanche, qu'il fit prendre par cuillerée d'heure en heure. Je n'ai pu savoir de quoi était composée cette potion, les médecins de ces pays sont en même temps pharmaciens, et par conséquent ne font pas d'ordonnances. Vésicatoires à chaque bras pendant six semaines. Six semaines environ après la saignée, application de dix sangsues aux aines. Ces sangsues saignèrent depuis les deux heures de l'après-midi jusqu'au lendemain matin onze heures, ce qui ne fit qu'affaiblir la malade et pas autre chose. Un mois après, nouvelle application de sangsues; même résultat. Pendant ces deux mois et demi, diète absolue, et sept fois application de moutarde aux jambes. Tout cela fit souffrir la malade et pas autre chose. On lui permit à la fin de prendre un peu de nourriture, et elle fut six semaines encore à se remettre un peu. Les forces épuisées ne revinrent que lentement, et elle resta traînante jusqu'au 1er juillet 1848. »

Elle alla alors à Langres, ville à quatre lieues du pays qu'elle habite, pour consulter un M. de Confévrau, médecin en réputation de cette ville. Elle espérait trouver auprès de lui le soulagement que n'avait pu lui procurer le médecin du canton. Ce médecin était disposé à la saigner; mais ayant appris qu'elle avait encore quatre lieues à faire pour s'en retourner, il lui trouva le pouls trop faible et l'engagea à se faire saigner aussitôt de retour chez elle, ou de s'appliquer dix sangsues aux aines et un vésicatoire sur le poumon gauche; vésicatoire qu'elle a gardé trois semaines. Le 15 juillet, complétement retombée, elle fit appeler de nouveau M. Guillaume, qui approuva tout ce qu'avait ordonné son confrère de la ville, ordonna de nouveau la diète; pour boisson l'eau d'orge miellée et du lait d'amande avec du lait; vésicatoire nouveau au bras gauche et application de sangsues aux aines, toujours; purgation par une bouteille eau de sedlitz.

La fièvre résistait à tous ces traitements; alors sulfate de quinine en poudre et en pillules. Elle en avait déjà pris vingt paquets de la valeur d'une prise de tabac environ, et vingt pillules de la grosseur d'un pois! lorsque j'arrivai auprès d'elle, le 3 septembre dernier. Et avec tout cela sa fièvre résistait toujours, et l'estomac s'affaiblissait toujours. Cependant ses médecins (car le beau-père et le gendre vont visiter leurs malades alternativement) lui avaient permis, si elle se sentait appétit, des choses fort appétissantes, du bouillon aux herbes et du bouillon de poulet très-léger, dans lesquels elle pourrait mettre quelques petits morceaux de pain.

Je fis supprimer de suite le vésicatoire, le sulfate de quinine et la diète. J'avais sur moi un peu de camphre, je lui en fis prendre gros comme un pois trois fois par jour, et lui conseillai l'usage du bon bouillon de bœuf, comme vous enseignez à le faire. Pendant trois jours, que je restai auprès de la malade, j'ai pu me convaincre que la suppression du vésicatoire, du quinine et de la diète ne firent qu'améliorer sa position. Je n'avais cependant que du camphre à lui donner et de l'excellent bouillon. La fièvre diminua un peu et le mal d'estomac s'amoindrit aussi !

Je revins le 13 septembre, ayant alors ce qu'il me fallait pour entreprendre la guérison. Je lui fis prendre gros comme un pois d'aloès avec bouillon aux herbes soir et matin. Le matin, 14 septembre, elle rendit un gros lombric tout vif et de ce diamètre ○ au moins, et long de 25 centimètres. Le soir elle ne prend pas d'aloès. Le 15, elle en prend; le 16 elle rend un lombric pareil à l'autre. Elle continue alors l'aloès tous les soirs. Le 17 elle en rend un 3e. Le 18 deux, moins forts que les précédents. Je lui fis prendre alors un lavement vermifuge qui demeura sans effet. Le soir aloès et le matin lavement vermifuge. Alors elle rendit un lombric et des fragments. Tous les jours qui suivirent même médication, même résultat. Elle rendit ainsi, en l'espace de douze jours, seize de ces gros vers et des fragments de ces mêmes vers. Pendant tout le temps de ce traitement, soir et matin, lotions à l'eau sédative et à l'alcool camphré, sur le ventre, la poitrine, les côtés, les reins, les poumons. Cigarette presque continuellement. Camphre à priser. Eau de goudron dans toutes ses boissons.

Lorsque je la quittai le 8 octobre dernier, elle allait beaucoup mieux. Le mieux s'est opéré comme par enchantement après l'expulsion des premiers vers. L'appétit était revenu, elle ne pouvait se rassasier, il n'y a que les fruits qui lui donnaient des coliques et des maux d'estomac. Les forces revinrent vite. Le 7 octobre, veille de mon départ, elle avait pétri le pain, chauffé le four, suffi enfin à tout le travail d'une cuisson, comme on le fait dans tous les villages, travail qui demande encore assez de force.

J'ai reçu, le 28 octobre, une lettre où elle m'apprend que le mieux continue. Elle suit le régime hygiénique complet. Elle ressent encore de temps en temps des picotements au bas de la poitrine et au côté gauche, mais très-peu sensibles.

« Si vous pouvez voir M. Raspail, m'écrit-elle, portez-lui l'expression de ma vive et sincère reconnaissance. C'est à lui que je dois la santé et la vie. Je ne l'oublierai jamais. Aurais-je pu résister au traitement qu'on me faisait suivre depuis si longtemps ? »

Encore une des mille victimes échappées comme par miracle aux souffrances et à la mort et qui bénit votre nom.

Honneur à vous qui instruisez !

Honneur à vous qui faites le bien et enseignez à le faire !

Honneur à vous qui êtes utile à tous !

Honneur à vous qui souffrez pour la justice !

Salut et fraternité,

Pierre MASSON.
15, rue du Roi-de-Sicile.

Paris, le 31 octobre 1848.

Vron (par Bernay-en-Ponthieu), arrondissement d'Abbeville, le 3 novembre 1848.

Monsieur,

Il y a déjà quelque temps que j'ai eu le désir de m'adresser à vous, grand citoyen, illustre savant, pour exprimer l'admiration que vos ouvrages m'ont inspirée.

Il se trouve, dans ce village, une jeune fille de dix-huit ans, qui avait été malade depuis trois ans et qui avait été traitée par les médecins des environs sans le moindre succès. Instruit par vous, j'ai soupçonné la présence dans les intestins d'ascarides vermiculaires. Il y a un mois que sa mère l'a amenée chez moi, et, par suite du traitement que vous indiquez, le succès a été complet; elle a complétement retrouvé la santé.

Aujourd'hui même, je suis ravi d'un autre succès.

Dimanche dernier, je passai près de la maison d'un de nos respectables habitants nommé Cuvillier; sa fille, âgée de vingt-deux ans, souffrait de coliques et avait été traitée sans éprouver aucun soulagement. J'ai prescrit lotions d'eau sédative, compresses d'alcool camphré : soulagement immédiat; mais, le lendemain, retour des mêmes douleurs. D'après les symptômes, j'ai pensé que j'avais affaire aux lombrics. La nuit dernière a été mauvaise, malgré que j'avais suivi votre traitement ; mais, ce matin, je fis préparer en ma présence un de vos lavements vermifuges, et, trois heures après, le père, qui ce matin était dans la désolation, avait changé ses pleurs en démonstrations de joie ; la malade venait, après de pénibles vomissements, de rendre par la bouche, en ma présence, un lombric mort, d'une longueur de 12 centimètres.

Je ne finirais pas, si je voulais exprimer la reconnaissance de ces braves gens.

Salut et fraternité,

JEAN BRAND,
Licencié en droit, socialiste.

PETITE VÉROLE

Citoyen Raspail,

Chacun, dans ce siècle de progrès, doit apporter à la vérité, toutes les fois que l'occasion s'en présente, son tribut de lumière et d'hommage, tant faible soit-il. Il semble par là qu'il acquitte une dette de conscience, surtout, quand, en le faisant, il peut espérer de contribuer à étendre, par une preuve de plus, le domaine de la science nouvelle, dont vos doctes recherches et vos travaux bienfaisants ont doté notre pauvre humanité en proie jusque-là à la plaie, au fléau de la médecine scolastique, qui, grâce à vous, rentrera bientôt d'où elle n'aurait jamais dû sortir.

Voici donc, citoyen, ma faible part de lumière, puisse-t-elle contribuer à vous acquérir d'autres reconnaissances, comme la mienne vous est à jamais acquise !

Depuis cinq mois, j'ai le bonheur d'être père d'une petite fille que j'aime, comme vous savez que, dans notre classe de prolétaires, nous aimons nos enfants.

(Puisse l'avenir être meilleur pour eux, que le passé et le présent de leurs pères !)

Il y a quinze jours, ma fille, qui jusque-là n'avait eu aucune indisposition, si ce n'est une dyssenterie sanguinolente, qui, par un simple lavement d'aloès et d'huile camphrée, puis une simple infusion de bourrache, s'est dissipée le lendemain ; à cette époque, dis-je, j'aperçus, sur le corps de ma fille, principalement sur les épaules et les cuisses, peu à la figure, une foule de petits boutons confluents, rouges à leur base, gonflés et de l'aspect d'une empoule produite par une brûlure ; je ne m'en inquiétais nullement, pensant que ce ne pouvait être qu'une éruption de sang, qui se dissiperait d'elle-même. Mais, trois jours après, voyant que ces boutons, au lieu de disparaître, se multipliaient d'une étrange façon ; craignant que ce ne fût la petite vérole, et n'osant pas prendre sur moi de traiter le mal sans en connaître les causes, je la fis voir à des sœurs hospitalières, qui me dirent que c'était la petite vérole. Assuré sur la cause, je commençai alors votre traitement : une lotion d'eau sédative et une friction à la pommade camphrée, produisirent les plus heureux résultats. Les nuits précédentes n'avaient été qu'insomnie et fièvre, tandis que la suivante fut calme ; la petite malade dormit sept heures d'une seule traite, comme elle le faisait en bonne santé ; depuis, le mieux se continue, et ma fille, grâce à vous, se porte comme avant, mieux même, car cette maladie lui a débarrassé le corps d'une indisposition dangereuse, et qui nous donnait de l'inquiétude pour l'avenir, n'ayant pas été vaccinée.

Néanmoins, sa mère, malgré les exemples rassurants que je lui citais, craignait que la maladie, attaquée dans son début, ne rentrât et ne causât par là de grands ravages.

Mais il n'en a rien été ; la maladie a avorté deux jours après, et si un malheur avait eu à arriver par l'effet de la répercussion, cela serait déjà fait, car les boutons sont tous tombés et sechés, sans laisser d'autres traces qu'une peau luisante et rosée, effet produit sans doute par la cicatrisation, et qui s'effacera de lui-même avec le temps.

Voilà, citoyen, les détails de cette maladie qui dure habituellement plusieurs semaines, quelquefois davantage, et qui, par votre traitement, a été réduite en quelques jours.

Merci, citoyen ! merci !

Bien d'autres voix disent, à l'unisson de la mienne : Merci ! merci !

Ce qui m'a encouragé à vous écrire, ce sont les exemples que j'en vois chaque jour dans les livraisons de votre *Revue Elémentaire*. J'ai donc espéré que vous voudrez bien accueillir avec bienveillance mes remercîments sincères, et, si vous le jugez convenable, leur donner place dans les colonnes de votre inestimable ouvrage *la Revue Elémentaire*, dont je me félicite chaque jour d'être un abonné.

Recevez, citoyen Raspail, l'assurance de la reconnaissance et de l'estime de celui qui vous aime et vous bénit depuis longtemps.

Lyon, le 4 brumaire an LVII.

F.-L. CHENEBRARD,
Artiste-musicien, rue de la Plume, 2, au 3e.

———

Nous recevons de nos frères les transportés la lettre touchante qui suit ; nous ne voyons pas de raisons pour ne pas la donner dans son entier :

Citoyen Raspail,

Ce n'est qu'aujourd'hui que je puis vous dire l'entière vérité sur ce qui s'est passé à ma connaissance depuis quelque temps, car il n'y a que peu de jours que j'ai été mis en liberté. Etant détenu depuis les événements de juin, j'ai été à même, plus que jamais, de m'apercevoir combien l'espèce humaine vous doit de remercîments !

Arrêté au mois de juillet, conduit à la Conciergerie, puis au fort de l'Est, ensuite au fort du Homet à Cherbourg, nous souffrions bien ; car vous connaissez le régime des prisons et des casemates ; or, grâce à vous, grâce à votre méthode de médecine, nous avons pu, moi et beaucoup de mes compagnons de captivité, nous préserver et nous guérir des maladies qui, peut-être, nous auraient privés de la vie.

Partout nous avons été très-heureux de trouver la pommade camphrée, l'aloès et le camphre. Au fort du Homet, on nous donnait de la pommade mercurielle pour nous frotter le corps, qui était couvert de boutons ; mais ça n'a pu nous convenir, connaissant votre système. Cependant nous avons fait un essai de ladite pommade, comme remède donné par un médecin ; bientôt nous avons vu une bague en or devenir blanche comme l'argent en la frottant de cette pommade ; c'est alors que ceux qui s'obstinaient à ne pas croire à la vérité se sont vu forcés de céder

Plusieurs détenus, étant atteints de la fièvre et de rhumes, ont été surpris d'une guérison aussi subite que complète par l'effet de votre médecine, surtout sans le secours de sangsues, ou saignées, et de la diète.

Pour moi, merci, mille fois merci, à vous qui m'avez tant soulagé ; mille fois merci, pour tant d'autres qui ne peuvent ou n'osent vous le dire, à qui vous avez fait et faites tant de bien, d'abord par la science médicale ! Quant à la science politique, à vous toute ma reconnaissance, et, croyez-moi, bien des sympathies s'unissent aux miennes pour vous ; car vous avez tant souffert et souffrez encore pour le bonheur de tous, qu'il n'y a que l'ignorance qui est cause que chacun ne vous est pas reconnaissant. Espérons ; car la lumière s'étend de plus en plus, et bientôt la société tout entière saura prouver sa reconnaissance à l'ami du peuple, qui se dévoue tant pour elle !

Je vous ai promis de vous dire la vérité sur le soulagement que vous donnez. Permettez-moi de vous donner connaissance d'un heureux jour que vous avez causé aux détenus politiques du fort du Homet, lors de votre nomination de représentant du peuple. A la nouvelle que vous aviez obtenu le suffrage et que vous nous représentiez à l'Assemblée nationale, chaque détenu (nous étions deux cent trente) a apporté la mauvaise nourriture de son repas, et, étant tous rassemblés dans la cour du fort du Homet, nous avons fait un joyeux banquet en l'honneur de votre nomination et de la République démocratique et sociale ; les chants patriotiques y ont été chantés avec enthousiasme ; les cris de : Vive la République démocratique et sociale ! vive Raspail ! et plusieurs toasts ont succédé.

La position et les traitements étaient pénibles ; mais la conviction est forte ; la persécution n'est rien quand le cœur est satisfait d'accomplir de bonnes actions. C'est vous qui nous avez donné l'exemple. Ce n'est pas à vous que nous recommandons d'avoir du courage ; car le vôtre est connu, et il est grand. Permettez-moi seulement de vous prouver ma reconnaissance et celle de plusieurs de mes amis qui se joignent à moi de grand cœur, pour vous assurer de notre dévoucment aux conditions du programme du Comité central démocratique et social et révolutionnaire.

Aujourd'hui 1er janvier 1849, nous nous unissons pour vous souhaiter tout le bonheur que nous voudrions vous voir : bonne santé, *liberté*, et le triomphe de la République démocratique et sociale.

Salut et fraternité.

Un de vos abonnés à la *Revue élémentaire de médecine et de pharmacie domestiques.*

CASIMIR-J. CL.,
ex-détenu politique de juin 1848,
rue de Marseille, 32, passage
Montier, Petite-Villette.

MARTIN,
propriétaire, 32, rue de Marseille,
passage Montier, Petite-Villette.

DECOCH,
propriétaire, rue de Marseille, 32,
passage Montier, Petite-Villette.

Un ami dévoué,
PETIT.

LOMBARDIN,
sourd-muet, ami dévoué à la cause
sociale, rue d'Allemagne, 54, à la
Petite-Villette.

§ VIII. — CAUSERIES ET ANECDOTES DE MÉDECINE.

GASPILLAGE ET FALSIFICATIONS D'APRÈS L'OPINION PUBLIQUE ; PECCADILLES DIGNES D'ÉLOGES D'APRÈS LA RÉACTION.

Il ne s'agit que de s'entendre ; avec des mots, des compères et de la bonne volonté, je ne sache pas de mauvaise action qui ne puisse obtenir au moins un bill d'indemnité, tant la morale d'Escobar est élastique.

Qu'un pauvre ouvrier sans ouvrage ait été poussé par le besoin à perdre de vue un instant les lois de la délicatesse ; qu'il ait pris cinq francs dans la poche d'un plus riche ; oh ! celui-là, son affaire est claire ; il n'y a pas tant à raisonner, à épiloguer, à distinguer, à paraphraser ; c'est un voleur flétri à jamais et envoyé sans pitié à l'école du vice qu'on appelle la maison centrale, pour s'y corrompre à coups de fouet.

Mais détourner les fonds d'une destination fixée par la loi, laisser dans sa caisse un déficit de 25,000 francs, sans pouvoir en rendre compte par doit et avoir ; oh ! ceci commence à être excusable, tolérable, explicable, atténuable; et puis, dans le sein de la discussion, cela arrive jusqu'à être honorable, quand on a le bonheur d'appartenir à une coterie, et qu'on est en état de lui rendre des services du genre de ceux que vous connaissez. Cette action qualifiée de vol! laissez-nous tranquille et pour qui nous prenez-vous? Parler ainsi d'un homme honorable et qui *nous honore*, et que nous honorons tous, à titre de bonne et loyale réciprocité! Gardez-vous bien de ne pas rétracter votre qualification, ou sinon, *c'est vous qui deviendriez le coupable*; car la loi, c'est nous qui la votons et qui l'appliquons; sortez de là, si vous le pouvez; croyez-moi, faites plutôt amende honorable.

Ainsi parlait-on sous l'ex-royauté, déchue sous le poids de sa corruption. Ce bon temps paraît revenir avec la République qui s'intitule *honnête.*

On sait que dès les premiers jours de la Révolution de février, Orfila, un peu prompt à croire au progrès de la réaction, ayant repris ses habitudes de persécution, de dénonciation, et, disons le mot, de vengeance à notre adresse, fit afficher, aux quatre coins du quartier latin, une invitation aux élèves pour aller signer chez lui, dans son cabinet, une pétition contre la modeste feuille que nous avions fondée sous le nom de l'*Ami du Peuple.* Cette pétition n'ayant pu se charger que de quelques dixaines de signatures, il fallut aviser à un autre moyen; et son décanat baléare ou espagnol ne dut penser à rien moins qu'à un *auto-dafé*, à la mode du pays.

Il fit annoncer à son de trompe que le lendemain la feuille de l'*Ami du Peuple* serait brûlée toute vive sur la place de l'École-de-Médecine, par la main de l'un de ses petits bourreaux. Mais l'*auto-dafé* ne put avoir lieu, faute de bourreau, et peut-être par crainte du peuple, qui u'aurait pas manqué de venir éteindre l'incendie sur le dos de l'inquisition

En rentrant dans son cabinet, le cher doyen trouva sa destitution de doyen écrite au dos de son ordre du jour un tant soit peu incendiaire; et il fut remplacé non par un républicain, mais par un juste-milieu honnête, dans la personne de M. Bouillaud.

Là survint le quart d'heure de Rabelais : le doyen évincé dut rendre ses comptes.

On vit alors Orfila tourner et retourner, pour expliquer, à sa façon, comment il se faisait que la caisse se trouvait veuve de certaines sommes dont il était difficile de justifier l'emploi.

Le docteur Bouillaud n'entendait pas raillerie. Il ne lui convenait pas de recueillir la succession d'Orfila si ce n'est sous bénéfice d'inventaire; le décanat, il l'aurait acheté un peu cher : 50,000 fr. est une petite somme qu'on n'est jamais trop disposé à payer pour autrui.

Le docteur Bouillaud en fit son rapport à l'autorité universitaire; trois commissions se succédèrent, et arrivèrent aux mêmes résultats, qui n'étaient rien moins que favorables à la gestion du citoyen Orfila.

On trouva dans la caisse que 9,000 fr étaient remplacés par un simple reçu d'Orfila, signe .commémoratif, mais nullement équivalent et représentatif de la somme; et la commission n'eut rien de plus pressé que de rendre le reçu à son auteur et d'obliger le débiteur à restituer les 9,000 fr. à la caisse. On continue les opérations, et l'on arrive à une somme de 40,000 fr. allouée par l'État pour augmenter la collection anatomique de la Faculté de médecine; or, sur cette somme, il se trouve que 25,000 fr. n'ont nullement été employés à leur destination, et l'on ignore à quoi ils ont pu l'être.

Le docteur Bouillaud se refuse, comme on le pense bien, à régulariser une comptabilité aussi peu régulière de son propre fait.

Mais vous êtes bien difficile, lui répondent les frères et amis ! la cour des comptes n'a-t-elle pas apuré la gestion d'Orfila sur pièces justificatives ? On va alors à la cour des comptes, et l'on découvre, dans le budget présenté par Orfila, pour 35,000 fr. de mémoires fictifs, c'est-à-dire de mémoires mensongers, indiquant un emploi qui n'a pas eu lieu, qui ont surpris la religion de la cour, des faux, enfin, selon l'esprit et la lettre de la loi.

Les commissions, composées d'anciens confrères, s'embarrassent les unes sur les autres, et, avec la meilleure volonté du monde, n'enlèvent pas un nœud à tant de difficultés.

Le docteur Bouillaud ne démord pas de ses justes susceptibilités ; il ne veut signer que ce qui est vrai, payer que ce qui sera à sa charge ; et jusqu'à présent rien n'y est.

La Faculté, moins sévère, elle qui émane presque tout entière des concours organisés par Orfila, la Faculté cherche à circonvenir son doyen ; elle tâche de le fléchir, de le calmer, de l'amener à la transaction du silence.

Bouillaud s'y refuse.

Mais tout est sauvé : M. de Falloux arrive au ministère de l'instruction publique. Comment l'homme de Blaye obtient-il les bonnes grâces du partisan, sinon de la mère, au moins du fils, on a vu des choses en ce bas monde plus difficiles à comprendre, à l'époque des révolutions et des revirements politiques ; mais enfin, par Loyola, le docteur Bouillaud fut trouvé par trop puritain pour le temps qui court ; et, sans avertissement préalable, sans avoir reçu le moindre souffle de sa destitution, il se lève un beau matin remplacé par M. le docteur Bérard, qui se montrera sans doute beaucoup moins intraitable.

Bouillaud se retire, en rougissant plus pour son siècle que pour lui ; mais un de ses élèves (il y a de ces élèves qui se considèrent, en qualité d'héritiers de la pensée du maître, comme les fils de la maison), un de ses élèves, le docteur Lefebvre, chef de la clinique de la faculté, prend en main la cause de son doyen et de l'homme de son affection ; et il porte le débat à la barre de l'opinion publique. Les journaux demandent des explications catégoriques. Que fait la Faculté ? elle se fâche contre le révélateur, elle le mande auprès du doyen, pour qu'il ait à rétracter le contenu de sa lettre, sous peine de voir son avenir brisé.

Une rétraction de la vérité ! mais c'est un mensonge. Le chef de clinique refuse ; et l'affaire sera soumise en ces termes, le 28 janvier prochain, à l'aréopage de la Faculté ; au 29 sans doute la ciguë.

Mais le représentant du peuple, Laussédat, n'attend pas lui jusqu'à cette époque, et il porte à la tribune la connaissance de tous ces faits scandaleux.

Scandaleux, se récrient tous les honorables de l'ancienne administration ! Où est donc la gravité de ces faits ?

Les 9,000 fr. Orfila les a restitués ; qu'avez-vous à redire ?

— A redire qu'il ne les a restitués que quand le déficit en a été révélé.

— Les 35,000 fr. de mémoires fictifs, vous appelez cela des faux ?

— Mais trouvez donc un autre terme à la chose ?

— Non, ce ne sont pas des faux, ce sont des fictions excusables.

— Faites-en de tels, s'écrie l'Achille des interruptions, le citoyen Denjoy, et vous vous honorerez pour toute votre vie.

— Je suis de cet avis, ajoute le pieux M. de Falloux ; car il ne s'agit que de s'entendre. L'État alloue au doyen 40,000 francs pour augmenter les collections du cabinet. Le citoyen Orfila, au lieu d'augmenter la collection du musée, emploie cette somme à la construction d'un musée, dans l'espérance que les chambres lui alloueront une autre somme ; et quand il s'aperçoit qu'il est temps d'envoyer ses comptes à la cour des comptes, et que la nouvelle somme ne lui a pas été allouée, ne sachant comment couvrir ce déplacement de destination, il est bien obligé de présenter des mémoires fictifs ; vous voyez que le fait est bien excusable, que la bonne intention couvre l'irrégularité du moyen employé. Ce n'est, tout au plus, qu'un pieux mensonge.

Et, là-dessus, la gauche se récrie ; mais les frères amis chantent les louanges de cet illustre savant, de cet habile administrateur, et la majorité sauve la partie en passant à l'ordre du jour. Honneur et gloire ; le bon temps passé revient ! et gare aux pauvres employés, aux pégriots d'administrateurs qui s'aviseraient de laisser dans leur caisse un déficit d'une dixaine de francs.

Aussi nous garderons-nous fort de demander, avec bien des gens, une enquête sur l'emploi du legs de Dupuytren, pour la construction d'un musée d'anatomie ; sur l'origine des fonds avec lesquels on a pu ramener au bercail tant de brebis égarées, et sur les moyens de conviction avec lesquels on a obtenu la palinodie de tel journal de médecine qui, jusque-là, avait porté de si rudes coups à la haute science du citoyen Orfila, etc., etc.

Tout cela n'est plus de notre époque ; et chaque accusation serait un nouveau fleuron à la couronne de ce grand homme, de ce Cincinnatus du puritanisme médical ; or sa couronne est déjà assez lourde comme cela.

VOYAGE DANS LES ESPACES IMAGINAIRES.

Reculez tant que vous voudrez les limites du monde créé, l'imagination concevra toujours qu'il reste au delà encore quelque chose : cet espace qui s'étend à mesure que la pensée avance, la vieille philosophie le désignait sous le nom d'*espace imaginaire*, c'est-à-dire d'espace susceptible d'être imaginé, mais non démontré.

Aristote et une foule d'autres philosophes admettaient que cet espace était dépourvu de lieu, de temps et même de vide ; qu'en conséquence, il n'était rien.

D'autres soutenaient que cet espace, étant infini, immense et éternel, ne pouvait être que Dieu.

Descartes professait que cet espace était réel, puisque nous ne pouvons imaginer que le possible.

Questions ardues, insolubles et intarissables, tellement imaginaires, que l'imagination s'y perd avec le temps que l'on consacre à les résoudre.

Aussi, dans le langage ordinaire, rendvoyons-nous dans les *espaces imaginaires* toutes les questions non susceptibles d'application.

En discourir, c'est ridicule et oiseux ; y penser, c'est sublime ; et je ne sache rien qui élève plus l'âme au-dessus de nos petites folies humaines, rien qui nous dégage plus vite des liens grossiers qui nous rattachent aux préjugés de la société actuelle, enfin rien de plus propre à épurer notre âme et à élever nos cœurs, que la contemplation de ces mondes qui roulent à l'infini sur nos têtes, de cet océan d'existences dans lequel notre terre vogue comme un atome imperceptible, et nous comme un atome qui n'a plus de nom.

La pensée s'agrandit à mesure que nous voyons nos intérêts personnels se rapetisser à un si incommensurable volume ; ce spectacle, dont le raisonnement recule l'enceinte jusque dans les espaces imaginaires, Pythagore croyait en entendre l'harmonie ; il restait en extase dans sa contemplation ; et, pour moi, je ne sache pas ici-bas de poésie qui atteigne la sublimité d'une telle méditation.

Cela est si vrai, que l'impression en est aussi profonde sur notre esprit, que nous nous y laissions conduire par la main de Fontenelle ou par celle de l'Arioste, et même de Cyrano de Bergérac. Le *Voyage dans la lune* nous attache autant que la *pluralité des mondes*, quoique le but du voyage ne s'arrête, dans l'un et dans l'autre, qu'aux premières étapes de notre univers.

Ces deux écrits sont connus de tout le monde, parce qu'ils sont en langue vulgaire.

Mais il en est un moins connu, quoique plus ancien, et qui dépasse à nos yeux, en poésie, l'ouvrage de Fontenelle, autant que celui-ci dépasse en raison la folie de Cyrano de Bergérac : je veux parler du voyage extatique dans la région des cieux (*iter ecstaticum celeste* (*) du père Kircher, l'esprit le plus encyclopédique et le plus savant du dix-sep

------

(*) *Ecstaticus* vient de *ecstasis*, extase, du grec ec, en dehors de, et *stasis*, point d'appui, station. *Voyage extatique* signifie donc un voyage sans point d'appui, à travers les espaces éthérés, et sur les ailes de l'intelligence.

tième siècle. Vous en jugerez par les frag-ments que je vais en extraire. Le dialo-gue a pour interlocuteurs deux person-nages : Cosmiel (Dieu du monde, de l'hé-breu *el*, dieu, et du grec *cosmos*, mon-de), et Theodidactus (disciple de Dieu, de deux mots grecs *theos*, dieu, et *di-dactus*, instruit par) :

Théodidacte. Où m'emportes-tu, Cos-miel? Où doit donc se terminer mon voyage? Qu'est devenu le soleil, qu'est devenue la terre, la lune et les autres planètes? Je m'aperçois, en effet, que tout cela a disparu.

Cosmiel. Tu viens d'entrer dans la ré-gion que tu désirais tant connaître : dans la région des étoiles fixes, pour parler le langage des habitants de la terre.

Théodidacte. O Cosmiel, je vois le ciel sous une toute nouvelle face, orné de constellations toutes nouvelles que je n'ai jamais aperçues jusqu'alors, et qui diffèrent admirablement des nôtres par leur position, leur disposition, leur gran-deur et leur éclat. Où sont maintenant le Bélier, le Bouvier, Cassiopée, le baudrier d'Orion, et les autres constellations que là-bas je m'étais donné tant de mal à connaître?

Cosmiel. Pour ton œil plongé mainte-nant dans la région de ce que vous ap-peliez là-bas firmament, tout cela s'est évanoui, dissous, pour ainsi dire, dans l'espace, ou arrangé dans une toute au-tre disposition.

Théodidacte. Est-ce que tous ces mon-ceaux d'étoiles sont à une égale distance de la terre?

Cosmiel. Nullement. Mais apprends que ces nébuleuses que tu vois agglo-mérées sous forme d'un cercle sont à une aussi grande distance de ton œil que la première étoile de ce firmament l'est du centre de la terre. Quant aux autres étoiles, elles ne te paraissent les unes plus grandes et les autres plus pe-tites qu'à cause de leur distance respec-tive du centre de la terre.

Théodidacte. Je ne sais vraiment plus où m'arrêter. Je vois des étoiles immen-ses, et qui ne le céderaient au soleil ni en dimensions ni en éclat. J'en aperçois en outre quelques-unes qui, à la ma-nière de notre lune, subissent des mé-tamorphoses, des phases, et ont aussi

leurs quartiers. Or, peut-il se faire que, dans cette immensité de l'espace, il existe des corps ayant la moindre res-semblance avec le soleil et la lune?

Cosmiel. En doutes-tu? est-ce que tu penserais que toutes ces étoiles reçoi-vent leur lumière de ton soleil? Tu te ferais grandement illusion. Remarques-tu cette étoile qui nous est diamétralement oppo-sée, et que je comparerais volontiers à la canicule? Que crois-tu que ce soit?

Théodidacte. Quelque étoile de pre-mière grandeur.

Cosmiel. Quelle erreur! C'est là votre soleil, cet astre si admirable là-bas, en comparaison duquel votre nature sublu-naire ne connaît rien de plus majes-tueux et de plus digne d'admiration, dont la splendeur toute-puissante anime les êtres de ces régions inférieures et dont la vertu ineffable soutient et con-serve les habitants du globe terrestre; pourras-tu t'imaginer maintenant qu'une si faible étoile suffise à éclairer tout votre monde?

Théodidacte. Oh! certes non, et je pense, au contraire, qu'une étoile de cette grandeur ne saurait apporter à un globe terrestre plus de lumière que ne le ferait la Canicule ou la Lyre; car puis-que nous sommes cent fois plus loin du soleil, que le soleil n'est distant de la terre, qui pourrait se persuader qu'un si petit astre soit capable d'éclairer ces vastes globes du monde, et d'autres plus éloignés encore que nous ne con-naissons pas?

Cosmiel. Vois-tu dans ce coin de l'orient cet astre qui ne le cède au so-leil en apparence ni en grandeur ni en clarté? c'est pourtant là l'étoile que vos astronomes appellent la *Canicule*.

Théodidacte. Qui croirait qu'il puisse se trouver des soleils dans les espaces les plus reculés du firmament?

Cosmiel. Pourquoi pas? Rien n'est plus rationnel et plus nécessaire qu'il se trouve dans ces régions des corps participant de la nature solaire; car au-trement tous ces innombrables mondes se verraient condamnés, dans une oisive torpeur, à des ténèbres éternelles. Sup-pose, en effet, que le globe terrestre n'ait d'autre lumière que celle de la Canicule, en l'absence de son soleil, que deviendrait dans ce cas le globe terrestre?

Théodidacte. Certainement, je crois qu'enseveli dans des ténèbres éternelles et atteint ainsi d'une continuelle cécité, il ne pourrait manquer d'être frappé de mort.

Cosmiel. Eh bien, il en serait de même de ces innombrables globes qui entrent dans le système du firmament, s'il n'existait rien pour leur partager les bienfaits de sa lumière, et les stimuler de ses feux vers le but que la nature leur ordonne d'atteindre. Or telle est la destination de. toutes ces étoiles que nous désignons sous le nom d'étoiles de première grandeur.

Théodidacte. Mais, que vois-je? quel prodige! je ne vois plus se mouvoir ni notre soleil, ni Jupiter, ni même Saturne, qui me semblent presque tous également éloignés de nous, et qui sont à une égale distance les uns des autres.

Cosmiel. Apprends donc que maintenant la distance de ces mondes à ton œil est si grande, qu'à notre point de vue, tout l'orbite de l'univers solaire, dans lequel se meuvent les planètes dont tu viens de parler, s'est réduit au diamètre apparent de votre soleil. Eh bien, c'est ce qui t'arrive sur la terre, quand tu contemples les corps célestes du firmament. Car ils te semblent tous être à la même distance et garder entre eux les mêmes intervalles; et tu vois maintenant que c'est une erreur. Car toutes ces étoiles du firmament n'en sont pas moins des soleils, avec leurs planètes et leurs lunes, roulant dans d'immenses orbites, comme vos planètes à vous.

Vois-tu ces étoiles qui se lèvent successivement au-dessus de l'horizon de ce globe planétaire, sur lequel je t'ai placé? Toutes achèvent leur révolution autour de ce soleil et de sa planète firmamentale, d'après les lois de leur ascension, de leur déclinaison, ainsi que nous le voyons dans les planètes de votre univers.

(Déjà, de proche en proche, Théodidacte arrive jusque dans les entrailles du firmament, rencontrant sur sa route d'innombrables globes avec leurs planètes, et entre autres, l'œil du Taureau, remarquable par le nombre incalculable de ses satellites; ensuite le globe solaire d'Arcturus, globe immense, entouré de nom-breuses planètes; enfin les globes solaires de la Chèvre, de la Lyre, de l'Alcor de la grande Ourse, resplendissants de l'éclat d'un cortége d'étoiles, tel qu'on n'a jamais rien vu de semblable sur la terre, et se distinguant, les unes des autres, ainsi que les innombrables variétés des corps naturels de la terre, par des qualités, des caractères et des propriétés diverses; de telle sorte, cependant, que chacun de ces satellites se compose de deux éléments principaux, l'humide et le sec, et des autres éléments accessoires qui constituent notre terre; ayant, enfin, tous un centre et une atmosphère propre.)

Théodidacte. O mon maître! ô Cosmiel! qu'est-ce donc que cet immense soleil que j'aperçois là derrière?

Cosmiel. C'est bien là l'étoile polaire qui se meut dans un orbite immense, lequel, vu de la terre, ne paraît avoir que trois degrés de diamètre.

Théodidacte. Pendant que nous étions arrêtés sur le globe de la lune caniculaire, je me rappelle avoir vu, dans les régions les plus reculées du firmament, une étoile des plus brillantes, entourée d'un admirable cortége d'étoiles nébuleuses.

Cosmiel. A quelle distance crois-tu en être?

Théodidacte. Pas extrêmement loin, je pense.

Cosmiel. Sache donc qu'elle est aussi loin de toi que tu es loin de la terre; mais, pour te faire voir de plus près tout ce qu'ont d'incompréhensible les œuvres de Dieu, je veux t'y conduire. Nous voici arrivés à la région de ces étoiles qui, de notre précédente étape, te semblaient des nébuleuses, et qui sont aussi éloignées du soleil caniculaire que la terre l'est du firmament. De ce point, tu chercheras en vain à distinguer ton univers, ton soleil et aucune des étoiles que tu as pu voir jusqu'à présent; car tous ces corps ont disparu par l'effet de leur distance. Nous avons ici de tout autres soleils, de tout autres lunes, de tout autres planètes, que celles qui sont visibles sur la terre. Quelques-unes d'entre ces étoiles-soleils sont, par rapport aux autres, à une distance aussi grande que celle qui sépare notre seconde station du globe sur lequel nous avons mis le pied, c'est-à-dire, elles sont trois fois plus éloignées de la terre que ne le sont les étoiles visibles en bas du firmament.

Et si je te conduisais cent fois plus haut, nous ne trouverions pas encore la limite où cessent d'apparaître de nouvelles étoiles. D'où tu peux voir que le monde n'est pas enfermé dans un espace aussi étroit que quelques philosophes le pensent. Dieu, qui est si grand qu'il ne connaît pas de bornes à sa grandeur même, a voulu créer un monde aussi immense que pouvait le permettre la condition inhérente à la nature créée. »

Ce ne sont là que des fragments détachés de ce magnifique tableau du monde, tel que le décrit Kircher ; une traduction complète du *Voyage ecstatique dans la région des cieux*, serait seule en état de faire apprécier la haute et sublime poésie de la pensée, le charme du récit et l'élégance de la diction qui distinguent cet écrit.

On jugerait ainsi que l'idée de l'ouvrage de Fontenelle est un rayon détaché de cette auréole, et que le livre de la *Pluralité des mondes* peut être considéré comme une planète de ce brillant soleil.

DONJON DE VINCENNES.

(*Suite.* — Voy. tom. II, liv. 7ᵉ, pag. 223).

FLORE LAPIDAIRE DES MONUMENTS DU MOYEN AGE.

En attendant que les circonstances me permettent de visiter d'autres repaires de notre antique demeure, je vais appliquer la nouvelle veine de mes études à un autre genre de monument que le nôtre, à la chapelle admirablement conservée, dont j'ai la façade sous les yeux.

Chapelle du fort.

La chapelle, fondée par saint Louis, étant tombée en ruine, Charles V, fondateur du donjon, en jeta, en 1380, les fondements d'une autre, qui est celle dont je vais parler. Mais la mort le surprit, alors que le monument en était aux premières assises.

L'œuvre fut continuée et tour à tour abandonnée jusqu'à François Iᵉʳ, qui conduisit la construction jusqu'à la couverture, et au pignon, au sommet duquel il plaça sa Salamandre. Ce fut Henri II qui acheva l'ornementation, en 1553, et qui fit construire à l'extérieur la sacristie qui manquait; elle est au fond et au nord de la chapelle, et semble former une chapelle à part; son clocheton est surmonté du croissant, emblème de Diane de Poitiers, maîtresse de ce roi.

L'ornementation intérieure, toute du seizième siècle, est pleine des chiffres H et D (Henri et Diane) enlacés l'un dans l'autre, stigmates du concubinage royal s'étalant en face de Dieu. On remarque, sur les vitraux les portraits de François Iᵉʳ, de Henri II, et celui de Diane de Poitiers, dont la tradition vante la fidèle ressemblance.

Quant à l'architecture, elle est tellement du siècle de Charles V, qu'il faut que le plan primitif en ait été religieusement exécuté par les architectes de la renaissance ; aussi les antiquaires se trouvent tous dépaysés, quand on leur dit que l'édifice ne date que de François Iᵉʳ.

La chapelle est privée de croix latine, et n'a qu'une seule nef. La façade est un carré ayant en hauteur le double de sa largeur, et flanqué, sur les angles de la chapelle, de deux tours octogones à côtés saillants et rentrants, coupés par cinq saillies horizontales, qui se continuent sur les flancs de la chapelle et qui semblent diviser en six étages la hauteur totale. Chaque tour est terminée par un clocheton principal, hérissé à la base de clochetons particuliers.

Toute cette façade forme une page de dentelles d'un travail des plus délicats.

Elle semble n'être formée que d'une porte, dont le cintre, s'approchant beaucoup du plein cintre, quoique ogival, touche aux combles de cette immense porte postiche ; l'imposte forme la fenêtre, avec une grande rosace encadrée dans un châssis de vitraux; un balcon, fait pour ainsi dire en bâtons de chaises, sert de base à cette fenêtre. Au-dessous de cet imposte est creusée la véritable porte, plus ogivale que la grande, et surmontée d'un fronton dentelé à angle aigu et distant de l'imposte.

La grande porte postiche est de même surmontée d'un fronton dentelé, isolé, d'un angle de même ouverture que l'inférieur, et composé de trois rosaces principales. La façade des combles est un autre fronton à angle de même ouverture que les deux autres, c'est-à-dire de 45 degrés ; en sorte que le second est encadré dans le troisième; mais, au lieu d'être à jour, celui-ci est, pour ainsi dire, parqueté de solives de pierres longitudinales et parallèles, sur les jointures desquelles s'applique un treillage en relief; mais ce qu'il y a de singulier, c'est que le pignon ne correspond pas à la ligne médiane de ce treillage.

Les côtés de la chapelle sont soutenus par sept contre-forts, tous surmontés de petits clochetons, le médian des sept formant un clocheton carré et plus élevé que les autres, comme pour marquer la place des branches de la croix latine.

Je viens de vous décrire bien maussadement ce que je vois sous les yeux ; mais vos yeux seuls pourraient suppléer à l'imperfection du langage technique, et vous porter à me croire, quand je vous dirai que cette chapelle est peut-être le joyau le plus frais et le mieux conservé de l'architecture du moyen âge; petit chef-d'œuvre que le temps a rajeuni en ne l'achevant que bien tard.

Je ne sache pas de bonne figure de cette belle page. Millin (*), qui en donne une, en a altéré et les proportions et les détails, comme le ferait un miroir convexe. Cette planche fait mal à voir, quand on a pu contempler l'original de ses propres yeux.

Mais ce n'est pas là l'objet principal de la mission que je me suis imposée; j'en reviens à ma flore lapidaire.

Je vous ai parlé des feuilles de chou qui ornent les frises de notre donjon : eh bien, l'architecte de Henri II les a reproduites de même tout autour de la frise de la sacristie, mais avec plus de souplesse, d'affaissement et de légèreté. Les feuilles ayant plus de minceur, les plis des bords crépus sont plus moelleux et plus ondoyants.

Quant aux frises de la chapelle, les feuilles de chou y sont remplacées par des bouquets de vigne-vierge sur les angles des contre-forts ; mais, sur les plats, par des paquets de feuilles de laitue cultivée, de *salade endive*, qui semblent pendre de chaque fente de ces pierres.

Les encoches des bords du fronton dentelé, qui représentent celles qui servent aux charpentiers d'échelons sur les bords des charpentes, ces encoches sont formées de feuilles de panicaut (*eryngium*).

Les Égyptiens avaient eu soin de faire graver sur les pyramides le nombre d'oignons que ces constructions avaient coûtés à l'État, pour nourrir les manœuvres de ces montagnes artificielles. Je suis tenté de croire que les maçons du moyen âge se plaisaient à orner leurs monuments, à l'extérieur dont ils disposaient pour eux, avec la portraiture de tous les légumes qu'ils avaient consommés pendant la durée de l'œuvre.

En effet, vers la portion supérieure de chaque contre-fort et de chaque facette saillante des deux tourelles, sont des niches dont le dais se termine par une hampe renflée et fistuleuse, supportant une spathe triangulaire qui commence à se fendre pour laisser voir la semence de porreau ou d'oignon.

Mais voici quelque chose de plus piquant. A la rencontre de tous les arcs festonnés du fronton en dentelle, on remarque un fruit de pomme épineuse (*stramonium datura*), dont les quatre écales épineuses sont tombées, et qui conserve à sa base son calice renversé et un fragment de sa corolle redressé en collerette.

Connaissait-on déjà alors la vertu soporifique des graines de *datura*, et le sculpteur avait-il caché là-dessous quelque épigramme envers le genre de talent des prédicateurs de la chapelle? Ce que je puis garantir, c'est que c'est bien un fruit aux mille graines du *datura* (*) que le sculpteur a fait entrer à profusion dans l'ornementation de cette chapelle.

(*La suite au numéro prochain.*)

(*) *Antiquit. nation.*, tom. II, p. 46.

(*) Voyez, *Atlas de notre nouveau système de physiologie végétale et de Botanique*, planche 458.

9ᵉ Livraison. REVUE ÉLÉMENTAIRE 15 Février 1849.

DE

MÉDECINE ET PHARMACIE

DOMESTIQUES,

AINSI QUE

DES SCIENCES ACCESSOIRES ET USUELLES,

MISES A LA PORTÉE DE TOUT LE MONDE.

---

§ Iᵉʳ. — CLINIQUE DE LA NOUVELLE MÉTHODE,

OU

ÉTUDE PRATIQUE ET COMPARÉE DES CAS DE MALADIE LES PLUS DIGNES D'INTÉRÊT
QUI SE PRÉSENTENT CHAQUE JOUR A NOTRE OBSERVATION.

(Voyez tom. II , livr. 8ᵉ, pag. 225.)

APOPLEXIE FOUDROYANTE GUÉRIE EN QUINZE JOURS PAR LA NOUVELLE MÉTHODE.

(Hœmagénose cérébrale congestionique foudroyante, d'après notre classification par les causes. Hist. nat. de la santé et de la maladie, t. III.)

Nous avons, dans le village de Vincennes, la veuve d'un capitaine d'artillerie, qui s'est fait une réputation dans l'art d'appliquer les prescriptions du *Manuel annuaire ;* elle opère des cures qui déconcertent les docteurs diplômés.

Il n'y avait pas quinze jours qu'un capitaine d'artillerie du fort était devenu son gendre, lorsqu'au milieu de la lune de miel, ce brave militaire, d'une constitution athlétique , tombe frappé d'apoplexie foudroyante ; tous ses organes, atteints de paralysie, se refusaient à leurs fonctions ; il rendait tout sous lui. Sa belle-mère défend qu'on le saigne et qu'on le livre à la vieille médecine : elle se met, sans désemparer,

et dès le début de la maladie, à lui appliquer en entier le traitement de l'apoplexie, tel qu'il est décrit dans le *Manuel :* larges affusions d'eau sédative sur le crâne, la poitrine, le dos, et frictions par-dessus ; bains sédatifs ; huile de ricin, lavements, etc., etc.

A la suite de ce traitement, le malade ne tarde pas à reprendre connaissance; bientôt il devient capable de digérer les aliments ; le mieux continue de jour en jour; et en deux semaines il reprenait son service, comme s'il n'avait jamais été frappé de cet accident. Nul témoin de ce cas n'aurait pu croire d'avance à une telle et surtout à une si prompte guérison. Ce fait est tout récent.

LUXATION SCAPULO-HUMÉRALE EN BAS, DES PLUS GRAVES, GUÉRIE EN QUELQUES JOURS PAR NOTRE MÉTHODE.

(Traumagénose scapulo-humérale ligamentaire in-

féro-luxique, d'après notre classification par les causes, de l'*Hist. nat. de la santé et de la maladie*, tom. III.)   .

Dans le courant du mois de novembre, la femme de ménage de nos enfants, nommée Annette, âgée d'une soixantaine d'années, mais encore alerte à son service, montait la pente de la rue Sainte-Hyacinthe-Saint-Michel ; deux gardes mobiles se poursuivaient en s'amusant, avec un entrain tel, à travers la rue, qu'avant qu'elle ait le temps de se garer, ils tombent sur elle, et la renversent avec une telle violence, qu'ils vont eux-mêmes se fendre la tête sur le pavé, en lui passant sur le corps.

On transporta les mobiles à l'hospice; mais Annette se relève et revient au logis en poussant des cris affreux.

Mes fils envoient aussitôt chercher leur ami, M. Veyne, qui vient accompagné du docteur Dagneau ; on déshabille la patiente ; l'épaule était luxée avec une telle violence, que la tête de l'humérus était descendue à la hauteur de la quatrième côte.

On essaya assez longtemps sans succès de réduire une telle luxation, on n'en vint à bout qu'en retirant brusquement la chaise, pendant que l'opérateur dirigeait le mouvement du bras ; il est inutile de dire que la patiente poussait des cris affreux.

L'opération terminée, on la panse avec un cataplasme salin arrosé d'eau sédative; les douleurs se calment; quand elles menacent de revenir, on lui applique une compresse imbibée d'alcool camphré, et on l'envoie se reposer à notre ermitage de Montrouge, où il était plus facile de lui donner tous les soins qu'exigeait son état. Car le devoir des maîtres est de soigner à domicile leurs serviteurs, ouvriers ou aides, et c'est une honte que de se servir d'eux tant qu'ils se portent bien, pour les jeter au rebut des hospices, dès l'instant qu'ils tombent malades. Là, point de diète,

nourriture à volonté, aloès de temps en temps, repos et promenade ; application alternative de cataplasmes et de compresses d'alcool camphré ; et au bout d'une semaine à peine, elle demande à retourner chez elle ; mais, dès le surlendemain de l'accident, elle faisait usage de ses doigts.

Au bout de quinze jours elle vaquait à son ouvrage comme à l'ordinaire, mais elle relève difficilement le bras encore. Par le système ancien, un tel accident, produit par une si large déchirure des ligaments capsulaires de l'articulation scapulo-humérale, n'aurait pas manqué d'être suivi d'une forte enflure du bras, et de nécessiter de fréquentes émissions sanguines, une diète sévère, et peut-être pis encore. Mais la guérie n'est pas contente, on le conçoit, de ne l'être qu'à ce prix; elle désirerait mieux encore, c'est-à-dire, l'impossible ; elle voudrait que la médication redressât les membres estropiés ; comme la plupart des bossus désireraient que la médication leur aplanît le dos.

LUXATION SPONTANÉE DU FÉMUR AVEC CARIE DES OS ; GUÉRISON.

(Hydrargénose coxoluxale de notre nomenclature. *Hist. nat. de la santé.*)

N. B. Luxation du fémur, c'est le désemboîtement de la tête de l'os de la cuisse; c'est l'expulsion de la tête hors de la cavité cotylédoïde, dans laquelle elle joue par un mouvement que les mécaniciens appellent *mouvement de genou*. Cette sorte d'incommodité est ou *spontanée* ou *traumatique*. Elle est dite *spontanée*, quand l'expulsion de la tête hors de cette cavité provient d'un développement, d'une intumescence insolite, soit des parois de la cavité cotylédoïde, soit de la périphérie de la tête elle-même. La luxation est dite *traumatique* (du grec *traumata* blessures), quand la tête du fémur est arrachée violemment de sa cavité, que les ligaments capsulaires sont déchirés ou relâchés par suite soit d'une chute, soit d'un faux pas, soit d'une contusion. On dit que la luxation s'est faite *en haut, en bas, en arrière* ou *par devant*, selon qu'après l'accident la tête du fémur se trouve *en haut*, ou *en bas*, ou *en arrière*, ou *par devant la cavité cotyloïde*.

La jeune Marie Clavillot (demeurant à Bercy, rue de la Lancette), âgée aujourd'hui de sept ans et demi, fut atteinte, à l'âge de quatre ans et demi, vers le mois de novembre 1844, d'une affection à la hanche, qui tourna peu à peu à la luxation spontanée. Traitée inutilement, pendant près de deux ans, par les docteurs Dubuisson et Belloli, puis par les chirurgiens de la Charité et de l'Hôtel-Dieu, qui tous finirent par déclarer que la désarticulation serait sans doute le parti extrême auquel il faudrait tôt ou tard avoir recours, la jeune Marie Clavillot nous fut amenée, en novembre 1845, par l'une de ses tantes, que nous traitions alors elle-même pour une chlorose dont elle ne tarda pas à être guérie.

La petite Marie était, à part cette infirmité, la plus jolie et la plus intelligente petite fille que j'aie jamais vue dans mes consultations; on ne saurait s'imaginer avec quelle coquetterie de mine et de parole elle me priait de ne pas poser le doigt sur le siége si sensible de sa maladie, et avec quelle pudique appréhension elle redoutait le moment où il fallait la mettre à nu, pour qu'il me fût permis d'étudier complétement la nature du mal. *Vous ne me toucherez pas, n'est-ce pas, monsieur?* me disait-elle, en entrant, avec sa petite moue; et pour m'intéresser en faveur de sa petite supplique, elle ne manquait jamais d'ajouter aussitôt : *Monsieur un tel m'a chargé de vous donner bien le bonjour.*

Or, voici dans quel état elle m'arriva :

La luxation spontanée était en haut; la taille commençait à dévier sous l'effort que faisait l'enfant pour se soustraire à la souffrance locale. Et par surcroît de malheur, cette luxation était accompagnée d'une carie des os de la hanche, qui se traduisait par cinq fistules communiquant ensemble et se faisant jour à travers la peau, l'une sous la fesse, trois à la cuisse, et une cinquième à la hauteur de la crête de l'os des iles; un pus assez fétide découlait continuellement de ces cinq plaies; et la marche ou la station debout était de toute impossibilité pour cette pauvre charmante enfant.

Le tempérament n'offrait rien moins que les traces d'une constitution scrofuleuse ou rachitique; le visage plein et coloré, l'embonpoint de toutes les parties du corps écartait toute idée semblable. Cette maladie n'était donc pas originelle ni générale, mais bien accidentelle et purement locale; et il devint évident à mes yeux, que, pour soustraire l'enfant aux douleurs qui accompagnent toujours en ce cas une luxation spontanée, les médecins, par les mains desquels elle avait passé depuis un an et demi, lui avaient certainement appliqué sur la cuisse l'onguent de Vigo ou toute autre pommade mercurielle. Cette idée ne me permettait pas de prédire avec certitude la guérison, dans l'ignorance où l'on est toujours, en ce cas, de la quantité de mercure absorbée, et des régions du corps dans lesquelles une certaine quantité de ce poison a pu se fixer.

Cependant, comme notre méthode de pansement n'offre que des avantages et aucun inconvénient, qu'alors qu'elle est aussi impuissante à guérir que les médications ordinaires, du moins elle soulage et n'aggrave jamais le mal, nous nous chargeâmes résolûment du soin de traiter assidûment cette enfant; on nous l'amenait tous les vendredis régulièrement.

Applications constantes de plumasseaux de charpie enduits de pommade camphrée; pansement renouvelé trois fois par jour. Avant le pansement, injection d'huile camphrée par les fistules. Tisane de salsepareille iodurée, sirop de chicorée tous les trois jours; lotions à l'eau sédative, et frictions à la pommade camphrée soir et matin; applications de compresses imbibées d'alcool camphré autour de la cuisse, par-dessus le pansement. A la faveur de ce traitement les souffrances se calmèrent, la jeune enfant parvint peu à peu à pouvoir se soutenir, en se promenant; le pus devint de bonne nature; les plaies prirent un aspect rassurant; la petite se laissait explorer de jour en jour avec plus de confiance; sa physionomie était moins empreinte de mélancolie et d'appréhension; et je pensai d'alors à m'occuper de réduire la luxation et d'obvier à la déviation qui menaçait la taille.

Je fis construire à ce sujet, par Grandrollot, un appareil très-compliqué de réduction graduée, et avec tuteurs, pour ramener en même temps la taille à sa direction naturelle. Cet appareil fut gardé depuis le 11 novembre 1846, jusqu'en août 1847. Nous eûmes à combattre de temps à autres quelques meurtrissures, qui étaient du fait de la compression exercée sur ces régions déjà si endommagées par elles-mêmes.

C'est alors que la réduction étant arrivée à un résultat satisfaisant, au premier appareil immobile, je fis substituer par Grandrollot, un appareil perfectionné pour la marche, que la petite à gardé jusqu'au mois d'août 1848.

Aujourd'hui toutes les fistules sont cicatrisées, l'appareil a été enlevé, la jeune fille marche avec facilité et aisance; la déviation accidentelle de la taille a disparu avec la luxation; et il n'y a plus à douter qu'elle sera une jeune personne aussi jolie que régulièrement bien conformée et qu'elle ne conservera pas la moindre trace des ravages de la médecine mercurielle, qui, pendant deux ans, avait compromis si gravement, et l'avenir, et même la vie de ce charmant petit amour.

Observation sur ce cas.

Le premier appareil avait un double but, celui de combattre la déviation de la taille, et celui de ramener peu à peu et sans mouvement violent la tête du fémur dans sa cavité cotyloïde. L'appareil à déviation se compose de deux tuteurs ou béquilles, prenant leur point d'appui sur la ceinture en acier, liés entre eux par une traverse armée de deux pelotes qui pressent latéralement et tiennent ainsi en arrêt la colonne vertébrale.

L'appareil connexe à réduction de luxation se compose de deux jambières susceptibles d'allongement et de raccourcissement, pour opérer une traction favorable au but que l'on cherche à atteindre.

Ce mouvement de traction est secondé par un autre mouvement d'impulsion, pour diriger la tête du fémur vers sa position normale. Tous ces mouvements marchent par des crémaillères et des pas de vis, capables de graduer la marche des organes de la mécanique, d'une manière inappréciable à la sensibilité du patient.

Quand la réduction de la luxation est opérée, alors, par le simple jeu d'un verrou placé aux articulations de la cuisse, du genou et de la cheville, on façonne peu à peu la jambe à des mouvements de progression et puis de marche; et on laisse au malade le soin de décider du moment où il peut rejeter sa béquille et marcher librement.

UN MOT SUR L'UN DES CARACTÈRES CLASSIQUES DE LA CONSTITUTION SCROPHULEUSE.

Dès qu'un médecin voit un individu ayant le nez enflé, la lèvre supérieure tuméfiée et dépassant l'intérieure, il ne manque pas de vous dire que cet individu a une *constitution scrophuleuse.* Une fois ce mot lâché, tout est dit, et vous n'avez pas à en demander davantage ; ce mot dit tout. Il est vrai que lorsqu'on cherche l'idée qu'il recouvre, il est difficile de la rencontrer. Mais enfin, c'est déjà beaucoup quand, au lieu d'une idée, on a du moins un mot à lâcher, dans un état dont la marchandise, c'est la parole.

Que si, à ce premier caractère, on rencontre au cou et sous les mâchoires une cicatrice quelconque, la constitution, dès lors, est doublement scrophuleuse.

Mais qu'est-ce que ce virus qui cause la maladie scrophuleuse ? d'où émane-t-il ? qui l'a analysé ? quels sont ses caractères intrinsèques ?

C'est là que la science s'embarrasse et en revient toujours à ses deux caractères de la constitution.

Eh bien ! nous allons établir que ce *virus* a un autre nom dans la nature ; que cette cause morbipare rentre dans la catégorie des causes toxiques, et que, en un mot, les maladies dites scrophuleuses ne sont que des *hydrargénoses,* c'est-à-dire des maladies produites par l'intoxication mercurielle, soit *congéniale,* c'est-à-dire transmise par les parents, soit *accidentelle* et transmise par la médecine ou le hasard des circonstances qui nous enveloppent.

Nous avons eu souvent l'occasion de faire observer que le mercure, une fois qu'il a été absorbé par un organe quelconque, reprend la propriété inhérente à sa pesanteur spécifique, celle de se porter vers les régions déclives, et de ne jamais s'arrêter en entier sur les régions où on l'a appliqué. Ce fait est arrivé, pour moi, à l'état de principe et de règle générale.

Or, qu'un accident de la moindre importance afflige jamais la vue de l'enfant le mieux venu, le mieux portant, de la constitution la plus sanguine, et né de parents forts et sains comme lui ; si vous confiez le soin de le traiter à l'un de ces médecins qui ne jurent que par le mercure, et que la fatalité veuille que l'oculiste applique les pommades mercurielles sur les yeux de l'enfant, il est fort possible que l'enfant perde la vue à la suite de ce caprice médical ; mais ce qui peut arriver tout aussi facilement, c'est que le mercure, descendant par son propre poids vers les parties déclives, fera d'abord enfler le nez et puis la lèvre supérieure, où il s'arrêtera, à cause de la solution de continuité tracée par la bouche. Dans cet état, tout médecin qui consultera cet enfant prononcera que sa constitution est essentiellement scrophuleuse : voyez, dira-t-il, voyez le caractère saillant, la tuméfaction de la lèvre supérieure.

Voilà donc une belle constitution congéniale métamorphosée tout à coup par la médecine en constitution scrophuleuse.

Il est bon de noter que cet effet du mercure se manifeste principalement chez les constitutions dites lymphatiques, chez les jeunes filles et les enfants doués d'un certain embonpoint, car le mercure rencontre là moins de résistance à sa puissance de progression. Chez les constitutions nerveuses, sèches et décharnées, le mercure se porte de préférence sur le système osseux.

Or, de ces sortes de cas, il m'en passe chaque jour une foule sous les yeux ; et, chaque fois, toutes les circonstances concordent avec la règle générale.

Non pas que certains enfants n'apportent ce caractère en naissant ; mais évidemment alors, c'est que l'un des deux de leurs parents aura été mercurialisé par la médecine, ou sera né de parents mercurialisés.

En conséquence, il arrivera un temps où les maladies scrophuleuses deviendront extrêmement rares ; ce sera lorsque la médecine classique aura renoncé à l'emploi homicide et irrationnel des médicaments mercuriels et arsenicaux, et que l'industrie prendra des précautions suffisantes pour ne pas rendre ses procédés aussi empoisonneurs que les prescriptions médicales. Dès lors, les constitutions scrophuleuses seront confinées, comme les constitutions strumeuses (goître), dans les gorges de montagnes où s'échappent les nappes d'eau froide qui ont passé souterrainement sur quelque filet mercuriel ou arsenical.

Mais quand la médecine oubliera-t-elle ses vieilles rancunes, ses vieilles routines, son vieux servilisme envers qui distribue les places et paye grassement?

Je l'ignore ; car ce ne sera que lorsque la vraie instruction, plus répandue dans les hautes classes, les aura humanisées envers les autres d'abord, et, par contrecoup, envers elles-mêmes.

Aujourd'hui, où l'on ne pense plus qu'à s'entre-tuer, qu'importe qu'on se laisse tuer par la médecine? La médecine est un commerce, et elle aurait bien besoin que la confiance reprenne dans les affaires ; car ses actions ont bien baissé, je vous jure; et les doctrines impies, que la révolution de février a mises à la mode, ont singulièrement nui à sa propriété, *saignandi*, *purgandi*, *clysterium donandi*, et même *tuandi* légalement.

HEUREUX EFFETS DE L'APPLICATION DES PLAQUES DE CUIVRE ET DE ZINC.

(*Voy.* tom. I, 3ᵉ liv., pag. 88.)

1° Le général Boyer, noble débris des guerres de l'Empire, a perdu la vue, à la suite des médications intoxicantes que l'ancienne médecine oppose à ces sortes d'affections. Notre méthode n'avait plus qu'à combattre la suite de cet accident, et qu'à borner et enrayer la propagation du virus.

Dans le courant du mois de janvier dernier, le général vint au donjon me faire part qu'il se sentait menacé de quelque accident moins local ; qu'il éprouvait, en premier lieu, depuis quelques jours, au bras gauche un engourdissement qui devenait de jour en jour plus prononcé ; ensuite, une espèce de paralysie des muscles pectoraux, et, par conséquent, une oppression de mauvais augure.

J'ordonnai tisane de salsepareille et chiendent, bains sédatifs, dans lesquels on aurait soin de se tenir les plaques cuivre et zinc appliquées tout le temps sur la poitrine et sur le bras engourdi ; huile de ricin une ou deux fois.

Quelques jours après, le général me fit dire que l'application des plaques cuivre et zinc dans le bain avait fait disparaître les symptômes de paralysie et d'oppression, comme par enchantement ; et voilà plus d'un mois que le mieux continue.

2° M. Auguste Fauvelle, négociant à Reims, m'écrit, à la date du 24 janvier, que la coxalgie (*) rebelle, pour laquelle il m'avait consulté, a disparu complétement par la tisane de salsepareille iodurée et l'application des plaques cuivre et zinc sur la partie souffrante, et sans qu'il ait eu besoin d'avoir recours à l'usage des bains sédatifs.

(On doit se souvenir que, quand on s'applique ces plaques hors du bain, on a soin de mouiller d'eau salée les deux surfaces métalliques qui se touchent. Cela fait, on tient les plaques appliquées par le côté du cuivre sur la peau nue de la région d'où on a intention d'éliminer le mercure, cause du désordre morbide qu'on se propose de faire disparaître.)

(*) *Coxalgie*, douleur rhumatismale de la cuisse, de deux mots, l'un latin, *coxa*, cuisse, et l'autre grec, *algeo*, je souffre (je souffre de la cuisse).

---

§ II. — COURS ÉLÉMENTAIRE D'ANATOMIE

ET DE PHYSIOLOGIE HUMAINE ET COMPARÉE.

(*Suite.* — Voy. tom. II, liv. 8ᵉ, pag. 232.)

Structure articulée de la moelle allongée et de la moelle épinière.

267. La moelle allongée est tout aussi bien articulée que la moelle épinière qui n'en forme que la continuation ; et, de chacune de ces articulations, part une paire de nerfs, organes soit des sens, soit des mouvements et de la sensibilité ; en sorte que la moelle allongée, vu le nombre de paires de nerfs qui en émanent, est divisée en neuf articulations qui auraient donné lieu à la formation de tout autant de vertèbres, si le développement des quatre cotylédons cérébraux n'en avait pas effacé la trace, et confondu, par les points de contact, les divers compartiments.

Les anatomistes n'ont rien remarqué de semblable, parce que, dès le principe, leur tâche consistait à décrire et non à comparer ; l'analyse en anatomie n'appelait jamais à son secours la synthèse ; mais il suffit d'énoncer cette idée pour la mettre en évidence.

Organisation spiralée des fibres de la moelle allongée et épinière.

268. Nous avons développé ailleurs la théorie spiralaire, et démontré qu'elle ne comporte aucune exception dans le règne organisé (*végétal* ou *animal*). Il suit de cette théorie que tout organe, ainsi que tout être vivant, qui n'est qu'un organe plus compliqué, est le produit de la rencontre de spires génératrices, rencontre qui, ayant lieu chez les uns aux apothèmes (*) du cylindre

(*) On nomme apothèmes les quatre lignes perpendiculaires et parallèles qui unissent entre eux les quatre points cardinaux des deux bases inférieure et supérieure du cylindre.

maternel et chez les autres dans les intervalles, constitue, par ce simple mécanisme, l'innombrable diversité des natures, des espèces et des individus.

Quand deux spires se dirigent en sens inverse et marchent avec la même vitesse, leur rencontre a lieu alternativement à chaque apothème opposé. De là la disposition alterne des organes qui émanent de leur rencontre.

Quand, au lieu de deux spires semblables, on en compte quatre partant du même point et marchant avec la même vitesse en sens contraire, deux rencontres se font à la fois à la même hauteur, mais alternativement, tantôt sur deux des apothèmes, tantôt sur les deux autres. On a alors une disposition croisée de spires d'organes opposés.

Enfin, quand deux spires marchent avec une vitesse inégale, leurs rencontres n'ayant lieu que sur une ligne spirale, les organes qui en émanent sont spiralés.

269. Eh bien, les spires intimes de l'organe nerveux suivent la disposition spirale dans chaque articulation, ce qui fait qu'en disséquant la substance intime de la moelle allongée et de la moelle épinière, on observe, à chaque coup de scalpel, que les couches de fibres vont les unes à gauche et les autres à droite ; qu'elles se croisent, disposition dont l'anatomie n'avait su comment rendre raison jusqu'à ce jour. Mais cette disposition se retrouve sur tous les autres organes d'une manière plus ou moins saillante, dans le tissu des muscles et des vaisseaux sanguins surtout.

Cela explique comment il se fait qu'une lésion opérée d'un côté du crâne frappe d'atonie ou de paralysie le côté opposé de la tête ou du corps. L'organe frappé de ce contre-coup morbide était le produit de la rencontre de deux spires partant du côté lésé.

270. Les anatomistes latins, comme moyen mnémonique (*), avaient renfermé les noms des neuf paires de nerfs cérébraux dans deux vers par ordre de position :

(*) Du grec *mnêmê*, mémoire (*mnemonikê techné*, art qui seconde la mémoire).

   1   2   3   4
Olfaciens, cernens, oculosque movens, patiensque,

   5   6   7   8   9
Gustans, abducens, audiensque, vagansque, loquens-
   que,

que l'on pourrait traduire ainsi, et dans le même but, en vers français, qui ne vaudront certainement pas mieux :

   1   2   3   4
Olfactif, visuel, moteur d'yeux, pathétique,

    5   6   7   8   9
Dégustant, abducteur, oyant, vague, lexique.

(La suite au numéro prochain.)

---

§ III. — COURS ÉLÉMENTAIRE DE CHIMIE INORGANIQUE

APPLIQUÉE A L'AGRICULTURE, AUX ARTS ET A L'INDUSTRIE.

(*Suite*. — Voyez tom. II, livr. 8ᵉ, pag. 235.)

Machine pneumatique (*).

199. L'invention de l'imprimerie jeta tout le seizième siècle dans la voie des recherches de philologie et d'érudition. Mais, après avoir épuisé l'étude des œuvres de l'esprit humain, le dix-septième revint à la nature et ne tarda pas à entrer dans les larges voies de l'expérience, et à nous tracer la route que nous suivons aujourd'hui.

Vers 1641, Boyle inventait le *thermomètre*, qu'on appela d'abord *thermoscope* (**).

Vers 1645, Torricelli inventait le *baromètre*.

Et, vers 1654, Otton de Guericke se livrait à des expériences sur le *vide*, qui lui donnèrent l'idée de la *machine pneumatique*.

Je me demande comment l'idée d'Otton de Guericke n'était pas venue ni à Torricelli ni à Pascal ; car elle découle évidemment de la marche du baromètre. Mais je cesse de m'en étonner, quand je vois que ce n'est pas l'idée du baromètre qui a fait germer celle de la machine pneumatique dans l'esprit d'Otton. Du reste, l'histoire des découvertes doit suffisamment nous apprendre qu'il est plus facile de démontrer un principe que d'en deviner de prime abord les conséquences et les applications.

200. Aujourd'hui les expériences d'Otton de Guericke nous paraissent avoir le cachet de l'enfance de l'art ; et pourtant, dès le premier vent qui en arriva à l'opinion publique, elles parurent si merveilleuses, que l'auteur, redoutant les désagréments de la polémique, hésita à les publier sous son nom. Car c'est une chose affligeante pour les observateurs que de voir combien cet esprit humain, si enclin d'aventure à la croyance aveugle et superstitieuse, se montre rétif envers la certitude de la démonstration.

201. Quoi qu'il en soit, voici la filière par laquelle Otton de Guericke parvint à léguer à la science une classe de phénomènes si féconde en résultats inattendus.

202. « L'air qui forme notre atmosphère, se dit-il, est un être, une exha

(*) Du grec *pneuma*, air, souffle : Machine destinée à priver un espace d'air.

(**) Du grec *thermon*, chaleur, et *scopein*, observer.

laison, une odeur ou vapeur émanée de la terre. Cet air est pesant, ainsi que le démontre le baromètre. Mais cette atmosphère a ses limites, puisque son poids correspond à une colonne d'eau de 32 pieds d'élévation. Après cela, qu'y a-t-il, si ce n'est l'espace vide d'air. On répondra : Il y a les atmosphères de toutes les autres masses planétaires et solaires, de ces milliards de millions d'univers particuliers, qui nous apparaissent comme autant de clous lumineux plantés dans la voûte du firmament. Admettons tout cela encore; mais au delà de la limite de cette armée innombrable, mais finie, de mondes, qu'y a-t-il, si ce n'est un espace qui n'est plus de l'air, et que les philosophes ont dénommé le vide (*vacuum spatium* ou *expansum*, l'espace ou l'étendue vide), l'espace imaginaire, c'est-à-dire non abordable à nos sens, mais simplement à notre imagination (*spatium imaginarium*)?

« Or, si je pouvais parvenir à enlever l'air à un espace clos avec soin, nécessairement je retrouverais dans cet espace ce *vide* réel, qui n'est jusqu'à présent pour nous qu'*imaginaire*. »

203. Otton commença par prendre un tonneau plein d'eau, hermétiquement fermé, et muni à la base d'un robinet, auquel il adapta une pompe aspirante et foulante. Si je parviens, disait-il, à enlever toute l'eau contenue dans le tonneau, il sera évident que le tonneau ne renfermera dès lors plus que le vide, puisque l'air ne saurait y rentrer par aucune fissure.

La première pompe qu'il fit servir à ce but éclata en morceaux, avant qu'elle eût pu soustraire une parcelle de liquide.

Il fallut en faire construire une exprès et d'une force au-dessus de l'ordinaire. Mais, à mesure que l'on soutirait l'eau du tonneau, on s'apercevait, au sifflement, que l'air en reprenait la place à travers les pores du bois; et l'air

humide venait, en se condensant dans ce milieu, déposer son humidité sous forme d'eau.

Il fallut songer à fabriquer un tonneau à parois imperméables : Otton choisit le cuivre de préférence à tout autre. Il fit construire deux calottes de sphère, susceptibles de s'adapter hermétiquement par leurs bords, munies chacune d'anses ou d'anneaux au sommet, et l'une d'elles d'une douille avec robinet, pour pouvoir établir et fermer à volonté la communication de l'intérieur avec l'extérieur.

Il appliqua la pompe à cette douille, le robinet restant ouvert; mais il n'avait pas achevé de soutirer l'air intérieur au quart, que, sous la force de la pression de l'air extérieur, les deux calottes s'étaient aplaties l'une contre l'autre comme deux feuilles de papier.

Il eut recours à une construction plus solide, en donnant aux parois une bien plus grande épaisseur.

Cette fois-ci l'expérience réussit si bien, que, le robinet ayant été fermé, la sphère de cuivre jaune résista à la traction de seize chevaux de trait attelés, huit à chaque calotte, et poussés en sens contraire les uns des autres. La sphère avait environ 50 centimètres de diamètre extérieur. Or, en nous rappelant le chiffre de la pesanteur de l'air, il nous sera facile de comprendre la difficulté qu'auraient éprouvée plus de vingt chevaux même, pour décoller ces deux calottes qui ne tenaient entre elles que par un simple contact.

204. En effet, nous avons dit qu'une colonne d'air équivaut en poids à une colonne d'eau de même base et de 32 pieds de hauteur. L'air atmosphérique ne semble cependant pas peser sur nos épaules, parce qu'il se fait contre-poids à lui-même, qu'il forme balance, et qu'on sait qu'une balance en équilibre, fût-elle chargée d'un quintal métrique de chaque côté, le souffle d'un enfant suffirait pour la faire osciller. Mais si cet équilibre

n'existait pas, et si, à une telle colonne, on n'opposait, au lieu d'un contre-poids, qu'un espace vide, jugez combien le poids de la colonne d'air se ferait sentir à nous.

Donc, voyons le poids que supportait des deux côtés cette sphère pleine de vide, puisqu'elle était privée d'air.

Une aire circulaire de 50 centimètres de diamètre, ayant, par conséquent, de circonférence 157 centimètres, équivaut à une surface de 20 décimètres carrés ; mais une colonne d'eau de 10 mètres environ de hauteur, ayant pour base une surface de 20 décimètres carrés, équivaut à un poids de 2,000 kilogrammes qui pressent les deux calottes de chaque côté, ce qui fait 4,000 kilos, sans que rien à l'intérieur ne leur fasse antagonisme. 4,000 kilos qui sont pressés à leur tour par toutes les autres colonnes d'air contiguës ! jugez si seize chevaux de trait auraient suffi pour vaincre une telle résistance et décoller ces deux calottes d'airain.

205. L'inventeur s'aperçut qu'il avait à parer à un inconvénient qui rendait l'opération plus longue : c'est que l'air s'introduisait, quelque parfaite que fût la construction de l'instrument, et à travers le piston, et à travers les douilles du vase dans lequel on cherchait à faire le vide. Pour obvier à ce défaut, il adapta une cuvette pleine d'eau à ces deux régions, et il construisit un appareil particulier, dont la simplicité nous paraîtrait aujourd'hui plus que naïve.

Il fixa l'ouverture d'une pompe aspirante et foulante perpendiculaire à une tablette horizontale soutenue par un trépied en fer dont les pattes étaient scellées dans le pavé. A l'un des pieds était adapté un levier destiné à faire mouvoir le piston de haut en bas et réciproquement ; l'extrémité inférieure de la pompe était plongée dans un bain d'eau contenu par une cuvette inférieure en forme d'entonnoir fermé. Une autre cuvette de ce genre était soudée autour de l'ouverture supérieure de la pompe, pour que la douille du vase à faire le vide plongeât également dans un bain d'eau.

C'est avec une telle machine que, pendant cent ans, on a répété les expériences sur le *vide;* et il n'y a pas trente ans encore que, dans les colléges de province, héritiers des maisons de jésuites, on n'en possédait pas de plus perfectionnée, ce qui donnait lieu à bien des mystifications dans les solennités destinées aux distributions de prix.

206. Le vide ayant été obtenu, Otton de Guericke dut se demander quelles en étaient les propriétés; et, pour s'en assurer d'une manière expérimentale, il se fit fabriquer des gros ballons en verre épais, mais bien transparent. Par ce moyen, il put voir que les sonneries y perdaient leur son, qu'on n'y entendait plus ni le tic-tac des montres, ni l'heure des horloges, ni le battant des clochettes, ce qui confirmait ce que les anciens avaient dit, à savoir : que le son n'est que de l'air agité; donc pas d'air, pas de son. Il vit les animaux y tomber frappés d'apoplexie, à mesure que le vide avançait, ce qui confirma l'opinion que l'air était l'âme de la respiration. Il vit enfin que la flamme et le feu s'éteignaient dans le vide, ce qui apprit que l'air était l'aliment de la combustion.

207. On peut juger de l'impression que ces résultats durent produire sur l'esprit des contemporains, par celle que, dans nos cours, ils produisent aujourd'hui encore sur l'esprit des personnes qui en sont témoins pour la première fois.

Les princes, qui tous alors cherchaient à se populariser en jouant le rôle de Mécène, voulurent en être les premiers témoins. L'archevêque de Mayence engagea l'auteur à lui faire fabriquer de pareilles machines pour son propre usage, et ensuite à publier d'aussi merveilleux résultats. Les électeurs de l'empire, réunis en comice à Ratisbonne, donnèrent à l'auteur les mêmes encouragements.

C'est dès ce moment qu'il fit les premières démonstrations publiques de ses expériences dans un collége de jésuites, acceptant, pour parrain de leur entrée dans le monde, le R. P. Gaspard Schott, professeur de mathématiques, qui publia ces premiers essais dans son traité intitulé : *De l'art mécanique hydraulico-pneumatique*, en baptisant ces expériences et ces appareils du nom d'expériences et d'appareils de Magdebourg (*experimenta Magdeburgica*), ville de la basse Saxe, dans laquelle Otton de Guericke avait procédé à ses recherches. Ainsi la *machine pneumatique* s'appelait, dans le principe, la *machine de Magdebourg*.

D'autres auteurs s'emparèrent de cette nouvelle veine de recherches ; il parut, à ce sujet, des écrits de polémique, comme en soulève toute espèce de découverte. Pendant ce temps, l'inventeur se recueillait dans le silence, l'oreille attentive et pesant avec impartialité la valeur des objections et des additions, ne se décidant enfin à traiter ce sujet par écrit, en son propre et privé nom, que vers l'an 1672, dans un ouvrage *ex professo*, qui parut, in-folio de 248 pages, à Amsterdam, chez Janson, avec planches gravées, sous le titre de : *Ottonis de Guericke experimenta nova (ut vocantur) Magdeburgica, de vacuo spatio*, c'est-à-dire : expériences nouvelles, dites de Magdebourg, sur l'espace vide, par Otton de Guericke (*). La question y est

(*) Sur le frontispice, on voit deux personnages, dont l'un semble être Otton de Guericke démontrant ses appareils, le compas à la main, à Frédérick-Guillaume, marquis de Brandebourg et prince souverain de Prusse, à qui il dédie son ouvrage.

traitée tout aussi physiquement qu'astronomiquement.

208. Il y a loin de ces essais et appareils informes à nos élégantes machines pneumatiques d'aujourd'hui, avec leurs plateaux, leurs cloches évasées, leurs deux pompes qui se contre-balancent et s'entr'aident en se remplaçant, avec cette crémaillère qui centuple la force du bras, et les moyens barométriques qu'on y a placés pour évaluer la limite jusqu'à laquelle on peut pousser le vide (*).

209. Mais enfin c'est avec ces instruments grossiers qu'ont été jetés les fondements de la branche pneumatique des sciences physiques ; et l'on ne doit pas oublier que toute découverte a été faite à l'aide d'instruments grossiers. Rien n'est plus facile que de donner à un appareil l'élégance des formes et la facilité des mouvements, quand il arrive à former une branche de commerce ; mais l'expérimentateur ne peut jamais commencer par un instrument perfectionné. À quoi lui servirait de sacrifier tant de temps et tant de frais, pour un simple essai, quand il peut suppléer à la facilité des mouvements par l'adresse ou la force de son poignet?

(La suite au prochain numéro.)

(*) Dans la vieille jésuitière de Carpentras, transformée en collége cantonal, où j'ai débuté par être professeur de l'Université impériale, de 1812 à 1815, nous avions hérité des Pères de la Société de Jésus, entre autres instruments de physique, d'une machine taillée sur le modèle de celle qu'a figurée Otton de Guericke; et ce n'était pas la chose la moins comique du cours de physique, que de voir le professeur ne pouvant jamais réaliser, à l'aide de ce vieil instrument, les choses merveilleuses qu'il décrivait d'avance à ses auditeurs, à qui, du reste, il était si facile ensuite de faire accroire qu'ils avaient réellement vu ce qu'ils s'attendaient tout ébaubis à voir.

§ IV. — THÉORIE ATOMIQUE DES NOMBRES ET DES GRANDEURS,

ou

ESQUISSE DE MATHÉMATIQUES COMPARÉES.

(*Suite.* — Voy. tom. II, livr. 5e, pag. 142.)

Rayon, diamètre, angle et triangle.

88. De même qu'un cercle est le profil d'une sphère, de même le rayon d'un cercle (73), c'est le profil de l'une des séries linéaires d'atomes progressifs qui convergent au centre.

89. Le rayon d'une sphère est la même série envisagée dans ses pourtours.

90. Tout rayon du cercle est un *angle.* Tout rayon de sphère est un *cône.*

91. Le diamètre n'est donc pas la continuation du rayon; c'est la somme de deux rayons, unis au centre et également distants à leurs extrémités; ou bien, en d'autres termes, de deux rayons unis au centre et non convergents. Les atomes des deux rayons réunis en diamètre forment bien une série linéaire, mais en progressant, suivant la même raison, à droite et à gauche, à partir du point médian ; en un mot, le diamètre est formé de deux angles opposés au sommet, et d'une ouverture *immensurable.*

92. Un angle est donc infini comme une progression. Deux angles progressant d'après la même raison, c'est-à-dire ayant la même ouverture, sont dits *égaux,* à quelque terme de la progression, c'est à-dire, à quelque point de la longueur indéfinie qu'on arrête graphiquement le profil de l'un et l'autre. Car, de même que la progression est identique (69) par sa raison, que je m'arrête au quatrième ou au septième terme, et que ces deux progressions sont égales :

$$2 : 4 : 8 : 16$$
$$2 : 4 : 8 : 16 : 32 : 64 : 128$$

de même, deux angles sont égaux par leur ouverture, que j'arrête le profil de l'un à 16 et celui de l'autre à 128. Ils n'en ont pas moins tous les deux la même ouverture, et, quant à leurs côtés, je puis me les représenter arrêtés tous les deux à 16 ou à 128, ou continués à l'infini. Leur développement marche, chez tous les deux, avec la même vitesse et d'après la même raison. Leur longueur peut changer ; leur ouverture reste la même. Ils peuvent former, en se réunissant avec leurs congénères convergents au centre. un cercle de plus en plus grand; mais ils ne cessent, à aucune phase d'accroissement, d'être la même fraction de l'ensemble, et d'occuper la même division de la circonférence.

Si le cercle n'est composé que de six rayons, vous aurez beau continuer la progression de chaque série linéaire convergente, toutes les fois que vous vous arrêterez, l'extrémité de chaque rayon, c'est-à-dire l'atome extrême, n'en formera pas moins le sixième de la circonférence.

93. Mais, dès que définitivement vous arrêterez la progression graphiquement, et que vous unirez, par la pensée, les deux côtés de l'angle par l'un des diamètres de l'atome extrême, alors vous aurez devant les yeux un *triangle.*

94. Or il est évident que deux angles égaux, si vous arrêtez l'un au quatrième terme et l'autre au sixième, formeront deux triangles inégaux. On dira alors que ces deux triangles sont *semblables,* c'est-

à-dire émanés de la même progression. Ils seront dits *égaux*, lorsqu'on arrêtera les deux angles au même terme de la progression, par le diamètre transversal ou horizontal de l'atome extrême ; ou bien, en unissant par une droite, chez les deux angles, deux points également distants du point central chacun à chacun ; en sorte que le côté A de l'un soit égal au côté A' de l'autre, et le côté B au côté B'.

95. En géométrie classique, on dit que *deux angles ayant même ouverture sont égaux* ;

Que *deux triangles sont* ÉGAUX *dès qu'ils ont leurs angles et leurs côtés égaux chacun à chacun ; qu'ils sont* SEMBLABLES, *quand ils ont leurs angles égaux et leurs côtés inégaux ;* et la démonstration de ces deux théorèmes se donne d'une manière empirique.

96. En nous résumant, deux triangles sont *égaux*, quand ils peuvent se superposer sans que l'un déborde l'autre. Ils sont *semblables*, quand le plus grand n'est que la continuation de l'autre, et que les côtés qui terminent chacun d'eux sont parallèles chacun à chacun :

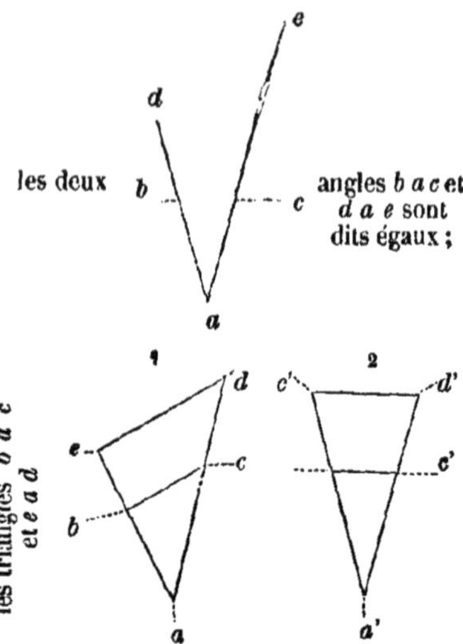

de la figure 1re sont dits *semblables*. Il faut en dire autant des triangles entre eux, *b' a' c'* et *c' a' d'* de la figure 2e. On voit qu'ils ne sont, dans chacune de ces deux figures, que la continuation l'un de l'autre.

Coupez une seconde figure sur le patron de la figure 1 ou de la figure 2, et vous aurez deux triangles 1, ou deux triangles 2, égaux entre eux.

(*La suite au numéro prochain.*)

---

§ V. — AGRICULTURE.

EMPLOI DU SEL MARIN COMME ENGRAIS.

On le sait, c'est une question grandement controversée entre les physiologistes et les praticiens, que celle de savoir si l'emploi du sel exerce sur le développement des récoltes une influence quelconque. Le budget se range nécessairement du côté de ceux qui pensent que l'action du sel n'influe en rien sur la prospérité des récoltes ; car sa conscience trouve, à résoudre ainsi la question, un remords de moins à subir. Mais tous les laboureurs praticiens sont de l'avis contraire ; et, sur ce point, nul n'a le droit de récuser la compétence d'observateurs si bien placés pour vérifier le fait.

Cependant, quand une question reste si longtemps débattue et qu'elle continue à partager les opinions en deux camps diamétralement opposés, il faut bien que la solution complète ne se trouve ni dans l'un ni dans l'autre, et que, de part et d'autre, il y ait, dans les termes de la formule, quelque chose de faux et quelque chose de vrai.

Nous allons démontrer que, faute d'avoir fait entrer une donnée d'un ordre différent dans le problème, la solution n'a été obtenue de part ni d'autre.

L'histoire rapporte que, lorsqu'un vainqueur du moyen âge voulait exercer une vengeance éclatante sur le vaincu, il le condamnait à répandre sur ses terres une couche considérable de sel gris de cuisine, laquelle ne manquait jamais de brûler la récolte et de rendre le sol impropre à la culture pendant *quelques années*.

Il est certain que la plupart des terres abandonnées par la mer ou inondées par elle, restent stériles, et résistent long-temps à toute espèce d'amélioration, à cause de l'abondance du sel marin qui les imprègne, et du chlore qui s'en dégage.

Sur les côtes méridionales de la France, dans les terrains imprégnés accidentellement de sel, les paysans, d'après John Sainclair, avaient l'habitude de semer à la foi du blé et du salicor (*salsola soda*), plante d'où l'on retire la soude. S'il venait à pleuvoir depuis avril jusqu'en juin, les pluies entraînant, comme par filtration, les particules salines, le blé poussait et le salicor avortait. S'il ne pleuvait pas, au lieu d'une récolte de blé, que la présence du sel marin ne manquait pas d'étouffer, on en avait une de salicor, qui ne vient que dans les terres salées.

Le sel, dans ce cas, serait le fléau de la culture évidemment par son excès.

D'autre part, les habitants des bords de l'Océan retirent un grand avantage de fumer leurs terres avec la *tangue* (*) (ou sable marin), et mieux avec les *varechs* (**), plantes marines qu'ils retirent du fond de l'Océan ou que la marée rejette sur le rivage. Or ces deux substances qui agissent, l'une comme *amendement*, et l'autre comme *engrais*, sont imprégnées de sel marin dans toutes leurs molécules.

Les riverains de la Méditerranée en ont fait de tout temps moins de cas, ainsi que le témoigne Horace, en donnant au *varech* ou *algue* l'épithète d'*inutile* et de produit de rebut (*).

Mais, dans le Nord et sur les bords de la Manche et de l'Océan, nos compatriotes en ont de tous les temps retiré les plus grands avantages pour le fumage des terres. Or, nous le répétons, cet engrais est richement imprégné de sel marin.

Pourtant il faut avouer que l'importation de cette tangne n'a pas lieu dans l'intérieur des terres, et que, sur les bords de la mer, ce produit n'y est même regardé que comme un faible succédané de l'excellent fumier de bestiaux ; c'est que nulle part rien n'a jamais égalé en vertu cet antique fumage.

Quoi qu'il en soit, la *tangne* et le *varech*, bien loin de nuire à la récolte, lui profitent ; et si on les mélange au fumier ordinaire, il est certain que cette addition la préserve de tous fléaux, même de celui de la sécheresse, à cause de l'hygrométricité du sel, c'est-à-dire de sa ténacité à retenir l'humidité dont il s'est une fois emparé.

Bien des agronomes bretons se rappellent encore aujourd'hui avec regret le temps où, quand la récolte en herbe commençait à jaunir, ils n'avaient pour la raviver qu'à y semer à la volée des

---

(*) *Tréz*, dans le Finistère ; *tréaz*, dans le dialecte de Léon ; *merl*, à Morlaix, où l'on dit *merlage* pour *marnage*.

(**) *Vraic*, à Jersey ; *gran-wreck* ou *sea-wrads*, en Angleterre ; *meer-grass*, en Allemagne ; *goëmon*, dans le Finistère ; *bézian*, chez les Bretons armoricains ; *béhin*, à Vannes.

(*) .... *Cras foliis nemus multis, et algá littus inutili demissa tempestas ab euro sternet, aquæ nisi fallit augur annosa corniæ.* (HOR., od. XVII, lib. 8.)

Si j'en crois le présage que m'en donne l'ancienne corneille, ce prophète d'orages, demain la forêt se jonchera de feuilles et le rivage de l'*algue* inutile qu'y jettera la mer.

poignées de sel marin ; ce que la cherté du sel leur défend à cette heure.

Ainsi beaucoup trop de sel brûle, et un peu de sel profite à la terre.

Mais par suite de quelle loi physiologique agit, dans ce dernier cas, cette addition du sel marin?

Est-ce en apportant à la terre un principe que ne renfermerait pas le fumage ordinaire de quelque nature qu'il soit?

Non, certes ; car tout fumier, si maigre qu'il soit, quelle qu'en soit l'origine, renferme une quantité de sel (chlorure de sodium) bien supérieure à celle que vous pouvez jeter sur le sol sans crainte de nuire à la récolte. L'analyse chimique suffit pour démontrer le fait.

Donc la plante ne manque jamais de rencontrer autour d'elle la quantité de cette base qui doit concourir à la prospérité de son développement.

Il y a plus, c'est que, en général, le sel que vous semez à la volée sur le sol, à l'époque où la moisson commence à monter en herbe, à une époque peu éloignée des semailles, ce sel, dis-je, s'arrête à la surface, et ne saurait profiter à la plante, puisqu'il n'en atteint pas les racines. En effet, on ne conçoit la nécessité de l'employer que dans les temps de sécheresse précoce, puisque ce n'est qu'alors que la moisson commence à se moucheter et à jaunir.

Il faut donc bien que son rôle en ceci soit par trop physiologique, et que l'on doive rechercher son mode d'action dans un autre ordre de faits.

Or rappelons-nous, ce que nous avons établi dans l'*Histoire naturelle de la santé et de la maladie :* à savoir que les mouchetures jaunes de la moisson (la rouille, *uredo rubigo vera*) sont le produit de la pullulation des *thrips*, petits poux sauteurs des plantes.

Rappelons-nous encore que, pour débarrasser un jardin des colimaçons qui le ravagent, on n'a besoin que de parsemer les allées de quelque peu de sel gris égrugé assez fin ; car le sel de mer est un poison pour les mollusques terrestres et les insectes.

Il nous sera facile de conclure de toutes ces données que le sel marin employé dans le labourage n'agit pas autrement que dans le jardinage ; que son rôle, dans l'un et dans l'autre cas, est exclusivement vermifuge et insecticide ; qu'il se borne à purifier le sol de la vermine qui l'infeste, et à préserver ainsi la moisson naissante des maladies entomogènes, en empoisonnant les causes immédiates qui les produisent. Cela est si vrai, que, dans les Flandres, on est sûr d'avoir une moisson exempte de rouille, en employant la semence provenant des *polders*, qui sont des terrains salés conquis primitivement sur la mer.

D'où il suit, enfin, que le sel marin agit en ce cas comme remède et non comme engrais.

Or, dans l'état de santé, à quoi bon la dépense du remède?

En agriculture donc, l'emploi du sel marin n'a qu'une utilité accidentelle et locale, et n'est rien moins, en règle générale, que d'une absolue nécessité.

Est-ce à dire, pour cela, que nous ne soyons pas partisan de l'abolition de toute espèce d'impôt sur le sel? mille fois non. Nous employons en trop grande quantité ce produit dans les médications que nous prescrivons à l'homme et que nous recommandons à l'élève des bestiaux, pour que nous ne nous élevions pas de toute la force de nos poumons contre un droit qui frappe de tout son poids le pauvre, si faible qu'en soit le taux.

Qu'on s'imagine bien qu'une réduction de ce droit, quelque considérable qu'elle soit, équivaut, pour le pauvre paysan des campagnes éloignées, au maintien de l'impôt en entier. Le kilo de sel à dix centimes est aussi cher pour lui qu'à vingt ; car il ne trouve pas plus deux sous que quatre dans sa bourse pour en faire emplette. Or, le sel est un élément de santé pour l'homme et d'engraissage pour les bestiaux. Avec la franchise du sel, vous aurez en abondance de la viande pour alimenter des hommes forts et viables.

Avec la franchise de ce produit, vous sauvez la population ; donc, sans elle, vous la perdez.

Cet impôt doit être biffé du budget; car il est homicide.

§ VI. — CURIOSITÉS D'HISTOIRE NATURELLE.

SINGULIÈRE COÏNCIDENCE D'UNE MIGRATION DE CORNEILLES ET D'HIRONDELLES.

Les combles de l'admirable chapelle, dont j'ai le portail devant les yeux, servent de refuge habituel à des centaines de corneilles, qui, de père en fils, semblent s'être familiarisées avec les détonations du canon, les feux de file de l'école d'artillerie et de tir, les sonneries des compagnies de chasseurs, et les roulades des tambours. On les voit se rabattre sur les deux tours de la poterne du rempart qui entoure le donjon, et sur les caissons du fort. Ce que certains couples affectionnent surtout, c'est de percher, mâle et femelle, chacun sur une des pointes du croissant qui termine, en l'honneur de défunte Diane de Poitiers, le clocheton de la tourelle angulaire de la sacristie ; on dirait, tant elles y restent immobiles à se contempler mutuellement, qu'elles forment le complément symétrique de cette allégorique ornementation. Quant à la tourbe des autres, elle se range en bataille, sur un seul rang, le long de la faîtière de la toiture de la chapelle, s'alignant, pour ainsi dire, à droite, *fixe et repos*, pendant que le canon gronde, que les vitres frémissent, et que les nuages de poudre s'épaississent sur notre horizon carré.

Les hirondelles, plus hardies encore, viennent construire leurs nids d'argile jusque sous la voûte de la poterne de notre rempart, au-dessus de la tête de la sentinelle et comme à la pointe de sa baïonnette. Elles rentrent au gîte et en sortent sans plus de façon ; elles donnent en volant la becquée à leurs couvées, qui piaulent, comme si on ne les entendait pas, ou comme si on les priait de répondre au *qui vive ?*

Or, c'est un fait qui n'a échappé à aucun habitant du fort ; ces deux races de volatiles disparurent tout à coup de leurs gîtes respectifs dès le 25 juin, et les corneilles n'y revinrent que sur la fin de juillet.

Avaient-elles flairé les cadavres des victimes oubliées dans les caveaux des Tuileries, et après les fusillades du Luxembourg, ou celles qui avaient été mourir dans les carrières des environs de Paris? et la soif du sang les avait-elle fait émigrer, elles aussi, à Paris? Cela paraît probable. Car on ne saurait admettre que l'effroi les eût prises aux détonations lointaines de la capitale, elles dont l'oreille est aussi bien façonnée que celle du plus vieux artilleur aux détonations journalières de notre polygone.

Quant aux pauvres hirondelles, le fait paraît moins explicable, à moins qu'ayant l'instinct prophétique de cette grande perturbation, qui portait des frères à s'entre-tuer, elles n'aient prévu qu'on se montrerait tout aussi impitoyable envers elles ; et il est de fait que, pour la première fois on a vu, à cette époque, des soldats, si humains d'aventure envers ces porte-bonheur des maisons qu'elles affectionnent, on les a vu, dis-je, s'acharner à déloger ces nids vivants de la voûte à coups de pierres.

Les hirondelles ne s'étaient, jusque-là, montrées si confiantes envers leurs hôtes, que, parce que, de mémoire d'hirondelles, elles n'avaient jamais rien éprouvé de tel.

---

§ VII. ÉTYMOLOGIES DES MOTS D'HISTOIRE NATURELLE.

(*Suite.* — Voy. tom. II, liv. 4°, pag. 112.)

Les études étymologiques ne sont stériles et oiseuses que lorsqu'on s'y arrête exclusivement et qu'on en fait le sujet principal de ses méditations et de ses recherches ; car on finit alors par tomber dans le *pédantisme* (*). Mais quand cette étude n'arrive qu'en accessoire dans le plan de nos recherches, elle met souvent sur la voie de bonnes et utiles découvertes ; de toute bonne éducation, ce travail d'érudition est l'accessoire obligé. Les articles que nous consacrons à ces exercices, dans la *Revue*, sont des *spécimens* de ces sortes de travaux, destinés, non pas à former un travail complet, mais à en inspirer le goût. Du reste, nos articles sur ce sujet ne sont pas de simples redites et des extraits de ce qu'on sait, mais ils renferment toujours quelque chose qui nous est propre et qu'on ne retrouverait nulle part ailleurs.

1°. Radical et dérivés du mot *liber*, d'où viennent nos mots libre et livre, et du mot *servus*, d'où serf.

Libre, liberté, libéralité. librement ne sont que la traduction littérale, ou mieux, l'altération des mots latins *liber, liber-tas, liberalitas, libera mente* (d'une manière libre). Mais d'où vient *liber* lui-même, car le latin n'est pas une langue primitive ? Ce mot ne vient pas du grec, où *liberté* se dit *eleutheria*, et *libre*, *eleutheros*, etc. ; et puis, les dérivés du grec n'ont commencé à passer que bien tard dans la langue latine, et alors que la langue latine avait déjà acquis le caractère complet d'une langue parlée.

Mais rappelons-nous que les villes anciennes du littoral de la Méditerranée sont presque toutes d'origine phénicienne ; et ce simple fil historique nous conduira droit à retrouver le berceau de leur langue dans les langues chaldéenne, hébraïque ou syriaque, qui ne sont que des dialectes de la même souche, dialectes dont l'un, l'hébreu, nous est arrivé à l'état complet par la tradition judaïque.

Or le radical *lib* est évidemment hébraïque. *Leb* (*lev*) (*), *libba* signifient le cœur, l'intelligence, l'âme, la conscience d'homme libre, la force de caractère ; *labab* (*lavav*), homme doué d'un grand caractère, d'un grand cœur.

Or, l'esclave n'a rien de tout cela ; il est humble et soumis, privé d'une volonté propre, ne pensant et ne voulant que d'après son maître ; il est considéré comme n'ayant pas plus d'âme que l'ani-

---

(*) *Pédantisme*, manie du *pédant*, vient du grec *pais, paidos*, enfant, écolier ; car les écoliers, de temps immémorial, livrés à l'étude exclusive de la grammaire, et tout à fait étrangers aux recherches scientifiques, ne s'appliquent qu'à meubler leur mémoire de mots, qu'ils sont fiers ensuite de citer à tout propos et à la première occasion venue. L'homme fait qui tombe dans cet *enfantillage d'écolier*, et cite à tout propos les Grecs et les Latins, se nomme un *pédant*. Le *pédant* est un esprit dépourvu de jugement et réduit à ne cultiver que sa mémoire. Le type du pédant, c'est le perroquet.

(*) Le *b* en hébreu se prononce à peu près comme notre *v*, quand il n'est pas marqué d'un point dans l'intérieur du caractère. Quant aux voyelles, nous avons déjà dit qu'elles s'y marquent par des points au-dessous de chaque lettre ; on ne les compte pas dans les radicaux ; ce ne sont que des accessoires.

mal; *on le vend comme une bête de* somme, et il sert aux mêmes fins ; ce n'est plus un homme. c'est une marchandise.

Les poëtes hébreux donnaient au lion le nom de *lebih (lavi)*, parce que l'homme, très-respectueux envers la puissance physique, s'est toujours gardé de traiter le lion comme les autres animaux. Pour lui, le lion est l'être fort, l'être libre par excellence, qui ne reconnaît aussi sur la terre que deux puissances, Dieu et son droit du plus fort.

Chez eux, le chien se nomme *cléb* ou *kélév* de *k*, qui signifie avec, et *leb* ou *lev*, l'homme libre ; l'esclave n'ayant pas même un chien au-dessous de lui, vu qu'il est l'égal du chien de la maison.

Lib, en hébreu, c'est en définitive le cœur, cet organe de la force physique, de la force de la constitution, d'où émane la liberté du caractère.

Le plus bel hommage que l'homme pût faire à Dieu, c'était de lui offrir son cœur, hommage lige, soumission pleine et entière ; l'homme libre n'est serviteur et esclave que de Dieu ; et quand le pape s'est dit le serviteur des serviteurs de Dieu *(servus servorum Dei)*, il n'a pas voulu descendre par là des hauteurs de ses prétentions pontificales ; cela ne signifie pas qu'il se dise le plus humble des serviteurs de Dieu, mais, au contraire, le premier de ces serviteurs, serviteur de Dieu seul et chef de tous les autres.

J'offre mon cœur à Dieu : c'est une formule vieille comme le monde ; de là a découlé l'usage de donner la forme d'un cœur aux gâteaux que l'on plaçait sur l'autel des offrandes ; or, les Hébreux nommaient ces gâteaux *lebibah, levivoth,* d'où les Grecs ont tiré le mot de *leibe,* et les Latins ceux de *libatio,* libation, *libamentum, libamen,* offrandes. On en trouve de tels, ayant une forme en cœur ou triangulaire, dans les momies d'Égypte ; ils sont faits de farine très-grossièrement moulue, car dans leur pâte on

rencontre des grains entiers; ils n'étaient pas fabriqués pour être mangés par des hommes, et l'on ne craignait pas ainsi qu'ils fussent soustraits par les friands.

Il est donc bien établi que le *radical* de *liber* est *hébreu* et dérive de *leb, lib,* cœur et indépendance.

Il y a plus, c'est que le mot qui signifie esclave en latin, le mot *servus*, d'où nous avons fait *serf* et *serviteur*, pourrait bien venir du mot hébreu *sarau* ou *sarv*, qui signifie *insurgé, rebelle;* car, chez les peuples anciens, on ne réduisait à l'esclavage que les rebelles vaincus ; à moins que ce mot ne soit qu'une généralisation de celui de *serbe*, peuple, d'où primitivement, ainsi que des *Daces* et des *Daves*, les Romains tiraient leurs esclaves ; d'où vient le mot de *daves*, qu'on rencontre si souvent dans les rôles de valet des comédies latines, rôles équivalant à ceux de Crispin, Frontin, etc., de nos comédies.

Le mot *esclave* est venu à nous par la même filière d'idées, de celui de *Slave, Slavons*, peuples vaincus, d'où les Ottomans, à cause du voisinage, tiraient principalement leurs *serfs*.

Revenons à *liber*, homme libre de cœur et de corps, chez les Romains.

De *liber* est venu : 1° *libertas* (liberté), qualité d'un homme libre ; 2° *liber*, épithète de Bacchus, le vin inspirant l'indépendance ; 3° *liberalis*, l'homme libre par excellence, possédant à un degré éminent les qualités d'un homme libre ; 4° puis *liberalitas*, qualité de l'homme éminemment libre et de bonne naissance, c'est-à-dire généreux *(egregio genere)*, libéralité et générosité ; 5° l'adverbe librement *(libera mente,* d'une manière libre) ; 6° *libamen*, gâteau en forme de cœur, et de là toute espèce d'offrande à Dieu, *libatio*, libation, etc.; 7° *libra*, balance dont le fléau est indépendant et susceptible de se mouvoir librement, et puis, en prenant la partie pour le tout, *libra*, poids de la livre, poids qu'on met dans la balance; 8° *libido*, l'exubérance de sultan, de possesseur d'esclaves femelles; la passion désordonnée; 9° *libitina*, dépense de la sépulture, en fait d'offrandes de pains en cœur d'abord (*libamen*), et ensuite en fait de toutes autres offrandes.

2°. ÉTYMOLOGIES DE *livre* ET SES ÉQUIVALENTS.

Les Latins donnèrent le nom de *liber* à cette portion interne de l'écorce qui se détache par rubans minces et *libres*, et sans adhérences ni avec l'écorce, ni avec l'aubier (*). Ce sont des pellicules aussi fortes, quoique beaucoup plus minces, que nos feuilles de papier; on y écrit aussi facilement, avec toutes sortes de plumes, d'oie, métalliques ou de roseau, que sur le papier le mieux préparé; et les anciens commencèrent par n'avoir pas d'autres feuilles à écrire. On peut en détacher de telles, par couches superposées, de la surface interne des écorces de mûrier, d'acacias et de hêtre, surtout quand on a laissé l'écorce macérer dans l'eau; et dès qu'elles sont bien sèches, on peut écrire dessus avec l'encre la plus liquide, sans que ce papier naturel boive le moins du monde; car ses fibres sont collées par la nature avec la gomme de ce que les botanistes nomment le *cambium*.

Or, comme dans le principe, les Latins n'avaient pas d'autre papier pour composer leurs cahiers à écrire, de là est venu, pour ces cahiers, le mot de *liber*, d'où nous avons fait *livre*. On conservait à ces pellicules toute leur longueur; on écrivait sur une même page d'un bout à l'autre, et quand on avait épuisé la surface à force d'écrire, on roulait la page autour d'un cylindre de bois; on avait ainsi un livre roulé; d'où est venu le mot de *volumen* (*men*, chose, *volutum*, roulée autour d'un cylindre); de là notre mot *volume*, pour signifier *tome*. *Tome* vient lui-même de *temno*, mot grec qui signifie coupé, parce qu'on coupait ces volumes d'une certaine longueur. En français, le mot *tome* n'est pas l'équivalent de *volume*; on dit, en effet, deux *tomes* reliés en un *volume*. Le *tome* est une division typographique; le *volume* est l'ouvrage du relieur. Mais, chez les Latins, les livres étaient roulés et non reliés par feuilles empilées; la plupart de nos feuilles d'imprimerie équivalent chacune à un volume des anciens.

Le *liber* est un papier naturel; mais, un jour qu'il vint à manquer, l'art s'ingénia à imiter sur ce point la nature; il réduisit en pâte les fibres de l'écorce, et en obtint, par la dessiccation, des feuilles artificielles de *liber*; et comme la préférence, en fait de matière première, resta aux fibres d'un jonc égyptien nommé *papyrus*, le produit ouvragé, la page obtenue de cette fabrication conserva le nom originaire et s'appela *papyrus*, d'où est venu le mot *papier;* or, encore aujourd'hui, notre papier est un *liber* artificiel, produit par l'agglutination de fibrilles végétales, au moyen d'une colle glutineuse, gélatineuse ou gommeuse. Ces feuilles de papyrus se nommaient *charte* en grec, d'où sont venus nos mots de *charte* et ensuite de *carte*.

Les Grecs connaissaient le papier inventé chez les Égyptiens, alors que les Latins en étaient encore réduits à écrire sur du *liber* d'écorce.

Pour donner plus de durée aux produits de la pensée, les uns et les autres écrivaient leurs monuments littéraires les plus précieux sur des peaux de chèvre, dont la préparation se faisait à *Pergame*, d'où, par corruption, est venu le nom de parchemin. Car de *corium Pergamineum* (cuir ou peau de Pergame), on a fait *eau pergeaminée*, puis, en supprimant peau, *pergeamine*; puis,

<hr>

(*) Voyez, sur la formation du *liber* et de l'aubier, sur leur origine, leur développement et leurs fonctions, notre *Nouveau système de physiologie végétale et de botanique*, tom. II.

perchamine, et, enfin, *perchamin* et *parchemin*.

Le *liber*, toujours facile à se déchirer en lanières parallèles, on le collait ruban contre ruban sur des bandes de toile mince ; et c'est ainsi écrits qu'on retrouve une foule de volumes dans les étuis des momies et sous les ruines de Pompéia.

Vous voyez que de faits historiques nous avons passés en revue, en prenant le radical *lib* pour fil conducteur.

---

§ VIII. — CONTENTIEUX, MORALE ET JURISPRUDENCE.

RÉVISION DU PROCÈS LAFFARGE.

(*Suite.* — Voy. tom. II, 8e livraison, page 240.)

> Une condition lamentable est celle d'un homme innocent à qui la précipitation et la procédure ont trouvé un crime ; celle de son juge peut-elle l'être davantage ?.....
> Un coupable puni est un exemple pour la canaille ; un innocent condamné est l'affaire de tous les honnêtes gens......
> Je dirai presque de moi : je ne serai pas voleur ou meurtrier : mais je ne serai pas un jour puni comme tel, c'est parler bien hardiment.
>
> LABRUYÈRE. (*De quelques usages.*)

TROISIÈME THÈSE A DÉMONTRER.

L'empoisonnement de Laffarge eût-il été rigoureusement constaté par la présence irrécusable du corps du délit, en bonne justice, la prévention aurait pu faire tomber ses soupçons sur toute autre personne que Marie Cappelle, et elle n'aurait pas dû s'arrêter à un seul suspect.

Sur quel indice la justice laisse-t-elle concentrer tous ses soupçons sur la tête de Marie Cappelle ?

Sur le témoignage accusateur de Denis, le commis de Laffarge et le factotum de la maison. C'est Denis qui va dénoncer le fait au médecin Lespinasse, avant la mort de Laffarge ; et c'est le médecin Lespinasse qui assure le fait à la justice, après la mort de Laffarge, sur le témoignage de Denis.

Mais la justice aurait dû se poser alors cette question : Denis était convaincu que madame Laffarge empoisonnait son mari, heure par heure, avec de l'arsenic. Comment le savait-il ? Et, s'il le savait, comment ne l'empêchait-il pas ? Comment assistait-il les bras croisés au meurtre de son maître ? Pourquoi n'écartait-il pas du lit du malade cette épouse coupable, qui n'y veillait que pour y semer les germes de la mort ?

N'est-on pas complice d'un crime qu'on aurait pu prévenir et qu'on laisse accomplir sous ses propres yeux ? Quoi ! vous pouviez, par une simple révélation, sauver la vie à votre maître, et cette révélation vous ne la faites pas à qui de droit, en temps utile ; vous ne devenez accusateurs, vous et le docteur, votre confident, que lorsque tout est consommé ! ! ! En vérité, moi, juge d'instruction, j'aurais suspecté la bonne foi d'un pareil témoignage, et j'aurais commencé par m'emparer de vous, dans le cas où j'aurais cru devoir m'emparer d'elle.

« Le poison, me serais-je dit, si j'avais été juge chargé d'instruire, que vous accusez Marie Cappelle d'administrer sous toutes les formes à son mari, qui le lui a procuré ?

« Vous, Denis, sur l'ordre qu'elle vous a donné d'en acheter pour tuer les rats.

« Mais pourquoi avez-vous alors acheté de l'acide arsénieux, plutôt que de la *mort aux rats* ; l'arsenic sous forme de poudre blanche, plutôt que l'arsenic sous forme de poudre noire et de rebut ?

« Marie Cappelle, la maîtresse du logis, vous demandait de la *mort aux rats*, en vous priant d'acheter de quoi tuer les rats; pourquoi n'avez-vous pas dit au pharmacien la destination de cette substance?

« Mais, cet arsenic, vous en êtes resté dépositaire, puisque vous vous êtes chargé de composer la *mort aux rats;* comment établissez-vous que de vos mains, il a passé en entier dans les siennes?

« Vous en avez consacré une partie à faire de la *mort aux rats*; et l'autre portion, qu'en avez-vous fait? — Vous avez été la cacher dans la terre, en tel endroit que vous désignez. — Mais on découvre cet endroit, sur vos indications; et, au lieu d'arsenic, on ne trouve plus qu'une poudre blanche. Qui a enlevé l'arsenic, pour y substituer cette poudre? Vous n'avez pas dit à Marie Cappelle l'endroit où vous aviez enfoui le paquet. Comment l'aurait-elle deviné? avec l'aide de qui aurait-elle bêché la terre pour l'y prendre? ses mains délicates sont peu faites à ce travail manuel. Les pas de la maîtresse du logis sont comptés par tous les domestiques. Qui l'a suivie, qui l'a guettée, qui l'a surprise? Vous n'en savez rien.

Certes, j'ai vu cent fois la justice se montrer soupçonneuse pour la centième partie de ces conjectures-là; pourquoi ici tous ses soupçons, au début, se sont-ils portés sur Marie Cappelle? Serait-ce que la réputation de moralité du commis Denis lui a paru mieux établie que celle de Marie Cappelle? A cette époque Marie Cappelle jouissait pourtant de l'estime générale : elle avait conquis les amitiés les plus pures, les plus angéliques ; on l'aimait en l'entendant parler, on l'aimait rien qu'en la voyant ; et Denis ! c'était un domestique, un complaisant endosseur des effets de son maître. Mais quelle distance entre l'opinion qu'on avait de lui et l'opinion qu'on avait d'elle ! Qui se serait douté alors que, dans la balance de la justice, Denis

dût être un jour plus honnête, plus humain, plus désintéressé que Marie-Capelle?

La prévention, nous dira-t-on, a ses mystères ; sans doute ; mais pourtant, quand viennent les débats, le voile se déchire; alors chacun peut voir ces mystères face à face et en mesurer la profondeur. Or est-ce qu'aux débats, ces perplexités, ces doutes, ces énigmes, ces soupçons ont disparu de la cause? Il me semble que, dans l'opinion publique, tout cela n'a fait que s'accroître, alors qu'on a pu entendre ce témoin, qu'on a jugé de la passion qu'il mettait à accuser ; alors surtout qu'il a été démontré que, dans la détresse des affaires de Laffarge, il signait des billets de complaisance pour donner le change aux nombreux créanciers.

Je ne crois pas manquer de respect à la justice des hommes, lorsque je cherche à conjecturer, en suivant le fil de la procédure, par quelle voie l'erreur a pu se glisser dans son arrêt.

Je prends les faits qui sont devenus du domaine public, je les évalue ; je n'accuse pas, je cherche à défendre ; je n'invoque pas la justice vengeresse, telle n'est pas ma mission, mais la justice protectrice des innocents; et après avoir tout compulsé, ces dires, ces dépositions, ces actes, ces rapports, ces pièces au procès, j'y vois une énigme déchirante, atroce, infernale, et nulle part je n'en vois le mot autrement que dans la condamnation d'une innocente.

Je m'écrie alors : Ah ! si l'instruction avait mis la main sur tous les assistants à cette scène, que de choses peut-être nous aurions sues dans l'intérêt de la vérité ! et cette exclamation, je l'ai entendue sortir à Tulle de bien des bouches. La justice, en général, se place toujours trop haut pour entendre ce que l'on dit dans les régions ordinaires ; c'est un malheur pour l'accusé.

Mais je quitte ce terrain trop glissant

des conjectures personnelles ; je me hâte d'abandonner cette veine du raisonnement qui aurait l'air d'empiéter sur les priviléges accusateurs de l'instruction criminelle, et je passe à la quatrième thèse, qui va mieux à mes habitudes, et rentre entièrement dans mes attributions de défenseur.

QUATRIÈME THÈSE A DÉMONTRER.

Évaluation des preuves morales qui, seules, d'après le citoyen procureur général Dupin, auraient motivé la condamnation de Marie Cappelle.

Si, de longue date, nous n'avions pas eu une foule d'occasions pour nous convaincre, à nos dépens, que la jurisprudence se paye, en général, beaucoup plus de mots que de bonnes raisons, le succès qu'a obtenu dans cette affaire le mot du procureur général Dupin aurait suffi pour établir cette conviction.

Qu'avons-nous besoin, s'est-il écrié, de nous occuper des vices de l'expertise chimique? Est-ce que Marie Cappelle a été condamnée sur la foi de la chimie? N'est-il pas certain que les jurés n'ont puisé leurs convictions que dans les preuves morales? Or, sur ce point, nous ne trouvons aucun vice de forme; donc il n'y a pas lieu à cassation.

Et la cour de cassation, ébranlée jusque-là par les monstruosités de l'expertise chimique, adopta, à une faible minorité, les conclusions du ministère public.

Or, dans une affaire d'empoisonnement, que seraient les preuves morales en l'absence de la preuve chimique?

Ce serait l'obstination du doute en présence de la négation de l'évidence!

Mais condamne-t-on un accusé sur un doute? et oserait-on le condamner sur un entêtement luttant contre la puissance de la réfutation?

Vous m'accusez d'avoir empoisonné : c'est, sans contredit, avec quelque chose de matériel et non de moral ; c'est, sans contredit, avec du poison.

Comment savez-vous que j'ai fait usage de poison? Par la chimie médicale seulement, qui vient vous dire : « Le défunt a éprouvé tels et tels symptômes, tous symptômes toxiques, et qui ne se reproduisent jamais dans une maladie spontanée; le poison que les symptômes nous indiquaient avant la mort, nous venons de le retrouver dans le cadavre ; voilà le corps du délit, voilà ses caractères, son analyse. Cherchez maintenant quelle main coupable a pu administrer, sous cette forme, la mort à la victime; à nous l'analyse chimique pour découvrir le corps du délit; à vous les preuves morales pour analyser la culpabilité et découvrir le coupable. »

Là, je conçois le rôle des preuves morales à la suite des preuves chimiques.

Mais les preuves morales en l'absence des preuves chimiques, et indépendamment d'elles, alors qu'il ne s'agit que d'un empoisonnement, les preuves morales servant à établir l'existence d'un empoisonnement, alors que les preuves chimiques en écartent jusqu'au souffle, jusqu'au soupçon, jusqu'à l'ombre, voilà ce que ma raison se refuse à comprendre; car c'est absurde, pour parler le langage des philosophes.

La chimie vous certifie qu'après toutes les recherches les plus minutieuses, elle n'a rencontré nulle part le poison, qui, dans toute affaire d'empoisonnement, est le corps du délit; et vous, jurés, vous irez déclarer que les preuves morales établissent un empoisonnement!

Quelles sont les preuves morales? Le témoignage d'un homme qui n'est pas chimiste, qui ne sait pas la première lettre de la chimie, et qui vous certifie avoir vu administrer au malade quelque chose qu'il assure avoir été un poison.

Qui lui a dit que c'était là un poison, et non la plus inoffensive des substances? Personne

Mais, nous dira-t-on, ce témoin avait acheté du poison, et ce qu'il a vu administrer au malade avait l'aspect de ce poison.

L'aspect! mais que de choses inoffensives ont l'aspect d'un poison! Quelle différence d'aspect y a-t-il entre le sucre ou la gomme en poudre, la magnésie, la craie, etc., d'un côté, et l'acide arsénieux de l'autre? L'aspect ne suffit donc pas : c'est le caractère de la pire valeur; pour s'assurer de la nature de la substance, il faut de toute nécessité invoquer le secours de la chimie.

Mais si la chimie nous déclare que ce témoin s'était trompé, vous, jurés, vous attacherez plus d'importance au témoignage aventuré et incompétent qui est pour vous la preuve morale, qu'au témoignage compétent et positif, par cela seul que ce témoignage est chimique, et que vous ne comprenez rien à la chimie. En vérité, c'est établir alors que, dans la balance des jugements des hommes, l'ignorance sera d'un plus grand poids que le savoir, et la conjecture préférable à l'évidence!

Vous poursuivez! La conduite et les sentiments de l'accusée, son intérêt personnel, tout indique qu'elle a dû commettre le crime dont nous la supposons capable.

Vous la supposez donc capable d'avoir commis un crime qui n'existe pas?

Pourquoi alors faites-vous tant de frais de procédure? Pourquoi ne pas la condamner, sans tant de formalités, sur l'énoncé de ses seules mauvaises dispositions? Et pourquoi ne vous contentez-vous pas de poser au jury cette seule question : *L'accusée vous paraît-elle capable de commettre un tel crime?*

D'où vous conclurez qu'elle l'a commis.

Ce sera le *nec plus ultrà* de la puissance des preuves morales, qui dispenseront non-seulement du concours de la chimie, mais même de celui de l'instruc-

tion criminelle. Qui osera dès lors se récrier contre les lenteurs de la procédure? Trouvez-moi une justice plus expéditive que cette justice fondée sur la foi et la simple présomption?

Eh bien, pourtant, je veux dans cette révision, et après avoir réduit à néant l'accusation par les preuves de la chimie, je veux aborder toutes les preuves morales qui, d'après vous, auraient amené seules la condamnation de Marie Cappelle.

Oh! j'avoue que votre acte d'accusation avait assez sali l'accusée, pour que l'opinion publique n'ait dû voir, dans cette infortunée, qu'un monstre qu'on aurait dû étouffer au berceau. Cet acte d'accusation avait été distribué et livré à une publicité illimitée; le pouvoir avait besoin alors de ce moyen de diversion contre les préoccupations politiques, et l'acte d'accusation servait à merveille les vues du pouvoir d'alors.

Comment douter que Marie Cappelle ne fût pas une empoisonneuse, elle que cet acte d'accusation, prenant les formes d'un acte de condamnation, présentait comme une impudique, une menteuse, et une voleuse par instinct et par manie (*).

(*) Dans mon mémoire imprimé, distribué à la cour de cassation et au public, en octobre, je m'élevai avec indignation contre l'iniquité de cette publicité donnée d'avance aux actes d'accusation, qui préjugent toujours la question au détriment de l'accusé.

Ces raisons portèrent coup et amenèrent, dit-on, une certaine réforme dans les habitudes du parquet. A la rentrée de la cour royale, du 3 novembre 1840, l'avocat général Croissant, chargé de la *mercuriale* d'usage, s'éleva contre l'abus de la publication des actes d'accusation, tout en décochant quelques traits de mauvaise humeur contre l'écrivain qui avait osé le premier en signaler le vice. « Pour des esprits inquiets, s'écriait l'orateur, que tourmente sans cesse le besoin de réformer, ces décisions judiciaires sont autant d'occasions favorables de présenter des systèmes nouveaux et de chercher à assurer le triomphe de quelques pensées d'innovation..... Cependant

Avec tous ces vices par anticipation, de quoi avait-elle à se plaindre que le peuple lui jetât de la boue sur son passage?

Qui de nous ne se rappelle l'horreur que ce nom de madame Laffarge nous inspirait alors, à la lecture seule des journaux de l'époque?

Et qui n'éprouva, quinze jours après sa condamnation, un sentiment tout autre pour cette infortunée?

Odieuse alors qu'elle n'était qu'accusée, digne d'intérêt et de compassion alors qu'elle fut condamnée par la justice des hommes!

Sur qui doit retomber cette anomalie, si ce n'est sur les vices de notre procédure?

On ne dira certes pas, après cet exemple, que la voix du peuple, qui est la voix de Dieu, soit la voix de ce que nous appelons ici-bas la justice, surtout en songeant que l'intérêt envers la condamnée n'a fait que croître depuis huit ans que sa vie est sous verre, que son expiation se raffine au creuset du régime barbare de nos prisons, que son amour-propre est froissé, broyé sous les coups des peines vengeresses, que tout ce qui humilie et ravale une âme lui est prodi-

enfin, ajoute-t-il, avouons-le avec franchise, la publicité (*des actes d'accusation*) ne peut avoir que des conséquences désastreuses; elle arrête le cours de la justice, elle compromet l'intérêt des accusés, porte de graves atteintes à l'honneur des familles, fausse l'institution du jury et détruit les plus essentielles garanties données par le législateur à la société tout entière. »

Plus tard, dans l'affaire Donon-Cadot (fin de juin 1844), Hébert, procureur général, s'éleva avec non moins de force contre la publicité donnée à l'acte d'accusation par les journaux judiciaires.

Notre pensée de novateur avait porté ses fruits, toujours utiles au progrès, à la condition qu'ils soient un peu amers pour nous-même.

Nos élèves, en fait de réformes sociales, n'acceptent jamais la leçon sans un peu de bouderie. C'est bien pardonnable à leur âge; cela leur passera en grandissant et à mesure qu'ils approcheront de l'âge de raison.

gué, que tout ce qui flatte et console est repoussé loin d'elle : lettres, commerce d'amitié, visites bienveillantes, tout, jusqu'aux chants de sympathie que la jeunesse, convaincue de son innocence, vient tristement faire entendre sous ses fenêtres.

Et ces traitements affreux n'ont pu extraire de cette inquisition incessante un seul renseignement qui ne soit la réfutation de toutes les inculpations que ses accusateurs accumulèrent contre la condamnée!

Si jamais donc on eut le droit de soumettre à une nouvelle discussion la valeur de ces preuves morales sur lesquelles seules, d'après le procureur général près la cour de cassation, se serait basée la déclaration affirmative du jury de la Corrèze, il me semble que c'est aujourd'hui plus que jamais que ce droit nous est dévolu.

Passons donc en revue ces preuves morales.

On donne la mort à son mari, ou bien pour hériter de sa fortune et s'en servir à son gré, ou bien pour convoler à de nouvelles liaisons, ou bien par haine et vengeance au souvenir des mauvais traitements du mari, ou enfin par suite d'un profond dégoût pour sa personne.

Eh bien, je dis que Marie Cappelle, se fût-elle trouvée dans toutes les conditions que je viens d'énumérer, par rapport à son mari, en l'absence du poison dans le cadavre, il n'y aurait pas eu lieu de la condamner pour crime d'empoisonnement; car, pour empoisonner, il faut administrer le poison; et l'arsenic administré, si la mort s'ensuit, au moins à bref délai, doit se retrouver dans le cadavre.

On peut ne pas aimer son mari, désirer que le ciel reprenne son âme, le trahir pendant sa vie par l'adultère, faire des vœux pour convoler à de nouvelles amours sans entraves, éprouver dans le cœur le dégoût et la haine pour lui, et cependant se sentir incapable de faire le moindre mal à cet homme, et repousser même avec horreur la pensée la plus fugitive d'attenter à ses jours.

Or, s'il est possible d'être l'épouse la plus infidèle sans être une épouse barbare ; s'il est possible d'allier les sentiments d'humanité avec les habitudes les plus dissipées, de rester bonne femme en devenant épouse coupable ; si cela arrive tous les jours, si chacun de nous a par devers lui un bon nombre de ces sortes d'exemples, dès ce moment, en l'absence de preuves chimiques, cette catégorie de preuves morales tombe donc de plein droit, et perd jusqu'à l'ombre d'une valeur.

Et cependant, il est facile de prouver que Marie Cappelle ne se trouvait, vis-à-vis son époux, dans aucune de ces conditions mêmes, et qu'ainsi, de toutes les preuves invoquées contre elle, il n'en reste plus une après discussion.

1° L'intérêt pécuniaire ! Laffarge était sur la pente de la banqueroute ; sa mort entraînait la ruine de l'établissement, compromettait la dot de sa femme, et laissait à la famille et à sa femme une tache que Marie Cappelle se serait vue forcée d'effacer par le sacrifice de son douaire. Denis seul aurait eu peut-être à profiter de cette révolution, lui le confident des peines et des embarras de son maître, lui son prête-nom occulte, lui son commis, et, pour ainsi dire, son contre-maître. Marie Cappelle n'avait, en cas de mort de son mari, qu'à sortir du logis comme une étrangère, heureuse d'avoir tout sacrifié, en fait de fortune et d'espérances, afin de conserver sauf l'honneur de son nom de veuve.

Ainsi, nul intérêt pécuniaire ne pourrait être le mobile de l'acte atroce qu'on lui impute.

2° Marie Cappelle, dira-t-on, était pourtant avare et intéressée même jus-

qu'à s'approprier le bien d'autrui ! et à l'appui, on cite cette affaire mystérieuse des diamants volés à son amie, et que la justice a surpris chez elle. Je conçois toute la réserve que m'impose, sur cette affaire, la décision de la justice et l'intérêt de l'honneur des familles intervenues comme parties civiles. Mais il m'a semblé que Marie Cappelle aurait eu une singulière passion, en volant des diamants, pour les conserver dans une boîte comme un dépôt sacré, au lieu de les placer dans l'écrin de ses parures ? Quoi ! elle vole des diamants, et ce n'est ni pour les porter, ni pour les vendre ; ce n'est pour en enrichir ni sa parure ni sa bourse ? La justice les retrouve tous, au grand complet, entassés dans une boîte ; il n'en manque pas le plus petit et le moins précieux. Des diamants dont on fait des reliques ! Il me semble qu'un pareil vol, je n'aurais pas eu le courage de le condamner ; car ce crime, à mes yeux, se serait classé dans la catégorie des monomanies. Quoi ! vous dites que ces diamants sont arrivés dans la garde-robe de Marie Cappelle par la voie d'un vol ! Et je trouve au dossier une lettre d'une date certaine et bien antérieure à la procédure, une lettre adressée par Marie Cappelle à son époux, lettre dans laquelle Marie Cappelle fait mention de ces diamants comme étant la propriété de ses amies. C'est donc un dépôt qu'elle avoue à son conjoint, ce n'est pas un vol qu'elle recèle.

Quel cercle horriblement vicieux d'accusations tourne et retourne sur la tête de cette infortunée !

Quand on la défend du crime d'empoisonnement, on vous répond : « Pourquoi ne serait-elle pas empoisonneuse, puisqu'elle est voleuse ? » Et d'un autre côté, il y a cent à parier contre un, qu'elle n'eût pas été une voleuse, sans sa condamnation comme empoisonneuse ! Mais écoutez donc ceux qui l'entourent ; voyez-la donc dans ses habitudes de tous les jours, cette voleuse ; elle est donneuse jusqu'à se dépouiller du nécessaire ; elle n'a rien en propre. J'ai vu sa bonne m'accueillir en pleurant de reconnaissance ; elle voulait la suivre en prison. Singulière voleuse que celle qui n'a pas sur son crâne la plus petite bosse de l'instinct de la propriété ! Singulière voleuse que celle qui prend des diamants pour ne pas s'en servir, au lieu de prendre de l'argent dont elle ne sait que faire, quand elle en possède. Singulière voleuse que celle qui engage sa dot, la seule fortune qui lui reste, pour sauver du déshonneur un époux dont elle aurait convoité la mort !

Tenez, il y a là des profondeurs que je n'ai pas mission de sonder ; mais, d'après tout ce que j'ai lu et tout ce que j'ai entendu dans mon enquête, j'ai lieu de croire qu'en cette affaire Dieu doit savoir bien des choses que la justice ignore, et qui ne se révéleront peut-être que trop tard. Ce n'est pas à moi à soulever ce voile ; je fais des vœux pour que la Providence le déchire, avant que Marie Cappelle n'ait succombé aux tortures de la prison. Passons à un autre ordre de preuves morales.

3° Marie Cappelle aurait été, dès sa plus grande jeunesse, une jeune personne dissipée.

Il y a loin de là à la pensée d'un homicide. Que de femmes de la conduite la plus répréhensible n'en sont pas moins bonnes et humaines, et repousseraient avec horreur la pensée d'un assassinat.

Mais donnez-nous quelques exemples de sa coquetterie, et dites-nous si vous trouveriez bien des jeunes filles du monde et des salons à qui vous ne pourriez pas reprocher des actes de ce genre en bien plus grand nombre qu'à Marie Cappelle ? Enfantillages de jeunes filles que tout ce que j'ai lu en fait de reproche de ce genre contre elle : et enfan-

tillages qui, à l'audience, se sont réduits à moins encore.

Marie Cappelle a servi d'intermédiaire aux amours de l'une de ses amies ! Eh bien ! pourquoi n'avoir pas invoqué le témoignage de cet amoureux, qui vous aurait peut-être donné le mot de l'énigme de l'affaire des diamants ? Il y a là encore un mystère non expliqué. Mais enfin cette intervention de Marie Cappelle ne servirait qu'à démontrer combien cette jeune fille était naïve et dépourvue de passions ardentes ; on ne sert d'intermédiaire aux amours d'autrui qu'aux âges où l'on n'est plus et où l'on n'est pas encore capable d'éprouver de l'amour soi-même. Quand on a des passions violentes ou prononcées, on ne va pas s'occuper de servir de truchement aux passions des autres ; cela n'est le propre que des eunuques, des vieilles femmes ou des filles innocentes et non développées. Ne voyons donc là qu'un acte de légèreté, qui suppose l'innocence, au lieu d'indiquer la culpabilité.

4° Mais enfin, Marie Cappelle avait un amant pour son propre compte, à l'époque de son mariage, et elle n'avait nullement l'intention de renoncer à cet amour, dès lors adultère et clandestin, en acceptant la main de Laffarge à la face des hommes. Son mari lui était d'autant plus odieux que sa passion pour son complice était plus vive. Or, l'adultère est en général le premier mobile d'un empoisonnement.

Eh bien ! j'accepte l'induction, si Marie Cappelle a commencé par tromper ainsi Laffarge. Mettons-nous à la recherche de cet amant préféré ; que votre police le demande à tous les coins de la France ; qu'on le découvre dans les réduits les plus mystérieux ; entourez cette jeune mariée d'un réseau de surveillance ; interceptez ses lettres à la poste, qui n'y regarde jamais de si près, quand la politique le lui commande. Que ne découvrez-vous pas, quand vous le voulez bien ?

Vous avez six mois pour procéder à cette enquête.

Or, au bout de six mois, vous ne voyez rien venir, ni autour du cachot, ni à la salle d'audience, qui ait le moindre air d'une connaissance intime.

Donc, il vous est interdit de vous attacher à cette preuve morale ; vous supposeriez ce que vous devez démontrer. On ne condamne pas sur une hypothèse.

L'amant, me direz-vous, nous n'avons pu le découvrir ; mais nous avons l'aveu de la coupable. Voilà la lettre qu'elle écrivait elle-même à son mari, le lendemain du jour de ses noces, pour lui interdire la couche nuptiale et lui déclarer que son corps ne serait qu'à un autre, qui avait son cœur depuis longtemps.

Avez-vous bien lu et relu cette lettre accusatrice ? Pensez-vous qu'une femme adultère fût capable jamais d'en écrire une semblable, une adultère ayant l'esprit de Marie Cappelle? Oh ! les femmes galantes sont plus adroites, même les femmes illettrées? Comment une femme d'une éducation aussi perfectionnée que Marie Cappelle n'a-t-elle pas eu, dans ce moment, l'adresse banale d'une femme galante?

C'est qu'elle n'était pas une femme galante, mais, sous ce rapport, un enfant et pas autre chose ; et ici, moi je vais vous dire ce qu'elle n'aurait jamais osé dire, même à ses défenseurs ; moi, je le dis, parce que je le sais ; je le sais, parce que j'ai tout voulu savoir, et que mon âge et ma mission me donnaient le droit de tout approfondir, en fait de preuves morales, tout aussi bien qu'en fait de preuves chimiques.

J'ai fait jusqu'ici de la chimie et de la morale, j'arrive à la partie physiologique de mon sujet.

Si je parlais à des médecins à clientèle, je serais sûr d'être compris avant la fin de ma phrase.

Mais, vous-mêmes, gens du monde, n'avez-vous pas eu occasion de connaître, dans la société, des jeunes filles douées de toutes les qualités capables d'inspirer la passion la plus violente, et incapables d'en ressentir aucune? Gracieuses dans leurs manières, fascinatrices par leurs regards et par leurs moindres paroles calmes pourtant au milieu des tempêtes qu'elles soulèvent sur leur passage, froides au milieu des incendies qu'elles allument, insensibles en face de tant de passions qui s'agitent pour elles; magnifiques statues qu'on adore et qu'on craint d'aborder, elles semblent ne rien voir ou entendre de ce qu'elles inspirent, ni le trouble du visage, ni la langueur des regards, ni la frénésie des vœux; fleurs délicates, destinées à rester infécondes, elles se replient sur elles-mêmes au moindre contact, au moindre souffle d'amour, car un seul souffle en semblerait ternir la blancheur virginale ; êtres, en un mot, incapables d'aimer autrement que s'aiment les anges; amour de cœur et de pensée, sous une forme aérienne et qui ne comporte en rien la grossièreté des organes corporels. Ne les aimez que dans ce sens, ces natures exceptionnelles, elles ne vous comprendraient plus, si vous leur parliez un autre langage; elles vous repousseraient avec horreur, au lieu de correspondre à vos caresses, et vous verriez la rougeur de la honte leur monter au front.

Eh bien ! imaginez-vous que, sur la foi des traités, de pareilles natures soient unies en mariage avec un de ces hommes forts et complets, qui se sera engagé dans ces liens avant d'en avoir étudié la nature ; et que, dès l'instant où le *oui* légal l'a rendu *seigneur et maître*, et dans le paroxysme de sa victoire, il vienne en réclamer brutalement les droits; vous concevez sans doute tout ce qui va s'ensuivre d'une pareille déception, d'un aussi désespérant *quiproquo*. La violence de la lubricité venant se heurter contre le dégoût d'une indifférence impubère ! Quelle lutte affreuse des deux parts! Quel désespoir de la part du plus faible ! La fuite sera son salut et la fiction son arme défensive ; elle imaginera une liaison coupable pour repousser un amour impossible ; elle simulera l'adultère, afin de se soustraire à des devoirs que la nature lui a refusé la faculté de remplir, se faisant impudique aux yeux d'un époux, afin de sauver sa pudeur alarmée et impuissante.

Comment elle s'y prendra, à cet infernal drame ; de quelles paroles elle se servira pour ourdir ce piége ; la fable qu'elle inventera pour arriver à ce dénoûment, je l'ignore autant qu'elle ; elle écrira tout ce que lui dictera son délire et son extravagance ; dans ce thème à broder, l'idée la plus excentrique sera toujours celle qui conviendra le mieux ; la vérité, la pure et simple vérité, lui paraîtra toujours la chose du monde la plus déplacée ; vous le concevez.

Eh bien ! relisez maintenant la lettre que Marie Cappelle écrivit à Laffarge, dans l'auberge d'Orléans, lettre sur laquelle l'accusation avait fondé tant d'espérances ; vous trouverez maintenant le mot de cette énigme, car je viens de vous le révéler.

J'ai fini de passer en revue tous les griefs qui ont été articulés contre Marie Cappelle, comme preuves morales à l'appui de l'accusation de l'empoisonnement. Depuis huit ans, cette branche du réquisitoire aurait dû s'enrichir et se corroborer de nouveaux faits ; car l'accusée vit maintenant comme sous verre ; l'œil des argus veille sur elle nuit et jour. Or, je ne sache pas que la prison ait apporté la confirmation de l'accusation sous ce rapport. Donc tout cet échafaudage doit tomber devant l'absence bien constatée du corps du délit ; j'ai donc droit de faire de nouveau un appel d'homme d'honneur à la raison publique et à la justice des magistrats, pour qu'il soit fait droit à la demande de la condamnée

et que sa cause soit soumise enfin à une révision. •

Triste destinée d'un accusé sous le régime de notre jurisprudence !

Qui tombe sous la main d'un juge d'instruction est déjà suspect aux yeux du public ; la justice, représentée par un seul homme, n'a jamais tort.

Et si la justice, représentée par douze jurés et trois magistrats, amène une condamnation ; oh ! dès lors, le plus honnête homme du monde est regardé comme le plus grand coupable, même par les avocats qui viennent de le défendre avec la plus chaleureuse conviction.

Ce que je vous en dis là, ne le sais-je pas par moi-même, moi si souvent accusé et condamné pour des faits qui font aujourd'hui ma gloire ?

Alors, et à chaque fois, l'opinion publique n'a-t-elle pas admis le bien jugé, et n'ai-je pas vu la boutique de Paris applaudir vingt fois à mes fers et à mes humiliations ?

Je parle donc en connaissance de cause ; et j'ai le droit de dire que tout condamné n'est pas pour cela seul condamnable, et que la justice des hommes est sujette à l'erreur.

Toute erreur réclame une réparation quand elle est signalée, ou bien elle passerait à l'état de mensonge.

Or, je pense avoir suffisamment démontré : 1° que Laffarge a succombé à une maladie n'offrant aucun des caractères d'un empoisonnement ;

2° Qu'eût-on trouvé de l'arsenic dans son cadavre, cependant, par suite de l'absence de toute garantie préalable, nul n'aurait été en droit d'en conclure la preuve d'un empoisonnement ;

3° Que l'arsenic signalé dans les restes de sa dépouille mortelle par l'expertise, sur laquelle s'est basée la condamnation de Marie Cappelle, ne provenait que des réactifs et instruments employés ;

4° Que les preuves morales ne sau

raient jamais établir l'existence d'un empoisonnement en l'absence de la découverte du corps du délit;

5° Que, du reste, ces preuves morales sont de nulle valeur;

6° En vertu donc de l'article 405 du Code d'instruction criminelle, il y a lieu à réviser le procès de Marie Cappelle.

Je termine cette quatrième partie en faisant un appel sur ce point à tous les amis de la vérité; car, ainsi que l'a dit Labruyère, un coupable puni est un exemple pour la canaille (*les hommes improbes et féroces, et il y en a dans toutes les fractions de la population*); mais un innocent condamné est l'affaire de tous les honnêtes gens.

(*La suite au numéro prochain.*)

§ IX. — CAUSERIES ET ANECDOTES DE MÉDECINE.

Dans le compte rendu des scandales survenus à la Faculté de médecine (voy. la dernière livraison, pag. 251), nous avions laissé le courageux docteur Lefebvre sous le coup d'une menace de destitution; le dénoûment de cette triste affaire nous est appris par la lettre suivante que le docteur Lefebvre a adressée aux journaux le 19 janvier :

« Monsieur le rédacteur,

« J'ai publié deux lettres dont je crois devoir rappeler le fond, afin d'avoir dans le public un juge au courant de la question. Il s'agit de la gestion Orfila, et de ma révocation pour les lettres écrites au sujet de l'administration de ce professeur.

« Dans la première, je signalais les motifs de la révocation de M. Bouillaud, c'est-à-dire son refus de signer la gestion de M. Orfila, qui laissait un déficit de 50,000 francs (ne pas confondre dettes et déficit); les raisons du silence de M. Bouillaud contre les injures d'une grande partie de la presse médicale, les menaces et les intimidations dont il aurait été l'objet, les actes graves commis par M. Orfila pendant son décanat, enfin un grand nombre de personnes compromises.

« Sur la dénonciation de cette lettre à la Faculté, par M. le professeur Rostan, une rétractation me fut demandée par l'organe de M. Bérard, sans quoi ma révocation aurait lieu. Je déclinai la compétence de ce corps savant pour le jugement à porter sur les faits énoncés dans ma lettre et sur leur nature; je persistai dans les expressions de cette lettre, écrite pièces en main, déclarant que j'accepterais une action judiciaire, pour calomnie ou diffamation, ou que, si la Faculté me donnait la preuve du contraire, c'est-à-dire la démonstration de la fausseté de mes affirmations, ma rétractation serait immédiate.

« La seconde lettre rendait ces faits publics.

« La Faculté et M. Orfila ne m'ont ni fourni la preuve du contraire ni intenté une action judiciaire. Ma révocation a eu lieu pour empêcher l'enquête que je demandais, comme si une révocation était une preuve ou une réponse.

« La faculté s'est faite complice de M. Orfila Elle connaît positivement, — par le rapport de la *commission d'examen* des deux dernières années de l'administration Orfila, commission d'examen prise dans son sein, — l'effrayante réalité des faits que j'ai avancés. Ce rapport, qui a été lu à la Faculté, dans sa séance du 11 mai 1848, constate, — n'en déplaise à M. le professeur Trousseau, un des commissaires et représentant du peuple, — que cette commission d'examen ne pouvait se transformer en commission d'enquête sans manquer à sa mission.

« Aujourd'hui, ma révocation me met dans la nécessité de donner quelques explications au public et la formule exacte des actes graves dont j'ai la preuve écrite. Docteur en médecine, au nom de ma famille et de la société, aucun soupçon ne doit planer sur ma moralité.

« Je formule mon accusation pièces en main.

« M. Orfila a fait faire par M. Guy, préparateur de pièces anatomiques, un mémoire de 8,106 fr. 25 c., exagéré de la somme de 4,724 fr. Le versement de l'excès de la facture est écrit sur le livre de M. Guy.

« MM. Rousseau frères, fabricants de produits chimiques, ont touché au Trésor une somme de 11,328 fr. 90 c., pour un mémoire exagéré de 5,000 fr. Ces 5,000 fr. en excès sont censés avoir été versés dans la caisse de la Faculté, qui, légalement, n'a pas de caisse, et quittance de ces 5,000 fr. a été donnée à MM. Rousseau frères, par M. Amatte, agent comptable. J'ai vu la quittance chez MM. Rousseau.

« M. Orfila a forcé Frappart, garçon d'amphithéâtre de la Faculté, à faire une fausse facture de 8,132 fr.

« M. Orfila a forcé M. Gocheraud, gardien des pavillons de l'école pratique, chevalier de la Légion d'honneur, père de famille, à faire une fausse facture de 8,511 fr. 20 c., pour alcool et thérébenthine. Il l'a menacé, dans le cas de refus, de le casser et d'arrêter la carrière de son fils, élève en médecine.

« Si je continuais l'examen de la gestion Orfila, vingt numéros d'un grand journal n'y suffiraient pas; ces quelques faits donneront une idée de ses turpitudes. En tous cas, j'aime à croire qu'ils serviront pour émouvoir la prudence du ministère public.

« En présence de la gravité de ces faits, je n'accepte pas la décision de la Faculté, qui me révoque, et, en tout état de cause, cette révocation me fait honneur.

« Agréez, monsieur le rédacteur, mes fraternelles salutations.

« LEFEBVRE.

« Docteur en Médecine, chef de clinique
de la Faculté. »

COMMENT FAIRE ?

Nous l'avons incarcéré, disait un médecin, afin que, ne le voyant plus, on se déshabituât de sa médecine. Voilà neuf mois que pas un malade ne peut approcher librement de lui; et pourtant, jamais sa méthode n'a eu plus de prosélytes. Que faire pour étouffer la fascination de cet ennemi de nos *familles* et d nos *propriétés?* — Donnez-lui une boulette, répondit un gamin, dont on n'avait pas jusque-là remarqué la présence. — Ce serait bien pire alors, répondit le médecin. Incarcéré, il fait encore merveille ! Que serait-ce s'il était mort? Il ferait des miracles.   *(Historique.)*

« Mais pourquoi donc, quelque changement qu'il arrive, est-il toujours en prison? demandait l'un.

— Mais parce que les autres sont toujours au pouvoir, répondit l'autre.

— La médecine triomphe de ce mécréant; elle lui a ravi ses malades !

— Est-ce pour les sauver? »

Le sage dit, selon le temps,
Vive le roi! vive la Ligue!

Un de mes proches parents rentra l'autre jour, accompagné d'une dame, chez un marchand de cadres, pour faire encadrer un tableau (car il est amateur).

Tout en s'occupant de passer en revue la marchandise, la dame du comptoir amena la conversation sur le mauvais temps, et, par conséquent, sur la politique. Les temps, en effet, ne sont mauvais que par la faute de la politique, et, de ces fautes-là, il paraît que la politique en commet depuis le commencement du monde; on ne la guérira jamais de son malheureux défaut.

« Ah! le commerce ne va pas, disait la bonne marchande; la confiance a de la peine à revenir.

— A quoi cela tient-il donc, madame, d'après vous?

— Eh! monsieur, à l'agitation des perturbateurs, des anarchistes.

— Quels sont donc à présent ces anarchistes? car tout paraît bien tranquille; où voyez-vous donc des perturbateurs?

—Eh! monsieur, dans les républicains rouges.

— Mais il me semble qu'ils sont tous en prison ou dans les cimetières.

— Ils n'en sont que plus à craindre et que plus nuisibles, monsieur, d'autant plus terribles, qu'ils se montrent moins.

— Comment! vous pensez, par exemple, que le citoyen Raspail...

— Oh! pour celui-là, si je le tenais, j'aiderais à le pendre, et ce ne serait pas long. »

Et, ce disant, elle prend la carte de l'acheteur pour pouvoir lui envoyer à domicile son achat. Mais quel changement à vue s'opère tout à coup dans le geste et la pantomime de notre *honnête* et *modérée* tricoteuse!

« Comment! monsieur, vous êtes donc son parent?

— Son neveu, madame.

— Oh! monsieur, excusez-moi, je vous prie; dans le commerce, on ne sait pas à qui l'on parle, et il faut un peu dire comme tout le monde, crainte de se compromettre et de nuire à sa maison. Mais, dans cette occasion, je vous l'avoue, je suis si coupable, que votre oncle m'a soignée dans ma maladie, qu'il m'a guérie et consolée; et vous savez qu'il guérit gratuitement. Excusez-moi, monsieur, je confesse mon ingratitude; ou plutôt plaignez-nous d'avoir à subir ainsi les cruelles nécessités du *savoir-vivre*. Ce que je vous ai dit, vous me croirez maintenant incapable de le faire; une mère de famille n'est jamais femme à faire pendre son bienfaiteur. »

On comprend que, dans cette scène, la dame qui se lamentait le moins, c'est la dame qui avait tout écouté sans rien dire; elle tournait le dos pour étouffer le rire, et ne se fit pas attendre pour aller éclater librement sur le trottoir.

LES DEUX MODES DE RECONNAISSANCE.

Lorsqu'il fallut procéder à mon arrestation le soir du 15 mai, les meneurs se mirent en course pour sommer les gardes nationaux de la 10ᵉ légion de coopérer à cette bonne œuvre; ils tombèrent chez un brave charbonnier du quartier, qui leur demande pourquoi cette prise d'armes extraordinaire?

« Dame, pour aller saisir M. Raspail.

— Aller saisir M. Raspail, moi! moi qu'il a sauvé de la mort, à qui il a donné ainsi les moyens de gagner honorablement sa pauvre vie! Que j'aille lui mettre la main dessus... oh! tenez, je briserais plutôt mon fusil que de le faire servir à pareil usage!

— On vous notera.

— Notez-moi tant que vous voudrez.

— On vous condamnera.

— On me condamnera, parce que j'aurai été reconnaissant envers celui qui m'a sauvé! Faites, mais je ne bougerai pas. »

La légion se passa de ce brave homme. Elle était nombreuse, grâce à ce système d'intimidation. Quand je parus dans la rue, j'entendis applaudir sur la droite de la rue de Vaugirard: c'étaient des mains de jeunes femmes qui me payaient, avec une monnaie bien différente de celle du bon charbonnier, leur reconnaissance pour les avoir soulagées et guéries à leur tour.

Aujourd'hui ces pauvres femmes sont dans la misère, et le charbonnier gagne son pain sans avoir besoin de personne. Les claqueurs n'ont jamais fait fortune; leurs chefs absorbent tous les profits.

Savez-vous pourquoi ils ne m'ont pas admis à l'Assemblée, violant ainsi les droits imprescriptibles qu'a le peuple de se faire représenter?

— C'est que j'en sais beaucoup là qui n'auraient pas pu me regarder sans éprouver un remords et sans baisser les yeux, républicains ou royalistes; ils n'ont pas voulu sécher de honte et de regret(*).

VISITES RÉITÉRÉES DE LA RÉPUBLIQUE HONNÊTE ET MODÉRÉE A MON CABINET DE CONSULTATION, APRÈS LES NÉFASTES JOURNÉES DE JUIN.

D'où venaient-ils? par quel ordre venaient-ils? que et qui cherchaient-ils? On l'ignore. Loyola seul le sait, ou le père Rotohan, son prophète. Esculape

(*) *Virtutem videant, intabescant que relicta* Perse.

en sait bien quelque chose aussi, car Esculape a fait alliance avec Loyola.

Quoi qu'il en soit, des bandes de gardes nationaux de la 1re légion, d'honnêtes gens armés jusqu'aux dents, des gens modérés qui ont horreur du sang et respectent la propriété selon la formule, sont venus régulièrement une ou deux fois, tantôt le jour, tantôt la nuit, pendant plusieurs jours, visiter les pièces qui me servaient à recevoir mes malades, les lundi, mardi et vendredi, rue Culture-Sainte-Catherine, 5, et qui, les autres jours, ne servaient à personne qu'à loger mon commis et son épouse.

Ils avaient tellement horreur du sang, qu'ils ne se gênaient pas de diriger leurs baïonnettes sur la poitrine de cette jeune femme, vu qu'elle ne pouvait pas leur représenter son mari. Ils étaient tellement animés du respect pour la propriété, qu'ils se mettaient en devoir de briser les banquettes et les chaises destinées à mes pauvres malades.

« Vous le voyez, s'écriaient ces honnêtes marquis, ou valets ou fournisseurs de marquis, c'est ici un club.

— Vous vous trompez, c'est un cabinet de consultation.

— De qui donc ?

— De M. Raspail.

— De Raspail ! oh ! alors, c'est un club ; brisons et brûlons tout.

— Mais, messieurs, lisez les avis, les affiches ; vérifiez les livres des dons et distributions signés des parties donnant et prenant.

— Oh ! c'est là de la frime, et pour cacher son jeu. »

Enfin, il paraît que dans le nombre de ces forcenés de bon ton, il s'en trouva qui, sans dire mot, reconnurent le local, pour y être venus avec plus de déférence et comme malades. Ceux-là firent entendre raison aux furibonds. On se retira après quelques coups de baïonnette donnés dans la paille des chaises. Heureusement que les pauvres malades ne s'y trouvaient pas réunis ; pour la première fois, on eût peut-être pratiqué la saignée dans ce cabinet de consultation.

Après cette visite, on n'en fut pas quitte à si bon marché. Elles se renouvelèrent, je vous jure, jusqu'à neuf fois ;

et à chaque fois, nouvelles menaces, nouvelles imprécations, nouvelles violences. On eût dit qu'un individu intéressé dans la question chargeait de ces sortes de missions de nouvelles recrues, comptant que l'une de ces expéditions atteindrait au moins le but désiré. Ce but ne fut pas atteint. Vous soupçonnez sans doute en cela la main occulte qui dirigeait l'entreprise ; il est capable de tant de choses, ce sale individu, qu'on ne lui fait jamais grand mal en l'accusant à faux de quelque indélicatesse ; on ne fait, en cela, que l'accuser d'une chose dont il peut être innocent, mais dont il est certainement capable ; on l'accuse alors par anticipation.

Et nous vivons en 1849 ! séparés de la Saint-Barthélemy par une distance de 276 ans ! Pauvre France ! pauvre humanité ! pauvre dictionnaire de la langue française : modération qui brise et qui tue ! brigandage qui soulage et qui guérit ! honnêteté qui spolie ! pillage qui donne aux pauvres le pain et le médicament ! catholicisme qui prêche le carnage contre les impies qui prêchent l'Évangile ! assassinés qui pardonnent à leurs ennemis ! pardonnés qui veulent en finir avec leurs bienfaiteurs ! Est-ce un cauchemar ? C'est pire. Grand Dieu ! éclaire ces instruments aveugles ; les meneurs rentreront dans le néant de leur impuissance ; et dès lors l'humanité reprendra librement la voie du progrès.

— Savez-vous qu'en février il a demandé dix mille têtes ? disait à quelqu'un un gros juge bouffi de jésuitisme.

— Non, et je le nie ; mais, vous autres, vous avez plus fait que de les demander ; il me semble qu'en juin vous les avez réellement prises.

— Vous êtes un socialiste, je le vois.

— Et vous un criminaliste, je le sens.

ERRATA DE LA 8e LIVRAISON,

Page 241, colonne 1re, dernier alinéa ; Conerbe, *lisez* : Couerbe.

DE

MÉDECINE ET PHARMACIE

DOMESTIQUES,

AINSI QUE

DES SCIENCES ACCESSOIRES ET USUELLES,

MISES A LA PORTÉE DE TOUT LE MONDE.

---

§ Iᵉʳ. — CLINIQUE DE LA NOUVELLE MÉTHODE,

OU

ÉTUDE PRATIQUE ET COMPARÉE DES CAS DE MALADIE LES PLUS DIGNES D'INTÉRÊT QUI SE PRÉSENTENT CHAQUE JOUR A NOTRE OBSERVATION.

(Voyez tom. II , livr. 9ᵉ, pag. 257.)

MALADIES VERMINEUSES.

(*Helminthogénoses* de la nomenclature de l'*Hist. nat. de la santé et de la maladie,* t. III.)

1° M. le docteur Doucet, médecin à Loudun, nous écrit, à la date du 10 février :

« J'avais hier chez moi un vieux capitaine de l'empire, homme de cœur et d'intelligence, qui non-seulement a compris toutes les ressources que donne votre médication, mais aussi le devoir que cette initiation impose à ceux qui peuvent se rendre utiles. Aussi s'est-il tout entier appliqué à devenir ce docte dont vous parlez, et a-t-il réussi au delà de tout éloge ; c'est aujourd'hui le grand médecin du pays ; à quinze lieues à la ronde, on vient lui demander secours et conseil ; il observe bien et a déjà obtenu des succès à désespérer tout le personnel médical qui l'environne. Je ne puis résister à vous parler de l'un de ses plus brillants succès aux yeux du public.

« Nous avons à Richelieu un grand *saigneur*, un de ces médecins saignant *per fas et nefas*, et qui agit comme s'il croyait que l'on ne peut vivre que lorsqu'il n'y a plus rien dans les veines : douze à vingt saignées dans une affection aiguë.

« Une dame de sa clientèle éprouve quelques spasmes nerveux, quelques chaleurs à la tête ; la muqueuse vaginale semble le point de départ de cette irritation. Diagnostic de l'inflammation ; émission sanguine sur-le-champ et longtemps prolongée. Bien entendu qu'à la suite le malaise augmente, et, comme vous l'avez si judicieusement renseigné, la saignée appelle la fièvre ; donc troisième et quatrième saignée pour combattre la fièvre ; application de vingt-cinq sangsues. En un mot, à l'aide de vingt saignées et le reste à l'avenant, on fait parcourir à cette malheureuse tout le cadre nosologique des *affections nerveuses*, et la malade tombe dans le marasme et conserve en même temps ses douleurs, ses démangeaisons, ses tiraillements.

« C'est alors que notre capitaine est appelé, et quelques injections d'huile camphrée, quelques frictions à la pommade camphrée chassent du vagin une armée d'*ascarides vermiculaires*, qui s'y étaient réfugiées. Notre capitaine se doute bien alors où est la source et le foyer de cette horde ennemie, et dès lors le *régime* et les lavements anthelminthiques parachèvent en quelques jours une guérison qui depuis ne s'est plus démentie. »

On le voit, dans le principe, tous ces désordres généraux tenaient à une cause animée locale ; cette dame était en proie à une *helminthogénose intestinale et vaginale*. Si le capitaine avait été appelé en premier lieu, la maladie n'aurait été qu'un simple malaise.

La médecine scolastique en avait fait une belle et bonne maladie, que dis-je ? une foule de maladies diverses, toutes portant un nom plus ou moins sonore et doctoral. A chaque instant d'insuccès, le médecin se creuse la tête pour déterminer une nouvelle maladie sur un caractère nouveau ; la maladie passe par la gamme chromatique du cadre nosologique, sans s'arrêter à un seul des crans. Le médecin, de plus en plus désappointé, est au bout de son rouleau.

Un profane survient et découvre que cet échafaudage, fort savant, sans doute, tient à un petit être d'un centimètre de long, qui s'était moqué tout le temps de la méprise du médecin diplomé.

Dans ce cas, où est le médecin véritable, si le vrai médecin est celui qui guérit ?

Honneur au docteur Doucet, qui sait guérir, lui, et regarde comme son confrère tout homme qui parvient à guérir aussi bien que lui ! Fraternité entre les docteurs et les doctes ; en cela, c'est encore le docteur qui a le plus de mérite, car c'est lui qui sacrifie le plus en tendant la main de l'égalité ; mais, du moins, il ajoute à son titre de savant celui d'homme de bonne foi ; il gagne encore au sacrifice.

2° Dernièrement, j'ordonnai d'appliquer sur le creux de l'estomac un cataplasme salin arrosé d'*huile de ricin*, pour une petite fille de sept ans, constipée, souffrant de la poitrine et qui ne voulait rendre aucun purgatif par le haut. Ces cataplasme occasionna des convulsions violentes, à la suite desquelles l'enfant rendit un très-long lombric ; aussitôt les convulsions cessèrent, et elle éprouva du soulagement à ses douleurs. Malheureusement, la maladie de poitrine était arrivée à sa dernière période. Ainsi, voilà une nouvelle modification à apporter à l'administration de l'huile de ricin comme vermifuge.

PANSEMENTS. COMMENCEMENT DE RÉSIPISCENCE DE LA CHIRURGIE SCOLASTIQUE.

Vous vous souvenez sans doute encore de ce déchaînement des passions médicales contre la médication qu'un cher confrère non diplomé apportait gratuitement au public.

Qui peut avoir oublié les mauvaises plaisanteries, les plus mauvaises accusations encore, qui pleuvaient contre le camphre, dans les chaires des facultés, dans les journaux, dans les salons et sur les planches même de la scène ?

Cependant, le camphre se glissait, pendant tout ce temps, dans toutes les prescriptions et ordonnances des plus doctissimes parmi les plus doctes camphrophobes.

La chirurgie se montrait un peu plus rétive au progrès ; aussi s'aperçut-elle que le chiffre effrayant de la mortalité parmi les blessés, qu'elle pansait à sa manière, restait invariablement à trente-quatre morts sur quarante-six blessés (près des trois quarts) ; tandis que, pour nous, nous ne reconnaissons pas de blessures mortelles parmi celles qui survivent à l'opération.

Nous ne cessions de répéter à la chirurgie : Ce qui tue vos opérés, c'est l'application des cataplasmes. Pour guérir une blessure, il faut la préserver du contact de l'air, qui irrite d'abord et décompose ensuite.

Si la fièvre survient, appliquez autour de l'eau sédative froide ; la fièvre tombera aussitôt. Pour s'opposer au contact et à l'action désorganisatrice de l'air extérieur, recouvrez constamment la plaie avec une couche de pommade camphrée, maintenue par une plaque, soit de taffetas gommé, soit de caoutchouc, ou avec du cérat camphré , ou même simplement, en certaines occasions, avec une bande suffisamment large de sparadrap ordinaire.

Qu'a fait alors la chirurgie en certains coins, lorsqu'elle a pu être témoin des bons effets que nous obtenions de ces procédés? Adopter tout, c'était convenir de ses torts. Ne prendre que deux de ces choses à la fois, c'était innover aux yeux des gens qui ne savaient pas tout le reste. La chirurgie a innové de cette dernière façon.

Elle a pris, de l'eau sédative froide, l'eau froide seulement, et elle a recouvert la plaie d'une simple bande de sparadrap , ou bien d'une bande de *gutta percha*. Vous me demanderez ce que c'est que le *gutta percha?* C'est tout simplement une nouvelle espèce de caoutchouc.

Quand la plaie n'a intéressé que les ligaments, que la superficie des chairs, la chirurgie a été émerveillée du succès de son innovation, renouvelée de notre ouvrage. Voyez quels bons effets nous retirons, disait-elle aux parents et amis,

de l'emploi de l'eau froide, à la place des cataplasmes?

Mais, lui disait-on, si l'eau froide seule a une vertu aussi souveraine sur la guérison des plaies, comment se fait-il que vous ayez perdu tant de blessés au mois de juin? .

— Oh ! c'est que les balles étaient empoisonnées, répondait la chirurgie.

— Mais les blessures par instrument tranchant, coups de baïonnette, etc., étaient tout aussi mortelles ; et puis, vous savez bien qu'il est démontré que pas une des balles lancées par les insurgés n'était empoisonnée ; que c'est là une calomnie du parti vainqueur, dont l'opinion publique a su bien vite faire justice. Enfin, les plaies reçues par les insurgés étaient plus mortelles encore que les plaies reçues par les amis de l'ordre, de la famille et de la propriété ; or, rien n'a été plus terrible poison, vous en conviendrez, que ces balles *honnêtes* et *modérées*, alors que le blessé a été confié aux soins de la chirurgie *modérée* et *honnête*.

Que répondre à cela? Que voulez-vous qu'on réponde? La chirurgie est de sa nature distraite, quand elle s'occupe de mettre de l'ordre dans sa trousse, qu'elle l'étale à chaque fois tout entière sur la table, comme si tout l'arsenal devait servir à la fois pour un simple cas de panaris ou de piqûre.

— Sur ce, messieurs et dames, j'ai bien l'honneur de vous saluer. Je repasserai demain.

— Au revoir, docteur.

SECOND TOME DE LA MORT DU Dr COTTEREAU. (Voyez t. I, 1re livraison, p. 15.) — **MORT DU COLONEL REY.**

Le colonel Rey, qui avait acquis une honorable célébrité dans les guerres contre dom Miguel, se trouvait commandant de l'hôtel de ville à l'époque du 15 mai.

Malheureusement pour lui, il avait trop

vu et trop refusé ; il entra dans les desseins de la police de l'emprisonner.

Mais, avec la meilleure volonté du monde, force fut de le mettre en liberté.

Sa mort vient de débarrasser l'accusation d'un témoin importun, et la cause de la liberté d'un généreux citoyen.

Il est mort le 22 janvier, en apprenant, disent les journaux. le renvoi de ses co-accusés devant une juridiction exceptionnelle. Mais la médecine scolastique peut se vanter à qui de droit d'avoir eu pour le moins autant de part à cette mort imprévue, que la fâcheuse nouvelle du renvoi.

Car, à cet instant, deux médecins, mes élèves, dont l'un représentant du peuple, venaient visiter le malade, comme ils l'avaient fait la veille, jour où ils l'avaient laissé en bonne voie de guérison. Mais quel ne fut pas leur étonnement de voir en entrant toutes leurs espérances évanouies, et le malade dans un état alarmant que rien ne devait faire prévoir. Tout s'expliqua par l'arrivée d'un troisième médecin, qui avait, de son propre mouvement et sans consulter personne, saigné coup sur coup et presque à blanc l'infortuné colonel Rey.

Nos deux docteurs se récrient contre un mode de médication aussi barbare, et contre-indiqué surtout par l'état si satisfaisant du malade la veille même.

Notre tiers docteur accueille ces observations avec une désinvolture vraiment médicale. « Je ne vois pas pourquoi, messieurs, vous vous récriez si fort contre ce que j'ai fait, et ce que vous auriez pu attendre d'une médication contraire ? N'ai-je pas dit à monsieur que je le considérais, quoi qu'on fît, comme un homme perdu ? »

Et le colonel exténué, en proie à la fièvre, entendait cette sinistre prédiction de ses deux oreilles. On mourrait subitement à moins, qu'en pensez-vous ?

---

§ II. — FORMULES DE MÉDICAMENTS NOUVEAUX.

SUCCÉDANÉS DE L'ÉTHER ET DU CHLOROFORME.

Nous lisons dans le *Moniteur* du 20 février, que M. Stanislas Julien, de l'Institut, a trouvé le passage suivant dans une biographie chinoise du médecin Moatho, extraite d'un recueil de médecine ancienne et moderne du seizième siècle :

« Lorsque Moatho reconnaissait qu'il fallait employer l'acupuncture, il l'appliquait en deux ou trois endroits ; il faisait de même pour le moxa, s'il était indiqué par la nature de l'affection qu'il avait à traiter. Mais, dans certains cas où ces remèdes ne pouvaient avoir d'action, il donnait au malade une préparation de chanvre, et, au bout de quelques instants, celui-ci devenait aussi insensible que s'il eût été dans l'ivresse ou privé de vie. Alors, l'opérateur pratiquait des ouvertures, des incisions, des amputations, et enlevait la cause du mal. Après un certain nombre de jours, le patient se trouvait rétabli, sans avoir éprouvé, pendant l'opération, la plus légère douleur.»

Cette préparation de chanvre revient à ce que les Orientaux ont nommé *haschich*, et dont on connaît aujourd'hui fort bien en France les qualités enivrantes, d'une ivresse extatique et béatifique.

Le Vieux de la montagne ne se procurait pas des séides par une autre façon, et je ne sais pas pourquoi nos chirurgiens n'ont pas encore essayé d'enivrer les gens avant de les opérer ; ils en auraient retiré sans danger tous les résultats du chloroforme. Mais il est vrai qu'ils auraient eu l'air, en cela, de procéder trop trivialement ; et puis, ils auraient eu recours à un péché proscrit par les sociétés de tempérance; tandis que l'ivresse par le chloroforme est un supplice et non une sensualité.

Quoi qu'il en soit, on connaissait, plus anciennement que ne le pense M. Stanislas Julien, un succédané à l'éther pour endormir le malade soumis à une opération chirurgicale, dans la poudre de *la racine de mandragore*. Car Dioscoride mentionne expressément ce moyen d'assoupir la douleur dans les opérations, comme étant usité dans la chirurgie de son temps. (Voyez cette *Revue élémentaire*, tom. I, liv. viii, pag. 265.)

ACTION DU CAMPHRE ET AUTRES HUILES ESSENTIELLES SUR LES INSECTES.

Bien des gens s'imaginent que, parce que nous avons préconisé le camphre comme étant un insecticide par excellence, il suffit de placer en plein air un morceau de camphre à côté d'un insecte pour le tuer à l'instant; et quand ils voient que la conséquence ne suit pas immédiatement le principe, ils nient le principe, et trouvent que le système est ainsi sapé par le fondement.

Or, il faut savoir qu'un insecte, surtout les insectes cuirassés, ont la vie dure ; car vu la petitesse de leurs organes respiratoires, il leur suffit d'un peu d'air pour respirer ; car ils peuvent vivre assez longtemps sous la cloche de la machine pneumatique, où l'on a amené le vide presque à un millimètre.

Or, le camphre et les huiles essentielles tuent les insectes, par la propriété qu'ils ont de décomposer l'air, d'en absorber l'oxygène à leur profit ; ce sont des asphyxiants.

Mais si l'air se renouvelle à mesure que le premier se décompose, l'insecte, si près qu'il soit du principe asphyxiant, sera, par cela même, soustrait à son influence, et continuera à respirer côte à côte, comme en lieu de sûreté.

Il en sera tout autrement, si le camphre et l'insecte sont renfermés dans un espace suffisamment clos. L'insecte y périra, dès que tout l'oxygène de l'espace aura été absorbé par l'huile essentielle.

Il en sera de même si, en plein air, la chaleur est tellement élevée, que l'évaporation de l'huile essentielle puisse envelopper entièrement l'insecte et le soustraire au contact immédiat de l'air. L'insecte ne manquera pas à être asphyxié au sein de ces vapeurs encore plus vite que s'il était dans le vide.

C'est ce qui fait que le camphre, dans l'estomac, ou les intestins, ou sur la peau, tue si vite les helminthes et les insectes ; car là il s'évapore facilement par l'effet de la chaleur, de la digestion et de la transpiration. C'est ce qui fait qu'en été, une faible couche de térébenthine suffit pour chasser les insectes des arbres ; qu'un peu de camphre dans le lit tue les insectes, pendant qu'on y dort, et les respecte dans la journée ; et que, dans une boîte hermétiquement fermée, un insecte vivrait longtemps à côté d'un grumeau de camphre, si la boîte était tenue dans un lieu frais ; car là pas d'évaporation, pas d'asphyxie.

C'est par une action analogue que l'éther et le chloroforme agissent sur la respiration des animaux supérieurs ; le sommeil qu'ils procurent est un commencement d'asphyxie. Or, quand le sommeil se prolonge outre mesure, c'est la mort.

§ III. — COURS ÉLÉMENTAIRE D'ANATOMIE

ET DE PHYSIOLOGIE HUMAINE ET COMPARÉE.

(*Suite.* — Voy. tom. II, liv. 9ᵉ, pag. 263.)

271. La manière de compter et de ranger es paires de nerfs craniens varie beaucoup, selon les anatomistes. Vesale n'admet que sept paires de ces nerfs, non compris l'olfactif, qu'il laisse à part. D'autres en admettent huit, et les plus modernes neuf, ainsi que nous les avons énumérés plus haut; nous suivrons cette classification. La divergence vient de ce que la plupart des anatomistes avaient réuni sous le même nom deux ou trois nerfs, qui semblent, à leur point d'insertion sur la moelle allongée, comme partir de la même souche.

Il ne faudrait pas croire que les délimitations de ces expansions nerveuses soient si précises, que chacun d'eux affecte une région et n'empiète sur aucune autre limitrophe. On suppose cela pour la clarté de l'exposition, et parce que le scalpel est un instrument trop grossier pour suivre ces innombrables bifurcations jusque dans leurs dernières et microscopiques-dichotomies ; mais la patience se fatigue dès les premiers embranchements un peu délicats, et c'est en se guidant par l'analogie qu'on arrive à admettre que nulle ligne de démarcation ne s'oppose à la propagation indéfinie de ces innombrables ramifications, dont les papilles extrêmes pavent les surfaces, et les internes animent les profondeurs.

272. Lorsqu'on veut se faire une idée de l'incompréhensible pullulation des rameaux nerveux, on n'a qu'à laisser pourrir dans l'eau, ou digérer dans l'ammoniaque liquide, un corps animal; l'ammoniaque dissolvant les tissus albumineux qui forment la charpente des chairs, et respectant les tissus cornés et nerveux,

il arrive un moment où tout a disparu, excepté les innombrables dichotomies nerveuses, qui survivent au travail de la décomposition , comme le réseau des nervures de la feuille, dont l'humidité a dévoré le parenchyme.

1ʳᵉ paire de nerfs craniens (*), *ou émanés de la moelle allongée (nervus olfaciens*, nerf olfactif).

273. La première paire des nerfs cérébraux, c'est-à-dire celle qui émane de la première articulation de la moelle allongée (234), c'est la paire des nerfs olfactifs, qui vont s'épanouir, à travers le crible de l'os ethmoïde, sur la membrane pituitaire des fosses nasales chez les vertébrés, et qui, chez les mollusques univalves, s'allongent en cornes, et, chez les insectes, en antennes.

Ces deux paires de nerfs partent des corps cannelés (*corpora striata anteriora*) qui en sont le germe. Les anatomistes nomment ces deux expansions *prolongements mamillaires (processus mammillares*), à cause de la forme qu'ils présentent dans le trajet des corps cannelés à l'os ethmoïde , où ils se subdivisent en

(*) Les anatomistes les appellent *cérébraux*, expression impropre; car elle semblerait indiquer que ces paires de nerfs partent des hémisphères cérébraux, qui, ainsi que nous l'avons dit, ne sont que les cotylédons nourriciers du développement et de l'intelligence. Les paires de nerfs ne partent que de la moelle allongée , commencement de la moelle épinière , deux tigelles ou nervures articulées, dont chaque articulation plus ou moins distincte produit une paire de racines nerveuses analogues des racines qui poussent aux articulations des végétaux, et se ramifient indéfiniment comme elles, pour aller se mettre en rapport avec le monde extérieur.

rameaux très-grêles. (*Voy.* tom. I, liv. x, pag. 312.)

2° *paire de nerfs craniens, ou de la deuxième articulation de la moelle allongée (nervus cernens,* nerf optique).

274. Ce sont les nerfs optiques qui partent de deux éminences nommées les couches de nerfs optiques, se réunissent en se roulant en spirale l'un autour de l'autre, pour se séparer en divergeant chacun vers l'un des deux orbites, dans le fond desquels ils s'épanouissent en papille oculaire. (*Voy.* liv. v, tom. I, pag. 134.) Nous plaçons cette paire au deuxième rang ici, pour nous conformer à la classification des anatomistes, quoique l'anatomie comparée nous porte à la considérer comme la première en date et en position ; la force de son développement et le calibre de ses deux branches ayant refoulé la paire olfactive en haut chez les vertébrés.

3° *paire de nerfs craniens, ou émanés de la troisième articulation de la moelle allongée (nervus oculos movens,* moteur des yeux).

275. Chaque nerf de la troisième paire part de l'un des prolongements blancs, près de la protubérance annulaire; ils se joignent, comme les nerfs optiques, par un premier tour de spire, entrent dans les orbites, envoyant des rameaux de sensibilité à toutes les surfaces, au nerf optique, à toutes les couches du globe de l'œil, mais des rameaux plus apercevables que les autres au muscle releveur de la paupière, au releveur du globe de l'œil lui-même, à l'abducteur et à l'abaisseur, à l'oblique inférieur. Ce nerf est le vrai moteur de l'œil et des paupières ; si le scalpel était en état de le poursuivre dans ses indéfinies dichotomies, il arriverait, en mettant en évidence chacune de ses papilles terminales, à démontrer

que toutes les surfaces de cet organe ne sont que le niveau de ses terminaisons pressées les unes contre les autres.

4° *paire de nerfs craniens, ou émanés de la quatrième articulation de la moelle allongée (nervus patiens,* nerf pathétique).

276. La paire de nerfs, dits *passionnés* ou *pathétiques,* partent de derrière les éminences nommées *testes* (250), qui en sont comme l'empâtement radiculaire ; ils marchent chacun côte à côte de l'un des rameaux de la cinquième paire, et vont s'épanouir chacun dans le muscle oblique supérieur de l'un des yeux, contribuant pour un sixième au mouvement du globe oculaire, qu'anime, pour les cinq autres sixièmes, le nerf *moteur des yeux,* ils envoient de là des prolongements à la paupière et au front.

5° *paire de nerfs craniens, ou émanés de la cinquième articulation de la moelle allongée (nervus gustans,* nerf du goût ou guenstique).

277. Cette paire de nerfs pourrait porter le nom de pathétique, avec plus de raison que la précédente, car c'est elle qui, portant le mouvement dans toutes les régions de la face, et la sensibilité dans toutes celles de la bouche, donne de l'expression à la physionomie, la perception des saveurs aux parois buccales, et la perception de l'angoisse à chacune des dents.

Mais comme la mesure du vers se prête peu au cumul des fonctions ou à l'énoncé du nombre des propriétés, le distique ci-dessus n'a pu désigner cette paire de nerfs que par la plus saillante et la plus égoïste de ces propriétés, et l'a nommé le nerf des saveurs.

Chacun de ces deux nerfs va dessiner une moitié de la face, se distribuant de bas en haut, en arrière, en avant, et s'égarant même avec l'intercostal jusqu'au dehors de la tête. Car, 1° une de ses branches s'échappe par le trou des artères carotides ; 2° une autre branche, s'insinuant dans l'orbite, envoie un rameau s'épanouir, par le trou sourcilleux, dans le muscle frontal et les téguments du crâne, un autre rameau au sac lacrymal et aux muscles moteurs du nez, et un autre à la glande lacrymale à l'opposé du premier, et, de là, à la tempe correspondante, pour animer le muscle temporal ; 3° une troisième sort par le trou maxillaire supérieur, envoie un rameau qui, se distribuant dans les gencives supérieures et inférieures, organise une rangée de ses papilles terminales en tout autant de dents de la mâchoire supérieure, et va ensuite, en sortant par le trou orbitaire inférieure de la mâchoire, animer de ses expansions indéfinies une moitié de la lèvre supérieure ; puis un autre rameau qui se répand à la voûte du palais, et un troisième dans le fond au voile du palais et à l'une des moitié de la luette ; 4° une quatrième branche, qui s'échappe par le trou maxillaire inférieur, et se divise, en sortant par trois rameaux, le premier, qui se distribue dans la moitié correspondante de la langue et se glisse même jusqu'à la corde du tympan ; un autre qui, passant par le conduit osseux qui se creuse sous la rangée de dents de la mâchoire inférieure, forme de là, par une rangée de ses papilles terminales, les dents de la moitié respective de la mâchoire inférieure, et puis, s'échappant par le trou mentonnier, se distribue dans la moitié respective de la lèvre inférieure ; enfin, un autre rameau sortant à côté du *tragus* de l'oreille (146), qui va se jeter dans la glande parotide, le muscle masseter et autres muscles des joues et de ce côté de la face.

Ainsi chaque moitié de la face à l'extérieur et à l'intérieur, est une émanation, un produit de la ramification indéfinie de l'un de ces deux nerfs, en sorte que si l'un de ces deux nerfs s'atrophie, une moitié de toutes ces régions se trouve frappée de paralysie, l'oreille correspondante est sourde, la moitié correspondante de la langue est insensible au goût et privée des mouvements de contraction et de dilatation ; idem des deux moitiés correspondantes des lèvres inférieure et supérieure ; des muscles des mâchoires, du nez, de la face ; la figure grimace d'une manière ridicule ou hideuse.

C'est de la symétrie des expansions de ces deux nerfs parallèles, de la rencontre de leurs dernières ramifications à la ligne médiane du visage, de l'égalité de leur puissance et de leur influx, que découle la beauté de la physionomie pendant l'état de calme, et sa noblesse dans l'état d'agitation et d'inspiration. Chaque inégalité dans le calibre, dans la marche et dans la puissance des deux paires de rameaux amène un défaut de dessin, une grimace d'expression, un signe de souffrance et d'imperfection, et un caractère de méchanceté même ; car qui souffre fait souffrir ; le malade est égoïste, l'égoïste est méchant, dès qu'il manque de quelque chose.

La méchanceté, vous le voyez, n'est qu'une maladie ; ne tuez pas les malades. guérissez-les ; ou, si cela est impossible, soulagez-les.

(*La suite au numéro prochain.*)

§ IV. — COURS ÉLÉMENTAIRE DE CHIMIE INORGANIQUE

APPLIQUÉE A L'AGRICULTURE, AUX ARTS ET A L'INDUSTRIE.

(*Suite.* — Voyez tom. II, livr. 9ᵉ, pag. 264.)

210. Avant de passer aux applications de détail, il nous importe de ne rien laisser en arrière en fait de généralités. Nos lecteurs ne verront pas, peut-être, du premier coup d'œil, combien ces longueurs apparentes sont, en réalité, abréviatives ; nous leur demanderons de prendre patience, jusqu'à ce que nous ayons défini, d'après les principes précédents, les mots antithétiques (*) de *mouvement* et *repos, dilatation* et *coarctation, rétraction* et *contraction, expansion* et *réduction, extension* et *concentration, allongement* et *raccourcissement, solidité* et *liquidité, dissolution* et *précipitation, cristallisation* et *vitrification, évaporation* et *ébullition, mélange* et *combinaison, gazéification* et *vaporisation,* toutes définitions dont nous ferons immédiatement l'application aux idées exprimées par les mots de *pesanteur* et *lourdeur, chaud* et *froid, chaleur* et *froideur, vent* et *calme, tempête* et *orage, rosée* et *pluie, grêle* et *neige, grésil* et *gelée blanche, brouillards* et *nuages, fontaines* et *fleuves, lacs* et *mers, gros temps* et *marée,* etc.

Mouvement et repos.

211. Tant que les atomes conservent leur forme sphérique, le *mouvement a lieu.* Le *repos* survient dès que, par l'effort d'une compression externe, cette forme s'est métamorphosée en polyèdre, c'est-à-dire en corps à facettes. Il en est des atomes, rouages infiniment petits, de même que de nous, rouages mécaniques : les éléments générateurs de la sphère ou le cylindre sont seuls les premiers

(*) Chaque mot d'une langue est la négation d'un autre mot qui lui sert d'antithèse.

mobiles de toute mécanique. Quand Épicure avait fait ses atomes anguleux et crochus, il avait rendu le monde et la création impossible.

Une seconde condition du mouvement, c'est que ces sphères soient de différents diamètres, et que les unes puissent s'enrichir des couches de calorique qui excèdent dans l'autre, qu'elles échangent entre elles toutes l'excédant de quelquesunes, pour arriver à l'égalité de répartition qui fait l'équilibre, et l'équilibre, c'est le repos, qui dure jusqu'à la rencontre d'un atome, ou groupe d'atomes plus ou moins riches en volume atmosphérique de calorique, et dont l'abordage vienne tout remettre en mouvement, en rétablissant la voie des échanges, soit par addition, soit par soustraction, soit en distribuant son excès de calorique, soit en s'enrichissant aux dépens du groupe voisin.

212. Le mouvement n'a lieu qu'en groupant en sphère les atomes sphériques par eux-mêmes.

Mais l'essence de la sphère est que les atomes les moins riches en atmosphère de calorique soient au centre, et que les autres se rangent par progression de volume, les plus volumineux à la circonférence. Vous ne sauriez composer une sphère avec des atomes égaux entre eux, sans laisser entre eux des espaces vides, et le vide ne saurait se concevoir là où tout se meut.

213. L'expérience suivante réalisera à vos yeux cette hypothèse atomique. Prenez des billes d'un diamètre progressivement de plus en plus grand, et jetezles sur un plan mû circulairement sur un pivot central ; vous verrez toutes ces billes

se ranger par ordre de volume, les plus petites au centre, et les plus volumineuses à la circonférence ; nul vide, c'est-à-dire nulle interruption, n'existera entre elles ; toutes les places seront exactement prises ; vous vous assurerez alors que ce que nous avons établi dans la *Théorie atomique des nombres et des grandeurs* (pag. 268) est expérimentalement démontré. A la place de sphères, servez-vous de corps à facettes, de cubes, de tétraèdres, etc. ; non-seulement ces corps ne se rangeront pas en sphères ; non-seulement ils resteront mêlés, sans ordre et sans arrangement régulier ; mais encore ils resteront passifs au milieu de ce mouvement rotatoire , entraînés et non animés.

214. L'échange de calorique est le principe générateur du mouvement naturel. Toute addition est une impulsion double imprimée, l'une au corps qui cède, et l'autre au corps qui acquiert. Représentez-vous deux poulies contiguës, l'une qui s'enroule du fil que déroule l'autre ; l'enroulement de la première déterminera le mouvement des deux ; tel est l'effet de l'échange de calorique de sphères inégales. Nous considérons là les deux atomes à l'état simple ; mais s'il s'agit de deux atomes composés , c'est-à-dire de deux sphères formées chacune d'atomes progressivement décroissants de la circonférence au centre, il est évident que si la sphère A s'enrichit de calorique aux dépens de la plus volumineuse sphère B, la sphère A et la sphère B éprouveront toutes les deux un mouvement intime de leurs atomes respectifs sur eux-mêmes ; ceux de la sphère A pour se distribuer le calorique emprunté à la sphère B, et ceux de la sphère B pour céder les uns aux autres la quantité de calorique que leur emprunte la sphère A. La sphère B éprouvera un mouvement de rotation sur elle-même ; mais la sphère A, outre ce mouvement de rotation sur elle-même, en éprouvera

un autre de rotation écliptique autour de la sphère B ; elle sera le satellite de B, qui en sera le soleil.

215. Si une foule d'atomes A s'enrichissent à la fois de calorique aux dépens de l'atome B, il est évident qu'ils ne s'arrêteront dans leur mouvement rotatoire que lorsqu'ils se seront partagés par égale part le calorique de l'atome central B, et, dès ce moment, ils formeront une sphère, dont B, le plus dépouillé de calorique, sera le centre, et les atomes A la circonférence. De deux sphères on en aura fait une nouvelle par l'accroissement d'une nouvelle couche. Mais si B restait, après le partage, égal en volume de calorique aux atomes A, alors, au lieu d'une sphère, on aurait un arrangement à facettes, un corps au repos, faute d'être sphérique, inerte et isolé au milieu du mouvement général, obstacle et non élément de la vie générale, et dès lors comprimé par tout ce qui se meut et qui participe à la révolution des mondes.

Or, l'effet de cette compression exercée sur les corps inertes, est nécessairement d'imprimer à la sphère, et au tout dont elle fait partie intégrante, des facettes, des arêtes et des angles, d'aplatir ce qui était arrondi, de multiplier les points de contact des atomes, de les faire toucher non plus par douze points de leur circonférence, mais par toute leur superficie ; on a alors un corps cristallisé et solide, c'est-à-dire ne participant plus au mouvement universel.

216. La *taille* de ce cristal dépendra du mode de stratification des atomes et de l'antagonisme des diverses pressions qui en déforment la sphéricité en les rapprochant entre eux.

217. Si les atomes sont stratifiés carrément et se touchent seulement par leurs six points cardinaux (28), il en résultera un *cube* ou *parallélipipède* (*). Si sur

(*) *Cube*, solide ayant les six faces égales entre elles toutes. *Parallélipipède*, ayant les six faces égales deux à deux.

l'une ou l'autre des faces les stratifications décroissent du même nombre de rangées, on aura une pyramide à facettes égales; la pyramide sera à facettes inégales si les rangées d'atomes décroissent inégalement entre les côtés.

218. Si douze atomes sont rangés autour d'un atome central, la compression intime en fera un dodécaèdre ou solide à douze facettes; et ces dodécaèdres, rangés par douze autour d'un dodécaèdre central, en feront un plus grand dodécaèdre; et ainsi de suite indéfiniment.

219. Si la stratification se fait en surfaces, non pas *carrément*, mais *alternativement*, on aura les prismes à plus de quatre pans, et toutes les dégénérescences possibles de pyramides terminales.

220. La même substance, quand ces

atomes seront arrivés au partage égal de leurs couches de calorique, c'est-à-dire au repos, pourra cristalliser de vingt manières différentes, selon le hasard de la stratification et les antagonismes de la compression.

Vitrification.

221. C'est un intermédiaire entre la dissolution et la cristallisation. C'est une *cristallisation* pour ainsi dire *sphérique*, en ce sens que les atomes ont été surpris par la compression extérieure avant l'égale distribution de leur calorique; en sorte que toute cristallisation a un noyau, et que ses couches sont d'autant plus dures qu'elles sont plus centrales, ou que l'atmosphère de calorique est d'un diamètre d'autant moindre que l'on approche plus du centre.

(La suite au numéro prochain.)

---

§ V. — THÉORIE ATOMIQUE DES NOMBRES ET DES GRANDEURS,

ou

ESQUISSE DE MATHÉMATIQUES COMPARÉES.

(*Suite.* — Voy. tom. II, livr. 9e, pag. 268.)

Deux triangles semblables ont leurs côtés proportionnels chacun à chacun.

96. Nous avons établi (95) que chez les triangles semblables le plus grand pouvait être considéré comme étant la continuation du moindre; ce que démontre la figure 2 de la page 269, où évidemment le triangle $e'\,a'\,d'$ est la continuation du triangle $b'\,a'\,c'$. Or un triangle, vaste et appréciable rayon d'un cercle, peut être considéré comme étant composé d'une série d'atomes qui progressent, d'après une raison constante, du centre à la circonférence.

97. Cela étant, et vu l'égalité des diamètres de la même sphère, si nous supposons que la progression soit 1 : 3 : 9 : 27 : 81 etc., il est évident que cette progression aura lieu également entre les diamètres ajoutés bout à bout et formant le rayon médian du triangle, et entre les diamètres transversaux formant le côté opposé au centre pour les deux triangles semblables.

98. Supposons que le côté $b'\,c'$ de la figure 2 de la page 269 soit le diamètre transversal de la sphère : 9 de la progression 1 : 3 : 9 etc. qui forme l'ouverture de l'angle a' et le côté $c'\,d'$ le diamètre transversal de la sphère : 81 de la même progression; il est évident que le rayon qui tombera sur le point

médian du côté $b'\ e'$ sera au rayon qui tombera sur le point médian du côté $c'\ d'$ comme 9 est à 81. Or les lignes $a'\ b'$, $a'\ c'$, $a'\ e'$, $a'\ d'$, sont des rayons de la même sphère, et tous les rayons d'une même sphère sont égaux. Donc ce que nous avons dit du rayon médian s'applique aux rayons latéraux, c'est-à-dire aux côtés des deux triangles. Nous pourrons donc dire que le côté $a'\ b'$ du triangle $b'\ a'\ c'$ est contenu dans le côté correspondant du triangle $e'\ a'\ d'$ autant de fois que le côté $a'\ c'$ du premier est contenu dans le côté correspondant $a'\ d'$ du second, et que le côté $b'\ e'$ du premier est contenu dans côté $e'\ d'$ du second. On traduit cette phrase, en arithmétique ou en algèbre, par la formule suivante qu'on appelle une proportion : $a'\ b'$: $a'\ e'$ :: $a'\ c'$: $a'\ d'$ :: $b'\ c'$: $e'\ d'$.

99. Nous venons d'appliquer la démonstration à des triangles ayant deux côtés égaux chacun. Admettons maintenant deux triangles semblables, mais à côtés inégaux, tels que les triangles $b\ a\ c$ et $e\ a\ d$ de la figure 1 de la page 269; La démonstration, au lieu d'être simple, se décomposera en deux autres. Car, si on tire des angles b et e sur les côtés $a\ c$ et $a\ d$, une ligne $a'\ c'$ et $a'\ d'$ de la figure 2, on aura dès lors d'un côté deux triangles à deux côtés égaux, et deux autres triangles qu'on pourra considérer comme moitié de deux triangles à deux côtés égaux, à qui dès lors on pourra appliquer la démonstration ci-dessus.

100. Observez que la proportion subsiste entière, que vous comptiez par rayon ou par diamètre de chaque sphère progressive. Or, dans les triangles $b'\ a'\ e'$ et $e'\ a'\ d'$ la ligne médiane de ces deux triangles n'est pas un rayon égal aux rayons $a'\ e'$ et $a'\ d'$, c'est un rayon moins une moitié du diamètre de la sphère terminale et circonférencielle de chacun des deux triangles, c'est-à-dire moins la distance qui sépare son extrémité des extrémités c' ou d'. Mais cela ne dérange en rien la proportion, car, en nommant u cette distance pour le grand triangle et u' pour le petit, cette distance équivalant au rayon de la sphère terminale, la proportion serait $a'\ b' - u'$: $a'\ e' - u$ :: $u' + u'$: $u + u$, ou en enlevant à chaque valeur les quantités égales u' et u, on aurait la proportion $a'\ b'$: $a'\ e'$ :: u' : u.

Donc deux angles semblables ont leurs côtés correspondants proportionnels chacun à chacun, c'est-à-dire que ces côtés sont contenus autant de fois l'un dans son correspondant que l'autre dans l'autre.

(La suite au numéro prochain.)

---

§ VI. — STATISTIQUE.

ÉVALUATION DES CAUSES GÉNÉRALES QUI INFLUENT SUR LA MORTALITÉ AUX DIVERS AGES DE LA VIE.

Ancienneté de la statistique.

Vous entendez chaque jour parler de l'importance de la statistique, et vous y croyez fermement ; car il en coûte moins de croire à tout que de faire l'incrédule sur la moindre petite chose. Je vais vous apprendre à être aussi grand statisticien, non pas que le citoyen Charles Dupin, Dieu m'en garde, mais que tous les statisticiens de par le sens commun, qui ne se doutent rien moins que de l'être.

La science de la statistique est vieille comme le monde ; elle descend en ligne directe de Barême et de dame économie politique. Mais, pendant longtemps, elle ignora son nom, ainsi que tout le monde. Elle n'a été baptisée que sur le retour

Étymologie de la statistique.

Le mot statistique n'a pas quarante ans de date certaine. Il ne faut pas confondre la *statique* avec la *statistique*, quoique, par l'origine grammaticale, ces deux noms soient cousins germains. Ils viennent tous deux du verbe grec *istemi*, je me tiens en équilibre, d'où dérive le mot grec *stathmos* et le mot latin *statera*, balance, puis le mot latin *status*, situation, équilibre, d'où vient le mot français *état*, *état de service*, *état de situation* (espèce de tableau propre à établir la balance des chiffres), puis *station*, halte debout, *stable* du latin *stabilis* (susceptible d'être mis en station), d'où *stabilio*, établir, c'est-à-dire affermir.

Définition de la statistique.

Les significations de *statique* et celle de *statistique* sont aussi éloignées l'une de l'autre que leur origine étymologique est rapprochée.

La *statique* est la branche de nos connaissances physiques, qui a pour objet l'étude du mouvement des corps.

La *statistique* n'est que l'application du calcul aux questions d'économie publique.

Elle compare les besoins d'un pays, avec ses ressources ; elle évalue le nombre des produits ; elle établit le chiffre de la population en regard de celui de la production ; suppute les naissances, les décès, pour en déduire la probabilité de la durée de la vie humaine. Les tableaux qu'elle dresse de tous les résultats obtenus s'appellent *tableaux statistiques.*

En général, ses tableaux valent toujours mieux que ses explications et les conséquences qu'elle en tire.

Car je ne sache pas de plus mauvais logicien qu'un intrépide arithméticien. Les chiffres ne sont rien moins que des idées ; ce sont des signes dont le raisonnement seul peut fixer la valeur ; or,

bien des gens confondent le raisonnement avec l'opération arithmétique ; tout est démontré pour eux, dès qu'ils sont parvenus à faire la preuve ; et, comme ce résultat démontre tout en général, ne sont-ils pas fondés à se croire dispensés d'aviser à une démonstration spéciale ?

But de la statistique.

La statistique se propose de remonter des détails aux généralités, et d'arriver à la connaissance des causes par la manière dont elle groupe les effets : avec des chiffres, elle prétend formuler des lois.

Ses résultats sont le plus souvent bien loin de répondre à ses intentions ; et le succès trahit plus d'une fois l'ardeur de son zèle.

Ce contre-temps lui vient chaque fois de ce que son imagination supplée aux renseignements, et qu'elle place sous les chiffres une valeur arbitraire, une signification, enfin, qui leur est tout à fait étrangère. Ses résultats merveilleux ne sont souvent que des résultats excentriques. J'assistais un jour à l'exposition de l'une de ces merveilles, dans l'une des séances de la Société philomathique ; le profond statisticien s'évertuait, en bégayant (ce qui multipliait à son tour les chiffres), de nous démontrer que, contre l'opinion reçue, le quartier du Luxembourg était le plus malsain de la capitale, vu que la mortalité dans cet endroit avait un chiffre de plus que dans tous les autres. Une pareille découverte n'était rien moins que capable d'achalander les locations de ce quartier. Mais heureusement que le bon sens d'un assistant fit justice de l'excentricité statistique, en rappelant à l'honorable calculateur, que ce quartier n'étant habité que par des vieux rentiers retirés des affaires, il n'y avait plus rien d'étonnant que le chiffre des décès y dépassât de beaucoup celui des naissances ; et tout cela finit comme les bouillons **arseni**-caux de l'honnête citoyen Orfila. (Voyez page 241 et 242.)

J'assistais jadis également à une séance de l'Académie des sciences où l'*omnis homo*, le prince des cumulards, le citoyen baron Dupin, présenta à ses honorables collègues sa carte à taches d'encre de la France intellectuelle. Les départements éclairés et sachant lire et écrire y étaient blancs comme neige ; ceux qui, d'après le statisticien, ne savaient encore qu'épeler les lettres y étaient lavés d'une teinte de bistre ; entre ces deux teintes, il y en avait qui commençaient à grisonner tant seulement. Mais, quant aux autres, l'auteur leur avait jeté tout son écritoire, et, sur ce fond noir, on ne distinguait que leur nom en blanc. Parmi ceux de cette catégorie négrillonne se distinguait, entre tous, le département d'Indre-et-Loire; on eût dit que tous les *Pruneaux de Tours* avaient servi à fabriquer la décoction requise pour recouvrir de noir la surface de ce malheureux pays.

Mais dans la séance suivante, Tours eut sa revanche ; et un Tourangeau plein d'esprit, ce qui ne veut pas dire qu'il fût statisticien du tout, se chargea de relever l'insulte faite à sa belle patrie, avec un persiflage de si bon ton, que le statisticien, se voyant dès lors sur la sellette, sans avoir les rieurs pour lui, suintait la sueur par tous les pores. Tout s'expliqua à la grande satisfaction des deux parties ; car il fut démontré que le statisticien n'avait puisé ses renseignements que dans les registres de l'université, et que, pensant qu'il n'existait au monde, en fait de sources de savoir, que des écoles universitaires, et que le diplôme seul faisait les professeurs comme il fait les médecins et les avocats, le plus savant des **trois** Dupin avait marqué de la tache **d'ignorance** tous les départements qui n'étaient pas inscrits au grand livre de l'université.

Or comme la Touraine s'était trouvée d'un avis contraire, et qu'elle s'était donné une foule d'écoles à l'insu de l'université, elle s'était exposée, toute éclairée qu'elle était, à subir la tache d'ignorance que le statisticien ne ménageait pas à qui de droit. Ce fait établi et convenu entre les deux parties, on s'appliqua à enlever par le chlore la tache qui barbouillait, sur la carte, la Touraine, et par rendre à cette dernière contrée sa robe d'innocence plus blanche même que celles qui n'avaient pas été tachées du tout ; et cet exemple entraîna à sa suite bien d'autres rectifications et lavages de ce genre.

Programme de la statistique.

La statistique ne doit jamais rien sous-entendre, mais toujours fixer vigoureusement la valeur des signes. Elle doit enregistrer et non raisonner d'avance. Quand elle arrive au terme de ses opérations, elle doit demander à chaque science l'explication qui est du fait de leur compétence, pour avoir le mot du résultat obtenu en chiffrant. Elle est en contradiction avec elle-même, dès qu'elle abandonne les chiffres pour se jeter dans le champ des conjectures et des suppositions ; elle tombe dans les plus énormes excentricités, dès qu'elle traduit de simples résultats du calcul brut en une formule qui n'en découle pas immédiatement ; enfin, dès qu'au lieu de continuer ses séries et ses progressions, elle ne procède plus que par sauts et par bonds, et qu'elle laisse se glisser une lacune entre les faits et les conséquences qu'elle en tire.

La statistique est un simple bilan, un grand livre de *doit et avoir* de l'économie publique ; la balance doit se trouver au bas de chaque colonne ; les surcharges et les ratures doivent y être considérées comme des irrégularités condamnables.

Connaître les besoins et les ressources

d'un Etat, établir en regard l'un de l'autre les chiffres de la production et de la consommation, celui de la population et des moyens de la satisfaire, de manière à se mettre sur la voie du perfectionnement de l'espèce humaine, pour obtenir un jour une génération forte par l'hygiène, aisée par le travail, morale par l'aisance ; voilà toute la statistique : c'est en définitive l'économie domestique sur une plus large échelle. Du livre de compte de la ménagère à la statistique, il n'y a que l'épaisseur du cahier et le nombre des feuilles à régler.

Application de ces principes à la question de la mortalité.

On entend par *mortalité* le rapport du chiffre des décès annuels avec celui de la population. Nous sommes tant dans un pays, il en meurt tant tous les ans ; si nous désignons le chiffre de la population par a et celui des décès annuels par b, la formule de la mortalité sera $c = \frac{b}{a}$. Par exemple, le chiffre de la population du département de la Seine étant en 1847 de 1,364,933 et le chiffre des décès dans la même année ayant été de 32,691, le chiffre de la mortalité quotient du premier par le second sera 41 ; c'est-à-dire qu'il meurt par an, dans le département de la Seine, une personne sur quarante et une personnes ; $\frac{1}{41}$ de la population totale.

Mais cela signifie-t-il que, dans chaque ville et village du petit département de la Seine, ce chiffre reste invariable comme une loi, et qu'ici comme là il meure tous les ans $\frac{1}{41}$ de la population locale ? Pas le moins du monde. On trouverait à chaque pas des démentis à cette règle ainsi généralisée ; et il est un fait certain, c'est que la mortalité de Bercy, pays sujet une fois l'an à des inondations méphitiques, est bien supérieure à la mortalité de tel village des hauteurs, de Passy par exemple.

Ainsi ce chiffre est un document ad-ministratif et non une loi physiologique.

Le chiffre de la population française est de 35,401,761, et celui des décès dans toute la France est de 754,702, d'où on déduit comme chiffre de la mortalité $\frac{1}{47}$.

On tomberait dans une erreur grossière, si, transformant ce chiffre en une loi générale, on l'appliquait à chaque département en particulier ; car la mortalité varie d'un département à l'autre dans les limites les plus larges ; ainsi que le montrera le tableau suivant que nous avons établi sur les chiffres officiels publiés par l'*Annuaire du bureau des longitudes* pour l'an 1848.

DANS LES DÉPARTEMENTS	Il meurt annuellement une personne sur
Orne......................	59 habitans.
Ardennes.....................	
Deux-Sèvres.................	57
Hautes-Pyrénées.............	
Creuse......................	
Maine-et-Loire..............	56
Vienne......................	
Côtes-de-Nord...............	
Indre-et-Loire..............	55
Haute-Marne.................	
Aube........................	
Basses-Pyrénées.............	54
Charente....................	
Moselle.....................	
Puy-de-Dôme.................	
Sarthe......................	53
Vendée......................	
Yonne.......................	
Cantal......................	
Corse.......................	52
Côte-d'Or...................	
Ariége......................	
Charente-Inférieure.........	
Gironde.....................	51
Lot........................	
Nièvre......................	
Isère.......................	
Landes......................	
Loire-Inférieure...........	
Lot-et-Garonne..............	
Lozère......................	50
Marne.......................	
Mayenne.....................	
Meuse.......................	
Seine-et-Marne ...	

DANS LES DÉPARTEMENTS	Il meurt annuellement une personne sur
Aveyron.............................	
Eure................................	
Gers...............................	
Loir-et-Cher.......................	49 habitants.
Loiret..............................	
Manche.............................	
Haute-Saône........................	
Seine-et-Oise......................	
Calvados...........................	48
Drôme..............................	
Cher...............................	
Eure-et-Loir.......................	
Haute-Garonne......................	
Loire..............................	47
Pas-de-Calais......................	
Saône-et-Loire.....................	
Vosges.............................	
Aisne..............................	
Allier.............................	
Ardèche............................	
Dordogne...........................	46
Meurthe............................	
Morbihan...........................	
Oise...............................	
Tarn...............................	
Doubs..............................	
Loire..............................	45
Somme..............................	
Tarn-et-Garonne....................	
Haute-Vienne.......................	44
Ille-et-Vilaine....................	
Bas-Rhin...........................	43
Rhône..............................	
Aude...............................	
Hérault............................	
Nord...............................	42
Seine-Inférieure...................	
Vaucluse...........................	
Ain................................	
Jura...............................	41
Seine..............................	
Basses-Alpes.......................	
Finistère..........................	40
Indre..............................	
Var................................	
Gard...............................	39
Haut-Rhin..........................	
Hautes-Alpes.......................	38
Pyrénées-Orientales................	
Corrèze............................	37
Paris..............................	35

Or chacun des chiffres annexés à ces départements ne doit être considéré que comme une moyenne, et non comme une loi ; et si nous procédions au même cal-cul pour chaque localité en particulier de l'un quelconque de ces 86 départements, nous obtiendrons des différences aussi énormes, dans le chiffre de la mortalité, qu'entre les départements eux-mêmes.

Cependant la différence de ces moyennes, différence quelquefois si énorme, doit tenir à quelque influence locale. Car l'homme étant le même partout, et l'homme en général ne mourant que par accident et non naturellement, si l'on meurt plus dans un endroit que dans un autre, il faut que là le nombre de ces accidents qui brisent ou abrègent la vie humaine soient plus grand qu'ici.

Là commence une série de recherches qui ne sont plus du ressort de la statistique, mais de celui de l'économie publique, de la physiologie de l'agriculture, de l'industrie et de la météorologie, etc., toutes branches de nos connaissances qui s'occupent spécialement de ce qui fait vivre ou mourir.

Cherchons la raison de ces différences.

Dira-t-on que le chiffre de la mortalité tient à la zone géographique, au bassin naturel circonscrit par les hauteurs et creusé par l'action des mêmes fleuves ?

Mais nous voyons par ce tableau que des départements appartenant à la même zone ont un quotient énormément différent ; par exemple, le Bas-Rhin où il meurt 1 sur 43, et son voisin le Haut-Rhin où il meurt 1 sur 39 personnes ; de même les Basses-Alpes 1 sur 40 et les Hautes-Alpes 1 sur 38, etc. Ainsi nous ne trouvons pas deux départements limitrophes qui affectent le même chiffre sous le rapport de leur mortalité ; tandis que c'est le contraire pour les départements placés à deux latitudes extrêmes. Ainsi, la Corse affecte le même chiffre que la Côte-d'Or $\frac{1}{52}$; le Gers, que la Manche $\frac{1}{48}$; le Tarn, que la Meurthe et le Morbihan $\frac{1}{46}$.

Le climat et le bassin n'entrent donc pour rien dans les éléments qui amènent à ce chiffre.

Dira-t-on que le rapport des décès avec la population correspond au rapport de la population avec la superficie du sol qu'elle occupe? en sorte que la mortalité soit d'autant moins élevée que la population est plus clair-semée, et *vice versa?*

Mais nous voyons, au contraire, que le département le moins habité, les Basses-Alpes, qui possède un habitant par 24 kilomètres, est plus frappé par la mortalité que celui du Nord, où la population est la plus tassée, et qui possède 190 habitants par kilomètre carré, 2 habitants par hectare de terrain, ou 1 habitant par arpent; c'est énorme. Et pourtant, il meurt 1 sur 40 habitants dans les Basses-Alpes, et il n'en meurt que 1 sur 42 dans le département du Nord.

Vierzon, où l'on vit encore passablement, n'est pas si loin de la Sologne, que la mort décime et dépeuple de jour en jour.

Les chiffres ci-dessus sont donc des documents, mais non des lois; leur raison n'est pas en eux-mêmes, ils découlent d'ailleurs; nous voyons ce fleuve de mort à son embouchure, tâchons de remonter jusqu'à la source.

Je vais avoir l'air de dire une trivialité, une naïveté même; et pourtant de cette naïveté découle la solution du problème.

La condition *sine qua non* pour que l'homme vive longtemps, c'est qu'il ait amplement et constamment de quoi vivre et de se préserver des accidents mortels ou maladifs, c'est-à-dire promptement ou lentement mortels.

Un homme né de parents sains, s'il trouve, dans la voie que le hasard lui a tracée, une nutrition suffisante et saine, un abri contre les intempéries de la nuit, un vêtement préservateur contre les intempéries de jour, des principes d'hygiène qui le préservent de la médecine, et des principes de médecine qui ne transforment pas ses accidents maladifs en accidents incurables, enfin, une compagne assortie à l'époque de sa puberté; dès ce moment cet homme, s'il ne rencontre pas sur sa route un gouffre qui le dévore, la dent du lion qui l'écharpe, le tranchant du fer qui le coupe en deux, la foudre qui le pulvérise, une avalanche qui l'écrase, cet homme ne sera rien moins qu'immortel pour cela; mais il arrivera au terme que la nature a fixé au cadre de sa constitution spéciale; il ne mourra que de vieillesse; il s'éteindra à bout de sa mèche; et, pour les hommes d'aujourd'hui, il semblera mourir bien vieux.

Mais dans l'état actuel de nos relations sociales, il arrive rarement que toutes ces conditions peuvent se remplir à la fois et sans discontinuité; sans parler de l'influence de ces hordes de bêtes féroces portant couronne, qui, pour satisfaire un de leurs caprices, une de leurs manies de dominer les hommes et de se laisser dominer par une femme, ne reculent pas devant les massacres et les égorgements en masse; cette anarchie sociale que nous décorons du mot de liberté, et qui, dans les villes les plus populeuses, nous tient chacun de nous aussi isolé et aussi dénué que si nous nous trouvions disséminés dans le grand désert de Sahara, rencontrant, affamés, les oasis occupés par d'autres qui s'y énervent dans l'oisiveté, et au delà, le néant et le sable; il n'en est pas moins vrai de dire que parmi nous le riche meurt d'excès, le pauvre de privation; nul n'y meurt si ce n'est avant terme et par accident.

Or ces accidents se présentent plus ou moins nombreux, selon les localités et les circonstances; de là les variations du chiffre de la mortalité. Deux villages voisins, selon que l'un sera riche et l'autre pauvre, l'un juché sur les hauteurs et l'autre barbotant dans un marécage, pourront présenter deux quotients plus éloignés, que ne présentent, sur le tableau ci-dessus, les départements limitrophes.

En conséquence, un chiffre de mortalité est simplement local, et ne saurait jamais être accepté comme une règle générale, si peu qu'elle le soit.

Chaque localité doit avoir sa statistique à part, sur un livre bien tenu, exact, comparatif. Mais, quant à la cause de cette mortalité, là cesse la compétence des chiffres, et là commence celle de la physiologie humaine.

Ainsi, prenons Paris pour point de départ : nous savons que le chiffre de la mortalité y est de 1 sur 35, tandis que le chiffre de la mortalité du département en entier de la Seine n'est que de 1 habitant sur 41.

D'où vient que la mortalité est plus grande à Paris que même dans les marécages de la Sologne et des Dombes?

C'est que Paris a toujours faim et soif au milieu de l'abondance; mère nourrice de toute la France par son industrie et son commerce, elle lui donne plus que son lait et jusqu'à son sang ; sombre ruche où l'on s'étiole, cloaque infect où l'on s'asphyxie, assemblage incohérent de palais et de huttes, société d'oisifs repus, de travailleurs déçus, les bribes qui tombent de la table des festins suffiraient à peine pour sustenter la centième partie de ceux qui pâtissent le soir à la porte, après avoir supporté dans la journée tout le poids du jour. Aisance qui fait envie, misère dont nul n'a pitié! sur 950 mille âmes qui grouillent dans cette fourmilière, 500 mille vivent privés d'air et de lumière, rongés du souci du lendemain; et 100 mille les années ordinaires, et 300 mille cette année-ci, manquent et d'abri et de pain (*). A bien compter,

Paris possède à peine 100 mille individus qui aient toutes leurs aises ; et encore ceux-là, qui ne manquent de rien, se privent, pour mieux sacrifier à l'oisiveté et aux plaisirs, du soleil qui vivifie et du mouvement qui fortifie.

Ainsi la vie de Paris est un tissu de privations ; toute privation rétrécit le cadre du développement et abrége la durée de la vie. Si, en effet, pour arriver jusqu'à 20 ans, il faut à l'homme 20 éléments de vie, et qu'on lui en soustraie 2, évidemment il n'arrivera qu'à 18   et ainsi de suite.

Si l'on épuise ses forces à travailler, et l'on ne gagne jamais assez pour les réparer ; n'est-ce pas mourir par fractions de temps, au lieu de mourir d'une seule pièce? Vivre ainsi, n'est-ce pas languir? La vie enfin est-elle autre chose qu'une lente agonie? A ces conditions d'existence, le vieux Mathusalem eût été suranné à 20 ans, et mort à 25.

Ainsi Paris est moins une ville qu'un caravansérail, où passent les générations aussi vite qu'une ombre ; ville de voyageurs et non de citoyens, où l'on trouve à peine mille familles qui y comptent deux générations, et où, enfin, les plus belles natures de la province viennent y tenter fortune, sauf à y laisser leurs os, avec l'espoir d'y procréer des enfants qui y seront frappés de stérilité, si toutefois ils y naissent viables.

Faites donc porter des fleurs à une plante privée d'eau, d'air et de lumière? Mais donnez tout à coup à ces pauvres affamés ce qui leur manque, place au feu, au soleil et à la table; élargissez ces rues obscures et humides, assainissez ces loges et ces mansardes, donnez du pain et du vin non frelatés, de la viande non infectée à ces estomacs qui digèrent; avec le travail, ils vous rendront

(*) Le nombre des indigents à qui le bureau de bienfaisance donne de quoi manger tous les trois jours, et qui meurent de faim les deux autres, a été, en 1829, de 62,705; en 1832, de 68,986; en 1835, de 62,539; en 1838, de 58,500; en 1841, de 66,487; en 1844, de 66.148: et en 1847, de 73,901 (17,125 hommes, 29 006 femmes, 13,377 garçons, et 14,393 filles); en 1848, 300 mille ont reçu au bureau de bienfaisance.

à usure ce prêt, et, dès lors, vous ferez de cette population intelligente, laborieuse et spirituelle, la population la plus forte du poignet, la plus productive par l'invention, la plus viable et la plus saine du monde.

Voulez-vous une preuve irréfragable que c'est la classe pauvre qui paye le principal tribut au chiffre exorbitant de la mortalité de Paris? C'est que sur 32,000 décès, les hôpitaux en ont 12,000 pour leur compte. Or, qui va à l'hôpital, si ce n'est le plus pauvre? Les hôpitaux sont les charniers des pauvres ouvriers.

Ce que nous venons de dire de Paris s'applique proportionnellement au chiffre de leur population, aux grands centres industriels, tels que Lyon, Rouen, Elbeuf, etc.

Au nom de l'hygiène, qui est aussi une loi de Dieu, imposez aux riches un peu du travail du pauvre, et rendez au pauvre le superflu du riche. Tous, un jour, vous béniront de cette radicale révolution; car dès lors vous cesserez d'avoir des imbéciles trembleurs dans le haut, et de robustes voleurs dans le bas; ils seront tous frères devant la loi, comme ils se le disent dans les temples. Chose bizarre, de rougir de la fraternité comme citoyen, quand on la professe comme chrétien!

Mais tant que vous resterez cloués à notre *statu quo* d'égoïstes et de déshérités, gardez-vous de prendre la mortalité de Paris comme type de la mortalité de la France; Paris n'est point le *spécimen*, mais le poteau d'infamie de la civilisation moderne, c'est son écriteau accusateur; la force armée a besoin de deux cent mille hommes pour garder ce vaste échafaud, et la politique trouve que ce n'est pas encore assez de cette garde; elle se débarrasse de temps en temps du trop-plein, en mettant aux prises, comme dans une arène, les deux classes de torturés.

Cela posé en principe général, à sa-

voir que la mortalité est en raison des privations, et les privations étant en raison des besoins, il est évident que la mortalité sera bien plus forte à l'âge où les besoins sont les plus violents, dans un pays où ils trouvent si rarement de quoi se satisfaire.

Évidemment donc, la mortalité sera plus grande chez les enfants allaités par des nourrices si peu nourries, ou bien chez des vieillards qui se contentent et vivent bien de si peu, qu'à l'âge de la puberté, ou la vie exubérante n'est plus qu'un insatiable besoin de se nourrir pour procréer, de se développer pour se reproduire.

Or, c'est à Paris, précisément à cet âge que le père dit à son fils, que la mère dit à sa fille : « Mes enfants, vous voilà grands; je me suis privé du nécessaire pour vous donner un état; j'ai à élever vos plus petits frères; dès aujourd'hui je ne vous dois plus rien; tâchez de vous suffire à vous-mêmes; nous n'avons de travail que pour nous; cherchez-en pour votre compte, et mettez-vous à votre à part. »

Les pauvres enfants! où en trouveront-ils du travail pour eux, puisqu'il manque à leurs père et mère? Ils errent au hasard dans la cité, acceptant de toutes mains, s'abandonnant à toutes les pentes, entraînés par tous les courants, dévorés par la faim et la soif, dévorés par ce besoin d'aimer, qui étouffe s'il ne rencontre pas une atmosphère d'amour, grande aspiration qui s'éteint dans le vide, feu créateur qui frappe comme la foudre, s'il ne rencontre pas un fil conducteur, ardeur d'engendrer qui mine, épuise et dévore les plus fortes natures bien plus vite que ne ferait la faim!

A vingt ans on meurt d'épuisement et de désir, quand on ne meurt pas de libertinage; on devient la proie du célibat, quand on ne l'est pas de cette infâme médecine, qui substitue l'empoisonnement à l'infection, remplace un virus local par le marasme, un accident passager par un germe de mort.

Après la privation, la médecine ; après l'assistance publique, la faculté ; je ne sais vraiment pas laquelle des deux mégères tue plus vite.

Et si, par miracle, le pauvre survit à toutes les deux, il ne manque jamais de léguer à sa progéniture la peine à laquelle il a pu échapper ; jeune homme ou jeune fille, primitivement forts, ils donnent le jour à des enfants rachitiques et scrofuleux, c'est-à-dire pétris avec la chair des parents et le mercure du soulagement. Pauvres enfants ! leur archigrand-père ne leur a pas transmis un péché plus originel qui leur pèse plus sur la conscience, et qu'ils expient plus longuement.

La statistique vient avec ses chiffres à l'appui de ce que nous avons établi sur ce dernier point. Ainsi, d'après le tableau des décès de la ville de Paris pour l'année 1846, publié par l'annuaire du bureau des longitudes pour l'année 1848, sur les 28,293 décès enregistrés à Paris cette année, la mortalité la plus forte est de un à deux ans. Ce chiffre décroît ensuite jusqu'à quinze ans ; il devient trèsfort de vingt à vingt-cinq ans ; et il baisse de nouveau d'une manière assez rapide. Ainsi on compte 2,676 enfants morts à un an, 1,029 à deux ans, 1,062 de vingt à vingt-cinq ans, et l'on ne compte que 83 décès de huit à neuf ans, 59 de neuf à dix ans, 667 de quinze à trente ans, 193 de trente-cinq à quarante ans, etc.

Or, à quelques différences près, ces rapports de mortalité subsistent dans les tableaux des années précédentes.

De vingt à vingt-cinq ans, la lutte incessante et effrénée entre les besoins et les privations, les rudes travaux, les efforts épuisants pour conquérir une position, le naufrage à la vue du port ; à vingt-cinq ans la question se décide par la mort ou le succès, et la position devient de plus en plus normale ; la tombe a recueilli les bouches inutiles, tout le reste s'est établi au-dessus de ces cercueils ; les privations deviennent plus supportables.

Dans un travail, fruit de longs et pénibles calculs de statistique (*), M. H. Carnot, ancien officier d'artillerie, a établi que cet excédant de mortalité, à l'âge nubile, s'est accru, d'année en année, depuis le commencement de ce siècle ; et il croit pouvoir en trouver la cause dans l'introduction de la vaccine ; mais il ne donne cette induction que comme une conjecture, tout en invitant les physiologistes à trouver la raison de la partie positive de son travail.

Pour répondre à la loyale invitation d'un chercheur qui nous honore de son amitié, mais qui est de race à sacrifier toutes les amitiés du monde pour rester fidèle au culte de la vérité (*amicus plato, magis amica veritas*), nous allons tâcher d'appliquer à cette nouvelle face de la question les considérations que nous avons ci-dessus développées.

L'auteur a puisé les éléments de ses calculs dans les tables classiques de Duvillard et Deparcieux, et sur les tableaux de décès que publie tous les ans le *Bureau des longitudes*.

Or, le travail que Deparcieux a publié en 1746 (**), et le tableau de la mortalité que Duvillard publia en 1806, ainsi que les tableaux de décès donnés chaque année par l'*Annuaire du Bureau des longitudes*, ne se rapportent évidemment qu'à la mortalité de Paris, mortalité exceptionnelle.

On s'exposerait à commettre de grandes erreurs, si on voulait en transformer les résultats en lois applicables à la mortalité des départements en particulier ; car déjà on les trouverait en défaut dans

(*) *Essai de mortalité comparée avant et depuis l'introduction de la vaccine en France* ; par H. Carnot. Broch. de 23 pages ; Autun, 1849.

(**) *Essai sur les probabilités de la vie humaine* ; par Deparcieux. Paris, 1746

les villages du département de la Seine, et même dans certains quartiers de Paris. Ces deux documents sont précieux pour la statistique politique; mais ils sont nuls en économie politique; ils ne donnent que le mouvement de la population de Paris.

De plus, ces deux tableaux, rédigés à soixante ans de distance, présentent entre eux de telles divergences, leur marche est si peu parallèle, qu'ils ont l'air d'être la réfutation l'un de l'autre.

La question que Duvillard et Deparcieux se sont proposé de résoudre est celle de savoir, le chiffre d'une génération étant donné, combien il en reste chaque année.

Or, sur 1,000 enfants qui naissent, il en resterait, d'après Duvillard, à un an, 767, et d'après Deparcieux 970; à douze ans, d'après Duvillard, 542, et d'après Deparcieux 866; à vingt ans, d'après Duvillard, 502, et d'après Deparcieux, 814; à vingt-cinq ans, d'après Duvillard, 471, et d'après Deparcieux, 774; et ainsi de suite, en sorte pourtant que toute cette génération parisienne de 1,000 personnes est éteinte, d'après Duvillard, en cent vingt ans, et, d'après Deparcieux, en quatre-vingt-quinze ans.

Ces énormes différences prouvent évidemment que la loi de la mortalité parisienne a changé du tout au tout au bout d'une période de 60 ans.

Nous possédons deux autres tableaux de mortalité, dressés en Angleterre l'un pour la ville de Northampton et l'autre pour celle de Carlisle, lesquels ne s'accordent par plus entre eux qu'avec l'un ou l'autre des deux tableaux ci-dessus.

Il est donc bien évident que l'utilité de ces sortes de tableaux est limitée à la circonscription communale et à l'époque où ils ont été dressés.

La moindre variation dans les habitudes, l'aisance, et le rapport de la population avec la superficie du sol, suffit pour apporter à ces règles générales d'importantes modifications et même de nombreuses exceptions.

Donc on ne saurait appliquer à la France entière les données puisées dans les tableaux dressés pour établir approximativement la loi de mortalité dans la ville de Paris.

On ne dépérit pas au soleil des champs comme dans cette cave; on ne s'asphyxie pas au grand air du village situé sur une hauteur boisée et exposé au levant, comme dans ce gouffre sombre et humide traversé par un immense bourbier.

Ainsi il doit paraître évident qu'au sein de ces populations patriarcales, où l'enfant ne sort du domicile paternel que pour s'unir à un autre, où les passions trouvent légitimement à se satisfaire aussitôt qu'elles se manifestent, et où la privation forcée ne pousse pas au libertinage, ni le libertinage à l'empoisonnement médical, la mortalité ne frappe pas les jeunes filles d'une manière aussi déplorable qu'à Paris, où à 20 ans elles meurent de désir, de regret et de faim.

Cette différence fondamentale une fois établie, arrivons à la spécialité de la question qu'a soulevée notre ami M. H. Carnot.

Le chiffre de la mortalité (à Paris toujours, ce qui ne doit pas s'appliquer au restant de la France), il l'a trouvé beaucoup plus fort de 20 à 25 ans qu'il n'était au commencement de ce siècle.

Cela tient évidemment à une révolution quelconque survenue dans nos habitudes. L'introduction de la vaccine concorde avec cette période. D'où M. H. Carnot a conclu que l'introduction de la vaccine était la cause efficiente de cette révolution opérée dans la mortalité des enfants nubiles.

Cette conséquence, on le voit, est uniquement fondée sur la concordance des dates; et à ce prix nous serions tout aussi fondés à chercher la cause de cet accroissement de la mortalité à la plus belle période de la vie, dans l'introduction en France des mécaniques, et des machines à vapeur ; ou bien dans le morcellement de la richesse, produit de notre immortelle révolution sociale de 93 ; enfin dans ces coupes réglées que la conscription faisait à la jeunesse mâle de 1800 à 1814, ce qui écrémait, au profit des batailles, tout ce qui, en France, était constitué pour procréer des enfants viables et forts.

Si la concordance seule ne suffit pas à établir l'influence, il faudrait arriver à une démonstration directe, et prouver que la vaccine est coupable du fait en question, soit parce qu'elle a inoculé dans le sang un virus qui tue lentement, soit parce qu'en préservant de la mort un plus grand nombre d'enfants, elle a contribué à accroître la population, dans une proportion qui cesse d'être en rapport avec la superficie du sol et le chiffre de la consommation.

Si nous admettions la seconde explication, la vaccine n'aurait en cela pas plus de reproches à se faire que le marin qui vient de sauver à ses risques et périls un pauvre diable qui se noyait, et qui, une fois rendu à la vie, va, dans une rixe, tuer et se faire tuer quatre pas plus loin.

La vaccine pourrait répondre à ses ingrats détracteurs : « Je vous ai sauvé de la mort les trois quarts des enfants qui naissent ; est-ce ma faute à moi si vous les laissez mourir de faim, et si, au sortir de mes mains, le Saturne de votre civilisation barbare les dévore. Jenner est un bienfaiteur de l'humanité, comme vos économistes sans entrailles en sont la peste. Donnez du travail et du pain, vous dirait-il, à ceux à qui je viens de rendre la vie. Je ressuscite, tu laisses mourir de faim. J'ai satisfait à la loi du Créateur, c'est toi seul qui la viole ; pauvre radoteur d'économiste, tu as des enfants, et tu les laisses aller à l'aventure, s'égarant où ils veulent , sans guide, sans conseil, sans secours ; tu ne leur tends pas même la main, s'ils tombent. Au sein de l'abondance, tu permets que l'on meure de faim ; que t'en revient-il de cette négligence ? c'est que tu es moins heureux qu'eux encore ; tu survis, mais tu souffres ; l'égoïste est toujours le premier puni de l'indifférence qu'il professe pour les autres. »

Ainsi laissons de côté ce chef d'accusation porté contre l'introduction de la vaccine. Si nous soumettons l'autre grief à un examen physiologique, nous ne manquerons pas de nous convaincre qu'il n'est pas mieux fondé en raison.

En effet, que la vaccine introduise dans le sang un virus, elle qui nous préserve déjà d'un virus terrible, qu'en nous préservant de la mort des enfants elle nous prédispose à la mort de l'adolescence, cela paraît déjà contradictoire dans les termes à sa seule énonciation.

Mais en approfondissant davantage le sujet, on s'assure que rien n'est moins fondé que cette assertion.

En effet, un virus qui sommeillerait pendant 20 ans, pour ne s'éveiller qu'à la 20ᵉ année, ne saurait être qu'un virus mythologique et fabuleux.

Un virus est un poison ; un poison ne se loge pas dans un organe, pour ne donner signe de vie et de mort qu'à un temps précis. Comme il est poison pour tous les organes , il ne saurait être anodin pour aucun. Car il n'est pas un organe qui ne se compose des mêmes éléments d'organisation, et qui n'ait pour trame de son tissu des cellules albumineuses, des lymphatiques qui absorbent, des vaisseaux sanguins qui charrient et des nerfs qui perçoivent en douleurs les résultats de la désorganisation.

Si un virus était en état de se nicher dans un organe spécial, comme dans un silo, ce serait un de ces virus dont l'infection, le jour où il se déploierait, se bornerait à une action locale et fort circonscrite, et ne deviendrait pas une cause générale de mort

Si la vaccine apportait un virus au corps, tous les enfants qu'elle pique changeraient du tout instantanément. Or ils restent après ce qu'ils étaient avant par leur constitution : aussi jolis, s'ils étaient jolis, aussi forts, s'ils étaient forts, aussi frais et dodus s'ils étaient ainsi auparavant. On les voit grandir, se développer et promettre une belle génération.

Mais, dites-vous, tout doit changer chez eux à 20 ans, car le chiffre de leur mortalité est effrayant à cette époque.

Discutons donc ce chiffre :

1° Il ne s'applique qu'à la mortalité de Paris.

2° Je vais plus loin, et je soutiens qu'il ne s'applique qu'à la classe pauvre, ou à la classe oisive, riche et libertine, et non à la classe aisée et travailleuse.

Or cela étant accepté comme un fait démontré, et nous le tenons pour tel, il nous sera facile de trouver et la cause de cet accroissement de décès à cet âge de 20 à 25 ans, par comparaison avec les âges précédents, et, d'un autre côté, de démontrer pourquoi le chiffre de la mortalité à cette période de la vie a augmenté depuis l'époque qui correspond à l'introduction de la vaccine en France.

Depuis la première révolution la population de Paris a augmenté du double environ, et, chose affligeante ! la consommation de Paris est restée en 1848 la même qu'en 1789 (*). Donc l'habitant pauvre de Paris a moitié moins de quoi se nourrir qu'à cette époque, tandis que rien n'est plus vrai que, pour gagner sa chétive vie, il est condamné à un travail deux fois plus long et deux fois plus fatigant qu'à cette époque.

Travailler beaucoup trop, manger très-peu, cela épuise bien vite ; et quand cette misère vous prend à l'âge de la fermentation des passions, où l'on est

(*) Voyez la *Lunette du donjon de Vincennes, almanach* pour 1849, pag. 42.

consumé d'un désir qu'on ne saurait satisfaire d'une manière normale ; que l'appât du libertinage vous assaillit par tous les bouts ; que l'infection vous arrive par tous les rebuts du libertinage ; que la société marâtre qui vous condamne à vous sacrifier en pure perte à l'exploitation du fabricant, vous interdit même le droit si hygiénique du mariage ; que, luttant contre le besoin moral comme contre les besoins physiques, l'existence est forcée de se replier sur elle-même, pour ne vivre, pour ainsi dire, que d'elle-même, pour se déchirer de ses propres mains et se nourrir de sa propre substance ; n'est-ce pas là se ruiner plutôt que se développer, s'user plutôt que se fortifier, languir plutôt que s'entretenir, et dépérir enfin plutôt que vivre ?

Or, à quelle époque l'enfant de Paris se trouve-t-il en présence de tous ces fléaux à la fois, si ce n'est à l'époque où les parents, qui ont tout sacrifié à son apprentissage, se trouvent déliés d'une plus longue obligation, et que ce pauvre déshérité est forcé de travailler pour son compte ?... à l'âge de 20 à 25 ans !

C'est là l'époque de la plus grande lutte ; et le champ de bataille atteste assez par ses morts que la lutte a été inexorable. Oh ! que la mort décime une belle moisson, tous les ans dans cette terre maudite ! et l'on a trouvé encore que cette mortalité ne suffisait pas ! les fusillades et le canon sont venus en aide à la froide statistique. Ah ! qu'on a égorgé de ces beaux enfants que Napoléon aurait ménagés comme la prunelle de son invincible armée !

Non, ce n'est pas la vaccine qui est coupable de cette mortalité à Paris ; c'est notre égoïsme qui va jusqu'à la sottise, c'est notre mauvaise économie qui va jusqu'à la plus crasse ignorance ; c'est la barbarie qui laisse se faner sur pied ces plants si bien venus jusqu'à cette époque, et qui promettaient de si beaux fruits. Insensés ! nous gaspillons les bienfaits de la Providence, nous jetons au vent ses trésors ; l'ennemi qui fondrait sur Paris le dévasterait moins que ne le fait notre incurie.

Pauvres enfants que vos pères délaissent, vu que la cité marâtre les délaisse à leur tour. sachez donc enfin tout attendre de vous tous, puisque vous n'avez rien à attendre de vos maîtres. Donnez-vous la main pour passer sur cette planche fragile qui unit les deux bords de ce gouffre dévorant ; unissez vos corps à deux et unissez-vos âmes tous ensemble ; mariez vos industries pour les féconder toutes à la fois ; associez-vous comme ces petits poussins à qui la mère manque, et qui ne se serrent que de plus près, en cherchant le grain qui doit les sustenter. Ne vous trahissez pas les uns les autres ; la patrie ne vous trahit-elle pas assez comme cela ? Soyez aimants si vous voulez être probes ; jaloux de mieux faire, mais non de posséder davantage ; n'est-on pas assez riches quand on a ce qu'il faut? N'attendez rien du concours de ceux qui n'ont besoin de rien, mais tout de ceux qui, comme vous, savent ce qu'il en coûte de vivre.

Soyez plus économes que la cité qui ne sait être qu'avare : l'économie profite à tous, l'avarice à personne , pas même à l'avare. N'attaquez pas les riches, ne cherchez pas à les spolier ; vous auriez bien peu à prendre à ce métier; et vous vous montreriez aussi barbares que vos maîtres ; leur caractère n'est déjà pas si beau pour cela, pour qu'on prenne la peine de leur ressembler.

Le plus grand économiste du monde est celui qui a dit : *Enfants, aimez-vous les uns les autres.* Il n'est pas de si gros livre d'économie publique qui en ait jamais dit aussi long que cette phrase-là

Enfin le chiffre de cette mortalité

exorbitante au printemps de la vie dépasse de beaucoup celui du commencement de ce siècle, d'abord par suite de l'augmentation de la population, alors que diminuait la consommation ; mais surtout par suite de l'affreuse révolution qui s'est opérée dans les systèmes médicaux depuis cette époque, alors qu'aux bonnes vieilles méthodes aromatiques du dix-huitième siècle, l'empirisme a tout à coup substitué la saignée qui jugule, et le mercure qui empoisonne. Le mercure jadis n'était affecté qu'aux maladies pudiques; depuis on le prodigue jusqu'aux malaises les plus innocents. De là cette augmentation progressive d'une population de plus en plus rachitique et scrophuleuse, qui languit et se médicamente pendant vingt ans, et meurt de phthisie de vingt et un à trente. De ce que je dis, j'en ai entre les mains la preuve journalière ; savez-vous bien que sans le mercure, je ne rencontrerais pas deux phthisies pulmonaires incurables au début?

Si l'État ne rappelle pas à la pudeur et à la science cette médecine qui commence à se jouer de tout, mais surtout de la vie humaine, nos ennemis n'ont qu'à attendre, ils n'auront pas besoin du canon pour abattre cette belliqueuse population française, qui, en se croisant les bras, fait encore aujourd'hui trembler tous les potentats de l'Europe.

RÉSUMÉ.

1°. La loi de la mortalité humaine serait exacte. si elle se basait sur la durée du cadre du développement humain en chaque climat et dans chaque bassin.

2°. Mais, comme dans notre civilisation, pire que l'état de barbarie, on ne meurt que par accident, et que ces accidents mortifères varient à l'infini, d'une année à une autre et d'une localité à une autre , il s'ensuit que le chiffre de la mortalité ne saurait fournir qu'un document administratif et annuel, et non la formule de la loi de la mortalité elle-même.

3°. Le chiffre de la mortalité de Paris est un chiffre exceptionnel qui n'est pas même applicable au département de la Seine.

4°. Paris est, pour le riche, un foyer miasmatique, et, pour le pauvre, un lieu de torture et de privations. De même qu'en proie à la sécheresse, la plante végète jusqu'à la fleur et se fane alors comme épuisée d'amour et d'indigence ; de même la triste population de Paris grandit en vivant de peu, même de rien, jusqu'à vingt ans, âge où le développement des passions achève l'œuvre de la misère.

La solitude l'énerve, le libertinage l'empoisonne.

5°. La médecine mercurielle a pris une telle extension dans la population de Paris, que ses enfants naissent empoisonnés, boucs émissaires des mauvais traitements infligés à leurs pères ; chétifs, maladifs, vieux à vingt ans, décrépits à trente. Paris est un gouffre où viennent s'engloutir les plus belles générations des champs.

6°. Dieu y punit le riche de son indifférence pour le pauvre. Paris ne respecte pas plus la fortune que la pauvreté ; toute son indulgence envers la fortune, c'est de lui donner un cercueil doré.

7°. La charité bien entendue, commence, dit-on, par soi ; c'est une erreur, elle ferait beaucoup plus pour soi, si elle commençait par les autres.

§ VII. — CONTENTIEUX, MORALE ET JURISPRUDENCE.

(*Suite.* — Voy. tom. II, liv. 9°, pag. 276.)

RÉVISION DU PROCÈS LAFFARGE.

(*Suite.* — Voy. tom. II, 9° livraison, page 276.)

> Une condition lamentable est celle d'un homme innocent à qui la précipitation et la procédure ont trouvé un crime ; celle de son juge peut-elle l'être davantage ?.....
> Un coupable puni est un exemple pour la canaille ; un innocent condamné est l'affaire de tous les honnêtes gens......
> Je dirai presque de moi : je ne serai pas voleur ou meurtrier : mais je ne serai pas un jour puni comme tel, c'est parler bien hardiment.
>
> LABRUYÈRE. (*De quelques usages.*)

M. le docteur Manceau, médecin à Chalabre (Aude), philanthrope qui prend un noble intérêt à la défense de l'innocence de Marie Cappelle, nous a fait passer la pièce judiciaire suivante, que nous publions en entier :

REQUÊTE PRÉSENTÉE, LE 24 JUILLET 1841, A MESSIEURS LES PRÉSIDENT ET JUGES PRÈS LE TRIBUNAL CIVIL DE TULLE (CORRÈZE).

Madame Marie Cappelle, veuve Laffarge, détenue à la maison de justice de Tulle, a l'honneur de vous exposer ce qui suit :

Un arrêt de la cour d'assises de la Corrèze, à la date du 19 septembre dernier, l'a condamnée à la peine des travaux forcés à perpétuité, comme coupable d'empoisonnement sur la personne de son mari.

Aux débats et durant l'instruction, de nombreux témoins ont été entendus, et les efforts de l'accusation ont voulu surtout établir : que Marie Cappelle avait eu en sa possession une quantité énorme d'arsenic, dont elle ne pouvait justifier l'emploi, et qu'on trouvait répandu à profusion dans les vases destinés au service de M. Laffarge.

Le témoin principal de l'accusation était assurément celui qui venait déposer de la remise d'un énorme paquet d'arsenic à l'accusée ; or, on trouve dans les déposition du sieur Denis Barbier, com-

mis de forge au Glandier, une déclaration qui peut être résumée ainsi :

« J'achetai , par les ordres de Marie
« Cappelle, quelques jours avant le dé-
« cès de M. Laffarge, de l'arsenic à Bri-
« ves (environ 63 grammes), et je remis
« à elle-même, à mon retour au Glandier,
« le paquet qui renfermait cet arsenic. »

Qu'était devenue cette masse énorme
de poison? L'accusation interrogeait Marie Cappelle sur l'emploi qu'elle en avait
fait ; elle répondait qu'elle avait confié
le paquet à son valet de chambre, pour
faire de la mort aux rats. Celui-ci, interpellé à son tour, fut forcé de convenir :
qu'il n'avait pas préparé la mort aux rats
ordonnée par sa maîtresse, et qu'effrayé
des conséquences graves que pouvait
avoir la découverte de ce paquet, il l'avait
enfoui dans le jardin. On rechercha au
lieu indiqué par le valet de chambre, et
on découvrit alors un paquet de poudre
blanche, qu'on reconnut être non plus
de l'arsenic, mais du bicarbonate de
soude.

Alors l'accusation formula contre Marie Cappelle ses deux plus puissants ar-
guments.

1° Marie Cappelle a eu en sa possession une quantité considérable d'arsenic,
suffisante pour être répandue dans plusieurs vases.

2° Marie Cappelle n'a pas remis à son
valet de chambre, comme elle le préten-
dait, le paquet d'arsenic, et la substitution qu'elle a faite indique suffisamment
une intention criminelle.

On ne saurait nier que ce furent là les
points importants de l'accusation. La défense de Marie Cappelle ne put en triom-
pher, et une condamnation fut prononcée.

Mais, durant les débats, il s'était révélé des faits bien étranges, et la haine
qu'avaient témoignée les plus importants
témoins rendait leur déposition suspecte,
et laissait entrevoir un intérêt à la perte
de l'accusée.

Marie Cappelle subissait sa peine avec
une courageuse résignation, attendant
de l'avenir la vérité de son innocence,
lorsque des révélations inattendues lui
ont porté une espérance.

Elle a appris que le sieur Denis Barbier ne lui avait pas remis le paquet d'arsenic acheté par ses ordres, et que c'était
lui, et lui seul, qui s'était rendu coupable de la substitution dont on accusait
Marie Cappelle.

Une telle allégation a dû éveiller toute
la sollicitude de la défense de Marie Cappelle. Sa plus éclatante justification est
évidemment dans ce fait ; car si ce n'est
pas elle qui a versé dans les vases du
Glandier l'arsenic qu'on y a découvert,
elle est innocente du crime qu'on lui
reproche ; et la seule main criminelle
doit être celle qui a semé ainsi dans le
mystère un poison qui devait infailliblement être pris par le malade.

Aussi tous les renseignements ont-ils
été recueillis dans l'intérêt de Marie
Cappelle. Des dépositions affirmatives ne
laissent plus aucun doute sur le mensonge criminel de Denis Barbier ; et on
a su que ses *aveux eux-mêmes* venaient
confirmer l'accusation qu'on porte contre lui. En effet :

Denis s'étant trouvé à Lubersac, petite
ville voisine du Glandier, avait avoué,
en présence de M. et madame la Victoire, de Lubersac, et de M. Bellet, d'Al-
lerac, des faits d'une immense gravité. Il
avait dit, au milieu d'invectives proférées
contre Marie Cappelle : « *qu'il s'était*
« *bien gardé de lui remettre le paquet*
« *d'arsenic acheté par ses ordres; qu'il*
« *avait la conviction qu'elle voulait em-*
« *poisonner son mari.* »

Les témoins qui ont entendu ces propos les ont rapportés à différentes personnes très-honorables ; entre autres,
MM. Morel fils, Martinié, Deylac, avocat,
Devaine, de Lasteyrie, percepteur, etc.,
qui en déposeront.

Le faux témoignage de Denis Barbier
paraissait constant, lorsqu'une circon-

stance particulière est venue lui donner plus de certitude encore.

Le sieur Maynaux, ami de Denis, associé de la famille Laffarge, fut rencontré dans un des hôtels de la ville de Brives, par MM. Pasterieux, docteur en médecine, et Angelby, propriétaire. La conversation s'engagea sur le procès Lafarge, et ce fut alors qu'interrogé, le sieur Maynaux répondit : « *Oui, Denis n'a pas « remis l'arsenic à Marie Cappelle, et « nous sommes bien heureux qu'on ne « l'ait pas appris plus tôt, car elle aurait « été certainement acquittée.*

Ces diverses circonstances et révélations ne permettent donc plus de douter du faux témoignage de Denis Barbier. Son intérêt à cet infâme mensonge pourra s'expliquer facilement. Constatons seulement ici que les débats ont fait connaître le cynisme effrayant et l'immoralité profonde de cet homme, et qu'il nous suffise aujourd'hui de placer, à côté du faux témoignage qui a perdu Marie Cappelle, les révélations faites devant la cour d'assises.

N'est-ce pas Denis qui, deux mois avant la maladie de Laffarge, allait annonçant partout qu'il mourrait empoisonnné, victime de sa jeune femme?... Qui lui avait donné cette prescience?

N'est-ce pas encore Denis qui, le premier, durant la maladie, résistait à l'opinion des médecins, parlait d'empoisonnement, accusait Marie Cappelle?... Comment était-il si bien informé?

Et, enfin, n'est-ce pas encore lui qui, durant l'absence de Laffarge, a fait des voyages mystérieux qu'il n'a pu expliquer? Par une fatalité inouïe, ne s'est-il pas trouvé à Paris à l'époque où les gâteaux de Marie Cappelle y sont parvenus, et cette présence ne paraît-elle pas expliquer la substitution de ces gâteaux, inexplicable jusqu'ici?

Denis Barbier avait voulu la condamnation de Marie Cappelle; ses mensonges et ses accusations anticipées l'ont obtenue ; et Marie Cappelle a le droit de le poursuivre à son tour, pour obtenir réparation de l'éternel châtiment qui lui a été infligé. Elle va demander à faire preuve de faux témoignage de Denis. Ce n'est qu'ainsi qu'elle peut se justifier de l'épouvantable forfait que la loi lui reproche.

La peine qu'elle a encourue emportant la mort civile, Marie Cappelle ne peut, aux termes de l'art. 25, § 6, du Code civil, procéder en justice sans l'assistance d'un curateur spécial, et elle s'adresse à vous, messieurs, afin d'obtenir la nomination de ce curateur, et d'intenter devant votre tribunal, contre le sieur Denis Barbier, une action en dommages-intérêts, pour le faux témoignage qu'il a porté contre elle, et vous ferez justice. *Signé* MARIE CAPPELLE.

Tulle, le 24 juin 1841.

Nota. Le tribunal examina la requête, mais il ne put y faire droit : Denis n'avait ni son domicile, ni sa résidence dans le ressort du tribunal de Tulle; on ne pouvait donc l'y poursuivre. Le curateur de Marie Cappelle ne pouvait y être nommé.

On fit des recherches pour découvrir le domicile et la résidence de ce témoin; toutes les démarches furent infructueuses.

Arrivée à Montpellier, claquemurée dans sa cellule, isolée de tous ses amis, l'infortunée captive n'a plus compté sur la justice des hommes; elle s'est réfugiée en Dieu. Or le moment est enfin venu pour elle de faire entendre sa voix, si longtemps étouffée, auprès d'un pouvoir digne de l'entendre et de l'exaucer.

Nous n'avions démontré la fausseté que d'un seul témoignage, il n'en faut pas davantage pour motiver une révision.

En voici un second qui ne le cède guère au premier.

Est-il enfin temps que la justice répare une erreur dans laquelle une réunion de fatales circonstances l'a entraînée?

(La suite au numéro prochain.)

§ VIII. — CAUSERIES ET ANECDOTES DE MÉDECINE

(Suite. — Voy. tom. II, 9ᵉ liv., p. 287.)

SUITE AUX RÉVÉLATIONS NULLEMENT SCANDALEUSES.

(*Suite. —* Voy. tom. II, liv. 9ᵉ, pag. 285).

Le docteur Bouillaud vient de faire paraître un mémoire justificatif, sur les honorables malversations du pieux, moral, savant estimable, mais pas encore *honorable*, le citoyen Orfila (*).

Nous nous garderons bien d'adopter les appréciations impies du docteur Bouillaud au sujet de la gestion du savant adepte de la Société de Jésus, reçu depuis Février en expiation de sa mission de Blaye ; nous avons trop de déférence pour le bill d'indemnité qu'ont donné à ces pieux mensonges, le compère Trousseau, le saint et vénérable citoyen de Falloux, le débonnaire citoyen de Freslon, et le chef de claque de la droite de l'Assemblée, pour les interruptions s'entend, le citoyen Denjoy. Après de tels témoignages, nous revenons à résipiscence et nous proclamons, avec l'ordre du jour non motivé, le citoyen Orfila le modèle des administrateurs, le plus docte des professeurs, le moins irascible des médecins, le plus moral des hommes moraux, l'homme par excellence, sans pourtant prendre l'engagement de faire des *faux* comme ceux qu'il n'a pas faits, ainsi que le citoyen Denjoy le conseillait à tout le monde, par ces paroles qu'a recueillies le *Moniteur*, avec toute la déférence qui est due à de telles interruptions : *Faites-en de tels et vous vous honorerez.*

Après ces paroles et de si flatteurs témoignages, M. Bouillaud est bien venu, pour élever sa voix contre un homme honorable autant qu'il est honoré.

On voit bien que M. Bouillaud est administrateur de fraîche date, et n'a jamais vécu avec la grande famille des administrateurs ; qu'il n'en connaît pas la langue, les mœurs, les habitudes. Et

d'abord qui a jamais parlé de vol, d'indélicatesse, de déficit en fait d'administration ! est-ce qu'avec des chiffres sur le papier, tout ne s'arrange pas ? On appelle voler, mettre la main dans la poche d'un autre et en retirer quelque peu de la vile monnaie, un foulard ou autre chose d'aussi peu appréciable. On appréhende au collet de pareilles canailles, que la faim pousse à ces maladresses de mauvais goût.

Mais mettre la main dans une caisse, en retirer une somme de 9,000 francs et laisser à la place un chiffon de papier sur lequel on a écrit : *J'ai pris cette somme parce que j'ai cru avoir droit de la prendre ;* mais dire à un employé . Va dire au trésor que tu as vendu à la faculté 8,000 fr. de marchandises, quoique ton compte ne monte qu'à 4,000 fr., je t'attends à la porte, pour que de la main à la main tu me remettes les quatre mille que l'on ne te doit pas, ce pourquoi tu me les dois à moi-même etc., etc.; appeler cela des fautes déplorables, des mémoires fictifs, des faux enfin, c'est, il faut l'avouer, un manque de procédés, de savoir-vivre, qui ne doit pas permettre que l'administration continue à confier à de tels puritains et le maniement des deniers et le gouvernement des élèves.

Et puis révéler toutes ces pieuses fraudes aux profanes, à un public malintentionné ; porter ce jeu de chiffres à la connaissance de ces socialistes, pillards par *bémol* et par *bécarre*, ennemis de la famille et de la propriété, n'est-ce pas montrer par trop *ses sympathies pour les opprimés de Vincennes* (page 23), n'est-ce pas prêcher la guerre du pauvre contre les riches ? du pauvre qui va dire : « Tiens, j'ai oublié de payer 20 sous, on me condamne à la prison et à l'amende. En voilà un gros qui oublie de rendre 9,000 francs, et chacun le fête, le prône à l'avenant ! Tout pour le riche, tout contre le pauvre ; de ce coup je m'insurge ! » Vous le voyez, n'est-ce pas prê-

(*) *Mémoire sur les faits relatifs à la révocation de M. Bouillaud, etc.*, par M. J. BOUILLAUD. Paris in-8° de ix—144 pages.

cher la guerre civile, la guerre sociale?

Ah! M. Bouillaud, M. Bouillaud! vous êtes un républicain; fi donc! un républicain à l'Ecole de médecine; mais vous ne savez donc ni danser aux bals de la future cour, ni dénoncer les insurgés blessés, ni jouer aux wisht; ni cajoler les jolies personnes, et les marier aux frais de l'Etat, ni hériter dans la personne de votre fils d'une riche défunte, dont vous aurez été le médecin? c'est ma foi singulier! vous n'avez donc jamais reçu la mission de laver des chiffons de papier jetés à certains rebuts que la chimie seule aborde sans froncer le nez! vous n'avez donc pas un filet de voix pour chanter *Rose d'amour* dans les salons du ministère! vous êtes donc toujours enfoncé dans vos recherches, vous asphyxiant dans les pavillons de dissection, au lieu de *boire* (je ne dis pas de vous battre), mais de faire *le vert galant?* tenez, M. Bouillaud, je vous le dis franchement, avec vos utopies, vous n'êtes plus de ce monde; je viens de le dire à saint Loyola le citoyen de Falloux; qui m'a répondu : « Mais mon cher, vous avez raison, c'est un socialiste. Une plume, s'il vous plaît; portez cette nomination à M. Bérard, ce bon M. Bérard qui va là tenir votre place, et cette destitution à M. Bouillaud. Faites que la destitution n'arrive au dernier que lorsque cet excellent M. Bérard aura pris la place; afin qu'il puisse dire à Bouillaud : « Halte-là la place est prise, on n'entre pas. »

Et tout cela s'est fait, comme je vous l'ai dit, en l'an Ier *de la République française une et indivisible.*

Cependant, comme notre impartialité bien connue nous fait un devoir de peser les raisons de l'attaque, après avoir fait largement la part à la défense, nous allons, pour l'édification des fidèles, mettre sous les yeux du lecteur quelques-unes de ces fraudes pieuses que M. Bouillaud a le grand tort d'incriminer, après le bill d'indemnité donné par Falloux-Trousseau-Freslon-Denjoy.

Orfila acquitte au sieur R... un mémoire pour des pièces que le sieur R... est censé avoir vendues à la Faculté.

Sur la liste on trouve

1° Collection des maladies de la prostate. 100 fr.

(Or cette collection existait antérieurement dans le musée.)

2° Série de reptiles 300 fr.

(C'est la série qu'avait donnée M. B... au musée.)

3° *Lacerta ocellata.*

(Donnée, on pense, par M...)

4° Collection de hernies 200 fr.

5° Crocodile. 50 fr.

(Donné à l'Ecole par M. B...)

6° Serpent boa. 70 fr.

(Donné par M. B...)

7° huit serpents. 160 fr.

(Donnés par la famille de M. B...)

8° Un rat. 10 fr.

(Donné par M. Orfila qui l'a rapporté de sa campagne.

Est-ce curieux que ce compte où le *doit* est confondu avec l'*avoir*? On ne saurait refuser au citoyen Orfila une haute aptitude dans l'art de grouper les chiffres avec des étiquettes. J'ai entendu de fort vilaines gens, des gens mal élevés, de mauvais ton et de mauvais goût, rapprocher ce dernier fait de ce qui se passe dans le vol au comptoir, où l'on se fait rendre la monnaie d'une pièce avec tant d'adresse, qu'on emporte la pièce et la monnaie à la fois; je trouve que de pareils rapprochements sont d'une indécence sans égale, et ne sauraient être réprimés trop sévèrement; le citoyen Denjoy des bords de la Garonne s'en indignerait encore plus que moi.

Aussi je ne veux pas, mon cher lecteur, vous continuer la lecture du mémoire de cet infâme M. Bouillaud; je vous en ai peut-être trop lu déjà, et je craindrais de vous compromettre à fouiller trop avant dans ces quittances. Je vous prie, en conséquence, de passer au domicile de M. Bouillaud. pour le prier de nous retirer au plus tôt ses sympathies à nous *opprimés de Vincennes*; ses sympathies pourraient bien nous porter malheur à Bourges, patrie du pieux citoyen de Falloux.

Cependant, plutôt pour en faire justice qu'autrement, je veux bien m'arrêter encore un instant sur l'un des nombreux griefs que M. Bouillaud a accumulés dans sa brochure.

il cite certaines lettres d'intimidation qui lui ont été adressées pour le ramener à composition et à se taire, ce qu'il n'a pas fait, vous le voyez ; et mal lui en prendra. Dans l'une datée de Montrouge, le 20 juin, on lui annonce que son adversaire s'exerce chaque jour au pistolet et à l'épée.

Evidemment cette lettre était une plaisanterie ; car un Espagnol ne manie ni l'épée ni le pistolet ; il se sert de l'escopette quand il est brave, et du poignard quand il ne l'est pas ; et un Baléare ne joue que de l'arc, et encore quand il a faim, et pour abattre son déjeuner pendu à une ficelle. Ainsi, en fait de lames tranchantes l'adversaire ne manie pas, que je sache, même un bistouri.

Sur ce, que M. Bouillaud ne se donne pas la peine de se mettre en garde ; il en serait pour ses frais d'escrime et de position.

Quant à l'auteur de ces lettres anonymes, je ne nie pas un seul instant que M. Bouillaud ne l'ait deviné à l'ortographe et à la syntaxe ; c'est du français *à la vache espagnole*, par saint Loyola ! mais enfin qu'à donc tant à se plaindre M. Bouillaud de ce pieux subterfuge ? Escobar permet les lettres anonymes dans le but de prévenir un grand scandale.

M. Bouillaud ne cite que quatre lettres de ce genre, ce qui ne porte la somme des dépenses qu'à une vingtaine de sous.

Mais nous, qui ne nous sommes jamais plaint de cette pieuse ruse, nous avons payé, sans rien dire, jusqu'à trente francs de lettres anonymes, alors que nous nous occupions de rédiger notre *Infâme mémoire à consulter* sur le procès Laffarge, et ces lettres portaient le cachet du cru ; il y en avait du maître, des maîtresses et des valets, et nous les gardons comme des reliques ; après les avoir purifiées au chlore, comme un certain personnage purifiait celles qu'on tirait avec des pincettes par le trou d'un certain tuyau.

Le saint homme de Loyola avait porté la complaisance plus loin ; il nous avait choisi de sa main un secrétaire, qui vint se mettre gratuitement à notre disposition, pour écrire sous notre dictée.

ou collationner les pièces du rapport.

On n'accepte pas des offres aussi désintéressées.

Nous n'avons pas voulu grever de nouveaux frais le budget de l'Etat, et donner lieu à quelques mémoires fictifs. M. Denjoy ne nous avait pas encore invité à commettre des actes aussi honorables. Quel malheur de ne l'avoir pas su plutôt !

INCONVÉNIENT DE SE DÉSABONNER A LA *Revue élémentaire*, PARCE QU'ON SE CROIT RÉACTIONNAIRE.

Si les acteurs du drame que le journal le *Peuple*, du 20 février, rapporte d'après l'ERE NOUVELLE D'AIX, avaient eu l'occasion de lire les bons avis que nous avons publiés dans la *Revue Elémentaire* (tom. II, 6e livr., pag. 168 et 169), ils n'auraient pas été victimes de leur dévouement gastronomique.

— LE BUSTE EMPOISONNEUR. — On nous écrit d'Arles, dit l'*Ere nouvelle* d'Aix :

« Le fanatisme monarchique, poussé jusqu'à un certain point, peut avoir des inconvénients, et même de très-graves. Nos notabilités légitimistes viennent d'en donner une preuve assez triste pour eux.

Ces messieurs s'étaient réunis dans un banquet en l'honneur de Henri V. Lorsque l'enthousiasme eut été échauffé par de copieuses libations, un des héros de la petite bande proposa, puisqu'ils ne pouvaient pas encore presser le prétendant sur leur cœur, de lui rendre un hommage inconnu jusqu'à ce jour. Feue Artémise avala les cendres de son époux Mausole ; nos légitimistes firent quelque chose d'approchant, mais qui ne leur réussit guère.

Un buste de Henri V, en plâtre, de couleur verte, avait été président du banquet. Les convives, pour couronner leur fête, résolurent de le boire, dans du vin de Champagne, comme Cléopâtre buvait des perles dans du vinaigre. Ils grattent le buste dans leurs verres, et avalent le poison du dévouement.

Mais, ô malheur ! ô triste récompense d'un si beau dévouement ! Le ventre des zélés convives se gonfle, les coliques les torturent, les évacuations commencent et menacent de continuer ; en vérité nous serions bien tentés de rire, si un de ces fanatiques n'était mort des suites de cette escapade. »

Messieurs les fidèles, n'oubliez pas que la couleur de votre livrée est un poison violent. C'est un vert arsenical. Le bleu serait moins nuisible ; mais le rouge ne l'est pas du tout. Choisissez.

PENAUD COMME UN RENARD QU'UNE POULE AURAIT PRIS.

« — NAÏVETÉ D'UNE BORAINE. — Ces jours derniers, dit le *Sancho*, journal pantagruélique de Mons, en Belgique, un R. P. jésuite, revenant de mission, traversait le Borinage et se dirigeait vers Mons. Il fut atteint par un Borain qui allait en cette ville avec sa femme, créature ignorante à l'excès, mais franche et naïve. Les époux engagèrent la conversation, en demandant au R. P. où il était curé.

— Je ne suis pas curé, répondit modestement le père.

— Vous êtes donc vicaire ?

— Non plus ; je suis de la *compagnie de Jésus*.

A ce mot de *compagnie de Jésus*, la Boraine regarda le père avec étonnement et dit tout à coup :

—*Ah ! vos asté del compagnie de Jésus ! asté la Vierge ?*

Le Père, stupéfait, en entendant une si singulière demande, lui répondit : Mais vous savez bien que nou, je ne suis pas la sainte Vierge.

— *Vos asté saint Joseph adonc ?*

— Oh ! pas davantage, dit le père, saint Joseph est au ciel.

— *Mais*, continua la femme, *n'ast ni par hasard el baudet* (*) ?

Elle pensait à la fuite en Égypte. L'antithèse est assez forte pour que nous n'ajoutions pas d'autres réflexions. »

Que ferions-nous donc, grand Dieu ! si nous permettions qu'il vienne à la chambre ? Vous ne le connaissez donc pas ? Il bouleverserait tout.

(*) Mais ne seriez-vous pas, par hasard, le baudet ?

— Quoi ! vous croyez qu'il viendra à renverser la république ?
— Bien au contraire.
— Ah ! je comprends.

L'HISTOIRE.

Pendant que la fusillade inondait Paris de sang, qu'on égorgeait femmes et vieillards réfugiés dans les caves, que le canon perforait les cloisons, abattait les façades, et de la plus belle maison faisait en un instant un monceau de ruines, *le National* disait, en s'amusant à se tordre les moustaches : *Je fais de l'histoire.*

Si quelqu'un m'avait dit, il y a de ça quelques dix-huit ans, que ces gens-là feraient un jour de l'histoire, je crois que je serais parti d'un rire homérique, tant je voyais dans cette coterie que ceux qui en avaient tout l'esprit étaient lâches, et que les vrais braves étaient dépourvus d'esprit.

J'avais tort, et l'événement me l'a bien démontré. J'aurais dû voir que j'avais tort, en me rappelant mon histoire de France et du monde. Est-ce que l'imbécile Louis XIII, le fripon Mazarin, la messaline duchesse d'Orléans, et la fille de joie Dubarry, n'ont pas fait aussi de l'histoire, et de la *grande histoire ?*

L'histoire ne se fait pas par les hommes de génie : on dirait qu'elle n'embouche la trompette qu'à la porte d'une ménagerie, et pour faire voir les animaux parlants : « Entrez ! entrez ! messieurs, mesdames ? cela ne coûte que la bagatelle de quelques sous, et l'on distribue le programme *gratis*. Vous verrez là des serpents qui rampent, des tigres qui bondissent de rage, des lions qui rugissent ayant soif de sang ! cela vous amusera, car cela vous fera peur ! Entrez ! entrrrez ! ».

L'histoire n'est en général l'histoire des hommes que par le côté par lequel ils ressemblent à la bête. L'histoire de l'homme fait à l'image de Dieu est trop uniforme et trop conforme aux inspirations de la conscience, pour qu'elle offre rien de nouveau ; on la sait toujours d'avance ; chacun l'apporte en naissant écrite dans son cœur ; il en a la formule, on n'a plus qu'à y écrire le nom qui reste en blanc, le premier nom qui se présente.

Il n'y a rien de moins amusant que l'histoire d'un honnête homme ; l'histoire de Cartouche et de Mandrin amuse mille fois mieux.

Les grands hommes, les vrais grands hommes, ceux marqués au bon coin, et non pas à la pacotille, ceux qui ne se posent point en se dandinant devant l'histoire, mais qui la redoutent, et prévoient en tremblant ses terribles jugements, ceux-là mêmes ne figurent dans la *grrrrrande histoire*, et ne se font connaître au commun de la terre, que par un accessoire qui ne vient pas d'eux, mais de quelque fripon ou de quelqu'imbécile qu'ils ont le malheur de heurter sur leur passage.

Galilée n'est bien connu que par ces juges niais et féroces, ces prêtres à robe couleur de sang, par ces princes de l'Église et non de l'Évangile, princes de ce monde et non du ciel, et j'allais dire de l'enfer, par antithèse (mais je sais qu'entre l'enfer et le ciel, il y a encore un intermédiaire, ce bas monde ; ainsi pas d'hérésies, princes de ce monde, princes temporels). Si ces cardinaux avaient été moins bêtement superbes, et qu'au lieu de faire mettre le génie à leurs pattes, ils se fussent jetés respectueusement aux pieds du génie, il n'y aurait en France que quatre individus qui parleraient de Galilée. Les niais de cardinaux ont fait de l'*histoire* et *de la grande* qui plus est, ainsi qu'en font nos niais de la veille quand ils contractent alliance avec les modérés du lendemain.

Qui aurait jamais connu ces sots, s'ils n'avaient pas fait leurs terribles sottises ?

Un jour l'humanité, pour son honneur, et rentrant enfin dans une nouvelle voie, brûlera de pareilles histoires, et ne s'amusera plus à meubler la mémoire de ses enfants avec de saletés aussi dégoûtantes.

Elle procède à cet *auto-da-fé* tous les trois mille ans, dans la période actuelle ; qui parle aujourd'hui si ce n'est parmi les bouquinistes de Nemrod et de ses généraux chasseurs ? Mais dans quelque temps, elle brûlera l'inventaire le lendemain même des faits accomplis ; elle purgera ainsi nos souvenirs de l'image de bien des monstres.

Vous parlez beaucoup de la puissance de la loi ; regardez ceux qui font les lois, comme ils sont faibles.

Respect à la loi ; mais voyez donc si vous pourriez respecter beaucoup ces quatre ou cinq qui forment l'appoint de la majorité qui ont décidé de la rédaction de la loi.

La loi est immuable ! mais avez-vous remarqué ce qu'il faut de mots et de virgules pour la changer du tout au tout, et l'interpréter aujourd'hui dans un sens, et demain dans un autre ?

Venez nous dire ensuite que les hommes ont des lois ; je vous répondrai : la nature seule a des lois ; les hommes, y compris les législateurs, n'ont que des caprices.

Je suis en prison, parce que je suis un mauvais coucheur ; je suis un mauvais coucheur, parce que je suis un puritain, qui n'entend pas raillerie sur la probité et la moralité.

C'est-à-dire qu'il ne me manque qu'une chose pour être en liberté, et prendre place à l'Assemblée ; il me manque d'être un fripon et un libertin, comme tant d'autres que je ne vous citerai pas. Vous comprenez.

Restons donc en prison ; puisqu'on ne risque pas ici d'être en trop mauvaise compagnie.

11ᵉ et 12ᵉ
Livraisons.

REVUE ÉLÉMENTAIRE

15 Avril.–15 Mai
1849.

DE

MÉDECINE ET PHARMACIE

DOMESTIQUES,

AINSI QUE

DES SCIENCES ACCESSOIRES ET USUELLES,

MISES A LA PORTÉE DE TOUT LE MONDE.

§ Iᵉʳ. — CLINIQUE DE LA NOUVELLE MÉTHODE,

OU

ÉTUDE PRATIQUE ET COMPARÉE DES CAS DE MALADIE LES PLUS DIGNES D'INTÉRÊT
QUI SE PRÉSENTENT CHAQUE JOUR A NOTRE OBSERVATION.

(Voyez tom. II, livr. 10ᵉ, pag. 289.)

CHOLÉRA.

ÉTUDE CRITIQUE.

(Voy. tom. I, pag. 175, 208, 237 et tome II,
pag. 159, 189.)

Depuis le 9 mars 1849 le choléra ravage et décime la population de Paris; depuis le 9 mars les partisans de notre méthode ne cessent de dire à la vieille médecine : mais vois donc, mégère, comme tu fais des victimes, pendant que nous, en dépit du diplôme, nous guérissons même ceux qui n'ont rien fait pour se préserver. Dépouille un peu ton pédantisme, au profit de l'humanité; prend ton bien, qui est de guérir, où tu le trouves ; adopte nos moyens de soigner, sans te souvenir que tu les dois à celui que tes dénonciations ont fait incarcérer, afin que tu dormes un peu plus tranquille ; il est homme à te pardonner le mal que tu lui as fait, à la vue du bien que tu voudras bien faire aux autres.

La mégère a fait la sourde oreille et a laissé crier.

Mais les clameurs des vivants étant devenues un peu trop assourdissantes, à la vue de ces files de morts que la docte Faculté envoyait chaque jour à la fosse commune tout aussi bien qu'à la fosse à part, il a bien fallu aviser à un moyen terme ; car la Faculté ne se rend jamais ainsi de prime abord, et ne renonce pas de si bonne grâce à sa réputation d'infaillibilité ; elle doit revenir de ses erreurs, sans cesser d'être infaillible. On a vu alors les doctissimes docteurs s'approprier tantôt un lambeau, tantôt un autre de la médication proscrite, l'incorporer à un résidu inoffensif de la médication ancienne ; dissimuler la méthode populaire par les succédanés que nous avons indiqués ; et dès ce moment la mortalité, dans leur clientèle ou leur service des hôpitaux, a diminué en raison du nombre de remèdes qu'ils ont bien voulu nous emprunter. De là vient que la mortalité en 1849 a été un peu moins effrayante qu'en 1832, à pareille époque de l'année.

Que serait-ce si un gouvernement moins impopulaire avait pris la haute main sur le chapitre de la salubrité publique, et qu'il eût voulu juger, par ses propres yeux, des résultats comparés des diverses méthodes, et ne pas se reposer sur le génie de ce brave M. Rébillot, préfet de police, du soin d'indiquer au public les moyens de se préserver du fléau, qui a frappé en aveugle sur ses amis et ses ennemis ?

Mais enfin l'humanité n'est pas à l'ordre du jour en ce siècle ; et puis, qu'importe que le peuple succombe sous la piqûre du choléra ou sous les éclats des *obus et des bombes?* N'avons-nous pas trop de blouses en France? Il est bon que Dieu pense un peu à nous, et nous évite la peine d'y penser nous-mêmes.

Oui, Dieu y a pensé ; mais en vertu du nouveau dogme de l'égalité, il a pensé aux riches comme aux pauvres, et les a confondus dans le même suaire, faute de bras pour s'occuper de tant de morts à la fois.

Le mal qu'il nous a été défendu d'empêcher, nous allons le décrire, et nous en constituer l'historien, faute d'avoir pu en être l'infirmier ; heureux encore que mes enfants et mes amis aient eu la force de me remplacer dans cette œuvre humanitaire !

HISTORIQUE.

Il y a déjà quatre ans que le choléra a entrepris son voyage autour du monde ; c'est en 1844 qu'il s'est montré sur les bords de l'Indus. L'année suivante, il arrive dans l'Affghanistan ; en 1846 dans le Téhéran, au sud de la mer Caspienne ; ensuite il redescend d'un côté sur le Tigre et l'Euphrate, et sévit en 1847 à Aden dans l'Arabie ; il remonte de l'autre côté vers le nord du Caucase, envahissant plusieurs ports de la mer Noire et diverses villes de l'Asie Mineure.

De là, franchissant d'une volée près de 400 lieues de distance, il fond en décembre 1847 sur Riga et les bords de la mer Baltique ; et de là, par une autre enjambée, laissant Saint-Pétersbourg sur la gauche, il s'établit le 24 septembre 1847 à Moscou, à 300 lieues de distance. Il redescend le 24 octobre à Constantinople, et remonte le 9 novembre à Saint-Pétersbourg, entre Riga et Moscou.

Le 10 juillet 1848 il apparaît à Alep, puis au Caire le 17 ; à Smyrne le 22 ; à Alexandrie, en Egypte, le 25 ; à Saint-Jean-d'Acre le 1ᵉʳ septembre ; à Riga, pour la deuxième fois, le 15 juillet 1848 ; ensuite s'approchant de nous et tournant à l'occident, il arrive à Berlin le 28 juillet 1848 ; à Settin le 8 août ; à Londres les premiers jours de septembre ; à Dunkerque le 26 octobre, et s'offre enfin à Paris le 9 mars 1849 ; se rabattant ainsi, comme par le caprice des coups de vent, et avec la vitesse de la foudre, sur les régions les plus distantes, en passant par-dessus la tête des plus voisines et revenant quelquefois sur ses pas ; voyageant, en un mot, à la manière des hordes aériennes qu'un courant d'air emporte, et non comme une contagion qui s'étendrait de proche en proche et par le véhicule du contact.

Mortalité du choléra à Paris.

Du 9 mars, jour de l'invasion, au 28 du même mois, le chiffre des cas de choléra dans les hôpitaux ne s'était élevé qu'à 285, sur lesquels 180 décès ; bien près de la moitié de morts et les autres en traitement ;

20 cas et près de 10 morts par jour !

Du 28 mars au 20 avril, c'est-à-dire en 23 jours, 1814 nouveaux cas, sur lesquels 1059 décès ; ou 79 cas par jour, sur lesquels 46 décès.

Du 20 avril au 3 mai, c'est-à-dire en 13 jours, 931 nouveaux cas, sur lesquels 465 morts ; 71 cas par jour, sur lesquels près de 35 morts.

Du 3 mai au 29 du même mois, ou en 26 jours, 3423 nouveaux cas, sur lesquels 1678 décès ou près de 132 cas par jour, sur lesquels près de 65 décès.

Du 29 mai au 10 juin l'élévation progressive de la température, qui le 7 juin s'était élevée à 28°, a imprimé au choléra une marche ascendante qui menaçait d'atteindre le chiffre effrayant de 1832. Car le 4 juin on remarque 295 entrées dans les hôpitaux, et 112 décès ; le 5 juin, 274 entrées sur lesquelles 133 décès ; le 6 juin, 331 entrées sur lesquelles 162 décès ; le 9 juin on compte 464 décès à domicile, 148 dans les hôpitaux, total 612.

Mais la température ayant baissé à la suite d'un orage qui eut lieu le 8, le chiffre de la mortalité baissa à son tour. Car dès le 11 juin on ne compte plus qu'un total de 570 décès ; le 12 qu'un total de 416 décès ; le 13 un total de 390 ; le 14 un total de 355 ; et enfin, le 18 juin, le chiffre de la mortalité n'était plus que de 180 par jour, y compris, comme ci-dessus, les décès dans les hôpitaux et à domicile.

De ces chiffres il ressort avec évidence que le nombre des cas n'a cessé de marcher parallèlement avec la saison et avec l'élévation de la température, ainsi que va le démontrer le tableau suivant, pris seulement sur les relevés des hôpitaux.

	CAS.	MORTS.	
Du 9 mars au 28 en moyenne par jour.	20	10	ou 1 mort sur 2
Du 28 mars au 20 avril.	79	46	ou 2 — sur 3
Du 20 avril au 3 mai.	71	35	ou 7 — sur 10
Du 3 au 29 mai.	132	55	ou 1 — sur 2
Le 4 juin.	295	112	ou 2 — sur 5
Le 6 juin.	331	162	ou 1 — sur 2

Mortalité comparative des divers hôpitaux.

Le chiffre de la mortalité a varié dans des proportions assez étendues, selon les divers hôpitaux de Paris, et ces rapports se sont soutenus d'une manière tranchée dans les diverses phases de l'invasion ; en sorte que pour donner une idée de la différence, il nous suffira de donner le tableau nécroscopique des hôpitaux pris à une période assez avancée, et de disposer les hôpitaux par ordre de leur mortalité respective ; du reste, dès le 1er juin l'autorité a cessé de nous donner le chiffre de la mortalité respective pour chaque hôpital ; on a craint sans doute de froisser trop d'amours-propres.

TABLEAU COMPARATIF DE LA MORTALITÉ DANS LES DIVERS HÔPITAUX DE PARIS
DU 9 MARS AU 29 MAI.

HÔPITAUX.	CAS DE CHOLÉRA.	DÉCÈS.	RAPPORTS.
Clinique..	27	21	7 morts sur 9 malades.
Hôpital militaire du Roule.	306	140	7 — — 11 —
Salpêtrière..	1,129	814	5 — — 7 —
Ménages..	48	34	5 — — 7 —
Incurables hommes. . . .	11	8	5 — — 7 —
Invalides.	39	27	3 — — 4 —
Charité.	460	266	5 — — 8 —
Maison de Santé.	68	39	5 — — 9 —
Saint-Antoine.	123	65	5 — — 9 —
Bon-Secours..	119	66	5 — — 9 —
Larochefoucauld..	5	3	3 — — 5 —
Incurables femmes.. . . .	12	8	2 — — 3 —
Bicêtre.	183	121	2 — — 3 —
Hôtel-Dieu..	1,034	479	1 — — 2 —
Saint-Louis.	542	259	1 — — 2 —
Pitié..	530	259	1 — — 2 —
Beaujon..	339	169	1 — — 2 —
Necker.	163	68	1 — — 2 —
Enfants malades..	72	27	1 — — 3 —
Cochin.	57	25	1 — — 2 —
Sainte-Marguerite.	115	56	1 — — 2 —
Saint-Lazare..	43	21	1 — — 2 —
Hôpital milit. Popincourt..	142	77	1 — — 2 —
Lourcine.	24	8	1 — — 3 —
Gros-Caillou..	575	191	1 — — 4 —
Total. . . .	6,553	3,382	

N. B. Ces rapports ne sont qu'appro-
ximatifs, mais ils sont bien au-dessous de la vérité. Car il restait alors encore
dans les hôpitaux à cette époque 1,121

malades, vu que les sorties ne s'étaient élevées jusque-là qu'à 2,050 ; et, sur ces 1,121 malades restant, il a dû mourir, en suivant la proportion ci-dessus, la moitié au moins.

A quoi tiennent ces différences dans la mortalité selon les divers hôpitaux.

Si la médecine était une science, elle obtiendrait partout dans l'application les mêmes résultats ; car elle aurait alors, pour diriger sa pratique, des éléments de calcul capables de corriger le plus par le moins, et d'opposer à l'action une suffisante résistance. Mais la médecine n'étant en théorie qu'une confusion des langues, sa pratique ne saurait être qu'une universelle anarchie, chaque docteur se dirigeant d'après son bon plaisir, et ne relevant que de ce que ces messieurs appellent leur conscience, espèce de vide qui se remplit tantôt de caprices, tantôt d'antipathies, tantôt d'engouement, tantôt enfin de l'absence de tout cela, ce qui signifie une absolue sottise payée au poids de l'or.

La loi du diplôme permet à chacun de ces messieurs d'adopter une méthode, comme bon lui semble, leur réservant la satisfaction de s'accuser réciproquement de tuer leurs malades, sans se voir exposés au danger d'être traduits devant les tribunaux, comme accusés ou comme accusateurs.

Les journaux faméliques, ces chancres de la science, sont là pour décerner à tous l'éloge à grands coups d'encensoir; et les journaux politiques, déclinant leur propre incompétence, s'en remettent, du soin de parler de l'épidémie, au docteur en titre du rédacteur en chef : et tout va ainsi pour le mieux dans le meilleur des désordres possibles.

Quant à nous, qui ne sommes pas en prison pour avoir voulu jamais nous conformer à cet ordre de choses, nous n'entrerons pas dans cette *ligue du mal public*, et nous continuerons à en appeler au siècle qui nous suivra de la sottise et de la barbarie du siècle moderne, en priant nos arrière-petits-neveux de ne pas trop se moquer de leurs arrière-petits grands-pères, vu le cas de nécessité; car *item*, il faut vivre pour quelques-uns et se prêter aide et assistance de compérage, quand on voit que tout le monde ne saurait vivre à la fois. Nous nous permettrons donc d'expliquer à la jésuitière de la faculté, espèce de semblant de république qui n'est ni une ni indivisible, pourquoi la médecine a laissé mourir plus de malades dans un hôpital que dans un autre.

Nous dirons donc franchement et en débutant que, tout en demandant notre incarcération, dans l'intérêt de leur commerce, MM. les docteurs titrés et diplômés ne sont pas sans avoir appris de leurs malades que notre méthode préservait d'abord infailliblement du choléra, quand on la suivait complétement, et qu'elle guérissait infailliblement quand on l'adoptait au début de l'invasion et sans perdre une minute ; et que quand les symptômes s'étaient tout à fait dessinés, elle ne laissait pas que de sauver quatre malades sur cinq.

Nous avons, pour garantir ce fait, toutes les lettres que les expérimentateurs ont fait insérer dans les journaux. Or, dès que MM. les docteurs ont su que, dans l'art de guérir du choléra, ils se trouvaient distancés par les moins doctes, ils ont bien vu qu'il fallait à tout prix, autant que le permettrait la susceptibilité de la profession, se rapprocher de la voie qui conduisait si vite à la guérison.

Ils se sont mis, dès ce moment, à adopter, de notre traitement, l'un une bribe et l'autre une autre, convaincus que ce traitement était une relique dont toutes les parcelles avaient la même propriété sainte que le tout, et qu'elles auraient toutes la même puissance au fond, tout en conservant une distinction dans la forme ; c'est du moins ce qui paraîtrait avoir été la conviction de ces messieurs, et ce qui n'est nullement la nôtre, nos abonnés le concevront facilement.

Car, bien au contraire, nous ne voyons la cause de la différence du chiffre de la mortalité, selon les divers hôpitaux, que dans la nature des bribes que ces messieurs ont soustraites à notre système, une de ces bribes ayant évidemment une plus grande efficacité que l'autre, et plus de chances d'atteindre que tout autre la cause du mal dans son repaire d'élection, repaire variable selon une foule de hasards.

Ce qui est certain, c'est que pas un de nos doctissimes docteurs n'oserait aujourd'hui soutenir sur le choléra les thèses qu'ils soutenaient avec une intolérance si solennelle en 1832 ; non, mille fois non ; ils ont brûlé, cette année de grâce 1849, ce qu'ils avaient adoré en l'année 1832 ; ce qui était défendu alors de par la Faculté est permis aujourd'hui de par l'Académie ; le poison d'alors est donné pour médicament en ce jour ; tout a changé en théorie et en pratique, tout, hormis l'infaillibilité de ces messieurs parlant *ex cathedra*.

Ces messieurs ne saignent plus, ils ne condamnent plus le patient à une diète édulcorée suffisamment prolongée ; ils ne se croisent plus les bras, ce qui prend le nom de *médecine expectante*, en face du malade, qui se ronge les poings en appelant au secours ; tout cela est vieux et *rococo* ; cela ne peut plus sauver personne ; on a mieux que cela aujourd'hui ; et de ce mieux, administré selon le caprice du maître dans ces grands charniers du pauvre qu'on appelle hospices de Paris, il est résulté que la mortalité a été moins grande en 1849 qu'en 1832, et dans certains hôpitaux que dans d'autres.

La Salpêtrière est, sans contredit, l'hospice où la mortalité a été la plus effrayante, depuis le moment de l'invasion du choléra, 5 morts sur 7 ; il rentre 7 malades ce matin, ce soir il en reste 2 ; il nous semble qu'un pareil phénomène aurait dû fixer l'attention de la police ; mais les médecins du lieu, carbonaris convertis à la bonne cause, sont médecins de la préfecture de police ; ils auraient été sur la question juges dans leur propre cause ; la police n'a pas voulu les exposer à un tel danger de se tromper.

Le Gros-Caillou, au contraire, hôpital militaire, a été celui dont le chiffre de mortalité s'est élevé le moins haut, ce qui n'a pas tenté les autres hôpitaux d'adopter sa méthode.

Nous allons expliquer maintenant en détail pourquoi certains hôpitaux ont été moins affligés que les autres ; et, afin de mettre mieux en relief notre pensée, plaçons en parallèle les deux extrêmes de la série que nous avons mise en tableau ci-dessus : la Salpêtrière, où la mortalité a été de 5 sur 7 malades, et l'hôpital militaire du Gros-Caillou, où elle a été à peine de 1 sur 3, d'après les documents fournis par les *chers confrères* chargés du dépouillement officiel, tandis que certains autres documents non moins dignes de foi portent la mortalité de cet hôpital à un chiffre infiniment moindre encore.

D'où vient cette différence entre ces deux grands centres de médication ? Dira-t-on que la Salpêtrière est redevable de son effrayante mortalité cholérique à sa position sur le voisinage de l'eau ? Mais l'hôpital du Gros-Caillou est situé à une égale distance de la rivière ; de plus, il se trouve au centre d'un quartier bas, humide et habité par une population peu heureuse. Sous ce rapport, l'hôpital du Gros-Caillou est placé dans des conditions moins favorables que la Salpêtrière.

Dira-t-on que la Salpêtrière est l'hospice de la vieillesse, et que le malade a dû y avoir par devers lui moins de force pour résister aux atteintes du choléra? Mais on sait que le choléra se joue des forces physiques comme la tempête se joue d'une feuille, et qu'il trousse un Hercule tout aussi vite qu'un vieillard. Il est un fait d'observation constaté plusieurs fois, c'est que le choléra sévit moins contre les vieillards et les infirmes que contre les fortes constitutions.

Pour expliquer donc l'énorme différence de la mortalité entre ces deux hospices placés dans des conditions en général si analogues, reste la différence dans les soins et la médication, et ici cette différence est énorme. La médication adoptée au Gros-Caillou est celle qui se rapproche le plus de notre méthode normale, de celle qui guérit au début; tandis que la médication suivie à la Salpêtrière est celle qui s'en éloigne le plus, sans parler des cas où elle cesse entièrement d'être même un semblant de méthode. Je ne sache pas d'hospice où le sans gêne ait mieux pris position qu'à l'hospice confié aux soins de M. Trélat et consorts; on dirait que M. Trélat y a fait de la médecine, comme il a fait pendant quelques jours de la grande politique : en se prélassant dans ses fauteuils, et apposant sa signature à tout ce qu'on lui présentait à signer, faute de temps pour en examiner la substance. Aussi la Salpêtrière a-t-elle eu ses journées de juin élevées à la plus haute puissance. Nous ne parlerons pas des diverses médications essayées et abandonnées tour à tour par les huit médecins ou chirurgiens en chef de ce vaste hospice; tâtonnements expérimentaux dont les uns ont dû agir négativement, mais les autres bien désastreusement; car nous y remarquons, pour arrêter la diarrhée, des lavements à l'*onguent mercuriel!* les saignées générales pratiquées sur des corps cyanosés; les sinapismes appliqués sur ces foyers brûlants de la fièvre et des congestions sanguines! Avec ces moyens incendiaires une chose nous

étonnerait, à savoir qu'on eût sauvé un seul malade, et nous n'expliquons le peu de succès que nous signale la statistique de ces lieux, qu'en découvrant que l'un des médecins, M. Barth, a eu le bon esprit d'emprunter à notre méthode le sel en boisson et en lavements, les alcoolats d'écorce d'orange et de menthe, plus un des succédanés de notre eau sédative, le carbonate d'ammoniaque, puis l'éther. Mais la contagion de ce retour vers de meilleures idées de médication ne s'est point propagée dans cette enceinte, avec la puissance du fléau qui y exerçait ses ravages. Cependant comme les médecins d'un hospice sont solidaires, il s'en est suivi que les succès de M. Barth sont venus atténuer le mauvais effet des insuccès de ses honorables confrères, et la réciproque en sens inverse. Nous sommes sûrs que si cette médication avait été adoptée généralement dans cet hospice, la Salpêtrière aurait rivalisé de bonne renommée avec le Gros-Caillou.

Car, au Gros-Caillou, nous voyons les deux médecins, MM. Durand et Worms, emprunter à notre méthode curative le camphre et autres huiles essentielles, l'éther, l'ammoniaque, l'alcool camphré en potion, l'eau sédative même, des fomentations d'alcool camphré et d'ammoniaque, et surtout l'emploi du sel marin. Quant à l'emploi du sel marin, dont on a constaté les heureux effets dans une foule d'autres hospices, MM. les médecins n'ont pas cru, en y ayant recours, déroger à la haine du profane, vu que ce n'est pas à nous qu'ils l'ont emprunté, mais à un docteur anglais, M. Stevens, qui nous l'avait emprunté avant eux dans le traitement du choléra : ces messieurs, à l'égal du cosaquophile l'honorable représentant Estancelin, aiment mieux l'invasion de la médecine étrangère que celle de la médecine révolutionnaire, à moins que la médecine révolutionnaire ne leur arrive par la voie de l'étranger. Au reste, qu'importe que la médecine révolutionnaire fasse un si grand détour, pourvu qu'elle arrive? n'est-il pas passé en force de chose jugée que nul n'est prophète dans son pays? Force doit rester à cette loi comme à toute autre.

Dans les autres hôpitaux de la capitale, les succès obtenus par les médecins du Gros-Caillou ont frappé certains docteurs, qui en ont pris quelque chose, et qui ont laissé mourir d'autant moins de malades qu'ils ont adopté le plus de ces ingrédients.

Mais la contrefaçon étant punie par la loi, ces messieurs n'ont voulu avoir l'air de prendre que des brevets de perfectionnement, brevets ainsi nommés par antichrèse; aussi n'ont-ils pas tous obtenu les mêmes succès, bien s'en faut; ils n'ont fait que diminuer de quelques crans le chiffre de la mortalité normale et effrayante des autres hospices.

D'où il est permis de conclure que le choléra a exercé moins de ravage à Paris en 1849 qu'en 1832, à cause qu'en 1849 la Faculté a abandonné sur tous les points son plan de campagne de l'autre époque.

Ce premier pas vers la réforme nous en promet d'autres plus rapides dans l'avenir; mais ce présage peut à peine nous consoler de l'inactivité forcée dans laquelle nous a de nouveau placé la bienfaisante loi de ces messieurs de la grande confrérie, à laquelle nous avons l'honneur de ne pas appartenir. Nos deux fils nous ont remplacé dans cette mission, assistés de leurs nombreux amis; et ils n'ont abandonné le champ de bataille que lorsque les forces leur ont manqué, et que l'un d'entre eux s'est vu surpris par le mal dont il guérissait les autres; c'est à ce moment que je les ai appelés tous autour de ma prison, pour que leur mère pût leur prodiguer ses soins, sans me les soustraire à moi-même.

La Faculté ne prétendra certainement pas cause d'ignorance au sujet de l'effi-cacité incontestable de notre médication.

Bien de nos adeptes en ont fait retentir la presse; le traitement indiqué dans la *Lunette de Vincennes*, almanach de 1849, a été reproduit à Paris, à Orléans, dans des feuilles séparées, afin d'être distribué aux malheureux. L'association des cuisiniers a écrit aux journaux les succès qu'elle obtenait par cette méthode. (Voyez les journaux *le Peuple*, *la Démocratie Pacifique*, *la République* des 9 et 10 juin 1849.) Entre autres docteurs de province qui l'ont adoptée, le docteur Lazowski de Jonzac en a développé la théorie et la pratique dans le journal de sa localité (dimanche 3 juin).

Dans les bureaux du journal *le Peuple* du 9 juin, on a signé une pétition à l'Assemblée, qui s'est couverte de 2,000 signatures en deux jours, pour demander au pouvoir notre sortie sous caution, à l'effet d'organiser des ambulances à Paris d'après notre méthode; vingt citoyens dévoués s'offraient en otage; un propriétaire avançait sa fortune pour caution; et le citoyen Emile Leroy, charcutier, rue des Trois-Bornes, 13, apportait comme appoint à cette offre l'obole de la veuve (1,200 francs de sa bourse).

Mais le jésuistisme qui gouverne n'a pas permis au pouvoir d'avoir égard à ces réclamations; la pétition restera dans le panier; car nous aussi *nous avons servi le grand homme*, et ce n'est pas une raison pour être en faveur auprès du petit.

On pense que nous n'aurions pas cru accepter une grâce, en nous rendant sous caution aux vœux de nos concitoyens; ceux qui nous retiennent en prison pour nous récompenser de ne pas avoir voulu les y mettre un jour, ceux-là savent bien que notre parole d'honneur est la plus sûre de toutes les cautions possibles.

Enfin, Dieu n'a pas voulu nous laisser

encore cette occasion de faire le bien ; nous comptons ce contre-temps parmi nos plus dures souffrances. Heureusement que la faveur du public nous a trouvés autant de remplaçants qu'il existe d'acheteurs du *Manuel annuaire de la santé pour* 1849, et de la *Lunette du donjon de Vincennes, almanach de l'Ami du peuple pour* 1849.

On trouvera sans doute que la grande publicité donnée tout à coup, par les journaux de Paris, à l'efficacité de notre traitement, a été un tant soit peu tardive, après tous les essais heureux qui en avaient été faits dans les divers pays précédemment envahis. Quant à nous cela ne saurait nous surprendre ; car nous avons eu en tout temps assez d'occasion d'être mis à l'épreuve par la conspiration du silence.

Tant que la presse aura des entraves fiscales, que la publicité sera le monopole de l'argent, et le point de mire des poursuites légales, le *journal* même le plus indépendant finira toujours par voir sa rédaction subalterne passer, à son insu, dans le camp officiel, qui dès ce moment en tiendra la ficelle. Dès ce moment le *journalisme* succède au journal ; les coteries se partagent les trompettes, qui sonnent la louange ou l'attaque, la louange des initiés seulement. Quant à ceux qu'on ne saurait attaquer sans montrer la corde, on n'en parle jamais ; on s'en souvient trop pour ne pas tout faire afin que l'opinion les oublie. Pauvres hères, à qui ces sortes de subterfuges ont si peu profité depuis vingt ans !!! Ainsi nous traitaient, sous le règne déchu, *la Tribune, le National, le Bon Sens, la Réforme,* avant que leurs rédacteurs n'eussent jeté le masque ; ainsi nous traitent, depuis la dictature de juin 1848, la plupart des *journaux* que le peuple a pu croire un instant ses amis. Sachez bien qu'un vrai ami du peuple n'aura jamais de pire ennemi que tel ou tel de ces puritains à tant la ligne ; c'est toujours le même mécanisme de la grande politique, qui durera tant que le pouvoir aura des fonds secrets à dépenser.

Pauvres malades ! cette fois, c'est vous qui avez eu à souffrir de la conspiration du républicanisme de nos amis nos ennemis ; que Dieu leur pardonne ! car ils auraient pu vous faire beaucoup de bien tout d'abord ; mais enfin les rédacteurs en chef ont découvert le mystère, et ont donné au public une éclatante réparation, dont nous leur savons mille fois gré.

Ce que nous venons de dire ne s'applique nullement au *Républicain* de Lyon ni au *Peuple Souverain* de la même ville ; oh ! non ; peut-être même l'affectueuse sympathie de ces deux organes de la publicité la plus avancée de France, nous a-t-elle rendu un peu plus susceptible que de coutume à l'endroit de la publicité de Paris. Braves Lyonnais ! que je ne pourrais jamais aimer autant qu'ils m'aiment !

SYMPTÔMES DU CHOLÉRA VARIABLES SELON LES DIVERSES MÉTHODES DE TRAITEMENT.

Si l'on voulait se donner la peine de comparer les symptômes observés en 1849 avec ceux du choléra de 1832, on serait tenté de croire que ces deux contagions forment deux maladies distinctes.

Qui ne se rappelle tout ce qu'avait d'effrayant, à la première époque, la marche rapide et comme foudroyante d'un mal dont quelques minutes séparaient à peine l'invasion du dénoûment fatal ? Déjections noires par le haut et le bas, cyanose, décomposition à vue d'œil des traits de la face, moral frappé de stupeur, conviction d'une mort inévitable, ratatinement et comme momification instantanée du corps.

En 1849, rarement cyanose et momification, marche assez lente des diverses phases de la crise, oppression et menace d'étouffement, diarrhée aqueuse et souent incolore ; moral moins affecté, esoir d'une guérison tardive ; faiblesse du corps et assez rarement des crampes.

D'où pouvaient venir ces différences dans les signes et les caractères de la maladie, si ce n'est des modifications que les divers traitements impriment à toute espèce d'indisposition ?

Le choléra a tellement changé de caractère en 1849, qu'il est fort probable qu'on a dû confondre avec ce fléau une foule d'indispositions mortelles qui relèvent d'une autre cause, par exemple, les cas d'infection cadavérique qui ont résulté de l'incurie de l'administration des pompes funèbres à l'égard des fosses communes, où, faute d'employés en nombre suffisant, on abandonnait les cadavres à l'influence immédiate des chaleurs exorbitantes du mois de juin ; on a vu fréquemment ces jours-là ceux qui revenaient du convoi de leurs proches, se mettre au lit pour ne plus s'en relever ; ils avaient gagné, au cimetière, le typhus, qui a pour foyer les émanations de la putréfaction des cadavres.

Quoi qu'il en soit, la médecine de 1849 ayant entièrement déserté les modes homicides de traitement de 1832, la maladie s'est en conséquence dépouillée de la majeure partie de ses caractères et surtout de son effrayante mortalité.

THÉORIE DU CHOLÉRA DÉDUITE DE TOUTES CES CIRCONSTANCES.

Que le *choléra* soit une maladie analogue à toutes celles que produit la présence de larves ou d'helminthes dans le canal intestinal, il nous semble que cela résulte évidemment aujourd'hui de tous les faits recueillis dans la nouvelle épreuve que nous venons de faire de ses ravages.

Sa marche à travers le monde est celle d'une horde d'insectes ailés que le vent emporte et qui se rabattent là où le calme les dépose, franchissant ainsi, sur l'aile des tempêtes, les plus grandes distances, passant par-dessus la tête des villes les plus voisines des cités sur lesquelles les variations de l'atmosphère les arrêtent ; suivant les cours d'eau, comme ces hordes de cousins à qui les eaux offrent un lieu d'incubation pour leurs larves.

Il faudrait se rejeter sur les vieilles entités de la scolastique, pour chercher ailleurs que dans cette hypothèse l'explication des phénomènes du choléra.

Un virus répandu dans l'air, d'où viendrait-il d'abord et comment ne s'épuiserait-il pas dès les premières étapes? Pourquoi ce virus, au lieu de se répandre, comme par des ondes et de proche en proche, franchirait-il en si peu de temps, des mers, des continents, ne se rabattant que de quatre cents en quatre cents lieues, sur les cités les plus diversements exposées? Ensuite ce virus une fois dans l'air d'une cité, pourquoi frapperait-il tel individu en épargnant celui qui l'avoisine et qui le soigne? Est-ce que l'asphyxie procède ainsi par caprice et par prédilection? Est-ce que, dans la chambre calfeutrée, la vapeur du charbon épargne l'amant, en asphyxiant l'amante qui a préparé le réchaud du suicide?

Des émanations terrestres? un volcan d'invisibles exhalaisons? Mais ces émanations mortelles transformeraient en un vaste désert la plus populeuse contrée, au lieu de frapper l'une et d'épargner l'autre.

La contagion d'homme à homme, à l'instar de la gale et de la peste? Mais si la maladie procédait ainsi, ce serait par l'attouchement et comme maladie de la peau ; et il n'est pas une personne qui en ait soigné une autre qui ne soit en état de donner un éclatant démenti à de telles suppositions. Serait-ce par la respiration et les émanations cutanées? Alors comment expliquer l'apparition subite du choléra, de Riga à Moscou et de Moscou à Constantinople, et se propageant le même jour dans les divers quartiers à la fois ; le juif errant ne suffirait pas à une telle course, et ensuite, arrivé par une enjambée à de si lointaines destinations, il lui faudrait, je pense, plus d'un jour pour distribuer à domicile ses faveurs du sommeil de la mort.

Voyez, au contraire, comme tout s'explique par l'œuvre de hordes animées.

La marche de la maladie elle-même ? n'avez-vous pas un exemple visible de ce phénomène invisible, dans ces hordes de sauterelles qui franchissent la Méditerranée comme le plus étroit ruisseau? Ses effets sur le tube intestinal, et par le tube intestinal? n'en avez-vous pas la raison dans l'histoire morbipare des helminthes, et dans la théorie du typhus vermineux?

La variation des symptômes résultant de la variation du mode de traitement, n'a-t-elle pas son explication toute naturelle dans le déplacement de la masse animée, dans la réduction de son personnel, selon que la médication l'atteint à telle ou telle place, la frappe de mort ou de langueur à son tour? Déjections noires, si ces hordes de vampires invisibles pullulent dans le canal cholédocque ; déjections incolores, si elles descendent un peu plus bas et ne permettent pas au chyme de se transformer en chyle dans le duodénum; vomissements, noirs, si, attachées aux parois stomachales comme des sangsues, ces myriades voraces piquent de leurs lancettes microscopiques les capillaires de la muqueuse de l'estomac ; d'où ensuite : trouble dans la circulation, coagulation de l'albumine dans les vaisseaux, congestion dans le cerveau, cyanose et ratatinement progressif du corps d'autant plus rapide que la pullulation est plus abondante.

Enfin le mal prendra des caractères d'intensité, de mortalité et de durée différents selon que le nombre de ces vampires sera plus ou moins grand et plus ou moins répandu sur ces diverses surfaces.

Enfin, comment se préserve-t-on du choléra? comment s'en guérit-on si la désorganisation n'est pas déjà un fait accompli? uniquement par notre méthode vermifuge et anthelminthique, ou bien par les nombreux succédanés que nous avons fournis au savoir-faire des médecins, qui ne veulent pas avoir l'air, crainte des jésuites, de se conformer à nos prescriptions ? En théorie tout concourt pour établir l'hypothèse ; Dieu m'a refusé deux fois l'expérimentation et la contre-épreuve de l'autopsie ; mais qu'importe? l'humanité n'a rien perdu à cette lacune de l'observation directe : Ceux qui nous ont aimés nous ont suivis ; et nous pouvons nous féliciter de ne les avoir pas conduits à leur perte.

Nous voudrions pouvoir citer ici les noms de tous ceux qui, convaincus de l'efficacité de notre médication, ont prodigué leurs journées et leurs veilles à son application pour secourir les affligés. Les murs de notre prison en ont arrêté au passage les noms vénérés.

SYMPTÔMES PRÉCURSEURS DU CHOLÉRA, CAUSÉS PAR LA PRÉSENCE DE LARVES DE MOUCHES DANS LE CANAL ALIMENTAIRE, ET DISSIPÉS A LA SUITE DE LEUR EXPULSION.

Nous recevons de M. Camille Jullian, rue Croix-des-Petits-Champs, n. 30, la lettre suivante, que nous reproduisons en entier, et que nous ferons suivre de l'explication du phénomène :

Digne et cher citoyen,

Une circonstance particulière me donne l'occasion de vous écrire ; je n'en profiterai pas pour vous exprimer toute l'estime et toute l'affection que je vous ai vouée depuis longtemps, sans avoir l'honneur d'être connu de vous. Je suis homme de fait, vous le savez, nullement faiseur de phrases. J'aborde donc de suite le sujet de cette lettre.

En l'absence de votre fils, qui est près de vous, et chez lequel je m'étais présenté ce matin, pour le prier de vous transmettre la communication que j'ai à vous faire, je vous adresse un petit flacon, dont une partie du contenu est peut-être bonne à étudier ; je dis peut-être, parce que je ne suis pas à même personnellement de savoir si l'espèce est connue. Voici dans quelle circonstance j'ai recueilli ces vers :

Depuis dix-huit mois, environ, je suis votre méthode curative, pour ma femme, mon enfant et moi, d'après les conseils seuls et les instructions contenus en votre petit livre. Depuis l'apparition du choléra nous avons employé vos moyens préventifs. Malgré ces soins, depuis un mois, à peu près, ma femme principalement et moi nous ressentions de la pesanteur dans toutes les parties du corps. Le jeudi 7 courant, le soir, en dînant, ma femme prit quelques grumeaux d'aloès. La journée du lendemain se passa comme d'ordinaire. Mais le samedi 9, vers quatre heures du matin, en s'éveillant, elle se plaignit d'étourdissements et de nausées, qui bientôt furent suivis de vomissements. Ces déjections très-faibles n'étaient composées que d'un liquide que je ne puis, moi, vous désigner autrement que comme salivaire, légèrement nuancé de parcelles noirâtres. Croyant entrevoir une atteinte de la maladie régnante, je me mis de suite à la frictionner, et j'eus l'idée, pour arrêter les vomissements, de lui faire prendre quelques gouttes d'eau sédative mélangée d'une cuillerée d'eau. Ce moyen me réussit parfaitement. Je continuai ainsi, à trois ou quatre reprises diffé-

rentes, lorsque les vomissements semblaient vouloir reparaître. Une heure après, la malade se trouvait déjà mieux. Une selle assez abondante contribua à la soulager. Néanmoins, au moindre mouvement, les étourdissements et les nausées revenaient. Dès les premiers symptômes, outre les frictions, j'avais appliqué des compresses au cou et aux poignets et donné l'aloès. La journée se passa ainsi, sans autre particularité. Le lendemain dimanche, comme la veille, même traitement, dont je n'avais pas oublié le camphre à l'intérieur. Mais en outre *remède vermifuge*. Le lundi et le mardi, sauf de l'étouffement qui continuait, rien de nouveau. Le lundi soir, quelques grains d'aloès avaient été pris. Le surlendemain, mercredi matin, ma femme me dit qu'elle ne se trouvait pas mal, que seulement elle ressentait des espèces de battements dans le ventre. Quelques instants après ayant senti le besoin d'aller à la selle, elle rendit, en assez grande quantité, les vers, dont je vous envoie une partie. En les recueillant dans les matières, pour les mettre dans la fiole, j'ai introduit parfois des parcelles muqueuses sur lesquelles ils paraissaient se jeter avec une certaine voracité. En partie, ces vers sont encore vivants au moment où je vous les envoie. Je ne sais s'ils vous arriveront dans le même état. Le flacon qui les renferme ne contient que de l'eau et quelques miettes de pain et de sucre.

Comme je vous le dis plus haut, ne pouvant apprécier par moi-même, et ne voulant pas laisser à d'autres qu'à vous le mérite d'une découverte, si c'en est une, j'ai dû, avant d'en parler à personne, vous en faire part à vous-même. Je conserve une partie de ces vers, pour qu'ultérieurement, et au retour de vos fils, nous puissions en faire ici tel usage que vous jugerez convenable. Je n'ai rien de plus à ajouter, si ce n'est que j'ai fait prendre ce matin à ma femme de l'huile de ricin; n'ayant rien vu s'agiter dans les matières, je ne m'en suis pas occupé.

Recevez, mon cher monsieur, pour vous, vos deux fils, et toute votre intéressante famille, la nouvelle assurance de mon entier dévouement **et de mes** sentiments affectueux.

Paris, 15 juin 1849.

CAMILLE JULLIAN,
Rue Croix-des-Petits-Champs, n. 30.

RÉFLEXIONS EXPLICATIVES SUR LA LETTRE
PRÉCÉDENTE.

Les larves que M. Camille Jullian nous a fait parvenir à Doullens, sont évidemment les larves d'une mouche carnivore bien voisine, si elles ne sont pas identiques, de la grosse et énorme MOUCHE BLEUE DE LA VIANDE (*musca vomitoria* L.); larve qui a beaucoup d'analogie avec celle de la *mouche du fromage* telle que nous l'avons figurée vivante sur la planche 8, fig. 3, de la deuxième édition en 3 vol. de l'*Histoire naturelle de la santé et de la maladie.*

Ces larves, qui vivent de viande, mais non dans l'eau, nous sont arrivées mortes, et partant un peu ratatinées. Elles nous seraient parvenues vivantes, et auraient fini par nous donner leur mouche, si M. Jullian s'était contenté de les enfermer avec un peu de viande fraîche dans le bocal. Quoi qu'il en soit, on distingue bien leur tète avec ses deux mandibules noires (fig. 3, *m*) et leur extrémité anale contractée et partant bilobée (fig. 3, *l.*); leur corps est enflé en quenouille et finissant de la sorte en pointe par les deux bouts; dans cet état, leur longueur totale est d'un centimètre; ce qui les rend bien faciles à reconnaître à la simple vue.

La grosse mouche bleue de la viande, que l'on entend bourdonner dans les garde - mangers, dans les jours caniculaires recherche la viande crue,

cuite ou même pourrie, non pas pour s'en nourrir, mais pour satisfaire à un besoin plus inexorable encore que celui de la faim : le besoin de pondre ses œufs dans un milieu favorable à leur incubation et à leur éclosion. Quand elle a deviné à la vue ou à l'odorat un pareil gîte, elle se fait plutôt tuer que de ne pas tenter de l'aborder, et à peine l'a-t-elle touché, que, plus vite que l'éclair, la surface se trouve couverte d'œufs blancs cylindriques longs d'un à deux millimètres, et à peine épais d'un demi - millimètre, qui jaunissent en vieillissant. La larve en sort souvent dans les vingt-quatre heures, par les grandes chaleurs, et sa nutrition ne tarde pas à faire virer la chair à la fermentation putride.

Cette mouche sait placer ses œufs dans les creux, les fentes, pour les mettre à l'abri de tout frottement; elle devine, dans les cimetières, les crevasses qui sont en communication avec le cadavre enterré à trois pieds de profondeur, et c'est là qu'elle dépose sa couvée, bien sûre que celle-ci saura bien s'acheminer d'elle-même vers sa proie, guidée par l'odeur seule qui s'en exhale.

Il suffit d'examiner les mandibules de ce frêle corps, pour se faire une juste idée des ravages qu'elle est en état de produire en labourant les organes. Dans le corps d'un vertébré, rien n'échappe à sa voracité, chairs, nerfs, cartilages; et, à défaut de chair, elle rongerait les os mêmes.

Jugez si sa présence dans l'estomac doit occasionner des désordres graves : vomissements d'abord, si elle séjourne un instant dans l'estomac, diarrhée glaireuse, si, en se glissant dans le duodénum, elle intercepte le passage de la bile, cet agent de la défécation normale; vivant pendant ce temps des aliments ingérés par sa victime, et se repaissant des parois des intestins, si la vieille médecine s'obstine à vouloir combattre ces symptômes effrayants par sa diète sévère et ses évacuations sanguines ; à l'aide d'un pareil traitement, les symptômes ne tardent pas à être les symptômes précurseurs d'une affection typhoïque ou cholérique, contre laquelle échouent toutes les ressources les plus savantes de l'art.

Or, si l'on veut se convaincre que rien n'est plus fréquent que les invasions de ce genre, qu'on examine avec soin tous les plats qu'on aura laissés exposés au grand jour dans les journées chaudes, et on ne manquera pas d'y retrouver une assez belle collection d'œufs de la *mouche bleue de la viande*. Ces œufs, s'ils ne sont pas écrasés par la mastication, ne manqueront pas d'éclore dans l'estomac des personnes qui ne vivent que de nourriture fade et ne boivent ni liqueur ni vin ; et une fois éclos, on prévoit maintenant la multitude d'accidents dont leur nutrition peut devenir cause.

Remarquez que nous ne prétendons pas dire que ces larves soient identiques avec les causes animées du choléra véritable ; mais elles fournissent un spécimen visible des analogies invisibles de ce terrible fléau.

CONCLUSION.

Donc on doit, autant que possible, ne manger en été que des viandes réchauffées ; ou bien en examiner avec soin la surface, avant de les servir sur table.

Aux premiers symptômes, eau salée, liqueur hygiénique de table, ou eau-de-vie camphrée, et les accidents disparaîtront sans retour. On se préservera ainsi, sans s'en douter, de la plus affreuse maladie qu'un *ciron*, de connivence avec l'empirisme médical, est capable d'infliger à l'homme.

Les liqueurs aromatiques, prises avec modération, sont souverainement hygiéniques.

OTITE (*) MERCUAIELLE DATANT DE HUIT ANS, GUÉRIE EN DEUX MOIS PAR LA NOUVELLE MÉTHODE.

Hydrargénose auriculaire de la nomenclature de l'*Hist. nat. de la santé et de la maladie.*

A l'âge de quatorze ans, madame Legrand, demeurant rue Maître-Albert, 6, fut atteinte d'un mal d'oreille qu'elle garda pendant deux ans. M. Cloquet (de Verdun) l'en débarrassa, nous ne savons à l'aide de quelle médication ; mais tout nous porte à croire que ce fut à l'aide de la pommade mercurielle. Le mal avait débuté par l'apparition des glandes autour du cou, qui gagnèrent peu à peu les cartilages de l'oreille, et les firent enfler d'une manière effrayante. La malade éprouvait dans la tête des battements, assez semblables, dit-elle, au bruit d'un mouvement d'horloge, surtout à l'approche des règles.

En 1841, à la suite de ses couches, ce mal reparut avec encore plus d'intensité.

En 1842, elle suivit un traitement homœopathique prescrit par le docteur Guépan ; elle croit en éprouver un peu de soulagement ; mais point de guérison. Sur ces entrefaites, la malade, passant sur le trottoir, rue des Gravilliers, en face du nº 10, est renversée par un cabriolet dont la roue lui passa sur la tête, et lui occasionna une plaie large de 15 centimètres, par le déchirement du cuir chevelu.

Pour comble de malheur, le docteur Lequin, demeurant rue aux Ours, a l'funeste idée de traiter cette plaie par l'application de la pommade mercurielle, qui détermine l'enflure de la tête. Le docteur se voit forcé de pratiquer sur la plaie une incision cruciforme, tout en continuant le désastreux emploi de l'onguent mercuriel. La plaie se cicatrisa ; mais, deux mois après, le mal d'oreille repa-

(*) *Otite*, mal d'oreille, du grec *out*, *otos*, oreille.

raît, plus ardent que jamais ; les bourdonnements recommencent, ainsi que les battements dans la tête ; souffrances continuelles, plus de repos ; gonflement des cartilages tel, que le trou auditif en était presque entièrement fermé, et qu'on ne pouvait plus y introduire le plus mince objet ; surdité complète, le tout se compliquant d'une dartre mercurielle qui couvrait la figure, à l'exception du nez et des lèvres, tout le cou, le sein jusqu'au creux de l'estomac. Cette dartre débutait par des boutons rougeâtres qui formaient plus tard des éc... les de poisson (*ichthyose*), et tombaient ensuite en poudre farineuse.

Madame Legrand prend le parti d'entrer à l'hôpital Saint-Louis, où le docteur Gilbert la traite trois mois comme atteinte d'une dartre chronique, au moyen des bains de vapeur de guimauve, et d'une pommade quelconque. La pauvre femme en est sortie comme elle y était entrée.

Vainement elle s'adressa à bien d'autres médecins ; aucun traitement ne réussit mieux que celui de l'hôpital Saint-Louis.

En 1846, elle a recours à l'empirisme de M. Repique, herboriste à la barrière Fontainebleau, qui la traite pour un *lait répandu*, au moyen de plantes purgatives et épuratives, et puis de sa pommade divine. Il sembla d'abord que cette médication apportait quelque soulagement à la malade ; mais ce mieux ne se soutint pas ; le mal reprit le dessus, et étendait chaque jour ses ravages, ce qui décida cette pauvre malade à se confier aux soins de mon fils Camille, qui a continué mes consultations pendant ma captivité.

Lorsqu'elle se présenta à lui, l'oreille gauche avait l'air d'une énorme excroissance de chair ; l'oreille droite n'en différait que parce que le trou auditif n'en était pas complètement obturé, et qu'on pouvait encore y introduire la tête d'une épingle. Mon fils la soumet au traitement suivant :

Application sur les oreilles (trois fois par jour une demi-heure) de cataplasmes salins arrosés d'eau sédative, injections à l'huile camphrée dans l'oreille, et ensuite à l'eau de goudron ; recouvrir ensuite constamment les oreilles avec de la pommade camphrée ; tisane de salsepareille iodurée ; aloès tous les quatre jours ; application soir et matin, pendant une demi-heure, des plaques de cuivre et zinc sur les oreilles.

Au bout de six semaines de ce traitement, la malade revient à la consultation en voie de guérison : les oreilles avaient repris leur état naturel, et, trois semaines après, la guérison était complète, au grand étonnement de ceux qui lui avaient conseillé de venir en désespoir de cause, et qui ne s'attendaient à rien moins qu'à un succès.

ACCIDENTS DES PLUS GRAVES (CHUTES, CONTUSIONS, FRACTURES) GUÉRIS A L'AIDE DE LA NOUVELLE MÉTHODE, par le d^r LAZOWSKI, médecin à Jonzac (Charente-Inférieure).

Le 14 mars 1845, vers les quatre heures du soir, on vint me chercher pour aller au plus vite voir un nommé Cornet de Saint-Médard, ramassé dans la rue des Carmes de notre ville et ne donnant aucun signe de vie. Les chevaux des gendarmes et du sous-préfet, en s'échappant de la caserne, avaient marché sur le malheureux Cornet. En effet, après l'avoir bien visité, je constatai la fracture de la clavicule droite, de larges et graves contusions sur la tête et sur la poitrine ; mon individu, pâle, défait, la bouche pleine d'écume, était toujours sans connaissance. Sur-le-champ je l'inondai d'eau sédative, et fis immédiatement appliquer des linges imbibés de cette même eau autour du cou, entre les deux épaules et sur la poitrine. Outre cela, j'ordonnai de frictionner tout le corps à la pommade camphrée et de le lotionner d'alcool à 40° saturé de camphre; je fis donner un lavement purgatif, j'essayai de lui faire avaler un peu d'infusion à la menthe poivrée, aiguisée d'eau sédative; mais je ne pus pas y parvenir. Sur la fracture, je posai l'appareil de Dessault.

15 mars, la nuit avait été très-agitée, fièvre très-forte, l'appareil s'était dérangé; le malade ne recouvre un peu de connaissance que pour retomber dans un état d'assoupissement continuel; j'ai recours aux mêmes moyens, 30 centigrammes d'aloès à prendre dans la journée.

16 mars, pas de changement, cependant la position du malade ne s'aggrave point, donc il y a du mieux; car, dans cette circonstance comme dans tant d'autres, l'ennemi qui n'avance pas, recule. Mais l'influence du commérage a tellement grossi le danger, surtout faute *d'un traitement rationnel*, que la famille me pria de m'adjoindre un confrère afin d'obtenir un meilleur résultat si cela était possible. Je ne refuse jamais des conférences avec mes collègues, je ne gagne rien dans ces sortes de réunions, mais du moins je remplis, suivant moi, un devoir sacré, en satisfaisant le désir des parents comme dans l'espèce, ou quelquefois celui du malade lui-même. Je ne crois pas non plus aux nouvelles lumières qui doivent sortir à la suite d'une longue conférence. L'expérience m'a mis à même de voir qu'en médecine comme en toute chose, il y a peu de personnes qui agissent d'après leurs convictions, peu, bien peu qui aient une opinion bien arrêtée. Qu'apporte-t-on dans une consultation? Une érudition plus ou moins profonde, source éternelle de *nouveaux* essais, sans que pour cela le malade éprouve du soulagement; mais la science est sauve, on vient d'indiquer un remède nouveau! *renouvelé des Grecs*. Cet essai n'est pas un raison-

nement, c'est de l'empirisme tout pur, et rien du tout, c'est de l'arbitraire; aussi la moindre résistance aux docter prescriptions effarouche-t-elle et fait perdre toute idée; et une fois, grand Dieu, lancés dans le terrain brûlant de l'amour-propre, vous faites jaillir les incriminations les plus sales, la jalousie la plus dégoûtante, l'ignorance la plus complète! On n'est bien, et encore..., que lorsqu'on adopte sans aucun contrôle et de point en point le traitement du confrère. Singulière prétention! Jugez donc de ce qui doit sortir d'une consultation où les idées sont diamétralement opposées, où la conviction ne se prête qu'à un raisonnement dégagé de toute considération, où se croisent toutes les complaisances mesquines en face du danger qui menace le pauvre souffrant. Ma conférence fut de courte durée : je repoussai les saignées locales et générales prescrites par l'École et j'eus recours aux mêmes moyens, toutefois en priant mon confrère de venir le lendemain, afin qu'il pût juger par lui-même de l'efficacité de nos remèdes.

17 mars, le mieux est sensible; le malade demande à manger. Questionné sur les détails de l'accident, il n'a jamais pu nous dire comment il se trouvait dans une semblable position; il se rappelle bien des circonstances antérieures, mais en deçà, absolument rien.

18 mars, le malade se lève et se promène dans sa chambre; depuis, le bien ne s'est pas démenti une seule fois!

2e OBSERVATION.

Le 25 août 1846, le jeune Robin, âgé de dix-neuf ans, en posant une charpente chez M. Cadiot, percepteur, perd l'équilibre et tombe de la hauteur de 15 mètres; il se déchire la peau du front, il se meurtrit la figure, les bras, les mains, les jambes et le pied gauche. On l'apporte évanoui chez lui; peu d'instants après je me rends pour lui donner mes soins.

Les chutes de cette hauteur sont très-dangereuses, et les expériences de plusieurs médecins ont prouvé que le foie pouvait se briser facilement dans de semblables circonstances ; j'examinai donc cette région avec une attention scrupuleuse : les douleurs que le jeune Robin accusait ressentir partout, ainsi que la lassitude du corps provenaient des meurtrissures, aucun symptôme ne dénotait en lui une lésion quelconque dans l'intérieur du corps, c'est du moins ce que je crus remarquer dans ma première visite. Aussi j'eus recours à l'infusion de bourrache aiguisée d'eau sédative, une cuillerée à bouche par verre de tisane. Le sparadrap adhésif fut posé pour maintenir la solution de continuité de la peau du front. On le lotionna d'eau-de-vie camphrée et on appliqua des linges imbibés d'eau sédative sur la tête et la poitrine ; des compresses d'eau-de-vie camphrée couvraient le ventre.

26 août, le malade se sentait rompu, mais il n'avait pas de fièvre ; 30 centigrammes d'alcès à l'intérieur, continuation des mêmes remèdes.

27 août, le mieux fut sensible ; quatre jours après le malade se promenait dans la rue.

3ᵉ OBSERVATION.

Si j'étais enclin à croire aux miracles, certes, j'aurais fait comme la plupart des habitants de Jonzac, je me serais agenouillé devant la cure aussi prompte qu'inespérée du nommé Chaillou, aubergiste-maçon. Mais dans la médication Raspail, nous éloignons tout ce qui peut avoir le cachet de surprise ou d'étonnement, rien ne se fait dans l'ordre de nos idées qui ne soit prévu d'avance, c'est là le propre du raisonnement ; et si les esprits rétrogrades doutent encore de la puissance de nos moyens curatifs, nous déplorons sincèrement leur fatal aveuglement, **car** ils en sont les premières victimes !

*. *.

Tous les jours je vois avec douleur la population de notre contrée décimée par la petite vérole, et cependant l'outrecuidance médicale proclame bien haut la réussite constante de ses moyens curatifs ! Il est vrai que chez ces messieurs les malades qui meurent, meurent au moment de la guérison !... Dans quelques endroits on parle de l'épidémie de l'angine couenneuse ainsi que de ses nouvelles victimes ! La tombe ne peut donc rien contre la vieille routine ! La médecine trouve toujours une raison quelconque pour amoindrir ses défaites, mais au détriment de qui?... Je laisse cette discussion pour revenir à mon sujet :

Le 4 octobre 1848, le nommé Chaillou va donner un coup de main à ses voisins pour les aider à vendanger ; il part avec une charrette chargée de cuves pour se rendre au lieu de sa destination ; à la sortie de la ville, sur une belle route départementale, où passe ordinairement peu de monde, il s'élance pour monter dedans, mais au moment d'y arriver, tandis que le poids de son corps était appuyé sur ce qu'on appelle ici le *pan* de charrette, celui-ci se casse, et lui tombe devant la roue ; il voit le danger, il apprécie la gravité de sa position, et il prévoit l'impossibilité de détourner le coup fatal ! Il n'avait tout juste le temps que de mettre sa tête de côté pour éviter que la roue ne la broyât en mille morceaux ! Quel affreux moment ! quelle souffrance inexprimable ! La roue passe sur le flanc gauche, meurtrit toute cette région, offense la colonne vertébrale, et, par la pression violente, elle produit une immense contusion sur toute l'étendue de la région hypogastrique ; le malade est relevé sans connaissance ; j'accours pour lui donner mes soins, et je trouve des contusions sur l'abdomen, l'estomac bombé, le ventre tendu comme un tambour ; le sang coulait par la verge.

De toutes parts on criait à la nécessité

impérieuse d'une abondante saignée : il a, disait-on, les *boyaux crevés*; il faut empêcher le sang de se ramasser quelque part. Sourd à tous ces cris, j'attendais l'arrivée des médicaments ; les médicaments étant rendus, je donne immédiatement à mon malade de l'eau aiguisée d'eau sédative, je couvre son ventre des compresses *imbibées d'alcool camphré*, et j'entoure sa tête, son cou, sa poitrine de linges imbibés d'eau sédative ; outre cela, j'ordonne à l'instant un lavement purgatif, pour débarrasser au plus vite les intestins.

Je reviens au bout de deux heures et je ne trouve pas la moindre réaction; la fièvre ne se déclarant pas à la suite d'un accident si grave, j'ai bien auguré de mon malade. Le lavement fit souffrir étonnamment pendant quelques instants, un soulagement notable suivit l'expulsion des matières fécales; la nuit était bonne.

5 octobre, le mieux continue, la peau du ventre est moins tendue, mais, dans toute son étendue, est *complétement noirâtre*; le malade rend des flocons de sang par la verge. Continuation des compresses à l'alcool camphré avec la plus grande persévérance ; frictions à la pommade camphrée ; aloès, 30 centigrammes à l'intérieur ; quelques injections à l'eau de goudron aiguisée d'alcool camphré dans la verge ; un peu de nourriture à la demande du malade.

6 octobre, le mieux est beaucoup plus sensible, le malade raconte avec complaisance les détails de son accident. Personne ne me parle plus des saignées si vivement désirées l'avant-veille. La stupéfaction des commères et compères est générale.

Le 9 octobre, Chaillou était debout et se promenait à l'aide de sa canne. Quinze jours après, il travaillait dans son chantier avec les autres ouvriers maçons.

Observations sur ces cas.

Le préjugé, suivant moi, est une de ces plantes parasites aux racines tellement profondes, qu'une fois habituée à la nature du sol, elle résiste un temps infini à la destruction que lui oppose une main débile et indécise, avant qu'on l'extirpe par des procédés énergiques ! En médecine, le préjugé étant en quelque sorte autorisé par les médecins euxmêmes, ne pouvait qu'acquérir chaque jour une nouvelle intensité, un nouveau prestige ! Cette vérité est tellement frappante, qu'elle devrait me dispenser de *toute discussion* ; mais comme *quelquefois* le vrai pourrait ne pas être vraisemblable, je dirai que les conjectures des causes de nos maladies, la diversité des systèmes médicaux ont donné accès à *toutes les théories*, plus bizarres les unes que les autres! L'un de ces préjugés qui a le plus de vogue de nos jours, c'est qu'aussitôt la chute d'un individu ou l'arrivée d'un accident qui fasse éprouver un choc violent, une contusion ou une pression, une saignée est regardée d'une absolue nécessité à la suite de ces cas. La saignée, dit-on, prévient l'épanchement du sang dans nos viscères, elle rétablit l'équilibre et maintien l'harmonie de notre organisation troublée, d'abord, par le mal qu'on se fait, et, ensuite, par l'impression subite que produit sur le système nerveux l'influence du danger.

Les observations que je livre à la publicité démontrent jusqu'à l'évidence la fausseté de ce préjugé. Quel est l'accident qui puisse offrir plus de danger que ceux que renferment nos observations? Dans toutes, cependant, on devait redouter des épanchements, sinon des désorganisations de quelques tissus internes.

Les émissions sanguines diminuent la masse du sang, ôtent des forces au malade, le condamnent à la privation de toute nourriture, le plongent dans une faiblesse extrême et prolongent indéfiniment son malaise. Ainsi, par exemple, si par un accident quelconque la rupture d'un vaisseau faisait épancher le sang dans nos cavités, que ferait la saignée la plus abondante ? En vertu de quelle loi, ou, si vous aimez mieux, en vertu de quelle logique agira-t-elle sur la lésion d'un vaisseau afin de faire disparaître cet afflux de sang continuel ou fermer cette solution de continuité ? Que penseriez-vous d'un homme qui, pour faire mieux courir ses chevaux, leur ferait couper les jarrets ? La position est la même.

Le malade avant l'accident se portait bien, ce n'est qu'à la suite d'un coup, d'une chute, etc., etc., qu'il éprouve de l'embarras, de la gêne ; ce n'est qu'à la suite de cet accident que l'organisation entière éprouve une modification nouvelle, étrange, nuisible, une propension maladive ! Détourner l'agent provocateur, annihiler son action ultérieure, tel doit être le but du médecin. Tout ceci, nous le trouvons dans nos moyens curatifs. Que fait l'eau sédative prise à l'intérieur dans une infusion appropriée ou appliquée à l'extérieur ? Elle passe à travers notre corps, comme ferait l'eau au travers d'un crible ; elle pénètre dans nos tissus les plus profondément situés, et liquifie le sang qui serait en état d'obstruer la circulation ; le trouble momentané ayant été vaincu avec la vitesse de l'éclair, tout rentre dans l'ordre primitif, et il ne reste au malade qu'un peu de lassitude.

Les contusions avec déchirement des tissus et désorganisation de vaisseaux capillaires, disparaissent complétement par les compresses de l'alcool camphré ; son action est prompte, il s'empare des chairs meurtries, les dépouille de toute décomposition désorganisatrice, arrête le développement du pus, dessèche leur substance et arrête ainsi le mal, le désespoir de l'ancienne médecine, à son début.

Jonzac, le 2 juin 1849.

Jean-Jacques Lazowski

1° ECLAMPSIE (*) VERMINEUSE (*Aclarigénose convulsique* de notre nomenclature) ; — 2° CHUTE VIOLENTE ET OFFRANT LES SYMPTOMES LES PLUS GRAVES, GUÉRIES PAR LA NOUVELLE MÉTHODE.

Nous recevons la relation de ce cas de la part d'une dame, aussi éclairée que bonne et modeste mère de famille, épouse d'un représentant du peuple, homme pratique et de hautes convictions. Nous avons des raisons particulières pour en taire le nom ; nous nous conformons, du reste, en cela, à la condition que nous impose elle-même la signataire ; mais nous garantissons l'authenticité des deux faits ci-dessous exposés. Cette lettre nous a été adressée pendant le cours du triste et ennuyeux procès de Bourges ; nous transcrivons, nous, sans modestie : qu'on nous pardonne ces petites jouissances de la vanité du bien.

Bon monsieur Raspail,

Que de cures j'aurais à vous raconter, moins pour prouver en mon nom l'excellence de votre méthode, que pour consoler votre cœur et vous distraire un instant des fatigants débats qui, je l'espère, feront tomber bien des préventions injustes ; heureuse si ce témoignage de ma vive reconnaissance au sujet du bien que vous faites pouvait dédommager de tant d'injustice votre cœur, si bon pour tous et si malheureusement méconnu par quelques-uns.

Depuis près de cinq ans, nous sommes vos élèves dans ma famille ; le hasard ayant fait tomber, à cette époque, un de

(*) Convulsion des enfants, qui les frappe comme l'éclair d'une espèce d'immobilité et de raideur (du grec *eclampô*, je brille et passe comme l'éclair).

vos manuels entre nos mains. L'hiver est long et froid dans nos montagnes, et nous avions eu ainsi plus d'une occasion de reconnaître la nullité et l'impuissance de la vieille *médecine pour nous mettre à l'abri* ou nous *guérir des accidents de cette triste saison.*

En adoptant vos idées, nous n'étions mus par aucun sentiment de complaisance ; nous ne vous connaissions que comme chimiste et homme à convictions politiques tranchées. Nous avons donc procédé à l'application de votre système, sans prévention aucune bonne ou mauvaise.

Avant, du reste, de l'appliquer à nos semblables , nous avions eu plus d'une occasion d'en reconnaître l'innocuité dans l'état de santé, et l'efficacité dans l'état maladif, *en commençant son application par nos animaux de basse-cour et nos bêtes à cornes; l'aloès nous avait* préservé beaucoup, et la pommade camphrée avait guéri des plaies et des brûlures comme par enchantement; ces succès étaient de nature à nous inspirer la plus grande confiance, et nous avons eu tous les jours à nous féliciter d'avoir cédé à cette inspiration; parmi la foule des guérisons extraordinaires que j'ai obtenues en vous prenant pour guide, je vais vous décrire les deux suivantes :

COMA A LA SUITE D'UNE CHUTE.

1° Ma jeune fille, âgée de six ans, tomba malade, il y a quatre ans au mois de mars, en s'éveillant de son somme du milieu de la journée ; nous nous aperçûmes qu'elle était mal à son aise ; ce malaise empira rapidement, la tête était brûlante et les mains glacées ; tout à coup, les pieds se raidissent, elle fait un soubresaut, elle est prise d'un mouvement convulsif (*tétanos*), tel que son dos se cambre, que son corps fait un pont dont la tête et les pieds étaient la base ; puis elle retombe et reste sans mouvement ;

le visage est livide, la bouche contournée et bave de la mousse, les yeux fermés ; immobilité complète, pas la moindre trace de respiration ; et tout cela eut lieu bien plus vite que je n'en mettrais à vous le dire.

A nos yeux, notre enfant était perdue, et il ne nous restait pour dernier espoir que l'efficacité de votre système. Aussi, sans perdre un seul instant, eau sédative en ablution, frictions de toute espèce, même avec l'eau de Cologne; enfin, au bout d'une bonne demi-heure passée à ces sortes de soins, nous avons le bonheur de voir respirer notre pauvre petite enfant ; mais elle était brisée et moulue par cette lutte terrible ; elle commençait à nous sourire.

— Grand Dieu! me dit mon mari, si nous n'allions pas réussir à une seconde crise !...

— Comment, une seconde crise !... Tout n'est donc pas fini?

— *Nous serions trop heureux, si tout se terminait à la première crise; mais il* ne faut pas nous y attendre ; préparons nos forces et nos médicaments.

La première attaque avait eu lieu à trois heures après midi ; à six heures, il en survint une autre bien plus terrible encore ; même lutte, même succès. A dix heures, nouvelle crise, même réussite.

L'enfant avait repris sa gaîeté ; de ses petites mains elle caressait en souriant la figure de son père, lorsque, vers une heure du matin , elle se dresse sur les pieds, se met à chanter, mais, grand Dieu, de quel chant ! il me semble l'entendre encore en frémissant, et aussitôt elle retombe, et, cette fois, il nous fallut au moins trois quarts d'heure pour la rappeler à la vie.

Enfin, elle eut encore une crise à une heure après midi, et ce fut la dernière. Pendant ces vingt heures, nous avons usé cinq litres, au moins, d'eau sédative.

Quant au reste, nous avons usé deux

ou trois pots de pommade camphrée, que nous employions au sortir du feu, car nous nous donnions peu le temps d'attendre ; linges chauds et cataplasmes vermifuges ; aloès dans le moment de coma, que nous faisions glisser, à l'aide d'un elixir, par l'espace des mâchoires serrées qui n'avait pas encore de dents; lavements au lait et à l'huile camphrée ; calomel en plusieurs petites doses; les frictions à la pommade camphrée ont ramené plusieurs fois dans les jambes une chaleur qui s'était refusée à l'action des sinapismes; pendant cinq jours et cinq nuits, nous n'avons pas quitté d'un instant le lit de la petite martyre, bien convaincus qu'en notre absence ce semblant de mort pouvait passer à l'état de terrible réalité; nous ne savions pas encore que dans le pays, au même instant, plusieurs enfants venaient de mourir subitement.

Un pauvre père de famille me disait, quelques jours après : « Madame, si j'avais été votre voisin, mon pauvre petit de cinq ans ne serait pas mort; sa mère n'a eu que le temps de le mettre au lit, et il avait passé. »

La convalescence ne fut pas longue. Au bout de huit jours, ma petite essaya de marcher ; l'appétit revint, et la santé la plus complète avec l'appétit.

Mais une circonstance que je ne dois pas oublier, c'est qu'immédiatement après cet accès de folie mêlée de chant, je voulus ôter de dessous elle un linge sali, non pas par des excréments, mais bien par une déjection aqueuse de couleur vert-noir, où fourmillaient des myriades d'*ascarides vermiculaires* presque imperceptibles, et qu'on n'aurait pas certainement distinguées, si on ne les avait pas vues sur ce fond noir ; je montrai ce phénomène à un médecin, pour le convaincre de la vérité de vos doctrines ; car il est évident que cette pullulation infinie d'ascarides avait dû compromettre toutes les fonctions, titiller le système nerveux chez tous les organes, et congestionner le poumon et partant le cerveau. Qu'aurait fait la médecine ancienne, elle qui ne songe jamais à la véritable cause de ces sortes de maladies?

A peine notre petite fille avait-elle recouvré la santé, que son frère, âgé de huit ans, est frappé du même mal avec la rapidité de la foudre.

Mais comme l'expérience de sa sœur nous avait appris à mieux diriger nos soins, en nous révélant la vraie cause de la maladie, nous n'eûmes que deux crises, et la seconde assez faible ; et le surlendemain, l'enfant retournait à ses jeux dans la cour.

2° Mais un nouveau malheur nous arriva au mois de septembre, ma petite fille avait alors 32 mois; elle s'était portée à merveille depuis sa dernière maladie, lorsqu'à 7 heures du matin elle tombe de sa hauteur seulement sur le seuil en pierre de la porte; elle se met à pleurer, on la relève ; nous la consolons, soit en la caressant, soit en lui donnant quelques grains de café, dont elle était très-friande; elle n'offrait ni marques de contusion, ni bosses à la tête, enfin aucun mal apparent ; et pourtant nous ne pouvions obtenir d'elle aucune parole; jamais elle n'avait eu de ces sortes de caprices : on lui demandait si elle voulait des fruits, elle se contentait de hocher la tête; ce manége durait depuis une demi-heure, lorsque tout à coup les veines de son cou se gonflère t énormément, elle pâlit, et je n'ai que le temps de la recueillir dans mes bras : ses yeux restaient ouverts et voilés, le ventre se ballonnait, la figure était livide; je la gardai en cet état trois heures dans mes bras. Nous étions dix occupés à la soigner : une à la tête, l'autre au cou, l'autre aux jambes, l'autre au dos, exécutant tout ce que le père prescrivait. Au bout de trois heures les paupières s'étaient closes, et je croyais que c'était pour toujours. On emploie alors force cataplasmes, qui tiennent depuis le cou jusque sous les fesses, un autre sur la poitrine et sur le *cœur*, dans lequel nous ne mîmes pas d'alcool. Une personne était continuellement occupée à arroser le crâne d'eau sédative, à entourer le cou, les jambes et les poignets de linges imbibés d'eau sédative Nous lui mîmes une brique chaude à la plante des pieds. Elle est demeurée dans le même état pendant quatre heures, ce qui faisait sept heures depuis l'accident; seulement à la dernière demi-heure nous remarquions que son visage prenait une couleur de meilleur augure, que ses paupières s'amollissaient, et qu'un peu de chaleur arrivait aux pieds. Enfin les yeux se rouvrent et redeviennent aussi vifs et aussi brillants que huit heures auparavant; elle regardait avec un certain étonnement toutes les personnes qui assistaient à sa résurrection. Vous dire le bonheur que je goûtai dans ce moment solennel, cela me serait impossible; cet instant se mêle toujours dans ma mémoire à l'image de celui à qui je le dois.

Dieu soit béni ! notre enfant était revenue à la vie; mais de parole point; elle ne répondait toujours que par signes, et l'on voyait qu'elle éprouvait une certaine contrariété à ne pouvoir pas s'exprimer autrement. Nous la débarrassâmes de ses cataplasmes; on l'essuya, la changea de linge, qu'on eut soin de faire chauffer; on lui donna une petite soupe aux herbes, et sur ce elle se rendormit très-paisiblement, mais toujours avec sa cravate imbibée d'eau sédative, sa compresse d'eau sédative sur le crâne. Elle se réveilla une heure après, mangea un petit oiseau, demanda à se lever en répondant distinctement, quoiqu'à voix basse, oui ou non, aux demandes qu'on lui adressait; à dix heures du soir, elle parlait comme à l'ordinaire

Le lendemain elle ne conservait d'autres traces de ces sept heures de mort apparente qu'une certaine irritabilité de la peau, légèrement entamée par l'application constante de l'eau sédative, inconvénient que l'on dissipa avec la pommade camphrée.

Ceux qui n'ont pas vu comme nous ce pauvre ange dans cet état, seront tentés peut-être de croire que j'exagère; je leur déclare que mon récit est encore au-dessous de la vérité.　　　　　N.

CONVERSION UN PEU TARDIVE DE LA CHIRURGIE SCOLASTIQUE, A L'ENDROIT DE NOTRE MÉTHODE DE PANSEMENT.

Les médecins et chirurgiens en titre de célébrité ont peu le temps de lire, et encore moins la volonté de le faire.

Aussi avons-nous vu, sans nous étonner, que notre méthode de pansement avait déjà fait le tour du monde, avant d'être parvenue autrement que par des *on dit* à la connaissance de ces messieurs.

Nous avons une bonne fortune à annoncer à nos lecteurs; la chirurgie a enfin pris la peine de nous lire et la peine de vouloir bien essayer de nos succès; et qui plus est, un journal médical n'a pas craint, en publiant les résultats heureux de cette nouvelle pratique démocratique et sociale, d'émouvoir l'ire des docteurs doctissimes de la Faculté.

Nous lisons dans l'*Abeille médicale* du docteur Comet un mémoire de M. Ch. Frestel, chirurgien à Saint-Lô, sur une série nombreuse de guérisons obtenues à l'aide de notre pansement. Nous en transcrivons en entier la partie pratique, ne laissant de côté que le préambule un peu aigre-doux, espèce de passe-port obligé pour faire excuser la hardiesse grande d'un docteur qui se rend à l'évidence des doctrines de Raspail, et puis quelques explications théoriques qui démontrent qu'en adoptant notre méthode, M. Frestel n'avait entre les mains que notre petit manuel. Car l'auteur nous fait dire que, dans le pansement des plaies, le camphre agit comme insecticide. S'il nous avait lu un peu plus attentivement, il se serait assuré que nous n'avons vu en ce cas, dans son action, qu'un agent antisceptique. Mais laissons de côté ces banales récriminations à notre adresse ; n'avons-nous pas à nous faire pardonner d'avoir eu raison ? on ne donne jamais raison à la fois sur toutes choses.

DE L'EMPLOI DU CAMPHRE DANS CERTAINES OPÉRATIONS CHIRURGICALES, PAR M. CH. FRESTEL, de Saint-Lô (Manche).

1° *Contusions.* — Le camphre, dissous dans l'alcool, est employé tous les jours dans les contusions. La banalité de son emploi me dispenserait jusqu'à certain point de rapporter des faits pour appuyer dans ces cas son efficacité, si je n'avais pas à proposer un nouveau mode de pansement. Ayant eu à traiter un assez grand nombre de contusions avec désorganisation partielle du tissu cellulaire, j'ai pu constater l'efficacité de la méthode suivante. Voici en quoi elle consiste : d'abord, onction sur la partie malade de pommade camphrée, saupoudrer cette pommade de poudre de camphre, recouvrir le tout d'un bandage approprié et arroser avec l'eau alcoolisée. Ce pansement doit être renouvelé tous les deux jours. Sous l'influence de cette médication, j'ai vu la douleur, la tension inflammatoire diminuer ; en un mot, le travail désorganisateur avorter.

Je pourrais citer l'observation d'un assez grand nombre de contusions de la poitrine, du ventre, de la cuisse, etc., produites par des coups de pied de chevaux, qui ont disparu avec rapidité, malgré l'existence de dépôts sanguins assez considérables.

Il est d'usage, à l'hôpital de Saint-Lô, depuis longtemps, lorsqu'une fracture se présente, ce qui, par parenthèse, est assez commun, les salles étant destinées aux blessés du dépôt des remontes de Saint-Lô, d'employer le bandage à chefs séparés imbibés d'alcool camphré, etc. Sous cette influence, ni moi, ni M. Le Terreux n'ont été obligés de pratiquer des saignées, la réaction inflammatoire ayant été nulle et la consolidation ayant marché rapidement vers la guérison.

2° *Plaies.* — Dans les plaies simples, après avoir réuni autant que possible, nous employons avec succès, au lieu de cérat, la pommade camphrée, l'accool camphré ; ce traitement ne subit point de modification dans les plaies contuses. A ce sujet, je me rappelle l'observation d'un militaire qui avait reçu, à la partie supérieure et antérieure de la jambe, un coup de pied de cheval, occupant le 1/3 antérieur et supérieur de la jambe ; la peau était décollée dans l'étendue de trois pouces de haut en bas, maculée par une large ecchymose sous-épidermique. Après avoir rapproché, à l'aide de bandelettes agglutinatives, on appliqua sur la plaie une compresse imbibée d'alcool camphré, que l'on renouvela, les deux premières journées, d'heure en heure. Le troisième jour, le travail d'absorption ayant commencé, ce que l'on reconnut à la teinte jaunâtre des tissus, on remplaça l'alcool par la pommade, et huit jours après, la guérison était obtenue sans suppuration.

3° Un dragon du dépôt des remontes nous fut apporté à l'hôpital, présentant à la région temporo-pariétale gauche une plaie linéaire de trois pouces de longueur, occasionnée par un coup de pied de cheval. L'os était à nu et manifestement fêlé ; l'oreille donnait issue à un liquide séro-sanguinolent, écoulement que M. Laugier regarde comme signe de la lésion du rocher ; nos craintes étaient grandes ; cependant nous n'hésitâmes pas à employer l'alcool camphré en lotions. Eh bien, malgré que nous nous soyons abstenu de saigner, cet individu a guéri ; seulement, au bout de 51 jours, nous constatâmes que la surdité que nous avions observée dans ses premiers jours, tenait à une déchirure du tympan ; à cause de cette infirmité, ce militaire a été réformé.

4° Ayant fait un assez grand nombre d'opérations majeures avec succès, je puis, je crois, me basant sur ma pratique (ce dont du reste on pourra juger), conseiller comme utile, très-utile même, l'emploi du pansement suivant dans les plaies résultant d'un procédé opératoire quelconque ; ce mode de pansement consiste, l'opération terminée et ce qui en dépend nécessairement, ligatures, sutures, à appliquer *loco dolenti* une compresse fenêtrée, imbibée d'alcool camphré, recouverte par sa face épidermique d'une enduit de pommade camphrée asséchée par de la poudre de camphre. Ceci fait, de placer selon les exigences, sur la partie malade, une quantité plus ou moins considérable de charpie cardée, si je puis dire, dans de la poudre de camphre, et d'appliquer le bandage approprié à l'opération. Lorsque le pansement est terminé, je fais arroser, de quatre heures en quatre heures, l'appareil avec une solution d'eau alcoolisée. — Le 5° jour, je renouvelle le pansement, et alors, si les lèvres de la plaie étaient en contact, la cicatrice est obtenue ; dans le cas contraire, la suppuration est de bonne nature. Sous l'influence de ce traitement, je n'ai jamais vu d'inflammation se produire, ni de suppuration de mauvaise nature, d'escarres gangréneuses ; en un mot, rien de ce qui survient habituellement, lorsqu'une plaie ne marche point vers la guérison.

5° A l'appui de cette manière de faire, je vais rapporter une série d'observations à l'aide desquelles, comme je l'ai dit plus haut, on pourra juger l'efficacité de la méthode et se convaincre de l'innocuité du médicament.

Six fois, j'ai enlevé des tumeurs siégeant à la tête (*loupes*), cinq fois à la paupière (*kystes*), deux fois à l'épaule (*lipomes*), une fois au cou-de-pied (*kyste*); l'opération terminée, la plaie s'est cicatrisée par première intention, c'est-à-dire que quatre jours après, la guérison était obtenue. Une fois seulement, dans le kyste du cou-de-pied, la règle a été en défaut, ce qui tient à ce que je n'avais pas pu enlever une portion de l'enveloppe fibreuse de la tumeur, à cause de ses adhérences au tendon de l'extenseur du gros orteil.

6° Une femme du Mesnil-au-Bac portait au sein une tumeur cancéreuse du poids de trois livres. L'opération terminée, elle fut soumise au pansement précédent; huit jours après, la cicatrice était obtenue. Assisté de M. Le Masurier, j'ai extrait du creux axillaire d'une femme, une tumeur squirrheuse, pesant 70 grammes environ. Ayant, dans la crainte d'ouvrir une des artères de cette région, lié avant d'en faire l'extirpation le pédicule de cette tumeur, je n'ai pu réunir par première intention, aussi la cicatrisation de la plaie n'a-t-elle point été aussi prompte à s'effectuer que dans le cas précédent; toujours est-il que nous n'avons eu aucun accident.

7° A..., porteur d'une tumeur blanche du genou, fut amputé par moi, d'après la méthode circulaire pratiquée sur le tiers inférieur de la cuisse ; les lèvres de la plaie étant mises en contact à l'aide de bandelettes, on appliqua le pansement camphré. Une heure après, je fus obligé d'enlever l'appareil, afin de rechercher une des artères dont la ligature n'avait point été faite; cette recherche nécessita de ma part un travail assez long. Après avoir terminé ma ligature, enlevé les caillots de sang placés à l'intérieur du moignon, j'appliquai de nouveau l'appareil tel que je l'ai décrit. Le lendemain, point de réaction ; les linges sont colorés faiblement. Trois jours après, j'enlevai, devant M. Le Terreux et mon père, bandes, charpie, etc. Le moignon ne présentait aucune trace d'inflammation, point de douleurs, point de tension de la peau ; la peau était réunie dans toute son étendue, hormis en dehors, où se trouvaient les ligatures.

Le linge fenêtré ne présentait qu'une légère suppuration produite par les lèvres de la plaie. Le neuvième jour, le malade put descendre dans la cour, et douze jours après, marcher avec des béquilles. Voici, certes, un beau résultat.

8° Amputation du doigt médius, nécessitée par la section incomplète de l'extrémité supérieure de la seconde phalange, même traitement, même résultat, c'est-à-dire réunion par première intention.

9° Écrasement entre deux blocs de pierre, de l'articulation de l'indicateur au niveau de la seconde phalange ; lambeau inférieur, torsion des artères par le procédé de M. Amussat, résultat identique au précédent.

10° Une femme de Saint-Sanson portait dans le creux du jarret une tumeur dure, bosselée, ulcérée, grosse comme la tête d'un enfant. Cette tumeur fut circonscrite par deux incisions semi-lunaires, et enlevée par énucléation (procédé de Lisfranc) ; malheureusement, dans l'appréciation de la quantité de peau que je devais conserver pour pouvoir réunir convenablement, je ne tins pas assez compte de la tension que le poids de cette masse, vraiment énorme, faisait éprouver à la peau ; ce qui fit que, lorsque je voulus pratiquer la suture, j'éprouvai un peu de difficulté. C'est à cette cause que j'attribue la réunion incomplète que j'obtins le quatrième jour. Toujours est-il que cette femme n'éprouva aucun accident, et que, si le résultat ne fut pas aussi beau que dans les cas précédents, la guérison n'en fut pas moins assurée.

11° Dans différentes opérations de strabisme que j'ai faites, j'ai pu me convaincre que le camphre uni à l'eau froide prévenait l'inflammation oculaire et était un adjuvant utile.

12° Un enfant de onze ans, porteur d'un cancer de l'iris (je me propose de publier ce fait plus au long), fut opéré par moi de l'extraction de l'œil. (Voir le mémoire que j'ai publié sur la *strabotomie*, année 1845 de l'*Abeille médicale*, pag. 28.) L'œil enlevé, j'appliquai, comme je l'ai dit, le linge cératé, puis je couvris l'organe d'une boulette de charpie et je fis arroser le tout d'eau alcoolisée camphrée. Point de réaction, point de gonflement ; le cinquième jour, le petit malade se promenait.

13° Après une circoncision pratiquée d'après la méthode de M. Ricord, j'ai employé la même médication avec le même résultat.

L'hôpital de Saint-Lô recevant la plupart des vénériens appartenant aux différents corps détachés dans le département de la Manche, il n'est pas rare d'avoir à traiter journellement 20 à 25 malades affectés de *chancres vénériens indurés* et non *indurés*. Désirant savoir si l'onguent napolitain était un adjuvant utile du traitement général, j'ai, étant de service, partagé les différents chancres que j'avais à traiter, en trois catégories. Je soumis ceux de la première au pansement avec le cérat simple, ceux appartenant à la seconde à l'onguent napolitain, et ceux de la troisième au cérat mercuriel camphré. — Eh bien ! je le dis en toute conscience, le résultat a été bien différent dans ces trois cas, et la guérison plus rapide sous l'influence du cérat mercuriel camphré, dont voici, du reste, la formule : cérat simple, 30 grammes ; camphre, 1 gramme ; sublimé, 5 centigrammes. Aussi, d'après cette expérience, j'ai substitué à l'onguent napolitain, dont l'usage n'est pas sans inconvénient pour la lingerie, la pommade mercurielle camphrée, et je n'ai eu qu'à m'en louer.

14° Il me reste maintenant à rappeler aux lecteurs de l'*Abeille*, un petit travail que j'ai publié, page 46, année 1848, sur l'*hydrocèle*. Il s'agissait d'un nouveau mode d'injection : c'était la substitution de l'alcool camphré à la teinture d'iode; depuis ce temps, j'ai opéré par cette méthode six individus avec succès et sans récidives. Les avantages que je trouve à cette manière de faire, sont : 1° de provoquer une douleur moins vive, et de permettre au patient de reprendre plus tôt son travail, par conséquent, de simplifier l'opération.

Je dois dire, pour terminer, que la plupart des opérations que je viens de rapporter ont été faites avec le concours de M. Le Terreux, et que, bien avant moi, ce praticien employait avec succès, dans sa clientèle, la médication camphrée.

Je livre ce travail aux praticiens jaloux de guérir n'importe par quelle méthode, persuadé que je suis de son utilité et convaincu qu'ils n'auront qu'à se louer de l'emploi du camphre dans certaines affections chirurgicales.

CH. FRESTEL,
Docteur en médecine et docteur en chirurgie.

CANCER HELMINTHOGÈNE OU CANCER DÉTERMINÉ PAR LA PRÉSENCE D'UNE FILAIRE.

Dans le tom. I, pag. 268 de la 2e édition en trois volumes de l'*Histoire naturelle de la santé et de la maladie*, j'ai cité le cas d'une tumeur présentant tous les caractères du cancer, et dont le médecin se préparait à pratiquer l'ablation, quand la sortie d'une aiguille à coudre hors de la tumeur vint donner le mot de l'énigme, et dissiper tous les effets avec la disparition spontanée de la cause.

Nous recevons, de la part d'un brave et digne chimiste du centre de la France, qui désire, et vous devinez pourquoi, garder l'anonyme, la relation d'un cas analogue.

Il y a environ dix-huit à vingt mois, nous écrit-il, une femme de trente ans, la nommée Grandjean, du village du Couré, commune de Versillac, canton de la Souterraine (Creuse), était atteinte d'un cancer à sept à huit bosselures, qui lui prenait déjà tout le sein droit. Après avoir inutilement consulté les médecins du pays, et voyant son mal empirer, elle s'avisa d'appliquer quelques sangsues sous l'aisselle droite, où elle éprouvait les plus vives souffrances, car le cancer avait envahi cette partie, et les glandes s'étaient engorgées. De suite après l'application des sangsues, on vit sortir, par l'une des piqûres, un ver vivant, du calibre et de la longueur d'une broche à tricotter; fait qu'attestent hautement et la malade et sa mère, et l'on ne saurait être dupe d'une illusion en pareil cas. Cette femme est morte cinq à six mois après, sans avoir suivi le moindre traitement.

Nous enregistrons ce fait comme un document utile à la question du cancer, dont la cause principale à nos yeux est l'action génératrice de tissus anormaux que possède le mercure, lorsqu'il se fixe dans les ganglions du sein; c'est alors que le cancer a tous ses caractères et suit sa marche accoutumée; c'est dans ce cas et dans cette hypothèse que l'application de la pile, jointe à tel ou tel agent modificateur des tissus, pourra tôt ou tard nous conduire à la solution complète du problème.

GASTRITE DÉSESPÉRÉE AUX YEUX DE L'ANCIENNE MÉDECINE, GUÉRIE RADICALEMENT EN PEU DE TEMPS AU MOYEN DE LA MÉDICATION NOUVELLE.

Notre rédaction a eu du malheur à

l'égard de ce cas ; la faute en est à l'inquisition qu'on n'a cessé d'exercer sur nous pendant notre dure captivité à Vincennes : dix fois nous nous sommes vu dans la nécessité de faire disparaître nos papiers et les notes que nous préparions pour la *Revue*, crainte qu'en tombant entre les mains de nos stupides argus, elles ne fussent dans le cas de signaler aux tracasseries de la police du préfet G***, ex-pédicure de Charles X, les noms de nos malades. On ne pardonne jamais à un homme à qui un jour on s'est trouvé dans le cas de demander pardon.

Or donc, M. Duhamel, bijoutier, rue Chapon, dont l'amitié pour nous ne s'est pas un instant démentie depuis sa guérison, M. Duhamel nous avait apporté la relation de sa maladie ; dans une alerte, cette relation s'est égarée. Il nous en rapporta une seconde copie à Vincennes : elle a disparu, égarée sans doute à la suite de notre déménagement pour Bourges. Nous n'osons pas lui en demander une troisième, crainte que la poste, qui ne se gêne pas, oublie de la faire parvenir à Doullens. Mais ce que nous pouvons assurer d'après nos souvenirs, c'est qu'à la suite du traitement par l'ancienne médecine, la santé de M. Duhamel s'était tellement détériorée, le malade était tombé dans un tel état d'amaigrissement, qu'il lui fut impossible de se présenter à la consultation, et que ce fut madame son épouse qui se chargea du soin de nous exposer sa maladie.

Ces symptômes alarmants ne tardèrent pas à se dissiper dès les premières applications du traitement ; la guérison arriva à grands pas, et elle s'est soutenue depuis trois ans sans interruption et sans la moindre récidive.

La gastrite qui se prolonge est presque toujours l'œuvre du médecin, entre les mains de qui un malaise d'estomac, une mauvaise digestion finit toujours par se changer en *gastrite* ou *gastralgie*, selon que l'un de ces mots arrive plus vite que l'autre sur les lèvres du médecin le premier appelé.

RHUMATISME ARTICULAIRE DU GENOU TRANSFORMÉ EN FAUSSE ANKYLOSE PAR L'EMPLOI DES POMMADES MERCURIELLES ; MENACE D'AMPUTATION ; GUÉRISON PAR LA MÉTHODE NOUVELLE

Le 19 septembre 1848, le nommé Durand, homme d'une très-forte constitution, âgé de trente-six ans, demeurant à Vitry (Seine), se sent atteint d'une vive douleur au genou droit. Le lendemain, il fait appeler le docteur S..., médecin à Vitry, qui lui pratique sur-le-champ une saignée, ordonne une application de sangsues au genou, prescrit une diète absolue, puis, au bout de quelques jours, applique les ventouses sur le genou malade. Le mal empire. Le docteur avoue qu'il ne comprend plus rien à cette affection, et demande de s'adjoindre M. Maisonneuve, médecin en chef de l'hospice Cochin. On était alors au commencement d'octobre ; M. Maisonneuve arrive en calèche, luxe de bon augure pour le malade, car c'est un garant de la célébrité, et la célébrité en est un du succès. Le docteur parisien donne son approbation à tout ce qu'a fait le docteur de Vitry ; il fait pratiquer une nouvelle saignée, poser des vésicatoires volants sur le genou, ce à quoi le malade ne se soumit qu'avec une certaine répugnance, car, à chaque nouvelle ordonnance, il sentait redoubler ses douleurs. M. Maisonneuve applique cinq moxas sur le genou, il administre cinq grains d'émétique, et ordonne d'augmenter progressivement la dose jusqu'à soixante grains ; mais le malade ne put aller que jusqu'à la dose de cinquante, et il faut qu'il soit doué d'une constitution bien robuste pour avoir pu supporter un pareil traitement. On eut recours alors aux applications alternatives d'onguent de la mère, onguent basilicon et diachylon recouverts d'un cataplasme. Au bout de six semaines, et à sa septième visite, le 10 ou 12 novembre, M. Maisonneuve déclare que s'il n'y avait pas de mieux sous deux ou trois jours, il ne resterait d'autre ressource que l'amputation.

A une déclaration aussi formidable, M. Sigault, beau-frère du souffrant, n'hésite pas de venir, le 15 novembre 1848, à la consultation rue Culture-Sainte-Catherine, n° 5, où, n'ayant trouvé personne, la portière l'envoya chez M. Grandcollot, orthopédiste. M. Grandcollot était lui-même très-souffrant ; M. Sigault le supplie de le suivre à Vitry, lui faisant toutes les offres par lesquelles on triomphe ordinairement des résistances des grands médecins. M. Grandcollot, tout en repoussant ces offres, se rend aux pressantes sollicitations de ce frère alarmé.

Le malade était dans un tel état de souffrance, qu'il poussait des cris rien que lorsque l'on s'appuyait sur le bois de son lit.

On enlève avec précaution tout ce qui enveloppait la partie malade, cataplasmes et onguents ; la peau était recouverte d'une crasse gris-noire, effet ordinaire des onguents mercuriels tout autant que du diachylon. La jambe était fléchie à angle droit ; le genou et le pied avaient acquis un volume prodigieux ; tandis que la jambe était tellement amaigrie, que le péroné se dessinait à travers les chairs. La cicatrice des moxas n'était pas encore ulcérée. Grandcollot fait supprimer toutes applications ; on renonce à toute la médication déjà employée, en engageant le malade à se soumettre en aveugle à la nouvelle prescription. Le pauvre malade avait tant souffert, qu'il redoutait autant la nouvelle que l'ancienne médication ; mais comme il vit que M. Grandcollot allait

se retirer sur son hésitation, il céda et se confia entièrement à ses soins.

On lave la jambe à l'eau tiède, on recouvre les traces des moxas avec de la charpie enduite de pommade camphrée ; on prescrit des cataplasmes salins arrosés d'eau sédative qu'on devait renouveler toutes les heures, à appliquer sur toute la surface externe du membre, depuis le haut de la cuisse jusqu'à l'extrémité des orteils. Le malade est soumis ; du reste, au *régime hygiénique* du *Manuel*, page 135. Aloès tous les cinq jours, tisane de salsepareille iodurée ; eau salée tous les matins, un quart de verre ; bonne nourriture dès que le malade se sentirait en état de manger.

Le lendemain M. S... se présentant pour faire sa visite ordinaire, on lui demande sa note, en lui avouant qu'on avait abandonné en entier son traitement. Il demande ce qu'on mettait sur la jambe ; et, en entendant dire que c'étaient des cataplasmes, il dit en riant de pitié : Vous savez bien que nous en avons mis assez sans que vous en ayez éprouvé aucun soulagement ; vous devriez prier ce monsieur de vous en mettre aussi sur l'autre jambe, cela ne lui ferait pas plus de mal. Rien n'est goguenard comme un médecin congédié ; mais ces sortes de goguenardises dissimulent toujours mal la contrariété.

M. Maisonneuve, s'étant présenté à son tour, eut la même réception et se retira, en disant à madame Durand que dans le cas où l'on aurait besoin de son ministère, il serait encore à leur disposition, comme la première fois.

Le 20 novembre, à sa seconde visite, M. Grandcollot trouva le malade bien plus calme ; il commençait à dormir ; il avait pris un potage la veille ; sa confiance en la nouvelle méthode était entière ; il avait foi en sa guérison ; le moral était déjà relevé ; il consentit à ce qu'on le changeât de position, chose qu'on n'avait pu jusque-là obtenir de lui depuis longtemps; il craignait même, en le faisant, de compromettre l'amélioration qu'il commençait déjà à ressentir. Au bout de quinze jours, on parvint à entourer de cataplasmes toute la périphérie de la jambe; ce qu'on n'avait pas pu faire jusque-là, le malade ne pouvant pas consentir à changer le membre de position, crainte de voir se renouveler ses anciennes souffrances; le malade reprenait une bonne figure, il dormait bien, mangeait avec appétit une côtelette et buvait volontiers un verre de vin.

Chaque fois que son médecin sans diplôme le quittait, Durand lui serrait la main en l'appelant son sauveur. « Je ne vous vois pas assez souvent, » lui disait-il.

Tous les quatre jours, époque des visites, le mieux se faisait sentir. Dès que la jambe se trouva moins sensible, on appliqua les piles galvaniques.

Dès le 20 décembre, les traces des moxas étaient totalement cautérisées, le genou et le pied avaient repris leurs formes naturelles et leur volume; et vers les premiers jours de janvier, M. Durand entrait en pleine convalescence, il dormait et digérait parfaitement.

Cependant, la jambe restant toujours fléchie, le 10 janvier, M. Grandcollot fit l'application de l'appareil extenseur, dont nous avons eu si souvent l'occasion de parler dans la *Revue*, et aujourd'hui, 1ᵉʳ mars 1849, le membre est presque droit; à la grande surprise de tous les habitants de Vitry, M. Durand, à qui la médecine ancienne voulait couper la jambe, se promène hors la ville, tous les jours, à l'aide de deux cannes. Dans deux mois au plus tard, ce malade pourra reprendre son travail.

---

§ II. — COURS ÉLÉMENTAIRE D'ANATOMIE

ET DE PHYSIOLOGIE HUMAINE ET COMPARÉE

(*Suite.* — Voy. tom. II, liv. 10ᵉ, pag. 294.)

6ᵉ paire des nerfs craniens ou émanés de la 6ᵉ articulation de la moelle allongée (nervus abducens, nerf abducteur).

278. Les nerfs de la 6ᵉ paire partent de l'articulation de la moelle allongée qui se trouve entre ce qui prend en anatomie le nom de protubérance annulaire et celui de corps olivaires; chacun de ces nerfs se glisse dans l'orbite en traversant les sinus de la selle de l'os sphénoïde, et va se distribuer dans le muscle adducteur de l'œil (30). *Voy.* tom. I, pag. 94.

7ᵉ paire de nerfs craniens ou émanés de la septième articulation de la moelle

allongée (*nervus audiens*, nerf auditif).

279. Le nerf auditif part de la partie postérieure de la protubérance annulaire; chacun de ces nerfs se divise de chaque côté en deux rameaux, l'un plus mou que l'autre, et qui marchent parallèlement jusqu'au trou auditif. Le rameau dur entre dans un conduit creusé dans l'os pierreux, trou qu'on appelle *aqueduc de Fallope*, envoie des ramuscules dans le tympan, dans les muscles internes, dans la membrane des cellules mastoïdes (*), forme la *corde du tympan*, passe

(*) Cellule de l'os, que sa forme en mamelon a fait nommer *mastoïde*, de deux mots grecs *maste* et *eidos*, qui ressemble à une mamelle. Ce prolongement osseux se sent derrière les oreilles.

entre le manche du marteau et la longue branche de l'enclume (150), et va se perdre ensuite dans le rameau de la 5e paire qui va à la langue (277); elle jette, en sortant du trou auditif, des fibres qui se distribuent dans le muscle *masseter*, dans les glandes parotides, dans les téguments du visage, du cou, dans les muscles du visage, du front, des paupières, des joues et des lèvres.

Le rameau mou envoie des subdivisions dans le vestibule, dans les canaux demi-circulaires (151), et puis dans le limaçon de l'organe de l'ouïe.

8e paire de nerfs craniens ou partant de la huitième articulation de la moelle allongée (nervus vagans, nerf vague).

280. Cette paire de nerfs, qui tire son origine des corps olivaires, est le nerf le plus vagabond de tous ceux qui sortent du crâne; il forme çà et là, au sortir du trou déchiré, des ganglions, nouveaux foyers de développements nerveux qui irradient dans les régions adjacentes: ganglion à chaque côté du cou pour communiquer avec le plexus de l'intercostal; ganglion dont un rameau au pharynx et au larynx, un autre à la première paire de nerfs spineux, un autre aux muscles du cou; autre ganglion en entrant dans la poitrine, pour distribuer ses rameaux à l'aorte, au péricarde, à la veine cave, etc.; aux vertèbres, au diaphragme, à l'estomac, au foie, au pancréas, à l'épiploon, à toute la région abdominale, formant çà et là tout autant de *plexus* (ou irradiations de nerfs) qu'il provigne pour ainsi dire des ganglions; ce nerf de la 8e paire est en quelque sorte l'âme de toutes les fonctions qui concourent à la respiration et à la simple digestion.

281. On appelle *nerfs intercostaux* cette fraction de la 8e paire qui, en se distribuant à droite et à gauche dans tous les membres et les muscles, et formant des ganglions, origine de nouvelles irra-

diations nerveuses à la hauteur pour ainsi dire de chaque articulation de l'épine dorsale, s'épanouissant ensuite par d'innombrables dichotomies, sur toutes les surfaces, met toutes les régions du corps en communication directe avec l'organe de la pensée et de la volonté.

9e paire de nerfs craniens ou de nerfs émanant de la neuvième et dernière articulation de la moelle allongée (nervus loquens, nerf lexique).

282. Cette paire de nerfs part de l'espace intermédiaire entre les corps olivaires et les nerfs pyramidaux. Dès sa racine, chacun de ces nerfs se subdivise en six à sept rameaux principaux, qui, sortant du crâne par le trou lingual et entre l'os occipital et la vertèbre du cou, vont se distribuer au côté correspondant de la langue, et quelques filets des rameaux inférieurs aux vertèbres et aux muscles obliques.

NERFS SPINAUX.

283. Nous avons dit que chaque vertèbre était le crâne d'un nouvel anneau ou articulation du corps dont une articulation de la moelle épinière formerait l'encéphale, mais un cerveau réduit et n'ayant pas fourni un développement aussi complet que le cerveau proprement dit, dont la vertèbre forme la tête. Chacune de ces articulations de la moelle épinière fournit une paire de nerfs qui se distribuent dans la zone circulaire de la vertèbre elle-même.

284. On nomme *nerfs cervicaux* les paires de ces nerfs qui partent de chacune des vertèbres cervicales ou vertèbres du cou (autant de paires de nerfs (sept) que de vertèbres cervicales).

285. On nomme *nerfs dorsaux* les paires de nerfs qui partent des vertèbres du dos, qui se distribuent dans les zones circulaires correspondantes de ces vertèbres.

286. On nomme *nerfs lombaires* les paires de nerfs qui partent des vertèbres des lombes ou reins.

287. On réunit sous la dénomination commune de *nerfs brachiaux* les quatre dernières paires de nerfs cervicaux et la première paire dorsale, qui viennent animer de leurs ramifications les deux membres thoraciques (*bras* chez l'homme, *ailes* chez les oiseaux); chacun de ces nerfs se répand dans une région spéciale du membre pour se distribuer dans les muscles, les vaisseaux et la peau, et cela jusqu'à l'extrémité des doigts, jusqu'à la naissance des ongles, qui n'en sont que des papilles cornées.

288. Les *grands nerfs ischiatiques* (*) ou *nerfs cruraux antérieurs*, sont les analogues ou les homotypes des nerfs brachiaux ; on le comprendra facilement, pour peu qu'on ait lu la théorie du *squelette*, telle que nous l'avons expliquée à la suite de l'introduction de la 2ᵉ édition de l'*Histoire naturelle de la santé et de la maladie*; car les vertèbres du sacrum correspondant aux vertèbres du cou, et la dernière lombaire correspondant à la première dorsale, on trouve que quatre paires supérieures de nerfs émanant des quatre vertèbres supérieures de l'os sacrum se joignant avec la dernière paire lombaire viennent se distribuer dans les

(*) De l'os *ischium*, qui a servi à désigner toute la région musculaire correspondante.

deux membres pelviens, de la même manière et dans le même ordre que les nerfs brachiaux se distribuent dans les membres thoraciques; exactement de la même manière.

289. Pour suivre tous ces nerfs dans leurs distributions détaillées, il serait nécessaire d'avoir acquis une connaissance plus complète de l'anatomie du squelette et du système musculaire. Nous devons donc nous borner à ces renseignements fondamentaux, sauf à reprendre un jour en sous-œuvre le sujet d'une manière plus détaillée, si les circonstances nous permettent de recommencer la publication de la *Revue élémentaire*, de donner suite à ce *Cours élémentaire d'anatomie*, et de joindre à ce petit traité du système nerveux la description de tous les autres systèmes qui complètent l'économie animale.

290. Les nerfs sont les nervures animales, rameaux qui se subdivisent à l'infini, et dont les bourgeons sont de nouveaux organes internes ou superficiels. Ils peuvent se rencontrer et marcher côte à côte, se greffer même; mais ils ne forment jamais d'anastomoses comme les vaisseaux, parce qu'ils ne sont point canaliculés, vu que les nerfs sont des organes, et non, comme les vaisseaux, les interstices cellulaires des organes. Leurs ramifications sont indéfinies et se renouvellent après une solution de continuité, comme les rameaux des arbres après la taille.

---

§ III. — COURS ÉLÉMENTAIRE DE CHIMIE INORGANIQUE

APPLIQUÉE A L'AGRICULTURE, AUX ARTS ET A L'INDUSTRIE.

(*Suite.* — Voyez tom. II, livr. 10ᵉ, pag. 297.)

Dilatation et coarctation (*).

222. *Dilatation* vient du mot latin *latus* (large); *dilater*, rendre plus large,

(*) On n'oubliera pas que la réforme de cette nomenclature est basée sur la nécessité de donner à chaque terme un corrélatif qui en exprime le contraire. Ces corrélatifs n'étaient pas usités avant nous.

plus étendu en tous sens. Un corps se dilate quand il acquiert un volume plus grand.

Coarctation vient du mot latin *coarctare*, rendre plus étroit, amoindrir, resserrer.

La *dilatation* et la *coarctation*, c'est l'augmentation ou la diminution en volume des corps solides, devenue appréciable à nos procédés de mensuration. Les corps solides se dilatent par la *chaleur* et se coarctent par le *froid*, voilà la cause; quant au mécanisme, d'après tout ce que nous avons déjà dit, nos lecteurs ont dû le deviner. Dans le premier cas, les atomes du corps s'enveloppent progressivement de nouvelles couches de calorique, au détriment du milieu ambiant ou d'un corps voisin; dans le second cas, elles s'en dépouillent au profit d'un corps ou d'un milieu qui s'en enrichit, pour arriver à l'équilibre de l'égalité.

223. De là vient que les divers corps ne se *dilatent* pas ou ne se *coarctent* pas de la même quantité, quoiqu'on les expose le même temps à une température identique; car les atomes de l'un sont moins distants que les atomes de l'autre, et, par conséquent, ne peuvent marcher parallèlement dans ce travail d'assimilation ou d'appauvrissement; les interstices de l'un donnant plus de facilité que les interstices de l'autre à l'écoulement ou à l'afflux des atomes de l'éther calorique.

La dilatation est en raison de la fusibilité; le corps qui se fond à une moindre température, se dilatant bien plus à égalité de volume, que le corps qui exige une haute température pour entrer en fusion; de là vient que le plomb est plus dilatable que le cuivre, et le cuivre que le fer.

224. On appelle *dilatation* et *coarctation linéaire* la dilatation ou coarctation mesurée dans le sens de la longueur du corps, d'une tige, par exemple; en termes vulgaires, c'est l'*allongement* et le *raccourcissement*. Lavoisier a observé que, depuis le terme de congélation de l'eau jusqu'à celui de son ébullition, les tiges des substances suivantes se dilatent en fraction de leur longueur.

	EN FRACTIONS DÉCIMALES.	EN FRACTIONS VULGAIRES.
Plomb.	0,0028484	$\frac{1}{356}$
Étain.	0,0021730	$\frac{1}{462}$
Argent de coupelle. . . .	0,0019097	$\frac{1}{523}$
Cuivre jaune.	0,0018782	$\frac{1}{533}$
Cuivre rouge.	0,0017173	$\frac{1}{582}$
Or au titre de Paris. . .	0,0015515	$\frac{1}{645}$
Or de départ.	0,0014661	$\frac{1}{682}$
Fer rond à la filière. . .	0,0012350	$\frac{1}{812}$
Fer doux forgé.	0,0012205	$\frac{1}{819}$
Acier non trempé.	0,0010791	$\frac{1}{927}$
Verre de Saint-Gobain. .	0,0008909	$\frac{1}{1122}$
Platine.	0,0008565	$\frac{1}{1167}$
Flint glass anglais. . . .	0,0008117	$\frac{1}{1248}$

On voit que, parmi ces métaux, le plomb, qui est le plus fusible, est celui qui se dilate le plus, et que le platine, qui est presque infusible, est celui qui se dilate le moins; car, de zéro à 100 degrés, le premier acquiert $\frac{1}{356}$ de sa longueur, et le dernier $\frac{1}{1167}$ seulement.

Contraction et rétraction.

225. *Contraction* vient de deux mots latins, *cum*, ensemble, et *trahere*, tirer à soi, ramener une chose sur elle-même de toute sa périphérie; *rétraction*, c'est le mouvement contraire, des mots latins *re* ou *retro*, *trahere*, tirer à soi, en arrière.

Ces deux mots, corrélatifs de *courctation* et *dilatation* (222), ne s'appliquent qu'aux corps mous et élastiques. Les MUSCLES se *contractent* et se *rétractent*; en se *contractant*, leurs atomes se dépouillent de plus ou moins de leurs couches de calorique, selon que la contraction les réduit à un moindre volume; ils émettent alors du calorique et leurs atomes se rapprochent d'autant; en se *rétractant*, ils reprennent un milieu ambiant de nouvelles couches de calorique, leurs atomes s'éloignent d'autant; ils sont froids alors au toucher.

Le *caoutchouc* se *contracte* et se *rétracte*.

Extension et concentration, expansion et réduction.

226. L'*extension* et la *concentration*, c'est l'augmentation et la diminution en volume des *liquides*; l'*expansion* et la *réduction*, c'est l'augmentation et la diminution en volume des *gaz*. L'*extension* est d'autant plus considérable à égalité de circonstances, que la densité du liquide est moindre. Ainsi, depuis zéro jusqu'au degré de l'eau bouillante ou 100 degrés centigrades,

Le mercure augmente de $\frac{100}{5559}$.
L'eau . . . . $\frac{1}{72}$.

L'alcool . . . . $\frac{1}{9}$.
Les gaz . . . . $\frac{100}{273}$.

Les gaz augmentent de plus de la moitié de leur volume.

Liquidité et solidité.

227. Il n'est pas, dans la nature, de corps solide qui ne puisse devenir liquide, en augmentant progressivement les couches de calorique qui enveloppent ses atomes. De même, il n'est pas de corps liquide qui ne puisse devenir indéfiniment solide, en dépouillant progressivement ses atomes des couches de calorique qui les enveloppent et les tiennent réciproquement à la distance voulue, pour produire l'état de liquéfaction. La FUSION est l'instant où, par l'élévation de température, le solide passe à l'état liquide; on dit ensuite qu'il est en *liquéfaction*. La *liquéfaction*, dans l'ancien langage, se disait des corps qui deviennent liquides à une basse température, et la *fusion*, des corps, et principalement des métaux, qui exigent une haute température pour entrer en fusion.

Les terminaisons en *té* indiquent une faculté, et celles en *tion* une opération: *fusibilité*, c'est la propriété d'être fusible à tel ou tel degré de température; la *fusion*, c'est l'action de *se fondre*; de même, *liquidité* c'est la propriété de rester liquide à telle ou telle température, et la *liquéfaction* c'est l'action de passer à l'état liquide, de se faire liquide.

228. Les métaux solides entrent en fusion à un degré d'autant plus élevé qu'ils sont plus denses; mais, sur ce point, la science manque de moyens de fixer, avec une juste précision et d'une manière comparable, les degrés de fusibilité de chaque corps; car, une fois qu'ils ne peuvent fondre qu'au-dessus de la chaleur rouge, le thermomètre n'est plus applicable, car le verre entrerait en fusion ; on a recours alors au **pyromètre** de Wedgwood, entre lequel et le thermomètre il n'y a plus de terme de transition. Tout ce qu'on a pu établir à l'égard des métaux et corps fusibles, et encore les expériences manquent de précision, c'est que le mercure congelé entre en fusion à — 39° ; que l'étain fond à +210° du thermomètre centigrade, le plomb à 260°, le zinc à 370° ; puis l'argent à 20° du pyromètre de Wedgwood, le cuivre à 27°, l'or à 32°, le fer à 130°, le manganèse à 160°.

Solubilité et insolubilité, dissolution et précipitation.

229. La *solubilité* est la propriété qu'a un corps de devenir liquide en s'associant à un autre liquide, qu'on appelle *véhicule* ou *menstrue* du premier ; la *dissolution* ou *solution* c'est le fait accompli de la solubilité. Le sucre est *soluble* dans l'eau qui en est le véhicule ; l'eau sucrée est une *dissolution* de sucre.

L'or, l'argent, l'étain, le cuivre et le zinc se dissolvent dans le mercure, qui reste liquide à la température la plus basse de nos climats ; cette dissolution se nomme, par exception, un *amalgame* d'or, d'argent, d'étain, de zinc et de cuivre.

Le camphre, les huiles essentielles, les résines, sont solubles à froid dans l'alcool.

230. L'*insolubilité* d'un corps est la résistance qu'il oppose à l'action d'un menstrue. La gomme est insoluble dans l'alcool, la résine et le camphre sont insolubles dans l'eau, la silice est insoluble dans l'eau et les acides.

231. La *précipitation* est l'élimination d'un corps de son véhicule, par l'addition d'un liquide dans le mélange duquel ce corps n'est pas soluble. Le corps déplacé ou éliminé tombe alors au fond ou se rassemble à la surface du mélange des deux liquides, sous forme de poudre, et à un grand état de division. L'addition de l'eau précipite le camphre de l'alcool camphré, et le camphre vient alors se rassembler à la surface sous forme pulvérulente d'une très-grande blancheur.

232. Le *déplacement* d'un corps par un autre, c'est le résultat d'une *double combinaison*, c'est-à-dire d'un échange mutuel des principes constituants de deux bases, de manière que l'une des deux combinaisons devient insoluble et se précipite. L'hydrochlorate de chaux et le sulfate de potasse sont également solubles dans l'eau, quand on les dissout isolément ; mais si vous mêlez ensemble une dissolution de sulfate de potasse et une dissolution d'hydrochlorate de soude, la soude et la chaux échangeant leur acide et formant alors un hydrochlorate de soude (*sel marin*) qui est soluble dans l'eau, et un sulfate de chaux (*plâtre*) qui y est insoluble ; celui-ci se précipite sous forme d'aiguilles microscopiques et offre au fond du liquide un magma d'une grande blancheur, tandis que l'hydrochlorate de soude reste dissous dans le liquide.

233. Il y a des corps qui, également solubles dans le même liquide, se *déplacent* pourtant réciproquement, parce qu'ils ne peuvent s'y dissoudre à la fois et ensemble.

Malléabilité et casséabilité, ductilité et friabilité.

234. Un métal est *malléable* quand il ne casse pas, mais s'étend sous le marteau ; il est dit *cassant* quand il n'est pas malléable. Le cuivre, l'or, l'argent, le plomb sont malléables ; le fer ne l'est bien qu'à chaud ; le zinc et l'étain sont cassants.

235. La *ductilité* est la propriété qu'a un corps de passer à la *filière* sous forme de fils, ou au *laminoir*, sous forme

de rubans indéfinis et tant que la matière ductile arrive au laminoir. La *friabilité* est la propriété d'être réduit en poussière par la compression. L'argent l'or, le cuivre, l'étain, le fer, le platine, le plomb, le zinc sont ductiles. L'antimoine, le bismuth, le manganèse, le verre, sont friables et cassants.

Elasticité et rigidité, ténacité et inténacité.

236. L'*élasticité* est la propriété d'un corps qui s'étend et se prête à la traction par les deux bouts ; la *rigidité* est la propriété contraire.

La *ténacité* est la propriété d'un corps rigide à résister à la traction et à supporter sans casser un certain nombre de poids ; l'inténacité est la propriété contraire.

On conçoit que toutes ces propriétés peuvent varier d'intensité chez les différents corps qui les possèdent ; en sorte que les uns peuvent être plus *élastiques*, plus *tenaces*, plus *malléables*, etc., les uns que les autres.

Volatilité et fixité ; vaporisation et gazéification.

237. La *volatilité* d'un corps est la propriété qu'il a de devenir volatil, de fixe qu'il était à une température moins élevée. La *fixité* d'un corps est la propriété qu'a un corps de se conserver solide ou liquide à nos plus hautes températures. La volatilisation se traduit en *vaporisation* ou *gazéification*. Les *vapeurs* sont des gaz qui redeviennent liquides à la température ordinaire. Les gaz sont des vapeurs permanentes à la température ordinaire. L'eau se résout par la chaleur en vapeurs qui retombent en pluie par l'abaissement de la température. Les *brouillards* et les *nuages* sont des vapeurs d'eau qui commencent à reprendre leur liquidité en refroidissant. L'air atmosphérique peut conserver

sa diaphanéité, quoique imprégné de vapeurs d'eau ; il suffit que sa capacité de saturation ne soit pas dépassée et que la température ne vienne pas à baisser ; car, dès qu'elle baisse, la vapeur d'eau, se liquéfiant et se séparant de l'air, en altère la transparence par sa différence de *réfraction*. (Voy. t. I, p. 259, 288.)

L'*hydrogène* qui se dégage de l'eau par l'action du fer, ou l'*oxygène* qui se dégage de l'oxyde de manganèse par l'action de la chaleur, le *chlore*, l'*azote* qui forme les quatre cinquièmes de l'air atmosphérique en volume, l'*acide carbonique* qui se dégage de la craie par l'action d'un acide, sont des gaz.

238. Mais ces distinctions ne sont fondées que sur des différences du plus au moins ; l'étalon de notre mesure à cet égard, c'est la température ordinaire ; car, par l'abaissement artificiel de la température, on peut faire passer successivement un gaz à l'état de vapeur, de liquide et de solide ; de même que par une élévation de température suffisante on pourrait volatiliser sous forme de vapeurs permanentes, tant que la température resterait la même, les corps les plus fixes, tels que le fer, l'or et le platine ; car les gaz, vapeurs, liquides et solides ne sont tels, que par le volume de couches de calorique qui séparent leurs atomes et les retiennent à telle ou telle distance, qui en rend la masse invisible ou inappréciable aux yeux et au toucher.

Vaporisation et ébullition.

239. L'*ébullition*, c'est la vaporisation qui a lieu au fond du vase ; la *vaporisation*, c'est l'ébullition de la couche superficielle du liquide.

La chaleur d' foyer tend à se distribuer graduellement, et de proche en proche, dans le liquide qui se vaporise à la surface, par la transmission du calorique qui arrive à cette couche superficielle, des couches inférieures. Lorsque les atomes de toutes les couches profondes ont acquis une atmosphère de calorique qui ne comporte plus l'état liquide, les couches inférieures étant les premières à recevoir ce surcroît de calorique qui est le complément et le passage du liquide en vapeurs, et les vapeurs tendant à se dégager dans les régions élevées, chaque atome liquide transformé en vapeur soulève les couches supérieures pour monter à la surface et s'échapper dans les airs ; de là l'ébullition qui est plus ou moins forte et à gros bouillons, selon que les atomes vaporisés sont plus ou moins riches en couches de calorique.

240. On a longtemps soutenu dans les écoles que l'eau pure, et sous la pression de 75 centimètres, bout à la température marquée 100° sur le thermomètre centigrade ;

Il doit paraître évident que cette règle ne doit être constante que pour des volumes d'eau analogues à ceux qui ont servi à l'expérimentation ; car la résistance étant en rapport des masses à soulever, il est évident que la bulle de vapeur assez puissante pour soulever un litre d'eau ne le sera plus pour soulever une masse d'un plus grand nombre de litres ; qu'il lui faudra donc acquérir une atmosphère de calorique plus volumineuse pour soulever le second que le premier volume, et que, partant, dans le second cas, l'ébullition aura lieu à un degré de température plus élevé que dans le premier, et que le thermomètre marquera même cette différence, s'il est muni d'une graduation capable de la rendre sensible aux yeux, et si l'on opère sur une masse de liquide suffisante.

On aurait tort de croire que l'ébullition seule met un liquide en mouvement ; il n'est pas un liquide qui soit en repos, parce qu'il n'est pas une position où tous ses atomes à la fois soient soumis

au même degré de température, et jouissent par conséquent d'une atmosphère de calorique de même volume ; or, les plus riches en calorique tendent à monter, ce qui force les moindres à descendre, et, pendant la durée de cette ascension, les plus riches se dépouillent en faveur des plus pauvres ; ajoutez que les atomes qui arrivent à la surface se vaporisent, en empruntant du calorique aux atomes ambiants de l'air, ce qui amène un changement de niveau et une nouvelle source de mouvement intestin.

Mélange et combinaison.

241. Mélange et combinaison sont deux modes d'association des corps de la nature.

Le *mélange*, c'est l'association d'un ou plusieurs corps pour former un tout dont chaque partie conserve ses propriétés spéciales et caractéristiques.

La *combinaison* est l'association de deux ou plusieurs corps pour former un tout jouissant de propriétés nouvelles dont ne jouissait aucune des parties intégrantes.

L'eau et le vin se mélangent.

Les gaz *oxygène* et *hydrogène* se combinent en eau qui ne brûle plus, et qui est liquide à la température ordinaire.

L'oxygène gazeux se combine avec le soufre solide en un acide liquide et caustique.

L'oxygène gazeux et le potassium métallique se combinent en potasse caustique, parce qu'elle est hygrométrique.

La potasse et l'acide sulfurique se combinent en sulfate de potasse qui n'est plus caustique, et ne charbonne plus les tissus organisés.

Rien ne se mélange et ne se combine qu'à la faveur d'un liquide.

Les combinaisons des métaux entre

eux se nomment *alliages* ; leurs combinaisons avec le mercure se nomment *amalgames*.

Les combinaisons de l'oxygène avec les corps simples se nomment *acides*, qui rougissent le bleu tournesol, et *oxydes*, qui bleuissent ce rouge.

Les combinaisons des *acides* et des *oxydes* entre eux se nomment *sels*.

AVIS FINAL.

Ici se termine le préambule de la chimie inorganique basée sur la nouvelle théorie atomique, telle que nous l'avons exposée dès les premières livraisons. A l'aide de ces notions fondamentales, il sera facile, un livre de chimie à la main, de se rendre compte des phénomènes de réaction et de combinaison, et de se faire une idée graphique de tout ce que la chimie représente par des nombres et des formules. Les circonstances ne nous permettent pas de préparer ce travail à nos lecteurs ; nous le reprendrons peut-être un jour, si les circonstances deviennent plus favorables.

§ IV. — CHIMIE APPLIQUÉE.

IMPUTRESCIBILITÉ DE L'EAU CHARGÉE DE CRAIE.

Chacun sait à Paris avec quelle facilité l'eau de la Seine ou des puits, et même celle des sources, se corrompt en contact avec les débris de plantes ; l'odeur en devient d'une fétidité insupportable si l'on a le malheur d'y laisser séjourner un seul jour un simple bouquet de fleurs.

Rien de tel n'arrive à nos eaux des puits de Doullens ; j'ai conservé huit et quinze jours de suite, par les plus grandes chaleurs, des bouquets de fleurs dans un pot à l'eau, sans renouveler l'eau pendant tout cet espace de temps, et l'eau n'avait contracté qu'une légère odeur d'infusion de plantes aromatiques. J'ai recommencé plus d'une fois ces expériences, et jamais le résultat ne s'est démenti le moins du monde ; même après la décomposition et l'émaciation des feuilles détachées qui étaient tombées au fond de l'eau.

La différence de ces deux résultats ne saurait tenir qu'à la différence des sels que les eaux de l'une et l'autre localité tiennent en dissolution.

Les eaux de Paris sont éminemment séléniteuses, c'est-à-dire chargées de sulfate de chaux, vu qu'elles filtrent toutes à travers des couches de *gypse ou plâtre* (sulfate de chaux).

Les eaux de la Picardie et de la Normandie ne tiennent pas un atome de gypse en dissolution ; car elles ne filtrent qu'à travers ses bancs de craie, qui forment à 300 pieds de profondeur les couches géologiques de ce vaste plateau crayeux. La terre végétale est dans le département de la Somme, entre Amiens et Doullens, une marne argilo-calcaire qui se fendille et se crevasse à la surface, sous l'influence de la moindre chaleur ; mais qui, à quelques pouces de profondeur, conserve l'humidité avec une certaine ténacité.

L'eau qui filtre à travers un pareil terrain géologique est certainement l'eau la moins chargée de sels décomposables, et dans laquelle le gypse ne saurait trouver place.

Or la craie jouit, quoiqu'à un moindre degré, de la propriété désinfectante de la chaux vive.

Rien ne favorise au contraire la putréfaction comme la présence de la sélénite ; car les matières organiques et les matières végétales principalement ont la propriété de dégager le soufre du sulfate de chaux en hydrogène sulfuré ; de là, la fétidité que contractent en un seul jour les eaux de Paris dans lesquelles on laisse séjourner les plantes ; de là l'imputrescibilité des eaux de Doullens et de tout le plateau crayeux de la Picardie et de la Normandie, et des autres localités analogues de France.

Aussi les eaux des sources de tout le pays doivent elles être excellentes pour les voyages de long cours, surtout si l'on a soin de prendre aux puits ou à l'origine des sources.

Nous avons fait remarquer ailleurs que sur les hauteurs, dans le pays de Caux, on emploie aux usages culinaires exclusivement l'eau des mares, qui au premier coup d'œil paraissent dégoûtantes ; nous avons ajouté que les chevaux qui y sont habitués répugnent à boire l'eau de Seine, quand ils vont à Rouen. On conçoit maintenant la raison de cette préférence : les eaux qui séjournent sur la craie n'y contractent pas de mauvais goût ; elles s'y purifient même de celui qui leur viendrait d'ailleurs ; leur limpidité sur le fond le plus sale est un garant de leur potabilité.

§ V. — CURIOSITÉS D'ENTOMOLOGIE AGRICOLE.

DU TIGRE ET DE SES RAVAGES.

Les agriculteurs pratiques ne se piquent pas d'être des froids nomenclateurs ; ils ne dénomment que par inspiration ; les noms qu'ils imposent aux objets qui les frappent sont, pour ainsi dire, des points d'exclamation, des cris de surprise, hourras d'horreur ou de plaisir. De là vient que le moindre petit insecte peut s'appeler un tigre ; cela dépend de l'étendue de ses ravages et du tort qu'il fait aux espérances du pauvre laboureur.

Le tigre dont nous parlons n'est qu'une larve de punaise des jardins ; sous cette forme elle ressemble à nos punaises de lit, sauf les taches tigrées qui maculent sa livrée rouge. L'insecte parfait de la punaise des bois n'a au contraire plus rien de la forme de nos punaises, si ce n'est la fétidité. On trouvera la description de cette larve, de cette tigresse et de l'œuf d'où elle sort, dans le tome II, deuxième édition, pag. 189, de *l'Histoire naturelle de la santé et de la maladie*. Mais alors nous ne savions pas que c'était à cette petite larve que se rapportait le nom que lui ont donné les agriculteurs et qu'elle mérite certainement à cause de ses immenses ravages.

Nous devons à un envoi que nous en a fait M. Érambert, maire de Mézy, (Seine-et-Oise), l'occasion d'avoir reconnu l'identité de ce petit vampire des arbres à fruits.

En effet, on a bien de la peine à sauver les poiriers, après les feuilles duquel elle s'acharne ; car les feuilles sont les poumons des arbres ; sans feuilles, la plante est frappée d'asphyxie. Or c'est ce que produit cette larve de punaise, en s'attachant à la page inférieure des feuilles de poirier qui lui servent ainsi et de pâturage et d'abri. Elles détournent à leur profit les sucs nourriciers de l'arbre, et finissent par tuer le plant en donnant naissance à un nouveau genre de végétation microscopique. En effet, l'implantation de leur trompe dans le parenchyme, détermine, au moyen d'une incessante aspiration, le développement d'une forêt de pilosités que les botanistes non initiés à toutes ces origines ont mises au rang de productions cryptogamiques *sui generis*, sous le nom générique d'*Erineum*. Chacun de ces poils se recroqueville ; il est d'une couleur marron, très-rigide, comme articulé ; et leurs touffes, sous lesquelles se cache leur artisan organisateur, forment à l'œil nu des taies rougeâtres, et à la loupe comme un feutre, comme une bourre de soie teinte en marron.

Le meilleur moyen de débarrasser les poiriers de ces vampires, c'est de donner çà et là et de temps à autre quelques coups de pinceau d'essence de térébenthine sur les diverses branches, et de fumer par-dessous des pipes de tabac, ou d'en brûler assez longtemps sur des petits réchauds, sans que la chaleur puisse atteindre l'arbre lui-même. La fumée du tabac et la vapeur de térébenthine dégagée par un coup de soleil, suffiront pour asphyxier les infiniment petits auteurs d'aussi graves ravages.

§ VI. — CURIOSITÉS ENTOMOLOGIQUES

DE MA PRISON DE DOULLENS.

(Voy. tom. II, 6e liv., p. 174.)

Le pavillon dans lequel on nous a casé à l'intérieur de la citadelle ne peut renfermer que huit prisonniers, c'est un parallélogramme en briques rouges, divisé en quatre compartiments et à un seul étage ; il est long de 42 pieds et un tiers, et large de 23 pieds, et haut de 21 pieds non compris la toiture en ardoise. Son mur d'enceinte intérieur est long de 92 pieds et demi, et large de 73 pieds, ce qui laisse tout autour de la maison un espace de 23 pieds, que nous cultivons par égale part, pour nous récréer, et afin de compenser, par la verdure d'un parterre, la privation complète de la vue des champs, que la hauteur de ce mur d'enceinte rougeâtre nous enlève complétement.

Dans cette espèce de fosse aux lions, le soleil ne plonge que lorsqu'il est arrivé à une assez grande hauteur, et il n'y séjourne pas longtemps. L'humidité au contraire y est à poste fixe.

Forte terre à blé pour cultiver des fleurs, elle durcit au moindre rayon, se corroie au moindre grain de pluie. S'il fait chaud, on y étouffe ; si le temps se refroidit, on y grelotte ; s'il pleut, on ne peut se promener un peu qu'en pataugeant jusqu'à la cheville; et notez que, dans cet heureux *point culminant de la Picardie*, il pleut vingt jours sur trente, par ce maudit vent d'ouest qui vient de la mer; et qu'il gèle souvent en juin et même en juillet.

Tout cela doit vous faire comprendre la passion qu'on y contracte pour tout ce qui a mine d'une fleur.

Une fleur des champs, on l'y cultiverait en serre chaude.

Tout l'été, je n'ai cessé de garnir mon lot de fleurs des champs, *orchis*, belles touffes de *Lychnis sylvestris* qui ont été prodigues de fleurs rouges tout l'été, grande marguerite, et même scrophulaire des bords des ruisseaux; si je reste ici l'année prochaine, je tâcherai de cultiver toute la flore du pays; et elle est luxuriante dans ce pays de prairies.

En attendant, je n'ai pas laissé que de mettre à profit le peu d'espèces que l'on m'y a apportées pour avoir ou y recueillir l'histoire naturelle complète de quelques insectes intéressants, sur le nombre desquels je vais prendre les trois suivants.

Privé ici de livres et de la liberté d'aller les consulter, je ne saurais dire si parmi les auteurs d'entomologie, il ne s'en trouve pas qui aient observé quelques-uns des faits dont je vais parler; s'il en était ainsi, mon travail n'en aurait pas moins le prix d'un témoignage en faveur d'un point d'histoire naturelle des petits insectes; et la science n'est pas très-riche en ce genre-là.

Il faut s'être livré à ce genre d'études pour comprendre combien les circonstances les plus simples coûtent à être saisies sur le fait, et combien de minutieuses et stériles recherches il faut poursuivre pour arriver à la constatation du fait en apparence le plus facile à recueillir.

Les noms que j'impose aux insectes que je décris ne préjugent en rien les questions de synonymie et de nomenclature; je fais de l'histoire pour laquelle suffit le grand livre de la nature et non de la classification, qui suppose et une bibliothèque et une collection, toutes choses dont la loi m'ordonne de me passer.

1° HISTOIRE NATURELLE DU TENTHRÈDE DU FRAISIER OU TENTHRÈDE MOUCHE (*Tenthredo fragariæ*, Nob. 8 ou bien *Tenthredo myodes*, Nob.)

Quand nous sommes entrés dans notre pavillon, les fraisiers qui bordaient nos carrés poussaient avec une vigueur surprenante, surtout les fraisiers ananas.

Mais dès les premiers jours de chaleur, leurs feuilles, surtout celles de la plate-bande adossée au mur exposé au midi, parurent ravagées de telle sorte, qu'au mois de juillet elles en étaient toutes réduites à leur réseau de nervure, sans trace de parenchyme, et n'ayant plus l'air que d'une dentelle.

Comme sur les plants des autres plate-bandes les ravages n'étaient pas encore aussi avancés, je me mis à étudier sur elles ce phénomène de destruction, à partir du 8 juin.

La chenille, auteur de ces ravages, se tient sous la page inférieure de la feuille, avec laquelle elle se confond par sa couleur d'un vert glauque; elle est lisse en apparence, mais finement duvetée à la loupe; sa tête écailleuse est lavée de carmin, les yeux sont noirs et latéraux; le corps est si transparent, que le canal intestinal se dessine à travers, et simule, sous quelque point de vue qu'on l'envisage, une raie longitudinale et externe. Elle a neuf paires de pattes, dont les trois premières écailleuses, une paire à chaque anneau, excepté aux deux avant-derniers. Elle atteint, dans sa plus grande longueur, 12 millimètres, sur 4 de large, quand elle se contracte sur elle-même. Quand elle est jeune, elle ronge le parenchyme jusqu'à ce qu'elle soit arrivée à l'épiderme de la page supérieure qu'elle respecte, et qui reste là comme une pelure d'oignon, que la dessiccation et l'eau de pluie décompose; la place rongée offre alors un parallélogramme ou plutôt un long trapèze borné par les deux nervures latéralement parallèles de la feuille ; en sorte qu'à force de dévorer ainsi de proche en proche la substance de parenchyme, la feuille finit par en être réduite à la charpente dentelée de ses nervures principales et à côtes saillantes en dessous.

À un âge plus avancé, la chenille, plus

vorace et redoutant moins les rayons du soleil, ronge sans distinction les deux épidermes, s'attaque aussi aux feuilles de rosier et de framboisier ; mais on conçoit que ses entailles affectent sur ces deux dernières plantes une différente configuration, dépendante des linéaments des nervures principales.

Pour changer de peau à chaque mue, elle s'attache par l'anus à la surface de la page inférieure de la feuille, et s'abandonne à son propre poids pour sortir de son ancienne peau, comme d'un fourreau qui reste attaché à la feuille.

En une dixaine de jours, elles ont accompli leur développement, et cherchent, pour filer leurs coques, une cavité, un trou, surtout ici l'entre-deux des rangées de briques du mur exposé au soleil. Elles tapissent les parois de la cavité d'une espèce de bourre de soie légère ; puis, à l'intérieur, elles filent une coque irrégulière mince comme une pellicule d'ognon, ovoïde, oblongue, aplatie, à parois translucides, ayant 1 centimètre sur 5 millimètres.

La nymphe ou puppe, ne semble que la chenille ratatinée et comme à demi roulée sur elle-même ; seulement, à la place des pattes de devant, on voit l'étui des antennes et des pattes de l'insecte parfait.

A mesure que l'instant de la résurrection approche, la peau se desséchant, et l'insecte parfait acquérant de plus en plus de consistance, et se dessinant plus clairement au travers, on croirait que la puppe a subi une nouvelle métamorphose.

Au bout d'une dizaine de jours, l'insecte parfait se dégage de ses enveloppes, et on est tout étonné d'avoir sous les yeux un insecte qui a tout l'air d'une simple mouche à ailes collées sur le dos, comme les ont les mouches ordinaires qui sont tombées dans l'eau.

Cette prétendue mouche toute noire est une véritable tenthrède, armée, 1° à la tête de deux mandibules cornées, aiguës, en croissant, ayant une dent à l'intérieur et munies d'une palpe ; 2° à l'anus de deux scies enfermées dans une longue fente, qui simule un orifice vaginal, pratiquée sur un bassin corné et finissant de chaque côté en deux pointes cornées, comme traces avortées, pour ainsi dire, de deux cuisses. L'insecte a 8 millimètres de la tête à l'anus, et la largeur de tout son corps, tête, corselet, abdomen, presque partout de 4 millimètres ; elle forme comme un carré long.

Les quatre ailes se tiennent appliquées contre le corps qu'elles ne dépassent pas.

Les antennes, noires et insérées l'une contre l'autre entre les deux yeux, ont quatre millimètres de long ; elles sont di-visées en huit articulations cylindriques et décroissant insensiblement de diamètre et de longueur ; à la loupe elles offrent un léger duvet ; l'insecte les agite sans cesse comme d'un frémissement d'amour, surtout lorsqu'elle vient de briser ses enveloppes.

Les pattes sont noires sur la cuisse, jaunâtres sur le tibia, et le tarse pentamère a cinq articulations. Les deux dernières paires de pattes s'insèrent à une grande distance de la première, qui est très-rapprochée de la tête ; la dernière articulation du tarse est munie de deux crochets divergents.

La surface dorsale du corselet est divisée en quatre renflements ou bosses, par deux sillons qui se croisent. Les quatre ailes chatoyantes diffèrent un peu en dimension, mais non par le réseau de leurs nervures ; elles ont dix-neuf cellules ; la cellule dorsale opaque noire et épaisse.

On sait qu'à l'aide du jeu de leur scie anale, ces insectes pratiquent dans la tige des plantes des entailles dans lesquelles elles nichent leurs œufs. On se demande alors comment ils font pour sortir et rentrer leurs deux scies dans le fourreau, sans se scier l'anus et les entrailles. (Voici la raison de cette difficulté.) Ces deux scies, ayant la forme de la moitié d'un croissant, sont appliquées l'une contre l'autre par leur face : l'une va quand l'autre vient, mais l'une étant dentée sur son bord concave et l'autre sur son bord convexe, pour scier elles se débordent, et pour sortir ou pour rentrer dans leur fourreau, elles se réappliquent exactement, en sorte que le bord non denté de l'un recouvre le bord denté de l'autre et réciproquement. Je n'ai pu encore découvrir sur quelle tige elles vont emprisonner leurs œufs. Seulement j'ai vu beaucoup de ces tenthrèdes s'accoupler sur les feuilles de mes groseillers.

Le 22 juillet, a reparu une nouvelle génération des larves voraces et dévastatrices de ces tenthrèdes

2° HISTOIRE NATURELLE DE LA PYRALE ORMAT DU GROSEILLER A GRAPPES (*Pyralis aurata ribis rubri*, Nob.).

Je l'ai observée à partir du 15 juin sur les feuilles de nos groseillers à grappes. Elle enroule les feuilles avec de la soie blanche comme la neige, et en ronge ainsi le parenchyme à l'abri de tout danger. Au moindre mouvement équivoque de la feuille, elle s'échappe à terre suspendue à un fil de soie qu'elle dévide, en traçant des ondulations rapides avec son corps, et comme par des coups de fouet.

Dans son plus grand développement

et quand elle s'allonge bien, elle dépasse deux centimètres de long.

Elle est d'un vert lisse, bordé de chaque côté d'une ligne longitudinale d'un vert plus clair.

La tête écailleuse, d'abord de couleur marron et puis noire.

La surface dorsale du premier anneau porte un écusson noir, large, trapézoïdal et échancré en arrière.

Elle a sept paires de pattes, les quatre postérieures séparées des trois antérieures par l'espace de deux anneaux.

Ses crottes sont noires, cylindriques, chagrinées.

Elle se transforme en puppe sans sortir de son fourreau en s'attachant par l'anus, mais sans filer un cocon; cette puppe, couleur marron et lisse, est arrondie antérieurement et effilée postérieurement : elle a sept millimètres de long sur trois de large à la hauteur du corselet. L'étui des organes antérieurs est uni et descend beaucoup plus bas sur le dos que sur la partie opposée.

Le 25 juin la pyrale s'est dégagée de ses enveloppes. C'est un papillon ayant de 8 à 10 ou 12 millimètres de la tête à l'anus selon le sexe et la nutrition; et 1 centimètre à la base de la chappe.

La couleur générale est or mat en dessous, et bronzée en dessus avec des taches noirâtres, deux ou trois de chaque côté ; l'une d'elles, la plus externe et la plus basse, imitant une larme batavique.

Les antennes, grêles, longues de 4 millimètres, ont près de 40 grains de chapelet peu distincts.

Le mâle a une frange à l'anus.

Le tibia est armé de deux épines divergentes sur chacune de ses articulations.

Je ne sais pas où elles déposent leurs œufs : je les ai vues couchées pourtant sur les feuilles de mes groseillers même au soleil.

Un morceau de camphre déposé avec elles au fond d'un flacon couvert d'un papier, les a mises sur le dos en moins de dix minutes.

3° HISTOIRE NATURELLE DU CHARANÇON DE LA SCROPHULAIRE AQUATIQUE (*Curculio scrophulariæ*, Nob.).

Le 22 juin, je transplantai dans la plate-bande la plus ombragée de mon jardin quatre grands pieds de scrophulaire (*scrophularia aquatica*, Lin.) qu'on m'avait apportés des bords de la rivière qui coule au pied de la citadelle (*la Grouche*). Ils ont un peu souffert d'abord par les grandes chaleurs; mais ils ont repris leur vigueur par les grandes pluies des premiers jours d'août.

Quand on me les apporta, les grandes feuilles étaient criblées de perforations, œuvre évidente de l'érosion d'un insecte que je trouvai attaché sous la page inférieure.

Ce ver, au premier coup d'œil, avait l'air d'une petite limace jaune au sortir de son œuf. Il est jaune verdâtre, visqueux, et laissant sur ses traces une couche de substance glaireuse, siccative, jaune, soluble dans l'eau et non dans l'alcool, dont ni les acides, ni les alcalis n'altèrent la couleur; c'est là un nouveau trait d'analogie avec les limaces, dont on peut suivre l'itinéraire à la glu dont elles recouvrent les endroits qu'elles traversent. Ce ver se colle aux doigts par la viscosité de sa peau, quand on le détache de la feuille ; car cette viscosité lui suinte continuellement par tous les pores.

Dans sa plus grande dimension, il ne dépasse pas cinq millimètres de long sur quatre de large ; il est dodu, la tête nichée en dessous, quand il ronge le parenchyme de la feuille; lorsqu'il la redresse, il a l'air d'une statue de sphinx. Il a des pattes à tous les anneaux ; les trois premières cornées sont noires, ainsi que la tête, qui est fort effilée ; la surface dorsale du premier anneau est incrustée de deux petites taches noires.

Il reste presque immobile, attaché à la feuille, et ne change de place que lorsqu'il est arrivé à l'épiderme de la page supérieure, pellicule transparente qu'il respecte et laisse en place.

Les grandes et fortes chaleurs qui fanent les feuilles ne les découragent pas; ils préfèrent le grand air par la sécheresse à une humidité privée de lumière. Quand les feuilles viennent à manquer, en désespoir de cause, ils s'attaquent à la tige de la plante. J'en avais déposé sur des feuilles de scrophulaire, dans un pot à l'eau, avec un peu d'eau au fond, afin de reproduire autour de ces larves les circonstances de leur première habitation ; elles se mirent à voyager sur les parois du vase, qu'elles bariolèrent ainsi de mille traces jaunes et gluantes de leur reptation, afin de remonter vers la lumière de nos grands jours.

Dès le 27 juin, mes larves s'étaient transformées en puppes ; mais, pour cela faire, elles n'avaient eu qu'à se replier sur elles-mêmes, à s'arrondir, à laisser dessécher leur épiderme, qui leur sert de coque; ces larves ne muent pas. La puppe a l'air alors soit d'une larme de résine, soit d'un gros œuf jaune-marron, soit d'une grosse graine cylindrico-ovoïde, offrant sur un des côtés et son hile et son micropyle, par deux points noirs, traces de l'anus et de la tête. Elle a quatre millimètres de long sur trois de diamètre. Le ver se transforme ainsi sur la première surface venue, et sa coque y reste attachée, collée par son gluten.

Dès le 10 juillet, le charançon en est sorti complet, en détachant comme une calotte régulière, ou comme l'opercule de l'urne de la mousse nommée *gymnostome pyriforme*, la partie supérieure de cette outre, et se mit aussitôt à la poursuite de ses amours, se repaissant du parenchyme de la feuille. Je ne cesse d'en voir accouplés dans l'aisselle des jeunes feuilles.

Ce charançon a le dos plat, large et ovale; des yeux à l'anus, il atteint trois millimètres; le dos est large de deux millimètres et demi. Sa trompe est longue d'un millimètre : elle porte ses deux antennes à l'extrémité : antennes coudées ; la première articulation aussi longue que l'ensemble de toutes les autres, qui forment le second membre et se terminent en casse-tête.

La surface du corselet et des élytres présente à la loupe comme un drap ras gris rayé et piqueté de noir. On remarque une tache noire, ronde, au-dessus de l'anus et à la naissance du dos ; une autre large tache noire, piquée de blanc, imitant grossièrement le chaperon dorsal d'une chape d'église. Le mâle a un chaperon mieux prononcé que la femelle. Il est du reste d'un gris plus clair.

Les pattes sont courtes, à trois articles, dont le dernier en trèfle, c'est-à-dire un crochet recourbé au milieu de deux pelotes.

Ils pondent des œufs cylindriques, jaune clair, transparents; mais, sur la plante, je ne sais où ils les pondent.

4° HISTOIRE NATURELLE D'UN ICHNEUMON A VENTRE JAUNE (*Ichneumon rufiventris*, Nob.).

J'ai décrit et figuré dans l'*Histoire naturelle de la santé et de la maladie* (*), l'ichneumon, qui dépose son œuf dans le corps du puceron des rosiers, lequel sert de pâture à sa larve et de coque à sa puppe.

Nous n'avons que deux rosiers à Boullens, et les bouquets de fleurs se couvraient de pareils phénomènes, de pucerons qui enflaient, gros d'un ichneumon chacun. Mais l'ichneumon qui en est sorti, et j'en ai pu observer une foule, n'a plus aucun rapport avec celui que j'ai décrit et figuré dans mon ouvrage. Ils sont éclos en masse le 5 juillet. Ils ont, de la tête à l'anus, trois millimètres; les ailes, se recouvrant, dépassent à peine le corps dans sa longueur. Les antennes, noires, en chapelets à vingt grains, cylindriques, velus, décroissant insensiblement, ont deux millimètres de long. Le dos, tout noir, est bombé; l'abdomen, long de deux millimètres, en fuseau, s'attache sur le dos par un long pédicule jaune, les anneaux étant marrons, bordés de jaune. Les pattes ont la hanche noire, la cuisse et le tibia jaunes supérieurement et noires inférieurement; ses tarses pentamérés, terminés par un crochet; le premier article presque aussi long que la somme des quatre autres. Les pattes de derrière ont trois millimètres de long, et la cuisse arquée en arrière; les autres pattes sont plus courtes. Les ailes supérieures ont huit cellules, l'opaque dorsale de couleur jaune, ainsi que la côte; les deux ailes inférieures ressemblent à celles de l'ichneumon aphidivore que nous avons figuré dans le livre de l'*Histoire naturelle de la santé et de la maladie*.

(*) Tom. II, pag. 276, et pl. 12 fig. 10 et 11, de l'édit. en 3 vol.

---

§ VII. — MORALE COMPARÉE.

INFLUENCE DE L'INCUBATION SUR LES MŒURS ET HABITUDES.

On s'imagine être mère parce qu'on a conçu et mis au jour; on est en cela pondeuse et pas autre chose. *Ma mère,* répondait d'Alembert à une pondeuse qui l'avait délaissé au berceau et le réclamait ensuite dans sa gloire : *Ma mère, c'est la bonne vitrière qui m'a allaité et élevé.* C'est d'elle, et non de la comtesse marâtre, que l'enfant abandonné tenait son caractère bon et généreux; avec le lait de sa bonne nourrice, il s'était transfusé du sang généreux; il ne lui restait plus à la longue dans les veines une goutte de sang libertin de la comtesse.

Voulez-vous vous montrer bonne mère? voulez-vous que vos enfants ne dégénèrent pas de vos vertus et de votre cœur? mères, soyez nourrices, et n'écoutez jamais d'autres conseils. Quand la nature vous a créées assez fortes pour porter neuf mois dans votre sein le fruit de vos amours, elle n'a pas commis l'inconséquence de vous rendre faibles et inhabiles à l'allaiter pendant un an.

Une mauvaise nourrice rend mauvais les enfants les mieux nés; fût-elle bonne, elle lui communique des goûts et des besoins qui ne sont nullement en rapport avec sa nature.

Ce que je viens de dire c'est la morale à tirer du fait d'histoire naturelle que je vais vous raconter, et qui n'est pas une fable.

Histoire d'un coq ayant les habitudes du pigeon.

L'une de nos plus petites poules s'avisa un jour d'aller pondre dans un nid de pigeon qu'on avait oublié par terre au fond d'un bûcher; au deuxième œuf, une paire de pigeons eut une illusion de maternité, prit les deux œufs comme son ouvrage, et se mit à les couver; car les œufs de ces sortes de poules ne sont souvent pas plus gros que des œufs de pigeon. Nous étions alors au commencement de l'automne; et nous ne fûmes pas peu surpris un jour, en entrant dans le bûcher, d'entendre *piauler*, alors que nous étions bien convaincus que nul voisin n'avait de couvées chez lui à une saison aussi avancée.

On avança sur le fait; et l'on s'expliqua ce mystère, en voyant la couveuse et la couvée aussi étonnées l'une que l'autre de se trouver ensemble; l'une, en voyant les deux petits poulets s'échapper du nid et becqueter tout seuls, et les autres, en voyant la couveuse se fâcher, ou vouloir les gaver et ne faire pas mine de les suivre pour les conduire et leur indiquer les vivres.

Il n'y avait pas moyen d'abandonner de tels enfants si précoces à une mère et à un père constitués pour n'en élever que de plus paresseux; nous les élevâmes donc tous les deux à la becquée.

Les deux frères étant devenus ennemis en grandissant, nous donnâmes le moins beau, et l'autre n'en devint que plus attaché au domicile. Tous deux, du reste, se montraient assez méchants pour quiconque n'avait pas contribué plus ou moins indirectement à les élever; mais celui que nous gardâmes se distinguait surtout par une haine implacable aux femmes étrangères, qu'il poursuivait par des coups de bec au talon et des coups de griffe à la robe; revenant d'autant plus furieux, qu'on le chassait plus de fois. Quand la personne du sexe qu'il poursuivait, avait mis la porte sur elle, notre mysogyne se dressait de toute la hauteur de son triomphe, et entonnait son chant de victoire; il revenait alors calme au logis, demander une caresse aux dames et demoiselle de la famille.

Le premier coq à qui il déclara la guerre, ce fut son père, dont, du reste, il n'avait pas le vêtement; car notre coq pigeonneau portait une longue et belle plume blanche à l'extérieur de ses ailes, une vraie plume de pigeon. De sa tête, couronnée d'une large crête quadruple, tombait sur ses épaules une magnifique collerette, rayée de noir et de jaune; son plumage était gorge-de-pigeon, tigré de diverses nuances de jaune obscur; les plumes de sa queue étaient noires, chatoyantes. Son ergot s'allongeait tous les ans d'une manière prodigieuse, et tombait ensuite comme un ongle et comme une coiffe de l'urne des mousses; je ne saurais trouver un point de comparaison d'une plus grande analogie.

Il était si fier de sa personne, qu'il restait des heures entières à se contempler dans la glace; et quand il avait pourchassé quelque coq, il se redressait sur ses pattes, en tournant sur les talons; mais alors son cou, son poitrail et ses pattes ne faisaient qu'une ligne perpendiculaire au plan de position.

Il mangeait fort peu, et ne faisait bien que deux repas par jour, ainsi que les pigeons; mais il éprouvait un indicible plaisir à voir manger aux autres de sa race les friandises qu'il découvrait en se promenant.

Ne croyez pas qu'en se battant avec un coq, ce fût pour disputer la conquête d'une poule; c'était bien là le cadet de ses soucis. Il n'abhorrait pas les poules ainsi que les femmes; mais elles lui étaient indifférentes de tous points; notre coq, sous ce rapport, avait un vice effréné et contre nature : il ne cochait que des pantoufles, voire même des savates, et de crasseuses savates; à leur défaut, il s'en prenait aux souliers. À peine faisait-il jour qu'on le voyait grimper les escaliers, les plumes hérissées et les ailes tombantes, entrer en faisant la roue dans la chambre, et se jeter en furieux sur la première savate qui tombait sous ses pattes, et le devoir naturel accompli, il redevenait calme, montait sur le dossier de la chaise qui me servait de marchepied pendant que j'écrivais assis sur mon lit; puis il battait des ailes, entonnait son chant, et venait se faire caresser sur mon lit même, où il restait, sans changer de place, jusqu'à ce que je quittasse la position pour descendre me mettre à table, où il me suivait afin de déjeuner avec moi, et souvent même dans mon assiette.

Si notre coq avait fort peu prononcée la bosse de l'amativité, il avait, par compensation, fameusement la bosse de la philogéniture : autant il était indifférent pour les poules, autant il avait de tendresse pour les petits poulets, de quelque race qu'ils fussent; il grattait pour leur découvrir quelque ver ou quelque grenaille; il les appelait au gala, leur montrait le vermisseau, en piquant la terre à côté, et reculait ensuite d'un pas, pour mettre les friands mieux à leur aise, joyeux et pimpant du bien qu'il venait de faire aux petits enfants d'autrui. Il faisait aux autres ce qu'on lui avait fait en l'élevant : orphelin, il aimait le rôle de père nourricier par instinct plutôt que par convenance.

Je suis même tenté de croire que c'est à ce sentiment d'amour pour les petits enfants qu'il fut redevable plus tard du retour qui le prit vers une vie régulière, et que dans la poule qu'il aima un jour, et pour laquelle il renonça complètement à l'amour des savates, que dans cette poule, dis-je, il aima plus la bonne mère que la maîtresse, et qu'il n'épousa la veuve que pour mieux adopter ses petits.

Cette poule, de sa grosseur, avait une couvée de faisans dorés; notre coq se prit d'une vive tendresse pour cette lignée : il ne la quittait presque pas, lui cherchait des vivres, se privait pour elle de toutes les friandises les plus appétissantes; les appelait, les suivait, les regardait manger avec bonheur, et riva-

lisait de tendresse et d'attention avec la mère nourricière, avec laquelle il contracta la plus vive amitié, laquelle ne tarda pas à devenir de l'amour.

Lorsque leur pétulance ne nous permit plus de laisser nos faisans libres, et qu'ils furent arrivés en âge de manger seuls et surtout capables de se mettre en toute liberté et à leur à part, la poule demanda à s'enfermer avec ses nourrissons dans la faisanderie, et notre coq demanda à l'y suivre; pendant plusieurs jours il resta avec sa poule d'adoption. Mais voulant aussi donner quelque chose à la reconnaissance, il demanda plus tard à sortir pour revenir visiter les lieux de son enfance, et caresser, d'une aile frémissante et d'un pied tremblotant, ses anciens amis, qu'il semblait se repentir d'avoir oubliés; mais cette visite de politesse une fois accomplie, notre coq redemandait à rentrer auprès de ses enfants adoptifs.

Parmi ces faisans, se trouvaient deux mâles avec lesquels il n'eut jamais le moindre différend.

Mais enfin, quand leur éducation fut terminée, notre coq se décida à prendre un peu plus de bon temps; il partageait alors ses journées entre les promenades qu'il faisait avec sa poule de prédilection et entre ses visites à la maison, ne paraissant en rien en proie à aucun genre de jalousie.

On a vu des braves se montrer superstitieux; notre coq était un brave de ce genre, un brave à préjugés, et susceptible de devenir poltron au moindre présage qui se montrait dans les airs; or nous avions mis ce défaut à profit pour lui donner une réputation de coq savant, qui aurait pu contribuer à la fortune d'un jongleur de profession.

J'avais un jour à table des amis de profession, à qui je voulus montrer les talents de notre personnage, surtout l'indépendance de ses opinions politiques. — « Vous aurez beau, leur dis-je, crier : *Vive Louis-Philippe;* notre républicain ne dira mot; il vous regardera comme des gens fort arriérés. — Mais quand je crierai : *Vive l'empereur !* oh ! alors notre brave se mettra à acclamer de manière à vous assourdir les oreilles et à faire tomber en pâmoison tous les

Hébert et les Martin (du Nord) du monde aérien. » Ce qui fut dit eut lieu une fois, deux fois, trois fois, et l'assemblée n'en revenait pas de surprise.

Il y avait pourtant là-dessous une ficelle, comme celle qui fait crier tant de sots : *Vive l'empereur !* alors qu'il est bien mort et descendu tout entier dans la tombe.

La ficelle, la voici : Notre coq poussait de pareils cris toutes les fois que nous jetions un objet en l'air, le moindre objet venu ; j'avais soin en criant : *Vive l'empereur !* de jeter en l'air le bouchon d'une bouteille ; la malice n'allait pas plus loin ; ce bouchon faisait l'office d'un oiseau de proie pour ce brave élevé dans la paix d'une maison tranquille, et à l'abri du danger. Les enfants, qui connaissaient le faible de l'animal, le faisaient ainsi piailler des quarts d'heure entiers, de manière à nous assourdir.

Son amour pour les petits qu'il avait élevés était poussé si loin, qu'il aurait tout supporté de leur part, même ce qu'un coq ne pardonne à aucun de son espèce, l'adultère, plutôt que de se battre avec eux, et c'est ce qui lui a porté malheur : il est mort victime de son bon cœur, et égorgé par un monstre qu'il aurait pu mettre en pièces d'un coup de patte, si ce monstre n'avait pas été son fils adoptif : *Tu quoque Brute !* et toi aussi, Brutus ! dit César en pareille circonstance, *toi aussi tu assassines ton père !* et il se voila la tête pour n'être pas témoin du parricide en tombant sous les coups de poignard.

Dans l'une de nos dernières couvées, se trouvait un coq chinois, que notre coq gaulois avait élevé avec la plus tendre complaisance. Un jour, cet Absalon, empanaché d'un duvet blanc, se révolta contre son tendre père, qui n'opposait que des remontrances aux coups impitoyables de ce furieux ; aux cris de désespoir de ce pauvre père, qui se laissait tuer plutôt que de tuer, on accourut ; il était temps, car notre coq avait déjà l'œil hors la tête, et le crâne sur le point d'être ouvert.

On le soigna, en désespérant de le sauver d'une aussi grave secousse. Mais il restait incapable de se mouvoir et de changer de place ; seulement, quand, de l'œil qui lui restait, il apercevait son bourreau sur la fenêtre, il était pris d'une frayeur sans égale, et cherchait à se cacher pour se soustraire à de nouveaux coups. Un instant, on eut un peu d'espoir, et on me l'amena à Vincennes, dès qu'on pensa qu'il serait en état de supporter le voyage. Ce pauvre animal, en me voyant, se mit à battre des ailes et à chanter, ce qu'il n'avait pas fait depuis son accident ; il se prêtait à mes caresses, et semblait me dire : « plains-moi, je suis victime comme toi ; je suis frappé par qui j'ai soigné ; je suis frappé, parce que je n'ai pas voulu frapper ; les ingrats sont toujours féroces ; ils vous feraient repentir d'être trop bons, si l'on n'était bon que par intérêt, et non par devoir et par jouissance. »

Mon pauvre compagnon de mes études du matin a fini par mourir, pendant qu'on me jugeait à Bourges, où tant d'ingrats venaient témoigner contre moi. Je le conserve sous verre, pour faire pendant à mon compagnon de captivité, qui mourut, lui, dans la geôle, en présageant un empoisonnement (Voy. p. 164).

On trouvera peut-être que je m'apitoie, un peu plus que de raison, sur le sort de ces volailles que l'on mange ; je répondrai par le vieux proverbe : *qui est bon pour les bêtes est bon pour les gens* ; et à ceux à qui tout ceci pourrait paraître un enfantillage, j'en confesserai un autre bien plus singulier ; c'est que jamais, à la maison, on ne nous a servi sur la table un poulet ou même un faisan que nous ayons élevés.

EST-CE QUE MON MARI N'A PAS LE DROIT DE ME BATTRE ?

Un de mes co-détenus du donjon de Vincennes, qui logeait sur le même carré que moi, mais à une tourelle diagonalement opposée à la mienne, nourrissait un ménage de trois tourterelles ; une femelle pour deux mâles ; jugez si l'on devait y être d'accord ! La femelle en préféra un, c'était, on le comprend bien, le plus fort ; et l'autre mâle se trouva réduit au rôle de chevalier de la triste figure, à son grand désespoir ; car il n'était pas d'un tempérament à se résigner à son rôle. La journée se passait à poursuivre de ses déclarations cadencées l'épouse et à se donner des bourrades avec le mari, défenseur obligé des droits conjugaux. Dès la pointe du jour jusqu'au crépuscule, la guerre était toujours à recommencer ; car l'amour de notre célibataire devenait violent en raison de la résistance.

En proie à ces continuelles émotions, la femelle restait stérile, ou si par distraction elle pondait un œuf, il n'arrivait pas à terme, et elle en était pour ses frais d'incubation. Le père, en effet, ne pouvait lui prêter l'assistance de son ministère, et la remplacer au nid, occupé qu'il était sans cesse de la défendre. L'amour que nos conjoints pratiquaient est sans doute l'amour qu'on se fait aux enfers, ou sous le feu des batteries. La femme s'accommode peu d'être aimée ainsi ; n'attendez jamais que les femmes se laissent entraîner à l'enthousiasme des combats : Bellone, chez les anciens, n'était pas la déesse de la guerre ; Mars seul s'acquittait de cette mission ; elle était la providence de la défense et la transition vers la paix ; sa devise était : *Vis pacem ? para bellum ;* (voulez-vous la paix ? faites semblant de vouloir la guerre). La douce paix a toujours pris les traits de la femme la plus naïve.

Un jour notre tourterelle n'y tint plus ; et à l'instant où le geôlier ouvrait la porte au prisonnier de la loi, la prisonnière du prisonnier se donna de l'air par la grande fenêtre de la salle, pour suivre une volée de pigeons qu'elle avait remarqués à travers ses barreaux. Mais tout était au grand complet dans le groupe des pigeons ; il ne s'y trouvait pas le moindre pigeonneau à l'état de célibataire ; elle se vit donc repoussée faute de condition, et se mit à errer dans les fossés, exposée à toutes les insultes des habitants des casemates, à qui elle servait de cible.

Les deux mâles réunis dans une douleur commune avaient beau l'appeler de leurs plus tendres roucoulements et de leurs salutations les plus profondes, notre déserteuse ne manifestait pas l'envie de revenir dans une pareille galère ; préférant l'outrage des passants au cynisme de ses amours de ménage. Cependant, les gendarmes qui ne sont pas méchants

pour des colombes, eurent la gracieuseté de ramener l'infidèle au logis ; elle était dans un état pitoyable ; sa robe était en lambeaux, tant elle avait perdu de plumes à servir de cible, comme la femme adultère.

On s'attend que l'époux délaissé ne supporta pas cet affront, comme l'aurait fait le *roi Robert* et autres, et que la réception de la fugitive se fit avec force coups de bec, qu'elle recevait du reste avec une résignation qui demandait grâce pour la faute, en vue du repentir.

Le tourtereau célibataire ne résista pas à ce qu'avait de touchant cette scène de réintégration du domicile conjugal ; contre notre *Barbe bleue,* il voulut se constituer le frère de la victime qu'il adorait d'une manière si désintéressée. Mais mal lui en prit, notre colombe si soumise sous les coups du mari, devint une tigresse contre son osé défenseur, et se joignit à son barbare mari pour châtier l'impertinent qui voulait empêcher le mari de battre sa femme ; et de ces deux nouveaux ennemis, celui qui tapait le plus fort, ce n'était certes pas le mari lui-même. En sorte que notre ami de la maison se vit condamné à la vie infernale qui avait précédé la fuite de sa belle, à pleurer les mépris de la belle et à se venger sur le mari, qui le mettait à la raison et le renvoyait dans les cendres, espèce de cilice où se complaisait la douleur du vaincu ; aussi les guichetiers l'avaient-ils nommé *Cendrillon ;* au barbare mari, ils avaient donné le nom de *Cavaignac,* qui, je crois, n'a jamais été barbare au sujet d'une femme : Cavaignac transformé en tourterelle et colombe ! Ovide aurait-il trouvé une telle métamorphose ! Quant à la coureuse, ils la baptisaient du nom de *Mogador,* cette colombe du Ranelagh !

Au départ du prisonnier, j'ai pris ce pauvre Cendrillon sous ma protection, ce langoureux Cendrillon, et j'ai voulu lui donner pour femme une robuste et élégante tourterelle des bois, au plumage gris et au triple collier de perles noires et blanches. Mais, nouveau contre-temps ! la paysanne pimpante accable de ses dédains notre freluquet ; et Cendrillon ne roucoule que des souvenirs. A la femme forte, il faut un homme fort ; Messaline aurait été une femme vertueuse peut-être, si elle avait épousé Hercule en débutant.

Que de leçons dans cette histoire, dont tous les traits sont reproduits avec la naïveté d'un prisonnier, et la fidélité d'une note de police, à part l'orthographe et la syntaxe.

FAISAN NOUVEL OTHELLO ET DE PLUS ÉTAIROPHAGE (*).

Dans la couvée de faisans dorés dont j'ai parlé ci-dessus, et qui avaient été élevés par un père nourricier si bon, se trouvaient deux coqs et quatre faisannes. On sait qu'ainsi que les rois égyptiens d'autrefois et les Druses du Liban d'aujourd'hui, les coqs ne connaissent pas les lois contre l'inceste, et que ces volatiles s'épousent entre proches parents, surtout dans le rapprochement forcé de la captivité.

Chacun de nos coqs prit donc une part du sérail, et l'une de ces poulettes s'attacha si tendrement à l'un de ses frères, que l'autre en conçut une jalousie dont il dissimulait avec le plus grand soin les excès ; et nul ne l'aurait soupçonné de couver d'atroces projets de vengeance, en le voyant si prévenant et si gracieux dans ses prévenances auprès de ses sultanes ; car rien n'est plus élégamment

(*) Mot à créer comme corrélatif d'*anthropophage*, pour les animaux qui, en certaines occasions, ne reculent pas devant l'occasion de dévorer leurs semblables, leurs amis, leurs congénères, *Hetaıroí*.

cajoleur que les faisans dorés, et l'on ne saurait s'imaginer, avant d'en avoir été témoin, des airs de tête malins, des poses suaves, des mouvements onduleux, agiles, et des pirouettes aériennes qu'ils prodiguent, en soufflant la tendresse, dans leurs brûlantes déclarations d'amour. Leur collerette, à cercles alternatifs d'or et de jayet concentriques à la tête, s'étale alors comme un riche camail d'une seule pièce, qui se refermerait à la hauteur du bec. C'est surtout à la vue d'une petite poule ordinaire que ces sultans se sentent pris de cette frénésie d'amour.

Quoi qu'il en soit, on crut un jour avoir besoin, pour un échange, de sortir le faisan adoré, et de le mettre à part.

Cette séparation fut l'arrêt de mort de sa sœur bien-aimée. Le lendemain, on la trouva, c'est à la lettre, désossée, dévorée jusqu'aux os, qui étaient à nu ; et le monstre en avait encore au bec des lambeaux de chair qu'il semblait savourer avec sauvagerie ; il s'était vengé en barbare ; mais, en même temps, son atrocité empruntait un caractère à sa passion ; il s'était identifié les dépouilles de son amante ; désormais, elle ne pouvait plus appartenir à d'autres qu'à lui.

Humanité ! tu n'as le monopole ni des vertus, ni des vices ; ton histoire se retrouve, avec ses hauts faits, ses bienfaits et ses crimes, sous la plume des volatiles, comme sous l'élytre du scarabée ! La vitalité est une longue monotonie ; l'histoire n'est qu'une continuelle répétition.

§ VIII. — NÉCROLOGIE OU PLUTOT MARTYROLOGE.

HARTEL DE BERCY, MORT VICTIME DE SON DÉVOUEMENT A LA CAUSE DE L'HUMANITÉ.

Dans cet homme du peuple, Bercy a perdu un grand citoyen, et nous, presque un enfant adoptif. Qui nous aurait dit que, du fond de notre tombe de Doullens, nous aurions à verser des pleurs sur une telle tombe ! et que nous ne pourrions rendre à ses cendres, que par la pensée, les visites que cet ami dévoué nous faisait avec toute sa famille d'anges, grands et petits, dans notre cachot de Vincennes ?

Sa première épouse est morte dans mes bras, me remerciant d'avoir allongé sa vie de quinze jours d'espérance, et me confiant la tutelle morale de ses jeunes enfants.

Il est mort, lui, dans les bras de mon fils Camille, son ami, malgré la disproportion d'âge, et son frère par les principes et par les mœurs.

Quelle fatalité pèse donc sur ceux qui m'aiment ! Dieu ne protége donc plus les bons ici-bas ! Ils tombent tous après avoir servi les autres !

Hartel, enfant de ses œuvres, était entrepreneur de toitures; ouvrier devenu maître, grâce à son courage et à sa probité, il n'avait jamais senti se glacer sa sympathie pour les ouvriers, ses frères, grâce à la hauteur de son intelligence et à la droiture de son cœur; aussi, ses ouvriers, et ensuite tous les ouvriers de Bercy, lui obéissaient-ils avec une déférence qui ne peut partir que du cœur.

Quand le riche du pays se montrait trop dur au pauvre, c'est à Hartel qu'avait recours le riche pour opérer la réconciliation; quand le pauvre ouvrier se laissait aller à une irritation bien concevable par le temps qui court, que la terreur régnait dans les rangs de ceux qui l'exploitent contre l'esprit de la loi et de la justice, c'est Hartel seul qui pouvait de sa voix conjurer l'orage et ramener l'homme, exaspéré par la souffrance, à l'espoir d'un meilleur avenir et au pardon du présent.

Providence de sa cité, il était plus maire que le maire, plus pasteur que le curé, plus dévoué à l'ordre que les plus intéressés à le maintenir, plus brave au danger que tant d'autres cherchent à le paraître après la réussite.

Capitaine des sapeurs-pompiers depuis dix ans, son titre n'était pas une sinécure, et, à la tête de son intrépide compagnie d'ouvriers, il a sauvé de l'incendie la fortune de bien des gens qui, plus tard, ont été inexorables envers leurs sauveurs. Les témoins de son dévouement peuvent seuls dire ses actes de sublime audace! La mort dans les flammes, que de fois il l'a affrontée! Nous avons cité, dans la *Revue* (*), par quel

miracle, orgueil bien légitime de notre méthode, il a échappé à la plus terrible blessure qu'il ait jamais reçue dans ce combat corps à corps avec les ruines et le feu.

Aussi la médaille de sauvetage qui lui a été décernée, c'est la cité tout entière qui la lui a votée par acclamation ; quant à la croix d'honneur, il ne l'accepta pas, à cause de l'effigie qui en chargeait la surface.

Lorsque la révolution de février éclata, lui seul gouverna la ville de Bercy; à lui seul le peuple obéissait comme un seul homme, je dirai même comme un seul ami ; le premier club de la Seine, le club modèle, fut organisé par ses soins à l'extrémité de Bercy; cinq mille ouvriers et bourgeois y venaient siéger, graves comme des sénateurs romains ; et bien de nos ambitieux ennemis du peuple aujourd'hui, y vinrent chaque soir solliciter, humbles et repentants, les suffrages de la puissance populaire, une alors, et forte alors par son indivisibilité. Je me rappelle que le maire de Bercy nous baisait les mains avec effusion de reconnaissance; aujourd'hui ces mains lui font horreur, sans doute, liées par la mort ou l'incarcération ; les deux présidents du club protecteur de Bercy sont tous les deux aujourd'hui dans la tombe; la mienne est la plus outragée.

Au 15 mai, tout le club de Bercy, Hartel en tête, m'avait suivi, s'associant à l'influence de celui de la salle Montesquieu, pour aller porter à l'Assemblée le vœu de la France en faveur de la Pologne.

Pas un seul de ses membres n'est entré dans l'Assemblée.

Tous ont été me chercher à l'Hôtel-de-Ville, afin de m'arracher à la mort ; s'ils avaient su que j'étais alors chez mon fils, oh! l'on ne m'aurait pas emmené au Luxembourg, et encore moins à Vincennes · car ils savaient tous ce que j'avais fait, dans cette journée néfaste, pour protéger des couards et des ingrats.

Pauvre Hartel, quel jour pour son âme bonne et aimante ! Que de courses pour parvenir à me voir dans mon froid cachot ! Et quand cette permission lui fut accordée, oh ! qu'il a sacrifié d'occupations pour amener sa petite famille auprès du prisonnier ! Que de fois il partait les yeux humides de larmes mal dissimulées !

Enfin le choléra survient ! Trois fois il en fut pris d'une manière effrayante ! trois fois il s'en débarrassa en quelques heures, à la faveur du nouveau système, qu'il avait si souvent appliqué aux malheureux, en les soignant à ses frais. Mais avec quel zèle, tant que le fléau a sévi avec le plus de rigueur, avec quel zèle n'a-t-il pas couru au secours de quiconque venait d'être atteint par le fléau ! Combien de cholériques lui ont dû la vie à Bercy ! Les forces lui manquaient souvent ; souvent aussi il se sentait pris des plus effrayants symptômes, qu'il ne pensait qu'à aller soulager ceux qui étaient plus endommagés que lui ! à ce sacrifice, il a usé fortune, affaires et santé ; il est mort enfin à la peine, victime peut-être du fléau de l'ingratitude vindicative plutôt encore que du fléau du choléra. Sa mort est la mort des braves : il est tombé au champ d'honneur, martyr de son humanité. La stupeur a régné pendant sa maladie ; dans le bon peuple si aimant et si fier de Bercy, on se passait de main en main le bulletin de sa santé en pleurant ; les sanglots éclatèrent à la funeste nouvelle. Douze cents ouvriers l'accompagnèrent à l'église ; et au sortir du temple on voulut le porter à bras, en signe de vénération et de reconnaissance publique ; l'administration des pompes funèbres s'y étant opposée, on détela les chevaux du char funéraire, et on les remplaça par des hommes dignes de le traîner cet homme de bien, car ils avaient été tous capables de le comprendre.

Des soldats du 64ᵉ de ligne, que le hasard avait amenés sur ce point, se mêlèrent au cortége, et pleurèrent autant que les gens qui l'avaient connu.

Un immense sanglot fut l'oraison funèbre de cet homme ami des hommes ; sa tombe est un lieu de pèlerinage ; ses exemples fructifieront dans Bercy ; sa mémoire y est gravée partout où quelqu'un, riche ou pauvre, a souffert.

Excusez-moi si ma parole paraît si brève : j'écris sous l'épée de Damoclès ; car il m'est défendu d'écrire ; il ne m'est plus permis que de penser.

On m'a caché cette mort un mois de suite ; on attendait l'instant où cette nouvelle, mitigée par un bulletin imaginé, me serait moins foudroyante ; on préparait pour amortir un tel coup.

EXPOSÉ DE LA MALADIE D'HARTEL.

Dès le vendredi 8 juin, au matin, Hartel fut atteint d'une diarrhée très-forte, et le soir même il prit un bain froid, imprudence qui ne l'empêcha pas d'aller le soir soigner les cholériques, oubliant de se soigner lui-même, et comptant à tort sur la toute-puissance d'une méthode qui ne guérit qu'en préservant et non en restituant des organes déjà dévorés.

Le samedi matin, la diarrhée ne l'avait pas quitté ; car il ne s'était nullement occupé de combattre cette diarrhée. Il se trouvait très-mal ; mais le choléra faisait à Bercy des ravages épouvantables : à chaque instant, on venait le chercher pour soigner un nouveau malade ; il en avait tant sauvé déjà dans Bercy !

Cette fois, malgré le dépérissement qu'il sentait, il céda encore à la passion d'être utile : il partit pour ne rentrer qu'à cinq heures ; le coup était porté. Il prit un bouillon ; les forces l'abandonnèrent entièrement ; il se mit au lit ; dès ce moment, le mal fit des progrès effrayants ; le vomissement se joignit à la diarrhée ; on courut chez mon fils Camille, qu'il demandait, dont il réclamait les soins à grands cris; malheureusement Camille soignait des cholériques au faubourg Saint-Honoré, et ne rentra qu'à minuit, et il ne put se trouver qu'à une heure du matin auprès de son ami, qui se mourait, et qui, dès ce moment, pouvait être considéré comme perdu. Sa figure était déjà décomposée, les yeux enfoncés dans l'orbite, les pommettes noirâtres, une violente céphalalgie, la respiration oppressée, la voix éteinte, les déjections liquides, jaunes et fétides, où surnageaient quelquefois des espèces de nodulations semblables à un paquet d'œufs d'araignée.

En voyant entrer son ami, Hartel pria sa femme et sa sœur de se retirer, prétendant qu'il avait besoin de se trouver seul avec Camille; il lui dit alors : *Mon ami, ce n'est pas le choléra qui me tue; je m'en suis guéri trop de fois avec la méthode; je meurs empoisonné.* Camille tâcha de l'en dissuader.

Dans le côté qui avait été le siége de l'abcès dont nous avons parlé, dans la *Revue*, page 97, l'oreille percevait un fort bruit de *glou-glou*, qui s'interrompait au bout de deux ou trois secondes, et l'on entendait alors comme un liquide qui redescendait; Hartel demandait le pot de nuit tout aussitôt, et rendait des matières dont l'odeur infectait toute la pièce, ce qui prouve que le *glou-glou* avait sa cause dans la désorganisation de l'estomac.

A cette époque de sa maladie, il était impossible de lui rien faire prendre à l'intérieur; il rejetait à l'instant tout ce qu'il prenait. Force fut donc de s'arrêter aux applications, sur le ventre, de compresses d'alcool camphré, de cataplasmes salins, de lavements au blanc d'œuf pour combattre l'empoisonnement présumé, aux lotions, tantôt à l'eau sédative, tantôt à l'alcool camphré, aux frictions incessantes à la pommade camphrée, aux lavements chauds avec quelques gouttes d'alcool camphré, qui le cal-

maient beaucoup; enfin aux lavements vermifuges.

A cinq heures du matin, le malade paraissait plus calme; il avait repris de la voix, il pouvait avaler de la bourrache, de l'eau salée et un peu d'orangeade sans le rendre.

De cinq à sept heures, tout le monde le croyait sauvé, tant il était calme et rassuré.

A huit heures, les crampes le prirent avec une violence terrible; les extrémités devinrent glaciales, tout semblait annoncer que le pauvre malade allait expirer. Dix personnes étaient occupées à le frictionner à l'alcool camphré, pour tâcher de réchauffer les extrémités; on réussit enfin à le débarrasser de ses souffrances; mais, une demi-heure après, tous les symptômes précurseurs de la mort reparurent; les extrémités se refroidirent de nouveau, le pouls disparut, les yeux se voilèrent, on le crut mort, et Camille en fut tellement convaincu, qu'il sortit, se rendant autant au vœu d'un autre cholérique qui le faisait demander, qu'au besoin de sortir pour se soulager des sanglots qui l'oppressaient.

Camille rentre au bout d'une demi-heure, et est tout surpris de voir remuer les lèvres du moribond; on recommence de nouveau les lotions et les frictions sur tout le corps, et, une heure après, Hartel revient à la vie. Mais, sur ce moment apparaît le docteur Labourdet, qu'on avait été appeler un peu avant que Camille ne partît; le docteur trouve le mort ressuscité; il ordonne un lavement au laudanum et un vésicatoire volant sur la poitrine; le malade, reconnaissant le docteur, lui dit : *Venez me voir comme ami, et non comme médecin; Camille me soigne; tant qu'il sera auprès de moi, je ne veux être soigné que par lui.*

Cependant les amis voulurent suivre l'ordonnance. Au bout d'une heure, les souffrances deviennent atroces; le vésicatoire s'opposait à l'emploi des frictions et des lotions qui jusque-là avaient tant soulagé et ranimé le patient. Hartel demandait inutilement ces soins de nouveau. On rappela, deux heures après, le docteur, qui ordonna une potion, composée d'acétate d'ammoniaque et d'éther (*), à administrer par cuillerée à café toutes les huit minutes ; cette potion parut suivie d'un peu de calme ; mais le délire survint aussitôt, accompagné de crampes atroces ; et, depuis ce moment (deux heures après-midi) le malade n'a plus reconnu personne de sa famille. Chose singulière, il reconnut la voix de Camille jusqu'à son dernier soupir, qui arriva à neuf heures du soir, après des souffrances atroces et un délire continuel. A neuf heures et demie, tout était fini ! Camille est resté auprès du corps de son ami jusqu'au lundi matin. Les jambes seules étaient légèrement cyanosées : il rendit le lundi matin du sang clair par les narines et la bouche.

Observations.

Dès le début de sa maladie, Hartel a été frappé de l'idée qu'il se mourait victime d'un empoisonnement ; et, à la vérité, quelques symptômes essentiels, en résistant à l'effet ordinaire des médicaments,

(*) La médecine a emprunté cet ingrédient aux succédanés de notre méthode ; mais elle abuse de la dose.

pourraient venir à l'appui de cette idée. Il est fâcheux que, selon son vœu, on n'ait pas pu procéder à l'autopsie ; on ne trouva aucun médecin disponible pour cette opération.

Hartel, ainsi que tout ami du peuple, avait été le point de mire de bien mauvaises passions ; sa mort ne devait pas porter le deuil dans toutes les communes de ce pays : huit jours avant qu'il ne tombât malade, on avait fait courir, dans la commune, le bruit que ce grand citoyen *était mort* ; tout le pays fut dans la consternation ; il se vit obligé de monter dans son cabriolet et de se promener dans toute la ville, afin de rassurer les esprits à ce sujet.

Cette circonstance le frappa-t-il ensuite, alors que sa négligence à se soigner avait déjà donné le temps à la cause du mal de lui désorganiser les entrailles, et de rendre ainsi la maladie incurable ! C'est possible ; mais quelle horreur de vivre dans un siècle où la politique a donné le droit de ne voir dans une maladie ordinaire qu'un de ses crimes de plus !

Avant de mourir, Hartel n'a cessé de parler de moi à mon fils : *Ma dernière pensée est pour lui*, dit-il avant de perdre tout à fait la voix ; et quand il ne pouvait plus parler, il montrait du doigt ou du regard le nord, où je languis, humilié et inutile.

<hr>

§ IX. — CONTENTIEUX, MORALE ET JURISPRUDENCE.

LEÇON POIGNANTE DE LOGIQUE ET DE SENS COMMUN INFLIGÉE PAR LA COUR D'APPEL A LA DOCTE MÉDECINE DES FOUS.

AFFAIRE MORTIER.

(Voy. tom. I, liv. 10e, pag. 535.)

On se rappelle, sans doute, encore le scandale de cette affaire ; on sait que le comte Mortier, à la suite des révélations de la presse, des rapports de médecins experts, des résultats d'enquêtes et contre-enquêtes, de jugements préparatoires, que le comte, dis-je, devait être considéré comme atteint et convaincu de folie furieuse, exécrable, et qu'il avait mérité d'être séquestré à tout jamais de la société.

On n'aura pas oublié non plus que, dans les diverses notes que nous avons dû consacrer à cette déplorable affaire, nous n'avions pas hésité à entrer dans une voie toute opposée à celle du journalisme d'alors, et que nous semblions déjà taxer d'exagération et d'une complaisance intéressée tout ce qu'on nous disait des facultés mentales d'un homme qui fut si longtemps ambassadeur.

M. Mortier a mis à se défendre une persistance d'homme sage, aux prises avec le despotisme de la science invoquée par la loi ; cette science a aujourd'hui ses lettres de cachet, et malheur à qui tombe encore sous la férule de cette Pompadour de tous les gouvernements possibles.

Le procès de M. Mortier prouve jusqu'à quel point on peut devenir victime de son autorité et de ses subtilités rémunérées par vacation ou d'une autre manière.

Un premier jugement, fondé sur de pareilles expertises, déclare M. Mortier atteint d'une folie partielle, qui exige que le malade soit retenu dans la pire des prisons, dans une maison d'aliénés dirigée par un homme privé ; espèces de geôles capables de rendre fous les plus sages.

Le condamné interjette appel, et cette fois, la cour soupçonne ou quelque stratagème, ou quelque sophisme médical ; elle prend donc le bon parti de ne se fier qu'à elle-même et de vouloir entendre de ses propres oreilles l'accusé, et de juger avec sa judiciaire et non sur le rapport d'autrui, de l'état mental de cet infortuné père de famille.

L'interrogatoire a eu lieu sous la garantie de la publicité, et là, toutes les préventions les plus contraires ont disparu devant les explications données avec autant de lucidité au fond que de modération dans la forme, que le malade a présentées lui-même, dans une longue improvisation, à laquelle la cour n'a pas rencontré la moindre expression à reprendre. L'accusé, cependant, n'a oublié aucune des circonstances de ce long procès ; il est entré dans les détails les plus minutieux de sa vie intime, sans se permettre, à l'adresse de son épouse, qui le poursuit, la plus légère expression qui fût capable de faire rougir ses enfants qu'il adore.

Il était évident aux yeux de tous que M. Mortier se trouvait victime de quelque machination occulte, et l'on se demandait comment il se faisait que les médecins experts ne s'étaient pas un seul instant aperçus de ce qui frappait du premier coup tous les esprits même d'avance les plus prévenus.

De cette énigme on devinait bien quelque chose, aux révélations que faisait de temps à autre M. Mortier, relativement à la manière dont les docteurs avaient procédé à son interrogatoire.

A l'un d'eux, c'est de M. Trélat, l'ex-puritain M. Trélat, qu'il parle, l'un d'eux vint me visiter, dit-il, un jour, et il n'est plus revenu depuis ; il m'interroge, et, aux premiers mots de ma réponse, il regarde sa montre, prend la porte sans vouloir m'entendre davantage, et je ne l'ai plus revu ; il en savait assez sur mon compte, et il était pressé. Dans son rapport, il a taxé mon état, comme l'avaient fait ses confrères, de *demi-folie*, de *folie partielle*, qui ne permettait pas de me mettre en liberté (*).

C'est après avoir entendu ce prétendu fou s'exprimer avec tant de sagesse, et

(*) Le citoyen Trélat, aujourd'hui le pieux Trélat, que faisait-il en combattant avec nous sous le drapeau du républicanisme, lui qui, quatre ou cinq ans plus tard, acceptait entre autres faveurs du gouvernement déchu le ministère de médecin du Mont-de-Piété et du service des fous à la police ? A-t-il changé, ou bien était-il avec nous ce qu'il est devenu depuis ? Dieu le sait ; mais ce qui est certain, c'est que depuis l'établissement de la république, nous n'avons pas eu de plus INGRAT incarcérateur que l'ex-républicain Trélat. Pauvre France !

se faire ainsi la réfutation vivante de l'ineptie ou de la mauvaise foi des experts, que la Cour d'appel a rendu, en février 1849, l'arrêt suivant, que nous transcrivons en entier, comme la plus sévère leçon que la justice ait jamais infligée à l'outrecuidance du métier médical :

« Conformément aux conclusions de M. l'avocat général Meynard de Franc, la cour, après délibéré en la chambre du conseil, a rendu l'arrêt suivant :

« Considérant en droit que la folie et la fureur, dans le sens de la loi, ne sauraient être un état accidentel ou fugace, quel que grave qu'il soit dans ses atteintes ; mais que, pour rentrer dans la définition de l'art. 489 du Code civil, les infirmités morales doivent être une altération habituelle de la raison, alors même qu'elles n'affectent et ne subjuguent l'intelligence que d'une manière partielle et sur certains points déterminés ;

« Considérant, en fait, qu'il résulte des enquêtes et autres documents de la cause, que si Mortier s'est livré à des violences excessives et à des préventions injustes contre différentes personnes, il n'est pas prouvé que ces faits et actes soient le résultat d'un dérangement maladif habituel de son esprit ; que les emportements allégués auraient presque toujours coïncidé tantôt avec des souffrances physiques aiguës, tantôt avec de vives contrariétés qui les expliquent ; mais que rien n'est suffisant pour attester qu'ils tiennent à une lésion persistante de ses facultés mentales ; que les hallucinations dont ont parlé quelques témoins ont été la suite passagère de crises nerveuses, et se sont évanouies radicalement quand les crises nerveuses ont disparu ; qu'il est vrai que Mortier a conçu sur le compte de sa femme des soupçons jaloux qui peuvent avoir été jusqu'à l'égarement, mais que

ces soupçons n'ont pas le caractère d'une idée fixe, qu'au contraire ils ont été suivis de témoignages de repentir, de tendresse et d'estime pour la femme Mortier ;

« Qu'à l'égard des scènes qui ont eu lieu entre les époux à Berne, à La Villette et à Bruges, le système de l'intimé qui les signale comme les manifestations d'une démence furieuse, est contredit par les affirmations de l'appelant, qui les rattache à des résistances de l'épouse dans les rapports les plus intimes autorisés par le mariage ;

« Que l'incident de l'hôtel Chatam lui-même où ont éclaté des transports si fréquents et si désordonnés, trouve une explication logique dans l'exaspération que faisait éprouver à Mortier la crainte d'une séparation de corps portée avec scandale devant les tribunaux, et blessant tout à la fois pour ses idées d'autorité maritale, pour son affection pour ses enfants, peut-être même aussi pour son affection pour sa femme ; que, quel que soit le tableau que des témoins véridiques ont fait de cette scène sinistre, on y voit cependant dominer, au milieu des excès de la passion, l'empire légitime de l'épouse, au nom de laquelle s'ouvre la porte de l'appartement, jusque-là fermée aux plus hautes autorités publiques, et la préoccupation du père pour ses enfants, auxquels il se plaint amèrement d'avoir été arraché par une surprise ;

« Que si Mortier eût réellement arrêté dans son esprit les projets tragiques auxquels les apparences ont fait croire, on se demande pourquoi il ne les aurait pas réalisés pendant le long temps où il a été seul avec ses enfants ; qu'en admettant même que la pensée homicide annoncée dans ses lettres ait été un instant sérieuse, Mortier aurait donc conservé assez d'empire sur ses déterminations, pour étouffer son dessein et ne pas l'exécuter lorsque rien ne l'en empêchait.

« Considérant, au surplus, qu'il est de principe que, dans le doute, il faut se prononcer pour l'état de sagesse plutôt que pour l'état de démence, d'autant que, dans l'espèce, l'interdiction serait de nature à entraîner la perte de la liberté ; que c'est le cas d'appliquer la règle de justice et d'humanité : *Pro libertate respondendum est;*

« Considérant enfin que les interrogatoires subis devant les premiers juges, et surtout les explications orales présentées à l'audience de la cour par Mortier, justifient que, dans l'état actuel, il n'existe aucun point sur lequel il ne porte le jugement réfléchi d'un homme en possession de ses facultés et capable d'apprécier sainement la moralité de ses actes;

« Par ces motifs, la cour

« Met l'appellation et ce dont est appel au néant,

« Émendant,

« Décharge Mortier des condamnations contre lui prononcées ; ordonne qu'il sera mis sur-le-champ en liberté ; dit que le présent arrêt sera exécuté sur minute et avant l'enregistrement ;

« Ordonne la restitution de l'amende consignée ;

« Et, attendu la qualité des parties, compense les dépens. »

———

RÉVISION DU PROCÈS LAFFARGE.

(Suite. — Voy. tom. II, 10e livraison, page 313.)

> Une condition lamentable est celle d'un homme innocent à qui la précipitation et la procédure ont trouvé un crime ; celle de son juge peut-elle l'être davantage ?.....
> Un coupable puni est un exemple pour la canaille ; un innocent condamné est l'affaire de tous les honnêtes gens......
> Je dirai presque de moi : je ne serai pas voleur ou meurtrier : mais je ne serai pas un jour puni comme tel, c'est parler bien hardiment.
>
> LABRUYÈRE. (*De quelques usages.*)

Notre tâche est terminée ; malheureusement la publicité quotidienne ne nous a pas secondés ; la haine qu'elle porte au défenseur est retombée sur la victime; le journalisme n'a pas changé d'allure et d'envie, même depuis qu'il s'est coiffé du bonnet de la liberté. Le *National* a de nombreux successeurs dans la presse républicaine ; la lutte est à recommencer entre les idées généreuses que les coteries ont soin d'étouffer et les puérilités qu'elles publient à son de trompe. Qui en souffre, si ce n'est ceux que l'on abuse ainsi.

Les hommes de constantes convictions sont rares, et ce qui est plus rare encore, c'est la constance de la sympathie envers les victimes de l'injustice et de l'erreur. On est de feu le premier jour, on est déjà blasé le second, le troisième on oublie. Souffrez, souffrez, vous qu'on opprime, et n'attendez pas que l'on vous plaigne longtemps.

En vertu de cette loi des sociétés modernes, Marie Cappelle doit se préparer à souffrir longtemps. Ceux qui lui ont le plus promis aide et assistance dans l'œuvre de sa réhabilitation sont ceux-là même qui aujourd'hui l'ont plus vite délaissée. Etaient-ils convaincus d'abord de son innocence? pourquoi, aujourd'hui qu'ils le peuvent, ont-ils cessé de travailler à l'innocenter? N'étaient-ils atteints alors que d'une conviction de complaisance? Qui les portait donc à paraître si profondément convaincus? Quoi qu'il en soit, tous ceux qui militaient, les premiers jours de la condamnation, en faveur de la condamnée, l'ont délaissée depuis ; elle a eu beau les sommer de leurs promesses, et se rappeler en versant des larmes à leur souvenir ; les plus vieux dévouements ont fermé l'oreille à ses plaintes ; et pourtant huit ans de nobles et religieuses souffrances auraient bien dû les confirmer dans leur croyance, au lieu de les refroidir dans leur dévouement.

J'ai entre les mains les lettres de tous

ceux qui avaient pris auprès de moi si chaudement sa défense : Bac, représentant du peuple; Babaud-Laribière, également représentant, lui qui accourut en poste me décider à venir la défendre à Tulle; Ceyras, représentant, un de ses juges, qui m'écrivait quelques mois après le jugement : « Vous seul auriez pu la sauver; » Brives, également représentant, envers lequel Marie Cappelle me témoignait si tendrement sa reconnaissance; Davesues, son parent, et avocat à la Cour de cassation; Lanvin, son collègue, et enfin Paillet, son défenseur à Tulle, etc., etc. Elle a frappé à toutes ces portes depuis février 1848; nul n'a répondu à ses prières, nul, excepté le prisonnier. *Dites aux morts d'ensevelir leurs morts;* j'ai fait ce que cette voix m'a dit; j'ai proclamé hautement ce que je crois vrai, ce que je crois juste; j'étais convaincu alors; je le suis bien davantage aujourd'hui, que j'ai acquis de nouvelles preuves, plus éclatantes que les autres; j'aurais regardé comme un déni de justice de les tenir sous le boisseau. La main sur la conscience, je crois avoir rempli mon devoir; que Dieu fasse le reste !

§ X. — CORRESPONDANCE.

Mon cher maître,

Un mot de science avant les félicitations politiques : Il y a quelques semaines on m'a confié un garçon de 14 ans, arrivant d'un collége de province. Sa classe de cinquième avait été interrompue par une fluxion de poitrine, style diplômé. Sa santé n'était pas encore bien remise. Je l'envoyai toutefois au collége. Mais voilà qu'un matin un domestique me le ramène avec une violente colique. J'interroge l'enfant qui pleurait. Il me répond qu'il craignait le retour d'une fluxion de poitrine qui avait débuté l'année dernière par une colique semblable. Je lui appliquai d'abord une compresse d'alcool. Point de mieux. Je le fais coucher, je lui fais avaler 0,^{gr}·10^{c}· de calomélas, je lui place sur le ventre un cataplasme salin dans lequel j'ai haché une gousse d'ail. La colique cesse, l'appétit revient. Je lui donne un bon bouillon; deux heures après il se lève, va aux communs et rend un ver d'un décimètre de long. Il joue le soir comme jamais il n'avait joué : j'avais tué la fluxion de poitrine en expectative et probablement aussi celle de l'année dernière. Que dis-je : j'avais tué? vous aviez tué, mon cher docteur sans diplôme, car pour moi, je ne suis que la main dont vous êtes la tête.

Petite histoire édifiante. Je suis président d'une des fraternités instituées dans ma paroisse pour le soulagement des familles pauvres. Nous nous associons dix pour en patronner un onzième. Mon *onzième* tombe malade, et malgré moi il entre à la clinique. Il se plaignait de faiblesses dans les jambes, dans la vue, de maux de tête, etc. On le ventouse, le saigne, etc., puis un beau matin on lui dit de descendre à l'amphithéâtre. Là on lui ordonne de se déshabiller et de se placer sur le lit à opération.

Mon onzième, qui est Italien (de Sicile) et qui aime assez à se rendre compte des choses, demande ce qu'on veut lui faire, il avait aperçu des rasoirs, des fioles, etc. Le médecin, avec cette aménité qui distingue les butors, lui répond que cela ne le regarde pas. Mon homme insiste; un étudiant lui dit à l'oreille

qu'il va être chloroformisé , puis barbi-
fié, puis tondu, puis, puis, etc. Le médecin
lui réitéra l'ordre de se déshabiller ; le
malade redemanda pourquoi. Alors le
docte impatienté lui dit : Il faut faire
ici ce que je veux, ou sortir de l'hospice.
Je sors, répond mon client ; et il est revenu en effet chez lui, où il a eu la cholérine, il est guéri maintenant. Ne recon-
naissez-vous pas là ces expérimentations
sur *l'animâ vili ?* Un coup de votre fouet ne
pourrait-il par châtier une telle conduite
dans un numéro de la *Revue ?* Dans la
pensée du malade, il croit qu'on voulait
le cautériser à l'aide d'un fer chaud, sur
la figure et sur la tête.   A....

AU CITOYEN F.-V. RASPAIL,
A la citadelle de Doullens.

Le 7 janvier 1849.

Madame Burdel, demeurant à Orléans,
vous a présenté son fils, qui avait une
carie des malléoles, par suite d'un traitement mercuriel. Après votre arrestation arbitraire, j'ai dû continuer le traitement.

Application des piles, puis plumasseaux de charpie enduits de pommade
camphrée, afin de fermer les fistules ;
par-dessus ce pansement, compresse
imbibée d'alcool camphré, tisane de
salsepareille iodurée. J'ai ajouté à cette
tisane, trois jours la semaine, un
gramme de poudre de racine de garance
par litre d'eau. Application d'un appareil qui permit à l'enfant de marcher
sans que le poids du corps ne fati-
guât la partie malade. Depuis ce traitement, j'ai été obligé d'extirper plusieurs petites esquilles d'os appartenant
au métatarse, qui se présentaient à l'o-
rifice. Grâce à votre médication, j'ai dû
obtenir tous les résultats que vous en
attendiez : aujourd'hui l'enfant, qui a
14 ans, marche sans appareil, et il marche comme s'il n'avait jamais souffert.

Observations.

Il ne reste pas la plus petite trace des
fistules ; seulement le pied est de 2 centimètres plus court que l'autre. Cependant toutes les parties articulaires fonc-
tionnent comme si elles n'avaient jamais
été malades ; c'est à mes yeux une belle
cure ; car, suivant le dire de M. Velpeau,
il n'y avait que l'amputation qui pût sauver l'enfant.

Recevez, citoyen Raspail, de votre
adepte et ami bien dévoué, une poignée de main fraternelle.

GRANDCOLLOT,
orthopédiste, 183, rue Saint-Antoine.

10 mai 1849.

AU CITOYEN BENJAMIN RASPAIL,
Représentant du peuple.

Mon cher ami,

Je viens de recevoir votre lettre ; j'apprends avec plaisir que vous allez mieux
et que toute votre excellente famille va
bien.

Vous nous demandez des nouvelles de
l'épidémie. La presse donne tous les
jours un bulletin, il serait difficile d'a-
voir des notions plus exactes.

Dites à votre bon père que la diarrhée précurseur du choléra est arrêtée
immédiatement par l'emploi de l'aloès,
du calomélas et de l'huile de ricin. J'ai
conseillé cette médication à beaucoup
de personnes de mon quartier, et toutes
s'en trouvent très-bien. C'est l'affaire
d'une journée pour les plus affectés.
Je n'ai pas personnellement traité de
cas extrêmes, mais la petite dame Carré
m'a assuré en avoir sauvé plusieurs que
les médecins avaient abandonnés. Elle
doit faire un petit mémoire des principales cures, appuyé de certificats des individus guéris et des personnes qui ont
été témoins de ces cures. Comme le dit
cette bonne femme : « Ma seule ambi-

tion est que M. Raspail sache que j'ai fait du bien en suivant sa méthode. Ce sera ma récompense. »

J'ai reçu des nouvelles de mon père. Il se porte bien et pense rester encore un mois dans son pays. Il me prie de ne pas l'oublier auprès de vous.

Embrassez pour moi votre bon et excellent père, votre mère, votre sœur et votre jeune frère.

Un bon serrement de main à vous et à vos frères.

Votre ami tout dévoué,

MASSON jeune.

Paris, 18 juin 1849.

Mon sauveur et mon maître,

Heureux celui dont tous les actes sont des bienfaits. Sa récompense ne l'attend pas seulement au delà du tombeau : c'est pendant sa vie de persécution et de souffrances que le bien qu'il fait vient comme un baume réparateur adoucir les maux sans nombre que lui font endurer les hommes jaloux et ennemis de tout ce qui est bon et généreux.

Oh ! j'en suis certaine, vous accueillerez avec bonté les quelques lignes diffuses et décousues que je vous adresse. C'est le cœur qui parle, qu'importe si la main dirige mal la plume ! C'est la reconnaissance qui vient déposer à vos pieds les résultats obtenus par une main encore mal exercée, mais dirigée par votre science et vos conseils.

Oui, j'ai pu arracher quelques victimes au terrible fléau qui pèse encore sur nous; non-seulement à lui, mais aussi à cet autre fléau, qui a depuis longtemps, bien longtemps, établi son empire sur le genre humain; qui, sous l'apparence du bien, ne fait que du mal, torturant tout ce qu'il rencontre; au lieu d'abréger la souffrance, l'aggrave et la prolonge jusqu'au tombeau. La médecine, enfin !... cette peste, bien plus terrible que toutes les épidémies ensemble.

Je viens ici, interprète de ceux qui vous doivent la santé et la vie, vous apporter leurs remercîments et leurs vœux pour que le Dieu de paix et d'amour vous conserve longtemps, bien longtemps encore, et dessille les yeux de ceux qui, en vous torturant, croient trouver le bonheur. Insensés !... frappés de vertige, qui n'aperçoivent pas le gouffre qu'ils creusent sous leurs pas.

Je joins à ma lettre plusieurs certificats de ceux que j'ai soignés et guéris par votre méthode. Tous ceux que j'ai soignés ont échappé à une mort presque certaine. Le nombre en est grand.

Un mot, un seul mot de vous : ce serait pour moi du bonheur, et la seule récompense que j'ambitionne. Quelques-uns de vos conseils à celle qui est bien jeune encore dans l'art de soulager et de guérir.

Soyez assuré, vous et votre excellente famille, de l'amitié sincère que je vous porte, et de la reconnaissance éternelle de celle qui vous doit la santé et la vie.

Votre toute dévouée,

femme CARRÉ,
rue Saint-Antoine, 66.

Paris, le 2 juillet 1849.

Nous avons sous les yeux les certificats les plus flatteurs pour le zèle de madame Carré, et qui constatent des guérisons obtenues par ses soins dans les cas de choléra les plus désespérés.

La nommée Hortense, rue des Barres-Saint-Paul, n° 10, tombe, dans la rue Rambuteau, frappée du choléra; madame Carré lui applique la médication, en présence des citoyens Bourdon, Pelcy, Sarazin, Maginot, Boulenoy, et de la citoyenne Amélie Debourg, et à la suite guérison complète.

Idem, de l'épouse du citoyen Prosper Roussel, ébéniste, 25, quai de la Tournelle; fait attesté par sept témoins : St.-Lavenu, Aimé Jean, Charles Ruipas, Huriau, Poisier, J. Roussel, L. Luslier.

Idem, de Charles Lestrès, fleuriste, rue des Juifs, 12, guéri en cinq jours.

Idem, du fils du citoyen Viart, à Belleville, cité Boren, témoin Ponjaud, rue des Juifs, 11.

Et une foule d'autres, dont madame Carré n'a pas eu le temps de recueillir les signatures.

———

M. Aloys Hollinger de Mulhouse, dont nous avons eu plus d'une occasion de citer les succès dans l'application de notre méthode, nous envoie une énumération volumineuse des nouveaux cas de guérisons obtenues par ses soins, dans des conditions désespérées aux yeux de la médecine. Il a guéri 1° par le remède contre le ver solitaire Mme Servante atteinte de menstruation irrégulière, d'accès effrayants d'hystérie et d'épilepsie; elle a été débarrassée de tous ces symptômes après avoir rendu le ver solitaire en un gros paquet ;

2° D'un rhumatisme mercuriel, M. Schweighoffer-Schwart, entrepreneur de bâtiments ;

3° D'un furoncle, un de ses garçons, et une autre personne ;

4° Un maçon, d'un écrasement de main avec enlèvement de l'ongle ;

5° Busson, ouvrier mécanicien, de l'écrasement de la main par un coup de marteau ;

6° Une foule de résidus de vieux traitements mercuriels, roséoles, suintements à l'anus, par l'emploi des piles galvaniques, en vingt-quatre heures ;

7° M. Fetz, de crampes d'estomac avec vomissements de sang, qui, lorsqu'elles le prenaient, le mettaient au lit pour trois mois, grâce aux soins de la vieille médecine ;

8° L'enfant, âgé de six mois, du domestique de M. Hoffer, représentant du peuple, à qui le médecin venait d'ordonner cinquante milligrammes de sublimé corrosif dans de l'eau distillée, à prendre par cuillerées d'heure en heure, pour une inflammation d'intestins ; excusez !

9° Des plaies scrophuleuses chez les enfants ;

10° Haxam, serrurier mécanicien, de chancres mercuriels, etc.

---

§ XI. — CAUSERIES.

———

RICHESSE PASSE JEUNESSE.

Un jeune docteur médecin fort sémillant de la ville de Dieppe, nous racontait à table, il n'y a pas longtemps, qu'à l'époque de la saison des bains, on vit arriver au bal d'un côté une jeune et ravissante personne, et de l'autre un ci-devant jeune homme, l'habit frais et la tête fanée; doyen des Figaro autant que Figaro des doyens passés, présents et à venir.

La jeune personne ne tarde pas à voir se former autour d'elle un cercle de jeunes adorateurs, aussi beaux cavaliers qu'elle était séduisante, aussi prévenants qu'elle était agaçante. Figaro observait par-dessus les épaules du cercle et n'avait pas l'air de se mettre trop en frais.

Bien de ces jeunes prétendants se croyaient sûrs de leur conquête; quand tout à coup on vit disparaître d'un côté le vieux chauve, et de l'autre la jeune Agnès, qui ne reparut plus.

Jugez du désappointement de nos jeunes rivaux qui, entrant tous en confidence mutuelle, s'avouent également vaincus par le vieux élégant. Comment? ce vieux, se disaient-ils; oh! ce n'est pas croyable! quelle singulière séduction !

« Comment appelez-vous la jeune personne? demande un assistant tout à fait désintéressé dans la lutte.

— Aglaé, lui répond-on.

— Je crois que vous êtes dans l'erreur ; Aglaé eût écouté les jeunes. Elle doit se nommer Danaë

— Il a donc les mines de Jupiter, ce vieux séducteur! » s'écria en riant la foule joyeuse.

Le docteur qui narrait l'anecdote ajouta, de son cru, à l'historiette, qu'à cette époque on ignorait encore la Californie des *mémoires fictifs*.

TABLE ALPHABÉTIQUE

DES

MATIÈRES CONTENUES DANS CE VOLUME.

FIN DE LA TABLE DES MATIÈRES.

REVUE ÉLÉMENTAIRE

DE

MÉDECINE ET PHARMACIE

DOMESTIQUES

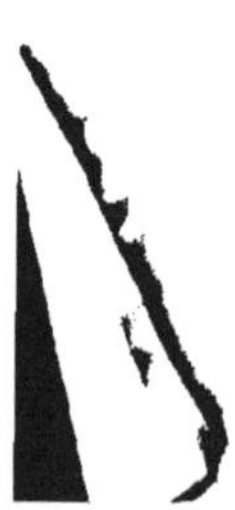

PARIS. — IMP. SIMON RAÇON ET COMP., RUE D'ERFURTH, 1.

www.ingramcontent.com/pod-product-compliance
Ingram Content Group UK Ltd.
Pitfield, Milton Keynes, MK11 3LW, UK
UKHW021914070726
13614UKWH00001B/31